高级卫生专业技术资格考试用书

超声医学

高级医师进阶

（副主任/主任医师）

主　编　侯秀昆

副主编　胡　滨　任　昊　孙丽鹏　王　辉

编　者（以姓氏笔画为序）

丁海波	王　霞	王辰星	邓　敏	白天辉
朱　宝	刘　平	刘　萍	刘一江	刘志伟
许　预	孙　钢	孙立平	孙丽娜	孙学良
李　岩	李　涛	李　楠	李春瑞	佟　新
张　彤	张青青	张晓华	陈守生	林　明
林园园	罗　铖	侯双艳	姜丽莹	夏　欣
夏　斌	徐　辉	高记华	陶　冶	陶素娟
黄莉莉	韩艳艳	窦燕平	潘　鑫	薛　敏

中国协和医科大学出版社

图书在版编目（CIP）数据

超声医学·高级医师进阶／侯秀昆主编. —北京：中国协和医科大学出版社，2016.1
（高级卫生专业技术资格考试用书）
ISBN 978-7-5679-0339-5

Ⅰ. ①超… Ⅱ. ①侯… Ⅲ. ①超声波诊断-医药卫生人员-资格考试-自学参考资料
②超声波疗法-医药卫生人员-资格考试-自学参考资料 Ⅳ. ①R445.1

中国版本图书馆 CIP 数据核字（2015）第 098014 号

高级卫生专业技术资格考试用书
超声医学·高级医师进阶

主　　编：侯秀昆
责任编辑：吴桂梅

出版发行：中国协和医科大学出版社
　　　　　（北京东单三条九号　邮编 100730　电话 65260431）
网　　址：www.pumcp.com
经　　销：新华书店总店北京发行所
印　　刷：北京玺诚印务有限公司

开　　本：787×1092　　1/16 开
印　　张：36.25
字　　数：580 千字
版　　次：2016 年 1 月第 1 版
印　　次：2019 年 2 月第 4 次印刷
定　　价：130.00 元

ISBN 978-7-5679-0339-5

前　言

　　超声医学是超声综合成像技术用于临床的诊断方法，是理论性和实践性很强的学科，在临床医学中的应用越来越广泛。同时，超声医学由单纯诊断疾病向诊断结合治疗疾病方向发展，其作用也日渐重要。超声医学作为现代医学影像检查的重要组成部分，凭借其实时性、无放射性、无创性及高分辨力，在临床诊疗疾病过程中已成为必不可少的诊断手段，在某些方面发挥着其他诊疗方法不可替代的作用。

　　随着超声影像技术临床应用范围的日益扩大，临床对于适应 21 世纪超声医学影像需要的高级超声医学影像人才的需求也越来越多。为此，我们根据全国卫生高级专业技术资格考试对超声医学的要求编写了此书。

　　全书共分 9 篇 50 章，具体内容包括超声医学基础知识、超声技术以及超声在心血管、胸部、腹部、妇科、产科、浅表小器官、周围血管、腹部血管的检查方法、声像图特点、诊断与鉴别诊断要点。本书内容紧扣高级卫生专业技术资格考试要求，根据大纲对专业知识"熟悉""掌握""熟练掌握"的不同层次要求，详略得当、重点突出，是拟晋升副高级和正高级职称考试人员的复习指导用书，同时也可供高年资医务人员参考，以提高主治医师以上职称医务人员临床诊治、临床会诊、综合分析疑难病例以及开展先进医疗技术的能力。

　　限于编者经验水平，书中难免存在错误与疏漏之处，敬请读者批评指正。

编　者

2015 年 11 月

目　　录

第一篇
超声医学基础知识

第一章　超声诊断的物理基础

第一节　超声波的一般性质

| 知识点1：超声波的概念 | 副高：掌握　正高：掌握 |

超声波是指振动频率大于 20000 赫兹（Hz）、超过人耳听阈上限的声波。一般医学诊断用超声波的频率为 1~10MHz，最常用的是 2.5~5MHz。超声波是一种机械波，在固体中可以以纵波形式传播，也可以以横波形式传播。医疗诊断用的超声波是纵波。

| 知识点2：波的分类 | 副高：掌握　正高：掌握 |

根据力的作用（波的性质），通常可将波分为两大类，即电磁波和机械波。电磁波包括 X 线、红外线、微波等；机械波包括声波、水波和地震波等。

| 知识点3：超声波的诊断原理 | 副高：掌握　正高：掌握 |

超声波在人体内遇到不同阻抗界面时，就发生反射，反射信号传至换能器，使压电晶体上产生压力，从而将超声能转化成电能，称正压电效应。微弱的电信号被主机接收、放大并显示在荧屏上。

| 知识点4：超声波产生的必要条件 | 副高：掌握　正高：掌握 |

（1）声源及波源：能发出声音的物体称为声源。振动是产生声波的根源，即物体振动

后产生声波。做机械振动的物体称为波源。在超声成像过程中，探头的晶片做机械振动产生超声，故探头的晶片是声源。机械振动的能量在弹性介质中传播，形成了机械波。比如超声波，由超声探头的晶片产生振动，引起耦合剂的振动，耦合剂振动又引起了人体皮肤、皮下脂肪层、肌层及靶器官部位的振动，超声波的能量由此进入人体。

（2）介质：固体、液体、气体都是传播超声波的媒介物质，称为介质。声波必须在介质中传播。在医学超声成像中，人体的组织、器官都是介质。

知识点 5：超声波的分类	副高：掌握　正高：掌握

（1）根据质点振动方向：如果质点的振动方向和声波的传播方向相垂直，称这种波为横波。如果质点振动方向与声波传播方向相平行，称这种波为纵波。在医学超声成像中主要应用纵波，它是通过激励电压迫使探头晶片做厚度方向的振动，对人体组织施加压力或拉力而产生的。

（2）根据波阵面的形态：在某一时刻，介质中相位相同的各点所组成的面称为波面。声波在介质的传播过程中，形成的波面有无数个，最前面开始的一个波面即波源，最初振动状态传播的各点组成的面称为波阵面。波面有各种各样的形态，波面是平面的波称为平面波，波面是球面的波称为球面波。

（3）根据发射超声的类型：发射超声可分为连续波和脉冲波 2 种。连续波目前仅在连续多普勒超声仪中使用；A 型多普勒超声仪、M 型多普勒超声仪、B 型多普勒超声仪及脉冲多普勒超声仪均采用脉冲波。

第二节　超声波的基本物理量

知识点 1：波长（λ）的概念	副高：掌握　正高：掌握

在波的传播方向上，质点完成一次振动波所传播的距离，单位为 mm。

知识点 2：频率（f）的概念	副高：掌握　正高：掌握

单位时间内质点完成一个振动过程的次数，单位为 Hz。$1Hz = 1/s$，$1MHz = 1000000Hz$。

知识点 3：声速（c）的概念	副高：掌握　正高：掌握

单位时间内声波在介质中的传播距离，单位为 m/s。声速反映了振动传播的快慢。

知识点 4：波长（λ）、频率（f）和声速（c）之间的关系	副高：掌握　正高：掌握

波长（λ）、频率（f）和声速（c）是超声波的 3 个基本物理量，三者之间的关系为：

$c = \lambda \cdot f$ 或 $\lambda = \dfrac{c}{f}$。

这一公式适用于电磁波和机械波等所有的波。

知识点5：与超声诊断有关的各种介质的声速　　　　　副高：掌握　正高：掌握

超声波诊断中有关的各种介质的声速（纵波），见下表。

与超声诊断有关的各种介质的声速

介　　质	声速（m/s）	介　　质	声速（m/s）
空气（0℃）	332	大脑	1540
肺	333	胎盘	1541
空气（15℃）	340	角膜	1550
液状石蜡	1420	肾	1560
小脑	1470	肌肉	1568
羊水	1471	肝	1570
脂肪	1476	血液	1570
前房房水	1495	巩膜	1630
玻璃体	1495	晶状体	1641
体液（平均值）	1495.6	有机玻璃	2720
胎体	1505	颅骨	3360
脑脊液	1522	钢铁	5800
生理盐水（37℃）	1534	铝	6400
软组织（平均值）	1540		

从上表得知，通常 $c_{\text{固}} > c_{\text{液}} > c_{\text{气}}$。

知识点6：声压的公式　　　　　　　　　　　　　　副高：掌握　正高：掌握

声压就是单位面积上介质受到的压力，用 P 表示。

$$P = \rho c v$$

这里 ρ 为介质密度，c 为声速，v 为质点振动速度。

知识点7：声压的单位　　　　　　　　　　　　　　副高：掌握　正高：掌握

声压的单位为微巴（μbar，1μbar $= 0.1$Pa），其关系为：

$1dyn/cm^2$（达因/平方厘米）$= 1\mu bar$

$1N/m^2$（牛顿/平方米）$= 10dyn/cm^2$

$1kg/cm^2 \approx 1.013 \times 10^6 dyn/cm^2 \approx 1.013 \times 10^6 \mu bar$

$1bar = 10^6 \mu bar$

知识点 8：声强的概念	副高：掌握　正高：掌握

是描述超声能量大小的一种物理量，即超声束在单位时间通过单位横截面积的超声能。

知识点 9：声强的公式	副高：掌握　正高：掌握

声强等于能流密度，用 I 表示。

对于平面波，声强为：$I = \dfrac{P^2}{\rho c}$。

知识点 10：声强的单位	副高：掌握　正高：掌握

声强的单位为 W/cm^2 或 mW/cm^2 或 $\mu W/cm^2$。

$1W/cm^2 = 10^3 mW/cm^2 = 10^6 \mu W/cm^2$

知识点 11：声学特性阻抗的概念	副高：掌握　正高：掌握

介质中任意点的密度 ρ 与该点处声波的传播速度 c 之积为此介质在该点处的声学特性阻抗，以 Z 表示，即 $Z = \rho c$。它是表示介质声学特性的一个重要物理量。声学特性阻抗的变化将影响超声波的传播。声学特性阻抗是采用反射回波法进行超声诊断的物理基础。

知识点 12：声学特性阻抗的公式	副高：掌握　正高：掌握

声学特性阻抗的定义为介质密度和声速的乘积。

$$Z = \rho c$$

声学特性阻抗 Z 是通过声学公式和电学公式类比得出来的。

知识点 13：声学特性阻抗的单位	副高：掌握　正高：掌握

声学特性阻抗的单位是瑞利。

1 瑞利 $= 1dyn \cdot s/m^3 = 1g/(cm^2 \cdot s)$

$1kg/m^3 \times 1m/s = 1kg/(m^2 \cdot s) = 10g/(cm^2 \cdot s) = 10$ 瑞利

知识点14：超声医学临床常用的各种介质的声学特性阻抗　　副高：掌握　正高：掌握

超声医学常用介质声学特性阻抗比较

介质名称	ρ（g/cm³）	c（m/s）	Z（1×10^5 瑞利）
空气（22℃）	0.00118	344	0.00407
液状石蜡（33.5℃）	0.835	1420	1.186
脂肪	0.955	1476	1.410
羊水	1.013	1471	1.493
水（37℃）	0.9934	1523	1.513
脑脊液	1.000	1522	1.522
人体软组织（平均值）	1.016	1540	1.524
生理盐水（37℃）	1.002	1534	1.537
胎体	1.023	1505	1.579
肝	1.050	1570	1.648
血液	1.055	1570	1.656
肌肉（平均值）	1.074	1568	1.684
晶状体	1.136	1641	1.874
颅骨	1.658	3360	5.570

知识点15：声强级的概念　　副高：掌握　正高：掌握

声强级的定义为两个声强比值的对数。声强级是一个无量纲的量。声强级的单位是贝尔（B）。

知识点16：声强级的公式　　副高：掌握　正高：掌握

$$声强级\ L_1 = \lg \frac{I}{I_0}\ (B)$$

公式中 I 为所求声强，I_0 为参考声强。由于单位过大，所以目前国际上通用分贝（dB）作为声强级单位，1B＝10dB。

$$声强级\ L_1 = 10 \lg \frac{I}{I_0}\ (dB)$$

知识点17：声压级的概念及公式　　副高：掌握　正高：掌握

声压级的定义为两个声压的对数比，即

$$声压级\ L_\mathrm{p} = 20\ \mathrm{lg}\frac{P}{P_0}\ (\mathrm{dB})$$

公式中 P 为所求声压，P_0 为参考声压。

第三节　超声波的传播

知识点1：超声波在介质中传播时需遵循的几何声学原则　　副高：掌握　正高：掌握

超声波在介质中传播时像光线一样，通常遵循几何声学的原则：①在均匀介质中以直线传播。②遇到两种不同介质的分界面时就会发生反射和折射。但是，如果物体尺寸很小（如血液中的红细胞），超声波的波长与此物体的尺寸相当甚至还要大时，就会发生散射和绕射现象。

知识点2：超声波发生反射和折射现象的情况　　副高：掌握　正高：掌握

超声波在介质的传播过程中，由于不同介质的声阻抗不同，可能发生反射和折射现象。

知识点3：超声波发生反射的影响　　副高：掌握　正高：掌握

超声波反射性能受到介质特性阻抗的影响。界面反射是超声波诊断的基础，只要有1‰的声阻抗差异，就会发生反射。

知识点4：声学的反射定律　　副高：掌握　正高：掌握

入射角等于反射角，即 $\theta_i = \theta_r$。

知识点5：声学的折射定律　　副高：掌握　正高：掌握

入射角的正弦与折射角的正弦之比等于入射边与透射边介质中声速之比，即

$$\frac{\sin\theta_i}{\sin\theta_r} = \frac{c_1}{c_2}$$

知识点6：为了保持平衡，介质分界面交点处必须满足的两个条件

副高：掌握　正高：掌握

（1）在介质分界面上两边的总压力应该相等。

（2）在介质分界面上两边质点的速度应该连续。

| 知识点7：超声波的散射和绕射的概念 | 副高：掌握 正高：掌握 |

入射超声波在传播过程中，遇到障碍物的界面不大（障碍物大小与波长相近似）或小界面（障碍物大小明显小于波长），超声波与障碍物相互作用后，会使得一部分超声波偏离原来的行进方向传播，这种现象称为超声波的散射和绕射。

| 知识点8：超声波散射和绕射的主要区别 | 副高：掌握 正高：掌握 |

（1）发生散射的条件为障碍物的大小明显小于波长，发生绕射的条件为障碍物的大小与波长相当。

（2）发生散射时，小障碍物又将成为新的声源，并向四周各个方向发射超声波；发生绕射时，超声波仅绕过障碍物的边缘行进。根据散射发生的条件，散射时探头接收到的散射回声强度与入射角无明显关系。一般来说，大界面上超声波的反射回声幅度较散射回声幅度大数百倍。所以，利用超声波的反射只能观察到器官、病变的轮廓，而利用超声的散射才能显示器官、病变内部的回声变化。

| 知识点9：影响超声波绕射的因素 | 副高：掌握 正高：掌握 |

波长越长，绕射现象越显著；波长越短，绕射现象越不明显。绕射现象在超声医学诊断疾病时也是常常遇到的。绕射现象比较复杂，它与障碍物的大小、超声束直径的粗细直接相关。因绕射不产生反射，影响分辨力，为提高分辨力可用探头频率高的超声波。

| 知识点10：人体中能够发生超声波散射的物体 | 副高：掌握 正高：掌握 |

人体中能够发生超声波散射的物体主要有血液中的红细胞和器官内部的微小组织结构，微小组织结构的大小与超声波波长比较接近或较之更小。超声波的散射对形成软组织的二维超声图像起着重要作用，是超声成像法研究器官病变内部结构的重要依据。

| 知识点11：背向散射系数的概念 | 副高：掌握 正高：掌握 |

标志背向散射的数量和定量参数称为背向散射系数（S_b），定义为

$$S_b = \frac{微小组织中背向散射的能量}{参考能量 \times 立体角 \times 距离}$$

其中，参考能量＝脉冲的总能量。

知识点 12：超声波吸收衰减的特性	副高：掌握　正高：掌握

当超声波在介质中传播时，由于介质的黏滞性和导热性等因素的影响，声能耗损的现象，称为吸收。由于声能的吸收、超声束在远场的扩散和在界面上的反射与折射等，声能在介质中随传播距离的增加而逐渐减弱，这种现象称为衰减。超声波在人体正常组织中的衰减规律：骨骼>肌肉>肾>肝>乳腺>脂肪>血液。

知识点 13：导致超声波衰减的因素	副高：掌握　正高：掌握

（1）超声波的扩散。
（2）超声波的散射。
（3）超声波的吸收。

知识点 14：超声强度分散的原因	副高：掌握　正高：掌握

超声波在传播过程中发生反射、折射及散射等现象，从而使原来传播方向上的超声强度减弱。在这种情况下，超声波的总能量并没有减少，而只是将能量分散到其他方向了。

知识点 15：超声波吸收的概念	副高：掌握　正高：掌握

超声波的振幅由于"内摩擦"或黏滞性而转变成热能，使超声波总能量逐渐减弱，这种现象称为超声波吸收。

知识点 16：影响超声波吸收的因素	副高：掌握　正高：掌握

超声波吸收的多少与超声波的探头频率、介质的黏滞性、导热性、温度及传播距离等因素有关。

知识点 17：超声波吸收的两种情况	副高：掌握　正高：掌握

（1）黏滞吸收：超声波在介质中传播时，介质的质点沿其平衡位置来回振动，由于介质质点之间的弹性摩擦作用，一部分声能转换成热能，这种现象就是黏滞吸收。
（2）热传导吸收：通过介质质点之间的热传导，把一部分热能向空气中辐射，这种现象就是热传导吸收。

知识点 18：超声波能量减少的公式	副高：掌握　正高：掌握

$$a = Af + Bf^2 + Cf^4$$

公式中 f 为频率，A、B、C 分别为各项吸收系数。

知识点 19：影响超声波衰减的因素　　　　　副高：掌握　正高：掌握

超声波衰减的程度与超声频率、温度、介质的黏滞性、导热性及传播距离等因素密切相关。

知识点 20：衰减系数的概念　　　　　　　　副高：掌握　正高：掌握

通常把 1MHz 频率的超声波在介质中传播 1cm 距离后，超声波能量的损失称为衰减系数，用分贝每兆赫每厘米 ［dB/（MHz·cm）］ 表示。

知识点 21：人体组织对超声波的能量衰减系数　　副高：掌握　正高：掌握

人体组织对 1MHz 超声波的能量衰减系数 ［dB/（MHz·cm）］

介质	衰减系数
体液（水）	0.00
血液	0.18
软组织	0.70
脂肪	0.83
肝	0.90
肾	1.00
平滑肌	1.20
横纹肌	3.30
骨	5.00

知识点 22：半衰距的概念　　　　　　　　　副高：掌握　正高：掌握

半衰距是表示超声波衰减大小的另一种参数，其定义为超声波在介质中传播到其超声强度减弱 1/2 的距离。

知识点 23：人体常见组织超声半衰距　　　　副高：掌握　正高：掌握

人体常见组织超声半衰距

介质	半衰距（cm）	超声频率（MHz）
血浆	100.0	1.0
血液	35.0	1.0
脂肪	6.9	0.8
肌肉	3.6	0.8
脑	2.5	0.8
肝	2.4	1.0
肾	1.3	2.4
颅骨	0.2	0.8

知识点 24：超声衰减的表达式　　　　　副高：掌握　正高：掌握

超声强度（I_0）与其超声波穿透介质距离（x）的关系为

$$I_x = I_0 e^{-2\alpha x} \text{ 或 } I_x = \frac{I_0}{e^{2\alpha x}}$$

式中 I_x 为距离声源 x 点的超声强度，x 为测定点与声源之间的距离，以厘米（cm）表示，$e = 2.71828 \cdots\cdots$ 为自然对数的底。I_0 是 $x = 0$ 处的声强，α 为介质衰减系数，为吸收和散射的总和，即 $\alpha = \alpha_a + \alpha_s$，它几乎随频率呈线性增加。$\alpha$ 与声速有关，与介质有关。$\rho \cdot c$ 小，α 大，吸收多；因空气中 $\rho \cdot c$ 小，所以空气对声波吸收最多，因此涂耦合剂越薄越好。

知识点 25：超声波的透射　　　　　副高：掌握　正高：掌握

当超声波穿过皮下脂肪层的强度透射系数为

$$T_i = \frac{4Z_3 Z_1}{(Z_3 Z_1)^2 \cos^2\theta + \left(Z_2 + \frac{Z_1 Z_3}{Z_2}\right)^2 \sin^2\theta}$$

式中 T_i 为超声波穿过皮下脂肪层的强度透射系数，Z_1 为皮肤层的声学特性阻抗，Z_2 为脂肪层的声学特性阻抗，Z_3 为肌层的声学特性阻抗，$\theta = \frac{2\pi L}{\lambda_2} = K_2 L$，$L$ 为皮下脂肪层的厚度，$K_2 = \frac{2\pi}{\lambda_2}$，$\lambda_2$ 为传播的超声波波长。

知识点 26：超声波的衍射　　　　　副高：掌握　正高：掌握

当障碍物的尺寸 $\geqslant \dfrac{\lambda}{2}$ ，超声波则在该障碍物表面产生回声反射，在障碍物边缘产生少量绕射。当障碍物的尺寸 $< \dfrac{\lambda}{2}$ 时，超声波可绕过该障碍物而继续行进，此时反射回声很少，这种现象称为衍射。因此，超声波波长越短，就能发现更小的病变。

知识点 27：超声波干涉的概念	副高：掌握　正高：掌握

当两个或两个以上频率相同的声源同时向介质周围传播或在空间相遇时，介质内有些质点因为两个声波的叠加作用，使振幅增强，有些质点则可产生使振幅相互减弱的作用，这种现象称为超声波的干涉。

第四节　超声波的能量分布

知识点 1：超声场的概念	副高：掌握　正高：掌握

超声波在弹性介质中传播时，介质中充满超声波能量的空间区域，称为超声场。

知识点 2：超声束的概念	副高：掌握　正高：掌握

探头发出超声波后，超声波呈狭窄的圆柱形分布，其直径与探头压电晶片的大小相接近，有明显的方向性，称为超声束。

知识点 3：近场与远场	副高：掌握　正高：掌握

近超声源处的超声束呈狭窄的圆柱形，直径略小于探头压电晶片的直径，此区域称为近场。在远离声源处，超声束扩散变宽，称为远场。

知识点 4：声束的扩散角与声束发散的关系	副高：掌握　正高：掌握

在远场区，虽然声强分布均匀，但因声束的扩散角，声束开始发散，逐渐增宽。声束除了中心的主瓣外，在主瓣旁边还有许多旁瓣。通常，把主瓣与第一旁瓣间没有辐射声波的方向与声束轴线的夹角 θ 称为半发射角或扩散角，表示超声束的集中程度。显然，声束的主瓣限定在 2θ 内，θ 角越大，声束发散越严重；θ 角越小，声束越集中，且方向性越好。

知识点 5：声束的扩散角 θ 的正弦与波长 λ 及晶片半径 a 的关系	
	副高：掌握　正高：掌握

扩散角 θ 的正弦与波长 λ 及晶片半径 a 有关，即

$$\sin\theta \approx 0.61\frac{\lambda}{a}$$

从式中可以看出，探头的频率越高（λ 越短），晶片半径越大，则 θ 角越小，即声束的指向性越好，其超声波能量大部分集中在轴线方向上。因此，增大超声波的发射频率可改善横向分辨力。

知识点6：超声场表达式	副高：掌握　正高：掌握

当超声波的发射处于稳态时，该声场可用惠更斯原理来计算。其发射声源的表面可以看成由无数个小的声源组成，每个小的声源均发出一个均匀的球面子波。各子波间互相干涉便构成超声束。设 I_0 是探头表面的声强，I_x 是沿中心轴上距探头 x 处的声强，则有

$$\frac{I_x}{I_0} = \sin^2\left\{\left(\frac{\pi}{\lambda}\right)\left[(a^2+x^2)^{\frac{1}{2}}-x\right]\right\}$$

式中 a 为探头的半径。

第五节　超声波的分辨力

知识点1：超声波分辨力的种类	副高：掌握　正高：掌握

分辨力是超声诊断中极为重要的技术指标，可分为基本分辨力和图像分辨力两大类。

知识点2：基本分辨力的概念及分类	副高：掌握　正高：掌握

指根据单一声束线上所测出的分辨两个细小目标的能力。可分为纵向分辨力、侧向分辨力和横向分辨力。

知识点3：图像分辨力的概念及分类	副高：掌握　正高：掌握

是指构成整幅图像的目标分辨力，包括：①细微分辨力，用以显示散射点的大小。②对比分辨力，用于显示回声信号间微小差别。

一、纵向分辨力

知识点4：纵向分辨力的概念	副高：掌握　正高：掌握

纵向分辨力又称轴向分辨力、距离分辨力或深度分辨力，是指沿声束轴线方向的分辨

力，提高频率获取窄脉冲可以提高纵向分辨力。

知识点 5：纵向分辨力与超声波的频率的关系	副高：掌握　正高：掌握

　　纵向分辨力与超声波的频率成正比。对于连续波超声，其波长就是纵向分辨力的最大理论值，两点间相距小于一个波长就不能分辨。如果是反射型超声，其分辨力理论值不大于λ/2。由于人体组织内介质特性阻抗的差异，实际上达不到理论分辨力的数值，只有2~3个波长。

知识点 6：纵向分辨力与频率之间的关系	副高：掌握　正高：掌握

纵向分辨力与频率的关系（反射型超声）

频率（MHz）	纵向分辨力（mm）		
	2 个波长	3 个波长	最大理论值
1.0	3.0	4.5	0.75
2.5	1.2	1.8	0.30
5.0	0.6	0.9	0.15
10.0	0.3	0.45	0.075
15.0	0.2	0.30	0.05

二、横向分辨力

知识点 7：横向分辨力的概念	副高：掌握　正高：掌握

　　横向分辨力又称水平分辨力或方位分辨力，是指与声束轴线相垂直的直线或平面上，能在荧光屏上被分别显示的两点之间的距离。当声束直径小于两点间的距离时，此两点可以分别显示；当声束直径大于两点间的距离时，则两个点（物体）在荧光屏上显示为一点。提高声束聚焦功能，可以提高横向分辨力。

知识点 8：横向分辨力对超声仪器的影响	副高：掌握　正高：掌握

　　医学超声诊断仪的横向分辨力通常不如纵向分辨力，凡横向分辨力好的超声仪器，图像细致，微小的结构显示清楚；相反，横向分辨力差的超声仪器，图像欠清晰，回声光点呈横向线条状，使单层结构变为多层结构。

知识点 9：影响横向分辨力的因素	副高：掌握　正高：掌握

医学超声仪器的图像质量主要取决于横向分辨力。横向分辨力由晶片的形状、发射频率、电子聚焦及与探头的距离等因素决定。目前，医学超声仪器横向分辨力可以达 2mm 以下。为了提高横向分辨力，可以细化声束，也可调整聚焦。

三、侧向分辨力

知识点 10：侧向分辨力的概念	副高：掌握　正高：掌握

侧向分辨力是指在与声束轴线垂直的平面上，在探头长轴方向的分辨力。

知识点 11：提高侧向分辨力的方法	副高：掌握　正高：掌握

为了提高侧向分辨力，要在侧向上进行物理聚焦或电子聚焦，1.5 维探头可以实现侧向电子聚焦。

知识点 12：分辨力的测量	副高：掌握　正高：掌握

通常采用生物模块来测量超声波的纵向分辨力和横向分辨力。

第六节　超声生物效应

知识点 1：超声生物效应的概念	副高：掌握　正高：掌握

超声生物效应，是指一定强度的超声波（由辐照声强和辐照时间两个因素决定）在生物体系内传播时，通过它们之间一定的相互作用机制（机械生物效应、热生物效应）致使生物体系的功能和结构发生变化。

知识点 2：造成机械生物效应的原因	副高：掌握　正高：掌握

机械生物效应是由超声波声束穿过或擦过组织引起其膨胀或收缩所致。

知识点 3：机械生物效应的作用	副高：掌握　正高：掌握

机械生物效应作用的绝大部分即空化作用，其牵涉到组织内微气泡的形成、扩大、振动和萎陷。

知识点 4：空化现象的概念	副高：掌握　正高：掌握

空化现象是指在强超声传播时，会出现一种类似雾状气泡的现象。

知识点 5：空化现象产生的因素　　　　　　　　　副高：掌握　正高：掌握

空化现象的产生取决于许多因素，如超声波的压力和频率、声场（聚焦或散焦、脉冲波或连续波）、组织及界面的状态和性质。

知识点 6：机械生物效应所具有的现象　　　　　　副高：掌握　正高：掌握

机械生物效应具有阈值现象，即当超声波声能输出超过一定值之后才可能发生，随着组织的不同其阈值也不相同。

知识点 7：机械生物效应的潜在发生率与超声波波峰的关系

　　　　　　　　　　　　　　　　　　　　　　　副高：掌握　正高：掌握

一般认为机械生物效应的潜在发生率随着超声波峰压的增加而增加，随着超声波频率的增加而下降。

知识点 8：热生物效应的概念　　　　　　　　　　副高：掌握　正高：掌握

热生物效应即当组织暴露于超声能量之中，其温度上升的现象。

知识点 9：产生热生物效应的原因　　　　　　　　副高：掌握　正高：掌握

产生热生物效应是因为生物组织在超声波机械能的作用下，由于黏滞吸收，部分声能转换成热能。若在某一特定局部能量堆积超过其热能散发的能力，该局部的温度就会上升，温度上升的值与超声声能、接触面积及该组织的热物性有关。

知识点 10：高强度聚焦超声（HIFU）的治疗频率　　副高：掌握　正高：掌握

HIFU 的治疗频率为 $0.8 \sim 2.4\text{MHz}$，焦域声强范围为 $5000 \sim 25000\text{W/cm}^2$，系统噪声 $\leqslant 65\text{dB}$。

知识点 11：应力效应的概念　　　　　　　　　　副高：掌握　正高：掌握

在生物介质中存在某些非热效应和非空化作用时出现的某些超声生物效应现象，此现象与声场中的机械应力有关，包括辐射压、辐射力、辐射转力和超声波的流力等。

知识点 12：超声对成年人人体组织的影响　　　　副高：掌握　正高：掌握

治疗剂量的超声强度对人体组织有着不同程度的损伤，损伤的程度与频率和辐射的时间有关。

超声对组织的损伤与探头的构造也有一定关系，如矩阵探头，此类探头相当于一个微型计算机，其内有数十个微波束形成器（芯片），芯片需要通电，电流就会产热，使用时间过长可能会对人体组织产生损伤。

| 知识点 13：应用最低的有效辐射量（ALARA）原则 | 副高：掌握　正高：掌握 |

应用最低的有效辐射量原则是诊断用超声波仪器使用的指导性原则：超声检查时，应以尽可能低的能量输出获得必需的临床诊断信息，也就是在能够获得诊断图像的同时尽可能少地暴露在超声波之下，从而将超声波对使用者的生物效应减至最小。

| 知识点 14：二维模式成像、M 模式成像、多普勒成像、彩色能量图成像及彩色多普勒成像的特点 | 副高：掌握　正高：掌握 |

二维及 M 模式成像提供解剖信息，而多普勒成像、彩色能量图及彩色多普勒成像则提供与血流有关的信息。二维、彩色能量图及彩色多普勒等扫描模式将超声能量在扫描区域内分散；而 M 模式或多普勒成像等非扫描模式则将超声能量聚集。

| 知识点 15：超声仪器使用者调整图像的质量并限制超声强度的控制方法 | 副高：掌握　正高：掌握 |

超声仪器使用者可以通过多种系统控制来调整图像的质量，并限制超声强度。控制的方法分为 3 类：直接控制、间接控制和接收器控制。

| 知识点 16：输出功率对超声强度的影响 | 副高：掌握　正高：掌握 |

输出功率对超声强度有直接影响。确定了应用类型，就可以使用 Output Power 控制键来增加或降低输出强度，在保证获得高质量图像的前提下，选择最低的输出强度。

| 知识点 17：间接控制的概念 | 副高：掌握　正高：掌握 |

间接控制指的是对超声强度产生间接影响的控制。

| 知识点 18：可对超声强度产生间接影响的因素 | 副高：掌握　正高：掌握 |

成像模式、脉冲重复频率、聚焦深度、脉冲长度及探头选择可对超声强度产生间接影响。

知识点 19：成像模式与超声波束的关系　　　　　副高：掌握　正高：掌握

成像模式的选择决定了超声波束的性质。二维是扫描模式，多普勒是非扫描模式或静止模式。一束静止的超声波束将能量聚集在一个位置上，而移动或扫描模式的超声波束则将能量分散在一个区域上，而且超声波束聚集在同一区域的时间比非扫描模式的时间要短。

知识点 20：脉冲重复频率的概念　　　　　　　　副高：掌握　正高：掌握

脉冲重复频率指的是在某一时间段内猝发超声能量的次数。其频率越高，单位时间内发生的能量脉冲就越多。

知识点 21：影响脉冲重复频率的因素　　　　　　副高：掌握　正高：掌握

与聚焦深度、采样容积深度、血流优化、标尺、聚焦数量及扇面宽度控制等因素有关。

知识点 22：聚焦深度与分辨力的关系　　　　　　副高：掌握　正高：掌握

超声波束的聚焦情况影响图像分辨力。为了在不同的聚焦情况下维持或增加分辨力，就需要改变对该聚焦带的输出。这种输出变化是系统优化的结果。不同的检查部位需要不同的聚焦深度。设置合适的聚焦深度可以提高检查部位的分辨力。

知识点 23：脉冲长度的概念　　　　　　　　　　副高：掌握　正高：掌握

脉冲长度是指超声波猝发的开启时间长度。脉冲越长，时间平均强度值就越大，造成温度升高和空化的可能性也越大。

在脉冲多普勒中，脉冲长度是指输出脉冲的持续时间。多普勒取样容积大小的增加会使脉冲长度增加。

知识点 24：接收器控制的作用　　　　　　　　　副高：掌握　正高：掌握

超声诊断仪的操作者可以使用接收器来提高图像的质量。这些控制并不对输出产生影响，接收器控制只影响超声波回声的接收方式。这些控制包括增益、时间增益补偿（TGC）、动态范围和图像处理。相对于输出来说，重要的是在增加输出之前应先对接收器控制进行优化。

知识点 25：超声诊断仪的声能输出显示的基本指数　　副高：掌握　正高：掌握

超声诊断仪的声能输出显示包括 2 个基本指数，即机械指数（MI）和热指数（TI）。

| 知识点 26：热指数的组成 | 副高：掌握　正高：掌握 |

热指数由下列指数组成：软组织热指数（TIS）、骨热指数（TIB）、头盖骨颅内热指数（TIC）。

| 知识点 27：3 个热指数的适用范围 | 副高：掌握　正高：掌握 |

TIS 用于对软组织进行成像，TIB 用于骨骼或骨骼附近聚焦，TIC 用于颅内或近皮肤的头盖骨进行成像。

| 知识点 28：机械指数的适用范围 | 副高：掌握　正高：掌握 |

MI 用于评估潜在的机械生物效应。

| 知识点 29：机械指数的定义 | 副高：掌握　正高：掌握 |

机械指数的定义为超声波峰值（膨胀）压力（MPa）［按组织衰减系数 0.3dB/（MHz·cm）降低后］与探头中心频率（MHz）平方根的比值。

| 知识点 30：MI 值变化的影响 | 副高：掌握　正高：掌握 |

MI 值越高，潜在发生机械生物效应的可能性就越大，并不是在某一个特定的 MI 值时就会发生机械生物效应。

| 知识点 31：热指数的显示 | 副高：掌握　正高：掌握 |

热指数（TI）向使用者指示当时的一种状况，这种状况可能导致身体表面、身体组织内部或超声波束在骨骼上的聚焦点发生温度的上升。也就是说，热指数向使用者指出了身体组织温度上升的可能性。它是对特定性质身体组织的温度上升的一种估计。

| 知识点 32：热指数的定义 | 副高：掌握　正高：掌握 |

热指数的定义为总声能输出能量与组织温度升高 1℃所需声能之比。

| 知识点 33：热指数的评估 | 副高：掌握　正高：掌握 |

（1）TIS 评估软组织或相似组织内的温度上升状况。

（2）TIB 评估超声束穿过软组织或液体聚焦于体内较深处骨骼或邻近骨骼部位的温度上升状况，如在 4~6 个月胎儿的骨骼或其周围的温度上升的可能性。

（3）TIC 评估颅内或近体表颅骨等处的温度上升状况。

知识点 34：输出功率对诊断仪的控制　　　　　副高：掌握　正高：掌握

输出功率控制诊断仪的超声输出。屏幕上显示出 MI 和 TI 值，并随超声诊断仪对输出功率的调整作出相应的变化。在三同步组合模式中，每个模式都对总的 TI 施加影响，其中会有一个模式成为影响总指数的主要因素。所显示的 MI 值取决于峰值压力最高的模式。

知识点 35：扇区宽度对二维控制的影响　　　　　副高：掌握　正高：掌握

减小扇角可使帧频提高，将使 TI 值增大。采用软件控制可以自动将脉冲发生器电压下调，使 TI 值低于仪器的最大值。脉冲发生器电压的降低将导致 MI 值降低。

知识点 36：局部缩放对二维控制的影响　　　　　副高：掌握　正高：掌握

提高局部放大倍数可提高帧频，将使 TI 值增大，聚焦的数量也将自动增加，以提高分辨力。由于峰值强度可能在不同的深度出现，可能会使 MI 值发生改变。

知识点 37：聚焦数量及聚焦深度对二维控制的影响　　　　　副高：掌握　正高：掌握

较多的聚焦可能会自动改变帧频或聚焦深度，从而使 TI 和 MI 值均改变。降低帧频会使 TI 值降低，所显示的 MI 值将与具有最大峰值强度的区域相对应。通常情况下，当聚焦深度接近探头的自然焦点时，MI 值将升高。

知识点 38：彩色扇区宽度对彩色模式控制的影响　　　　　副高：掌握　正高：掌握

较小的彩色扇区宽度将提高彩色帧频和 TI 值，仪器将自动降低脉冲发生器电压，导致 MI 值降低。如果同时启用了脉冲多普勒，其将成为主导模式，TI 值的变化将很小。

知识点 39：彩色扇区深度对彩色模式控制的影响　　　　　副高：掌握　正高：掌握

扩大彩色扇区深度将自动降低彩色帧频。一般而言，TI 值将随彩色扇区深度的增加而减小。MI 值将与主导的脉冲类型（彩色脉冲的峰值强度）相对应。

知识点 40：彩色标尺对彩色模式控制的影响　　　　　副高：掌握　正高：掌握

用标尺控制来增大彩色速度范围可能会使 TI 值增大。超声诊断仪将自动调整脉冲发生器电压，其电压降低也将使 MI 值减小。

知识点 41：多同步模式的影响 　　　　副高：掌握　正高：掌握

几种模式组合使用将通过不同脉冲类型的合成对 MI 和 TI 产生影响。在同步模式下，TI 是相加的，在两种图像显示时，将显示主导脉冲类型的 TI 值，MI 取决于峰值压力最高的那个模式。

知识点 42：取样容积深度对多普勒控制的影响 　　　　副高：掌握　正高：掌握

当多普勒取样容积深度增加时，多普勒的脉冲重复频率（PRF）将自动减小。PRF 的增加将导致 TI 值的增加。超声诊断仪将自动降低脉冲发生器电压，导致 MI 降低。

知识点 43：声场强度的计算 　　　　副高：掌握　正高：掌握

根据临床经验，当超声波束通过人体组织时，衰减的量是由以下 3 个因素决定：①超声波束路径通过的组织类型。②超声波的频率。③超声波束所传播的距离。

由这 3 个因素要获得一个近似的衰减量，美国食品和药品管理局（FDA）要求按下列公式计算强度：

$$I_d = I_w \exp^{(-0.23\alpha f z)}$$

式中，I_d 为在人体组织上估算的强度；I_w 为距离为 z 时在水中测量的强度，单位为 cm；α 为衰减系数，用 dB/（MHz·cm）表示；f 为超声波的频率，单位 MHz。

知识点 44：空间平均峰值时间强度（I_{spta}）的概念 　　　　副高：掌握　正高：掌握

凡在脉冲平均强度为最大时，I_{spta} 是整个时间周期上声场点上的超声强度，单位为 W/cm^2。

知识点 45：空间平均峰值脉冲强度（I_{sppa}）的概念 　　　　副高：掌握　正高：掌握

凡在脉冲平均强度为最大时，I_{sppa} 是整个脉冲传送时间上声场点上的超声强度，单位为 W/cm^2。

知识点 46：最大超声强度（I_{max}）的概念 　　　　副高：掌握　正高：掌握

I_{max} 是脉冲期间在最大振幅时半周期内的时间平均声强，单位为 W/cm^2。

知识点 47：峰值膨胀压力的概念 　　　　副高：掌握　正高：掌握

峰值膨胀压力是在规定点上振幅的暂存的峰值膨胀压力，单位为 MPa。

知识点 48：脉冲强度积分的概念　　　　副高：掌握　正高：掌握

脉冲强度积分是任何一个规定点的任何规定的脉冲的瞬间速率时间积分，规定脉冲中声频压力包络或水下音频信号包络在非零区域内。

知识点 49：超声波辐射时间及波的类型　　　　副高：掌握　正高：掌握

通常采用脉冲超声波的短波脉冲宽度，其平均峰值超声强度较低，与连续超声波相比，脉冲超声波较安全。

超声波辐射时间过长可能对生物组织产生一定的影响。超声波在临床诊断中一次应<10分钟，脉冲波声源可以辐射的时间在 10 分钟以内为宜；对于特定部位的观察，以<1 分钟为宜；对于早孕的检测，以<2 分钟为宜；对于妊娠全过程期间超声检查次数应<5 次为宜。

第七节　超声多普勒效应

知识点 1：多普勒效应的概念　　　　副高：掌握　正高：掌握

当一定频率的超声波由声源发射并在介质中传播时，如遇到与声源做相对运动的界面，则其反射的超声波频率随界面运动而发生改变，这种现象称为多普勒效应。

知识点 2：反射体与频率的变化关系　　　　副高：掌握　正高：掌握

静止反射体的反射波频率是不变的。反射体由近及远移动时，接收到的脉冲信号周期延长，即频率降低。反射体由远及近移动时，接收的信号周期变短，频率升高。

知识点 3：多普勒超声诊断原理　　　　副高：掌握　正高：掌握

在进行人体血流检测时，探头发射频率作为声源，血液中的红细胞作为接收者，当两者同时以一定的速度运动时，就有：

$$相互趋近时，f_L = \frac{c + v_L}{c - v_s}f_s$$

$$相互远离时，f_L = \frac{c - v_L}{c + v_s}f_s$$

式中 c 为波速，v_L 为收听者静止时的速度，v_s 为声源静止时的速度，f_L 为接收的频率，

f_s 为声源的频率。

知识点 4：频谱多普勒超声测定血流特征　　　　副高：掌握　正高：掌握

超声多普勒技术可以检测人体心血管内血流的方向，并计算血流速度和血流量等血流动力学的信息，具有四大特征：①方向性。②流速。③血流时相。④血流性质。

知识点 5：频谱多普勒技术的主要应用　　　　副高：掌握　正高：掌握

频谱多普勒技术主要用于：①测量并计算心脏及动、静脉的血流速度、血流量。②确定血流方向。③确定血流性质，如层流或湍流等。④获得血流流速积分、压力阶差、阻力指数、搏动指数、流速曲线上多种指数等有关的血流动力学参数。

第八节　人体血流动力学基本知识

知识点 1：理想液体的概念　　　　副高：掌握　正高：掌握

理想液体就是不可压缩的、无黏滞性的液体。

知识点 2：理想液体流动时，应遵守的定律　　　　副高：掌握　正高：掌握

理想液体流动时，应遵守机械能守恒定律。

知识点 3：稳定流动的概念　　　　副高：掌握　正高：掌握

液体在流动时，如果液流中各点的速度都不随时间而变，或者说流线在空间的位置都保持不变，这样的流动就称为稳定流动。

知识点 4：流管的概念　　　　副高：掌握　正高：掌握

流线所围成的管状体称为流管。流线不会相交，所以流管内液体是不能流出管外的，管外的液体也不能流入管内。如果液体在一根固体管内做稳定流动，则固体管壁就是流管。

知识点 5：液体流量的概念　　　　副高：掌握　正高：掌握

根据液流连续原理，液体在流管中流动，流管中取一横截面，单位时间内流过该截面液体的体积叫作流量。

知识点6：液流连续原理　　　　　　　　　　　副高：掌握　正高：掌握

液流连续原理指出理想液体在流管内做稳定流动时，液体的流速与流管的截面积成反比。流管粗处流速小，流管细处流速大。

知识点7：伯努利方程（Bernoulli方程）　　　　　副高：掌握　正高：掌握

Bernoulli方程是理想流体做稳定流动时所遵从的基本定律。它指出了液体在流管内各处的压强、流速和高度之间的关系。

Bernoulli方程说明：在同一流管中任何截面处，单位体积液体的动能、重力势能和压强能三者之和为一常量C。

知识点8：黏滞性的概念　　　　　　　　　　　副高：掌握　正高：掌握

血液在心血管腔内是分层流动的。液体的分层流动称为片流或层流，在片流的情况下，相邻液层做相对滑动时有相互作用力。这种力的性质类似固体表面间的摩擦力，因此称为内摩擦力。液体的这种性质称为黏滞性。

知识点9：泊肃叶公式（Poiseuille公式）　　　　副高：掌握　正高：掌握

19世纪，Poiseuille为了研究血管中的血液流动，首先实验研究了液体在细玻璃管中的流动，得出了实际液体在圆管内做定常流动时的定量规律。

知识点10：在人体静脉血流中血液流动的变化规律　副高：掌握　正高：掌握

在人体静脉血流中，各液层之间的速度快慢呈现规则性逐渐变化，流速分布常为层流状呈抛物线形曲线。血液流动越快，抛物线曲度越大，流速逐渐变慢，抛物线则逐渐变平坦。层流的形成，使得血细胞向轴向集中。

知识点11：动脉系统流速分布的决定因素　　　　副高：掌握　正高：掌握

动脉系统流速分布的决定因素有血流加速度、血液流经的几何形态、血液的黏度等。

知识点12：血流收缩与速度的变化　　　　　　　副高：掌握　正高：掌握

当心脏收缩时，在动脉系统中，血流在收缩早期产生加速度，在收缩晚期产生减速度。

知识点13：血流与压强差的变化　　　　　　　　副高：掌握　正高：掌握

当血流稳定流动时，压强差与流阻相平衡，速度分布为抛物线形。当血流加速时，流体的两端压强逐渐增大，黏性摩擦力的作用不断减弱，边界层越来越薄，出现平坦化的流速分布，呈活塞形。当血流减速时，液体的两端压强差逐渐减小，黏性摩擦力的作用不断增强，边界层越来越厚，近管壁处甚至出现逆向血流，出现尖峰形的流速分布，于舒张期恢复到抛物线形的流速分布。

知识点 14：血流容积的概念	副高：掌握　正高：掌握

血流容积是指在单位时间里流经心脏瓣口或大血管某一截面的血流量。

知识点 15：流量的概念	副高：掌握　正高：掌握

流量是指流体小单元在一段时间内通过管腔横截面的体积。

知识点 16：多普勒超声技术测量血流量的原理	副高：掌握　正高：掌握

由于血管腔是圆形的，利用多普勒超声技术测量血流量的原理为：设血流以均匀的流速 v 流经横截面积为 A 的圆形管腔，那么在时间 t 内，血流在管腔中流经的距离为 $v \times t$，而通过管腔的血流量 Q 可近似为一圆柱体，其血流量为

$$Q = A \cdot v \cdot t$$

如果流速随时间变化而变化，应引入流速剖面变化和血管腔横截面积两项变数求解，而不能将瞬时速度 v_i 对时间 t 加以积分，即

$$Q = A \int_0^t v_i dt = A v_i$$

血流量单位为 ml。

知识点 17：血流流率的概念	副高：掌握　正高：掌握

流率（q）是指单位时间内的流体体积，即

$$q = A \cdot V$$

当血流流体匀速流动且流速剖面呈活塞形时，流率等于血管腔横截面积与流速的乘积。在血液非匀速流动时，流率不等于血管横截面积和瞬时流速的乘积。因为在实际测算中，取自多普勒频谱曲线上包络线为流层中的最高流速（即空间平均流），而非空间平均流速。v_{max} 仅代表空间最高流速的时间平均值。

流率的单位常用 ml/s 或 L/min 表示。

知识点 18：入口效应的概念　　　　　　　副高：掌握　正高：掌握

当血液流经横截面积突然变小处，会产生汇聚作用，形成汇聚形的流速截面。由于通过管腔的流量不变，面积的缩小必然导致流速的增加，血流获得较大的动能，黏性摩擦力的作用相对较弱，出现平坦形的流速分布逐渐向活塞形改变。这种现象称为入口效应。

知识点 19：出口效应的概念　　　　　　　副高：掌握　正高：掌握

当血液流经一个横截面积突然扩大处，会产生扩散现象，形成扩散形的血流截面，称为出口效应。

知识点 20：出口效应在生理情况下的变化　　副高：掌握　正高：掌握

出口效应在生理情况下，常见于小静脉回流到大静脉的血流、腔静脉和肺静脉回流入心房的血流以及房室瓣和半月瓣下游的血流。

知识点 21：出口效应在病理情况下的变化　　副高：掌握　正高：掌握

在病理情况下，血流在通过先狭窄后扩张处，瓣膜反流及房室隔缺损分流等，可形成明显的湍流。

知识点 22：液流连续原理及 Bernoulli 方程对血管狭窄的影响
　　　　　　　　　　　　　　　　　　　　　副高：掌握　正高：掌握

根据液流连续原理及 Bernoulli 方程，在血管狭窄部位流速加快，考虑血管处于水平状态或势能变化影响很小可以忽略时，该处压强下降，有利于狭窄进一步的发展。在狭窄部位的上游处，血流压力稍有增高。

知识点 23：血管二次流动的原因　　　　　　副高：掌握　正高：掌握

血管二次流动的原因，是由于在弯曲管内，当流速较大时，液体受到离心力的作用，中部流体由管内侧向管外侧运动，左右两侧流体回流，而形成管内的漩涡运动，管内能量耗损增加，与直管相比较，压强降低会有所增加。

知识点 24：在弯曲管中，流体的运动方式　　副高：掌握　正高：掌握

在弯曲管中，流体的运动是沿轴线的主运动与二次流动的合成，实际上是一种螺旋运

动，这容易使流体在低雷诺数下产生湍流。人体主动脉弓模型表明，流体到弧形部分保持层流，进入直管后就变成湍流了。

知识点 25：分支血管在某些特定部位的表现　　　　　副高：掌握　　正高：掌握

分支血管在某些特定部位亦容易产生漩涡区，血流在正常颈动脉分叉部位血管中流动时，形成涡流区。

知识点 26：血管流体阻力的决定因素　　　　　　　　副高：掌握　　正高：掌握

血管流体阻力是由血液的黏滞性和血管的几何形状这两方面因素决定的，其大小会随着血管两端压差的增减而改变，流量与压强之间不呈直线关系，而呈一定的曲线关系。

知识点 27：动脉血管血管弹性对血压的影响　　　　　副高：掌握　　正高：掌握

动脉特别是大动脉的弹性对血压影响也较明显。血液在血管内流动的动力是血管两端的压强差，而血管内侧及血管外侧的压强差，即跨壁压强是引起血管扩张的动力。只有跨壁压强为正值时血管才会扩张，若血管内外压强相等，那么血管容量就保持不变。

知识点 28：血管壁弹性状态的主要标志　　　　　　　副高：掌握　　正高：掌握

血管壁弹性状态的主要标志是受力后的扩张程度，容量扩张度（D）与容量增值（ΔV）成正比，与血管跨壁压强增值（ΔP）成反比，即

$$D = \frac{\Delta V}{\Delta P}$$

由上式说明，动脉的弹性越大，容纳脉动性血流的能力就越强。

如果上式用临床术语表示可改写为：

$$动脉扩张度 = \frac{心搏量}{脉压}$$

上式说明心排出量不变时，扩张度越大，脉压越小，反之弹性越差、扩张度越小，脉压就越大。

知识点 29：血管内平均血流速度的决定因素　　　　　副高：掌握　　正高：掌握

平均动脉压是血管内平均血流速度的决定因素。所谓平均动脉压就是一个心动压力波动周期的血压平均值。如果动脉压力曲线是正弦波，即升支和降支相同的话，收缩压和舒

张压的平均值就是平均动脉压。但实际上并非如此，在每一个心动周期里收缩期要比舒张期短，而且波形也有明显差别。在整个心动周期中，各瞬时动脉压的总平均值（平均动脉压 $\bar{P}$ ）等于一个完整周期的压强曲线下的积分面积 $\int_0^t P(t\Delta t)$ 除以周期 T，即

$$\bar{P} = \frac{1}{T}\int_0^t P(t\Delta t)$$

第二章　超声诊断仪

第一节　灰阶超声诊断仪

| 知识点 1：灰阶超声诊断仪的基本原理 | 副高：掌握　正高：掌握 |

　　灰阶超声诊断仪又称 B 型（B-mode）超声诊断仪，它是灰度（brightness）的首写字母的简称。它是用显示器的灰阶来相对地显示声束扫描人体切面各点的回波信号的振幅，最终呈现为二维图像。它不仅利用了组织界面的回波，而且组织的散射回波也被用于显像。这些回波用来显示人体组织和器官的解剖形态和结构方面的信息。

| 知识点 2：二维超声回声图像的作用 | 副高：掌握　正高：掌握 |

　　二维超声回声图像是二维平面图，使超声波束沿身体表面或体腔内做直线或扇形扫描，即使超声波束按照一定的规律不断地改变探测部位，便可获取相应位置的超声信息线，若干条超声信息线组合形成一幅二维超声图像，即可显示人体组织器官的结构、空间方位和形态等。

| 知识点 3：超声图像显示的同步控制的作用 | 副高：掌握　正高：掌握 |

　　同所扫描的超声波束瞬时位置相对应的另一电信号经过处理后，就会产生水平和垂直控制信号，其作用是控制显像管的电子束运动方向，使之与返回的超声波束的瞬时位置相重合。经过多次定位的很多超声信息线，组成一幅完整的图像，表示人体组织器官切面的超声图像，显示器上所显示的图像与探头扫查的任何瞬时位置保持严格同步。

| 知识点 4：脉冲重复频率（PRF）概念 | 副高：掌握　正高：掌握 |

　　超声系统沿着不同方向发射、接收超声波，形成切面图像。探头阵元不能同时接收与发送信号，超声波发射、接收交替工作，交替的频率就叫作脉冲重复频率。PRF 是 1 秒内探头发出超声短脉冲的个数。

| 知识点 5：扫查线数的确定 | 副高：掌握　正高：掌握 |

　　接收、发送信号往返的次数。在超声诊断装置中，形成切面图像大约需要 300 条扫

查线。

| 知识点 6：脉冲波的概念 | 副高：掌握 正高：掌握 |

超声诊断时，除连续多普勒模式使用连续波外，几乎都使用间歇性发出的、持续时间很有限的短促声波，称作脉冲波。

| 知识点 7：脉冲频率的概念 | 副高：掌握 正高：掌握 |

短脉冲超声波的频率称脉冲频率，即探头发射的超声频率。

| 知识点 8：脉冲期的概念 | 副高：掌握 正高：掌握 |

脉冲波所占的时间称脉冲持续时间或脉冲期（τ），此期内通常包含 2~3 个波长。

| 知识点 9：脉冲宽度的概念 | 副高：掌握 正高：掌握 |

声速与脉冲期的乘积称为空间脉冲长度（SPL），也称脉冲宽度，简称脉宽。

| 知识点 10：静止期的概念 | 副高：掌握 正高：掌握 |

不发射声波的间隔时间，用于接收发出超声波的反射回波，此间隔称为静止期（q）。此后再发射、再间歇，如此往复。

| 知识点 11：脉冲重复周期的概念 | 副高：掌握 正高：掌握 |

一个脉冲开始发射到下一个脉冲开始发射所需时间称为脉冲重复周期（PRP）。

| 知识点 12：脉冲重复频率与 PRP 的关系 | 副高：掌握 正高：掌握 |

脉冲重复频率为 PRP 的倒数。

| 知识点 13：占空因素的概念 | 副高：掌握 正高：掌握 |

脉冲期与脉冲重复周期之比称为占空因素（DF）。

| 知识点 14：PRF 对成像时间的影响 | 副高：掌握 正高：掌握 |

PRF 对成像时间有较大的影响。深部反射，接收信号所需时间长，也就是发出脉冲信

号的间隔时间也会长，换句话说就是 PRF 低；如果扫查的深度浅，接收信号需要的时间短，则 PRF 高。

知识点 15：帧频率的概念	副高：掌握　正高：掌握

1 秒内扫描并显示出图像的数量为帧频率，简称帧频。

知识点 16：帧频与所扫查的深度的关系	副高：掌握　正高：掌握

帧频与所扫查的深度成反比关系，即扫查深度大，帧频低，反之亦然。

知识点 17：扫描线与帧频的关系	副高：掌握　正高：掌握

帧频与很多因素有关，如扫描线减少，帧频变高。

知识点 18：使帧频高的方法	副高：掌握　正高：掌握

使帧频高有 2 种方法：一种是扫描线密度低，另一种是扫查深度浅。

知识点 19：决定帧频的因素	副高：掌握　正高：掌握

扫描线密度、扫描角度和扫查深度。

知识点 20：电子扫描式探头的控制方式	副高：掌握　正高：掌握

电子扫描方式中，探头前端阵列通过电子开关和延迟电路来控制发射和接收，控制方式的不同形成不同的扫描方式。

知识点 21：目前常用的二维成像	副高：掌握　正高：掌握

目前常用的二维成像有电子线阵扫描（简称线扫）、电子扇形扫描（简称扇扫）、电子凸型扩展扫描。与其相对应的探头分别为线阵探头、扇扫探头或相控阵探头、凸阵探头。

知识点 22：电子扫描方式的特点	副高：掌握　正高：掌握

优点：声束方向和聚焦易于控制；B/M、Doppler 模式较易成像。
缺点：设备复杂，价格高。

知识点 23：线阵探头的排列与工作方式	副高：掌握　正高：掌握

阵元成直线形顺序排列。一个阵元被驱动，阵元的口径相对于波长不十分大，声波成球面状扩展。当多数阵元被驱动形成阵元组，阵元组的所有阵元同时加脉冲电压时，根据惠更斯原理，组成的波面具有声束的方向性。

线阵扫描在一组阵元发射、接收信号后，再进行下一组阵元的发射、接收工作。线阵扫描方式是通过切换电子开关来驱动不同的阵元组进行扫描，每一次的发射、接收信号都会切换电子开关。

知识点 24：凸阵探头的排列与工作方式　　　　　副高：掌握　　正高：掌握

基本与线阵探头相同。凸阵探头是把阵元做成凸形排列，工作方式与线阵探头相同。

知识点 25：扇扫探头的排列与工作方式　　　　　副高：掌握　　正高：掌握

阵元呈直线排列，和线阵探头排列方式相同。扇形扫描时，给不同的阵元设置不同的延迟时间以形成倾斜方向的波面，通过特定的延时来改变声束的方向。

扇扫通过改变阵元与阵元之间的时间差来改变声束角度的大小。扇扫与凸阵扫描、线扫不同，它是驱动所有的阵元工作来形成具有方向的声束。由于帧频的限制，通常阵元数为 64、96 或 128 个。

知识点 26：超声波诊断仪分辨力的表示　　　　　副高：掌握　　正高：掌握

超声波诊断仪是用识别两点之间的最小距离的能力来表示分辨力。

知识点 27：描述超声成像灵敏度的重要参数　　　　副高：掌握　　正高：掌握

描述超声成像灵敏度的 2 个重要参数：对比分辨力与细微分辨力。
（1）对比分辨力：超声诊断仪能够显示出的最小声阻抗差值的能力。
（2）细微分辨力：超声诊断仪能够显示出的最小背向散射信号的能力。

知识点 28：电子动态孔径技术的作用　　　　　　副高：掌握　　正高：掌握

电子动态孔径技术就是对近场区用较少的阵元组合发射、接收，以缩小近场区的声束；对远场区用较多的阵元组合发射、接收，以增大近场区，减小声束发散，以提高近场区分辨力。

知识点 29：旁瓣与电子动态孔径技术的原理　　　　副高：掌握　　正高：掌握

超声波具有位于中央的主瓣和偏离中央位置的旁瓣，超声波诊断仪利用主瓣在主瓣传播方向上进行成像，但同时旁瓣也会在相应的传播方向获得信息并显示在主瓣成像位置上，形成旁瓣伪像。

故在接收回波的过程中，随着接收深度的变化，驱动的晶片数也随之变化，远场驱动晶片数多，近场驱动晶片数少，这就是电子动态孔径技术。

知识点 30：动态变迹技术的原理	副高：掌握　正高：掌握

在超声工程上，与主瓣方向即扫查线对应的阵元为中央阵元，在每一点的接收过程中，中央阵元的增益最大，两边阵元的增益依次减少，从而抑制旁瓣伪像，这一技术就叫作动态变迹技术。

知识点 31：超声波诊断仪的接收	副高：掌握　正高：掌握

超声波诊断仪的接收是动态变化的，主要由动态接收聚焦技术、动态孔径技术以及动态变迹技术组成。

知识点 32：多点聚焦的原理	副高：掌握　正高：掌握

发射的超声波在聚焦点附近能够得到分辨力高的图像，但是在声束不聚焦的地方分辨力较差。为了在更宽的领域得到更高的分辨力，超声波要尽可能的细，聚焦范围要尽可能的长，多点聚焦就是这个目的。

每次发射信号分别在一点形成聚焦。所以随着深度的改变，多次发射信号，然后将聚焦处的接收信号分别存于图像存储器中。把在多处发射聚焦点接收的信号加以合成就叫作多点聚焦。

知识点 33：多点聚焦的缺点	副高：掌握　正高：掌握

在一条扫描线上数次发射、接收信号，帧频变低。

知识点 34：超声诊断仪的组成	副高：掌握　正高：掌握

超声诊断仪主要由主控制电路、发射电路、高频及视频信号放大电路、扫描器、扫描转换器和显示器等基本组成部分。

知识点 35：射频获取部分的结构组成	副高：掌握　正高：掌握

中央控制器产生发射时钟延时，从而产生发射聚焦，延时调制在高压发射脉冲上，再通过探头发射声波。发射完成后，诊断仪进入接收阶段，接收的增益、TGC（时间增益补

偿)、电子动态孔径技术、动态变迹技术、动态接收聚焦技术等在这里完成，并完成了声束形成器的功能；聚焦后得到的射频信号经检测部分进行解调，得到人体视频信息信号，经对数放大器进行压缩放大（动态范围的调节正是在此完成的），最终传送到数字扫描转换器部分。

知识点 36：扫描转换器的功能　　　　　　　　副高：掌握　　正高：掌握

扫描转换器的主要功能是将各种超声扫描的格式转换为最终显示的 TV 格式。

知识点 37：扫描转换器的组成　　　　　　　　副高：掌握　　正高：掌握

（1）视频信号进入扫描转换器首先进行插补。

（2）二维图像由无数取样线组成，而超声系统只能获得一定量的取样线。为使二维图像连续，在没有取样线的位置上填入相邻取样线的平均值，此为非人体真实信息。

（3）控制系统针对每一信号产生地址，信号存储在存储器的相应地址上。

（4）控制系统读取相应位置的信号，从而实现扫描转换，即超声由上至下扫描、显示由左至右扫描的转换。

（5）电影回放功能、冻结功能等都是在这里完成的。

知识点 38：超声诊断仪显示部分的结构组成　　　　副高：掌握　　正高：掌握

将从存储器读出的信号转换成相应的显示信号。在灰阶成像中是将振幅信号转换成不同的灰阶，在显像管中显示出不同的亮度。

字符、标记信号等后处理在这里与灰阶信号混合成 TV 信号，经过数模转换，模拟 TV 信号经过视频前置放大器放大后显示在显示器上。由此可见，绝对的全数字化是没有的。正是在此把不同强度的显示信号对应不同的红、蓝、绿三基色比例，从而产生不同颜色的伪彩。

第二节　频谱多普勒超声诊断仪

知识点 1：超声多普勒成像的分类　　　　　　　副高：掌握　　正高：掌握

根据电路的结构，超声多普勒成像大致可分为听诊型、指示记录型、电子快速分析型和成像型 4 型，每一型又可分为连续波式和脉冲波式。

知识点 2：多普勒频谱的血流方向　　　　　　　副高：掌握　　正高：掌握

血流方向能通过频谱资料相对于零线（基线）显示的位置决定。通常血流方向朝向探头被显示在零线（基线）的上面，即正向多普勒频谱，而血流方向背向探头则显示在零线（基线）的下面，即负向多普勒频谱。

知识点3：多普勒频移信号的处理	副高：掌握　正高：掌握

处理脉冲多普勒超声信号，进行频谱分析，有过零检测和快速傅立叶变换（FFT）两种方法。

（1）过零检测：技术方法简单，只能大致反映血流速度分布。所以现代的多普勒血流仪都不采用这种方法。

（2）快速傅立叶变换（FFT）：该方法是通过微机来执行的，是把时域信号转换成频域信号的方法。复杂信号通过FFT处理，就能鉴别信号中各种各样的频移和这些频移信号的方向，将复杂的混合信号分解为单独的频率元素。FFT处理信号，能自动地实时实现频谱显示和分析。FFT器输出的是我们所需的FFT波形，即多普勒频谱图。FFT处理准确、可靠，其频谱分析具有真正的临床价值。目前主要采用FFT方法。

知识点4：连续式多普勒的特点	副高：掌握　正高：掌握

连续式多普勒（CW）可测量高速血流，缺点是不能提供距离信息，缺乏空间分辨能力，故不能进行定位诊断。

知识点5：连续式多普勒获得有关血流信息的方法	副高：掌握　正高：掌握

通常采用两个超声探头获得有关血流的信息。一个探头发射频率及振幅恒定不变的超声波时，另一个探头接收其反射波。

知识点6：脉冲式多普勒的特点	副高：掌握　正高：掌握

脉冲式多普勒（PW）具有距离分辨能力，增加了血流定位探查的准确性，主要缺点是不能测量深部血管的高速血流，高速血流可能错误地显示为低速血流（倒错现象）。

知识点7：脉冲式多普勒的原理	副高：掌握　正高：掌握

当超声源与反射或散射目标之间存在相对运动时，接收到的回波信号将产生多普勒频移，频移大小与相对运动速度幅值和方向有关。在医学超声多普勒技术中，发射和接收换能器固定，由人体内的运动目标，如运动中的血细胞和运动界面等，产生多普勒频移，由此可确定运动速度大小和方向及在切面上的分布。

知识点8：高脉冲重复频率多普勒的原理	副高：掌握　正高：掌握

高脉冲重复频率多普勒（HPRF）是在脉冲多普勒技术的基础上，通过提高 PRF，从而提高最大可测多普勒频移。它是通过探头发射一组超声脉冲后，不等取样容积部位回声返回探头，又继续发射一组或多组超声脉冲，这样在一超声束方向上，沿超声束的不同深度可有一个以上的取样门，这就提高了脉冲重复频率，从而提高了最大可测血流速度。高脉冲重复频率多普勒是介于脉冲式多普勒和连续式多普勒之间的一种技术。

知识点 9：多普勒频移信号的指标　　　　　副高：掌握　正高：掌握

多普勒频移信号包括血流速度的大小和方向、血管深度及内径、血流速度的二维分布等指标。

知识点 10：脉冲多普勒的基本结构　　　　　副高：掌握　正高：掌握

脉冲多普勒是超声探头沿某一固定方向发射、接收超声波，即在一条超声声束线获取图像，将这条声束线的射频信号进行正交解调，从而获取视频信号，在这条声束线某一部分取样（取样容积 SV），采集视频信息，进行傅立叶变换，从而获取频移信号。

知识点 11：出现混叠现象的原因　　　　　副高：掌握　正高：掌握

脉冲多普勒受到尼奎斯特频率极限的限制，即最大可测多普勒频移为 1/2 PRF，超出这个值就会出现混叠现象。

知识点 12：连续多普勒的基本结构　　　　　副高：掌握　正高：掌握

连续多普勒是连续地发射和接收超声波的一种多普勒成像技术，发射和接收分别用不同的晶片，这样最大可测多普勒频移不受尼奎斯特极限限制，但所获得的速度信息是整个超声扫描线上运动物体的频移写照，不具定位能力。

第三节　彩色多普勒超声诊断仪

知识点 1：彩色多普勒超声诊断仪的基本原理　　　　　副高：掌握　正高：掌握

彩色多普勒超声诊断仪是采用脉冲超声多普勒与二维超声图像混合成像的系统装置。其原理是利用多道选通技术可在同一时间内获得多个取样容积上的回波信号，结合相控阵扫描对此切面上取样容积的回波信号进行频谱分析或自相关处理，获得速度大小、方向及血流状态的信息；同时滤去迟缓部位的低频信号，再将提取的信号转变为红色、蓝色、绿色的色彩显示，从而不仅可以展现解剖图像，还可以显示在心动周期不同时相上的血流情况。

知识点2：彩色多普勒血流成像设备的组成	副高：掌握　正高：掌握

目前大多数彩色多普勒血流成像设备由脉冲多普勒系统、自相关器和彩色编码及显示器等主要部分组成。

知识点3：彩色多普勒血流成像的主要特点	副高：掌握　正高：掌握

（1）彩色血流图像是显示在二维图像上的，所以二维多普勒血流取样必须与二维图像的信息重合。

（2）二维彩色多普勒中，要在一条声束的多个水平上取样，即做多次取样，而且相邻两个取样信号所包括的血流信息都不相同。因此，二维彩色多普勒目前广泛采用自相关技术做信号处理。

（3）血流图像是叠加在二维图像上的，原二维图像是以黑白显示的。血流必须以彩色显示才能与脏器组织区分开。因此，经频谱分析或自相关技术得到的血流信息，必须输送入一个彩色处理器，经过编码后再输送到彩色显示器显示。

知识点4：彩色多普勒的血流显像方式	副高：掌握　正高：掌握

彩色多普勒的血流显像采用了彩色编码的方式，将通过自相关技术处理的多普勒频移信号经频率-色彩编码器转换成彩色，实时地叠加在二维的黑白图像上。彩色多普勒血流显像仪采用国际照明委员会规定的彩色图。

知识点5：彩色多普勒血流成像可得到的信息	副高：掌握　正高：掌握

包括方向、平均速度、能量、分散（方差）等。它们重新组合就成为不同的表现模式，如速度图、能量图、方向能量图、加速度图，根据扫查的目的来选定模式。

知识点6：彩色多普勒血流成像表示方式	副高：掌握　正高：掌握

用红色表示正向血流，用蓝色表示反向血流，并用红色和蓝色的亮度分别表示正向流速和反向流速的大小，此外用绿色及其亮度表示血流出现湍流或发生紊乱的程度。

知识点7：彩色多普勒血流显像的输出方式	副高：掌握　正高：掌握

（1）速度方式：速度方式用于显示血流速度的大小和方向。血流速度在二维超声中表现为与扫描线平行和垂直两个分量。在平行方向上的血流速度分量朝探头流动，用红色表示，背向探头的流动用蓝色表示，与扫描线垂直的血流速度分量无色彩显示。血流速度大小以颜色的亮度来显示，流速越快，色彩越亮；流速越慢则色彩越暗；无流动则不显色。

（2）方差方式：用于显示血液分布范围，当血流速度超过仪器规定的限度，或血流方向不规则时，在血流成像中除红、蓝两种色彩，出现附加的绿色斑点信号，表示血流速度过大或湍流的存在。

（3）功率方式：功率方式表示的是多普勒频移功率的大小，即对多普勒信号频率曲线下的面积（功率）进行彩色编码。血流速度大小及方向的色彩表达与速度方式一致，色彩亮度则表示功率的大小。功率越大，色彩亮度越亮；功率越小，亮度越暗。

知识点 8：镶嵌现象的概念	副高：掌握　正高：掌握

在瓣膜狭窄和关闭不全时，血流混入，流向较乱，这种流动现象称为马赛克现象，也叫镶嵌现象。

知识点 9：滤波器的种类	副高：掌握　正高：掌握

对于频率信号，可以利用滤波器对速度成像进行筛选显像。它包括高通滤波器、带通滤波器、低通滤波器。高通滤波器主要用于显示高速运动的靶标，如心腔内的血流运动速度可以显示出来，而心肌的运动速度却不显示。而低通滤波器却相反，显示低速的心肌组织运动，而不显示心腔内的血流运动信息，这就是我们常说的组织多普勒成像技术。

知识点 10：彩色多普勒能量图的概念	副高：掌握　正高：掌握

利用颜色的亮度来表示多普勒信号的反射强度即能量，这就是彩色多普勒能量图。

第四节　超声探头的结构和工作原理

知识点 1：超声波诊断系统的组成	副高：掌握　正高：掌握

医学超声探头是医学超声波诊断设备的关键部件之一，它与波束形成器、后处理和显示系统一起构成超声波诊断系统的主要部分。

知识点 2：医学超声探头的作用	副高：掌握　正高：掌握

医学超声探头的作用是在系统的激励下产生超声波，超声波进入人体以后，因人体组织声阻抗的不同而产生反射超声波，这些带有人体信息的反射波被探头接收，转化成电信号传给系统，用于后处理和显示。

知识点 3：超声探头的核心部分	副高：掌握　正高：掌握

超声探头是超声波的发生和接收器件，也就是电-声转换和声-电转换器件，它的核心部分是压电超声换能器。

| 知识点4：超声换能器的工作原理 | 副高：掌握　正高：掌握 |

超声换能器的工作原理是基于压电现象。

| 知识点5：压电效应和逆压电效应的概念 | 副高：掌握　正高：掌握 |

由受力变形而产生电的效应，称为压电效应；由电产生变形的效应称为逆压电效应。

| 知识点6：医学超声探头的压电元件采用的材料及保养 | 副高：掌握　正高：掌握 |

医学超声探头的压电元件广泛采用的是多晶陶瓷材料，压电陶瓷较脆，因此探头保养中应避免磕碰、跌落。正常情况下，压电陶瓷也会随着温度等条件的变化、时间的推移，压电性能逐渐减弱，这就是探头的老化现象。因此，探头保养中也包括避免高温，在扫查患者的间隙，让超声诊断系统处于冻结状态，此时探头不工作，可延缓其老化过程。

| 知识点7：超声阵列探头的结构 | 副高：掌握　正高：掌握 |

无论是单元式探头，还是机械扇扫探头、阵列式探头，其换能器的基本结构都大致相同，主要由压电元件、背衬层、匹配层、声透镜、电极引线等部分组成。

| 知识点8：压电元件的概念 | 副高：掌握　正高：掌握 |

把切割成一定几何形状的压电材料称为压电元件。

| 知识点9：超声换能器的概念 | 副高：掌握　正高：掌握 |

压电元件与其他辅助功能材料及电极引线组成的具有较完整的压电换能功能的器件，称为超声换能器，简称换能器，也称声头。

| 知识点10：超声探头的概念 | 副高：掌握　正高：掌握 |

由换能器、电缆、调谐电路、与系统接口的接插件共同组成的超声诊断系统的一个完整部件，称为超声探头。

| 知识点11：压电元件的功能 | 副高：掌握　正高：掌握 |

压电元件是超声换能器的核心部件，它完成声-电和电-声的能量转换，从而实现超声波的发射和接收。因此，它的性能决定了换能器的性能，如它的厚度可决定换能器的频率等。

知识点 12：压电元件的构成材料　　　　　　副高：掌握　正高：掌握

压电元件普遍采用锆钛酸铅（PZT）类压电陶瓷多晶体制成，也被称为晶片。

知识点 13：背衬层的功能　　　　　　　　　副高：掌握　正高：掌握

为了提高超声图像的分辨力，需要发射短脉冲超声波，而为了得到较强的超声波发射和接收，压电元件工作在厚度谐振状态，振动后不易停下来。

为了让其尽快停下来，需要在压电元件的背面贴上背衬层，加大阻尼，从而得到短的脉冲。

另一方面，压电元件产生的超声波向前后两个方向传播，向前传播的超声波正是我们所需要的，向后传播的超声波最好尽快衰减，以减少反射的杂波的影响。为此，背衬层的另一作用是尽快地衰减向后传播的超声波。

知识点 14：声透镜材料的选用　　　　　　　副高：掌握　正高：掌握

声透镜是探头的最外层，是接触人体的部分，因此需选用人体安全材料，耐磨性要好。因为声透镜材料通常为高分子材料，探头保养中应包括用湿软布及时清理透镜表面的耦合剂等。

知识点 15：超声探头（凸阵）半径的主要规格　　副高：掌握　正高：掌握

超声探头半径指凸阵探头的所有阵元排列所在的圆弧的曲率半径，如 10mm 的腔内探头、20mm 的心脏微凸探头以及 40mm、50mm 或 60mm 的腹部探头等。

知识点 16：超声探头阵元数的主要规格　　　副高：掌握　正高：掌握

超声探头阵元数是指所有能独立控制的阵元数目，如低档探头的 80 阵元、中档探头的 128 阵元以及高档探头的 192 阵元、256 阵元等。

知识点 17：超声探头标称频率的主要规格　　副高：掌握　正高：掌握

超声探头标称频率指探头设计的中心工作频率，如 3.5MHz 的凸阵探头、7.5MHz 的线阵探头、6.5MHz 的腔内探头等。

知识点 18：超声探头阵元间距的主要规格	副高：掌握　正高：掌握

阵元间距指阵元与阵元的距离，一般为 0.1~0.6mm。

知识点 19：超声探头视场的主要规格	副高：掌握　正高：掌握

对于凸阵或相控阵探头来说，超声探头视场是扇形图像的张角（扫查线扫过的张角），如 70°等；对于线阵探头来说，是图像的宽度（扫查线扫过的宽度），如 38mm 等。

知识点 20：超声探头聚焦深度的主要规格	副高：掌握　正高：掌握

超声探头聚焦深度是指声透镜的聚焦距离，如 70mm 等。

知识点 21：超声探头的主要性能参数	副高：掌握　正高：掌握

（1）灵敏度：是反映超声换能器电-声和声-电转换效率的重要性能参数。

（2）频带宽度：频带是换能器响应的频率范围，频带宽度表示它的宽度，简称带宽，有绝对值和百分比两种表示方法。

（3）余响：超声图像的轴向分辨力是由换能器发出的脉冲的长度决定的，脉冲长度越短越好，衡量脉冲长度的性能参数就是余响。

（4）互耦：阵列式换能器的各个阵元是独立控制的，当一个阵元受激励振动而发射超声波时，与其邻近的阵元虽未受激励，但也从受激振动阵元耦合得到一定的能量做微小振动而发射超声波，这就是互耦。互耦对图像是不利的，尤其对相控阵探头来说，需要控制在一定范围之内。

（5）一致性：阵列式换能器最好要求所有阵元的性能一致，其中最重要的是各阵元灵敏度的变化范围和阵列位置偏离。好的换能器最好要求阵元灵敏度的差异在 2dB 之内，阵列位置偏离在 20μm 左右（取决于频率）。

第五节　超声探头的分类及应用

知识点 1：超声探头根据扫描方式分类	副高：掌握　正高：掌握

（1）机械式（机械扇扫）探头：探头前端将阵子像摇篮一样摇动，形成扇状扫描。

（2）机械式（环阵扫描）探头：将探头阵子放到电机上，使之旋转，呈放射状扫描。

（3）手动扫描方式探头：利用手来进行超声扫描线位置的变化。

（4）电子扫描方式探头：电子扫描方式中，探头前端阵列通过电子开关和延迟电路来控制发射和接收，控制方式的不同形成不同的扫描方式，大体分以下三种：线扫、扇扫、凸型扩展扫描。与其相对应的探头分别为线阵探头、扇扫探头或相控阵探头、凸阵探头。

知识点2：探头的其他分类　　　　　　　　　　　　　　副高：掌握　正高：掌握

（1）根据探头构造原理分为：①电子相控阵探头。②电子凸阵探头。③电子线阵探头。④机械扇扫或相控阵探头。⑤频谱多普勒探头。⑥导管探头。⑦显微镜探头。⑧矩阵探头。

（2）根据探头发出脉冲长度分为：①单频探头。②变频探头。③宽频探头。

（3）根据探头阵元的空间排列和维数分为：①1维阵元探头。②1.5维阵元探头。③2维阵元探头（矩阵探头）。

（4）根据制作探头的材料分为：①压力陶瓷探头。②压力薄膜探头。③压力厚膜探头。④压力单晶体探头。⑤复合材料探头。⑥微机械加工的电容式探头。⑦微机械加工的压力式探头。⑧纯净波晶体探头。

（5）根据探头临床用途分为：①体表探头。②腔内探头。③血管内探头。④心内探头。⑤术中探头。⑥穿刺探头。

知识点3：超声探头的临床应用　　　　　　　　　　　　副高：掌握　正高：掌握

（1）经颅超声检查：选用电子相控阵或机械扇扫探头，频率≤2.0MHz；宽频探头应具备谐波技术。

（2）眼超声检查：选用电子线阵探头，频率5.0~12.0MHz或6.0~18.0MHz。

（3）颈部超声检查：选用电子线阵探头，频率5.0~12.0MHz。

（4）心脏超声检查：选用电子相控阵或机械扇扫探头，频率2.0~5.0MHz。选用矩阵探头（2维阵元探头）用于实时心脏三维成像，探头频率1.0~5.0MHz。

（5）腹部超声检查：选用电子凸阵探头，频率2.0~6.0MHz。选用1.5维阵元探头，频率2.0~5.0MHz。

（6）妇产科及盆腔超声检查：选用电子凸阵探头，频率2.0~5.0MHz。选用容积凸阵探头，频率2.0~5.0MHz。选用小半径电子凸阵探头，频率5.0~9.0MHz。

（7）外周血管超声检查：选用电子线阵探头，频率5.0~12.0MHz。

（8）浅表组织及器官超声检查：选用电子线阵探头，频率5.0~12.0MHz或3.0~8.0MHz。

（9）腔内超声检查：选用专用腔内超声探头（小半径电子凸阵探头），频率5.0~9.0MHz或3.0~8.0MHz。

（10）血管内超声检查：选用电子相控阵或机械扇扫探头，频率20.0~40.0MHz。

（11）心腔内超声检查：选用电子相控阵或机械扇扫探头，频率5.0~10.0MHz。

（12）术中超声检查：选用电子"T"线阵或"I"微凸阵探头，频率5.0~9.0MHz。

第三章　超声临床诊断基础

第一节　超声检查适应证

知识点 1：常规超声检查的适应证	副高：掌握　正高：掌握

（1）弥漫性病变：实质性器官的急慢性炎症、肿大、纤维化等。

（2）局限性病变：组织和器官的局限性炎症、囊肿、结石、异物、肿瘤、外伤等，空腔脏器穿孔。

（3）体腔积液：腹腔、胸腔、心包腔等的积液。

（4）产科：早孕、胎儿发育评估或畸形诊断、胎盘或羊水异常等。

（5）心脏疾病：各种先天性心脏病、瓣膜病、心内膜炎、冠心病、心肌病、心包疾病、心脏肿瘤等。

（6）血管疾病：动脉硬化斑块、动脉狭窄或闭塞、动脉瘤、动静脉畸形、血栓、创伤等。

知识点 2：介入性超声诊断或治疗的适应证	副高：掌握　正高：掌握

（1）超声引导下穿刺抽吸细胞学检查或组织学活检。

（2）超声引导经皮穿刺囊肿或脓肿抽液、置管引流等。

（3）超声导向肿瘤消融治疗（化学、物理）、局部注药等。

（4）穿刺造瘘、造影等。

知识点 3：手术中超声检查的适应证	副高：掌握　正高：掌握

（1）定位或寻找小病灶。

（2）引导切除，如颅脑、肝内深部小病灶的切除。

（3）活体肝移植时供体肝的监视切除。

（4）体表或经食管超声引导球囊扩张术、分流封堵或栓堵术、支架或滤器置入术等。

（5）手术效果的即刻评估，如血管吻合后是否通畅、置入物位置是否正确、功能是否有效等。

知识点 4：器官功能评价	副高：掌握　正高：掌握

（1）心脏功能评价（包括负荷试验）。

（2）胆囊收缩功能的评价。

（3）胃肠蠕动功能的观察。

（4）肌肉收缩功能的评价。

（5）阴茎勃起功能的评价。

知识点5：血流灌注评估　　　　　副高：掌握　正高：掌握

利用超声造影时间强度曲线评价器官的血流灌注。

知识点6：实质性器官或组织病变的硬度评估　　　副高：掌握　正高：掌握

利用超声弹性成像技术获取器官或病变的相对硬度信息，以增加诊断信息。

第二节　超声检查方法

知识点1：超声检查前患者的准备　　　　　副高：掌握　正高：掌握

（1）检查消化系（胆系、胃肠道、胰腺等）前需空腹 8 小时以上（前一日晚餐后禁食）；检查胰腺、上腹部包块者需准备温开水 500~1000ml，以使充盈的胃作为声窗来更好地显示周围脏器。

（2）检查泌尿系统（输尿管和膀胱）、前列腺、子宫、附件、前置胎盘、早孕、妇科肿块及盆腔脏器深部病变时均需适度充盈膀胱。

（3）经阴道检查通常需要排空膀胱。

（4）不能配合检查的婴幼儿，可于检查前 1 小时注射镇静药，待其熟睡时做检查。

除以上几种情况外，通常检查前无需特殊准备。

知识点2：超声检查前超声仪器的准备　　　　　副高：掌握　正高：掌握

（1）探头选择：通常成人心脏和腹部脏器检查使用 3.0~5MHz 探头，浅表器官检查使用 7.5~10MHz 探头，婴幼儿心脏及腹部检查用 5.0~10MHz 探头，颅脑及肥胖者检查可选用 2.0~2.5MHz 探头。

（2）仪器的优化：总增益、近场抑制、远场补偿或时间深度增益控制（TGC）、动态范围、聚焦区调节，以图像清晰、结构显示清楚为原则。

（3）扫查范围和深度：使声像图包括尽可能多的诊断信息的同时，图像足够大。

（4）多普勒功能的设置。

（5）某些特殊功能的使用和优化：在使用新技术时，必须了解其对声像图的有利方面和可能造成的不良影响。

知识点 3：超声检查时常用的体位　　　　　　　副高：掌握　正高：掌握

（1）仰卧位：是超声检查最常用的基本体位。大多数头颈部、腹部器官及肢体血管等检查都可在这一体位完成。

（2）侧卧位：除了更方便对某些器官扫查外，还可以使目标器官轻微移动或避开肠管、肺气等干扰，增加扫查窗口。左侧卧位常用于检查心脏、肝右后叶、胆总管、右肾、右肾上腺；右侧卧位常用于检查脾、左肾及左肾上腺；饮水后检查胰头部也非常有效。

（3）俯卧位：常用于检查双侧肾脏。

（4）坐位或半坐位：常用于空腹饮水后检查胃、胰腺和胸腔积液。

（5）站立位：常用于检查内脏下垂、疝、下肢静脉功能等。

（6）膝胸卧位：在卧位显示胆总管困难时，采用此体位可能有效，如可疑有胆总管下段结石或肿瘤时。

知识点 4：超声检查的扫查途径　　　　　　　　副高：掌握　正高：掌握

（1）直接扫查：经体表检查多采用探头直接与被检查部位的皮肤接触的扫查方法。

（2）间接扫查：当病变过于表浅时，在探头与被检查器官的表面皮肤间放置厚度 2~3cm 的水囊。由于目前高频探头的近场分辨力显著提高，该方法已经很少使用。

（3）经体腔扫查：包括经食管、阴道、直肠、内镜超声等。使用特殊的高频探头贴近目标扫查，显著提高了分辨力。

（4）血管内超声：使用末端装有超声晶片的导管对血管壁进行扫查，获取血管壁和血流动力学的精确信息，是评价血管的金标准。

（5）术中超声：手术中用特殊探头在器官表面扫查，从而寻找或定位病变、引导或监视手术过程。

知识点 5：超声检查的扫查部位　　　　　　　　副高：掌握　正高：掌握

（1）应便于获得脏器或病变的空间解剖结构和内部回声特征。

（2）选择的部位能够避开骨骼与气体的影响。

（3）尽量选择能够使探头声束与被检查目标界面垂直的部位扫查，以增加回声强度、减少伪像。

知识点 6：超声检查的扫查方法　　　　　　　　副高：掌握　正高：掌握

（1）固定部位扫查：不同器官的解剖部位及周围组织性质限定了对其超声扫查的声窗。在某一部位及某一声束扫描方位可以显示某一结构。

（2）顺序滑行法：在无骨骼或气体遮挡的部位，如颈部、四肢、乳腺等检查时，探头可在皮肤上纵、横或倾斜方向缓慢滑行，从而获取组织的连续性系列结构，迅速建立器官的空间解剖位置和回声特征。

（3）扇形扫查法：探头保持不动，侧向摆动探头，从而获取序列断面，形成空间解剖概念。此法为最常用的扫查方法之一。

（4）旋转扫查法：以病变区为中心旋转探头获取不同断面的声像图，以确定病变的解剖部位、大小、形态及其与周围组织的关系。

（5）追踪扫查法：常用于长管状结构或长条状病变的扫查，如血管、胆管、肠管病变的检查。对血管检查，需要加用彩色多普勒判断管腔内的血流状态。

（6）加压法：在腹部检查中，遇被检测物表面有肠气遮挡时，用探头逐渐加压的方法驱散气体以显示后方结构。此外，也常用加压法评估实性肿物的可压缩性和囊性物的张力。

知识点7：超声检查的扫查模式　　　　　　副高：掌握　正高：掌握

（1）二维灰阶超声扫查：是最基础的扫查方法，显示病变后，必要时再进行其他模式的进一步检查，以获取更多的诊断信息。

（2）M型超声检查：通常在二维切面图上选定检查部位，以取样线进行取样，显示该部位运动随时间变化的曲线。

（3）多普勒超声检查：多普勒超声检查血流，声束与血流平行时散射信号最强，声束与血流夹角<20°，误差较小。包括：①频谱多普勒（包括脉冲式多普勒和连续式多普勒）。②彩色多普勒成像。③能量多普勒。④组织多普勒。

（4）谐波成像：①自然组织谐波成像。②超声造影。

（5）弹性成像：①基于力-应变的弹性成像。②基于剪切波传播速度的弹性成像。

（6）三维超声成像：主要用于显示病变或器官的空间结构关系和形态。

（7）其他技术：如微血管构架成像、速度向量成像、"萤火虫"技术、血管壁弹性评价（ET）等。

第三节　基本扫查断面和声像图方位识别

知识点1：声像图的功能　　　　　　　　　副高：掌握　正高：掌握

声像图即超声断层图，反映人体不同部位断面解剖结构的回声特征。

知识点2：腹部及浅表器官的基本扫查断面　　副高：掌握　正高：掌握

（1）横断面：声束扫查平面与身体长轴垂直的系列断面。

（2）矢状断面：声束扫查平面与人体冠状面垂直的系列断面。

（3）冠状断面：声束扫查平面与人体矢状面垂直的系列断面。

（4）斜断面：声束扫查平面与人体斜交，不能与标准的矢状断面或横断面一致。

知识点3：心脏扫查的基本断面	副高：掌握　正高：掌握

（1）胸骨旁长轴断面：探头垂直置于胸骨旁第3肋间，声束平行于左心室长轴扫查，显示左心室的长轴断面（包括右心室流出道、室间隔、左心室、二尖瓣、主动脉瓣、升主动脉和左心房）。

（2）左心室短轴断面：心前区垂直于心脏长轴的系列断面，包括心尖水平、乳头肌水平、腱索水平、二尖瓣水平和心底部短轴断面。

（3）心尖部长轴断面：探头置于心尖部，声束指向心底部扫查，包括心尖四腔断面、心尖二腔断面和心尖五腔断面。

知识点4：腹部和浅表器官声像图的方位识别	副高：掌握　正高：掌握

（1）横断面：①声像图上方代表腹侧；下方代表背侧。②声像图左侧代表患者右侧（R）；右侧代表患者左侧（L）。

（2）纵断面：①仰卧位上方代表腹侧；下方代表背侧。②俯卧位上方代表背侧，下方代表腹侧（少用）。③声像图左侧代表患者头侧（H）；右侧代表患者足侧（F）。

（3）冠状断面

右侧腹部冠状断面：①声像图上方为右侧；下方指向左侧。②声像图左侧为头侧；右侧为足侧。

左侧腹部冠状断面：①声像图上方为左侧；下方指向右侧。②声像图左侧为头侧；右侧为足侧。

（4）斜断面：斜断面声像图接近于横断面（例如沿胰腺长轴的断面），则按上述横断面规定进行识别。斜断面角度过大，声像图接近于纵断面，则应按纵断面规定识别。

知识点5：心脏声像图的方位识别	副高：掌握　正高：掌握

（1）胸骨旁长轴断面：图像右侧为心底部，左侧为心尖部；上、下分别为前、后。

（2）心脏短轴断面：图像左侧为患者的右侧，图像右侧为患者的左侧；上、下代表前、后。

（3）心尖长轴断面：①心尖四腔断面，图像的前、后分别为心尖与心底，左、右为患者的右、左。②心尖五腔断面，图像的前、后分别为心尖与心底，左、右分别为患者的前、后。③心尖二腔断面，前、后同五腔断面，左、右分别为患者的左前和右后。

第四节　人体组织的回声表现

知识点1：人体声像图的组成	副高：掌握　正高：掌握

人体声像图是由人体器官组织构成的大界面反射和小界面散射回声组成的。

知识点2：人体组织的回声强度	副高：掌握　正高：掌握

回声强度的表述

表　　述	人体组织
高水平回声/强回声	骨骼、结石（钙化）、胸膜/肺组织
高水平回声/高回声/较强回声	多数脏器的包膜、囊肿壁、肾窦、肝血管瘤
中等水平回声/等回声	肝、脾实质，甲状腺、乳腺、睾丸实质
低水平回声/低回声	肌肉、皮下脂肪、淋巴结
极低水平回声/弱回声	流动缓慢的血液、液体内的组织碎屑
无回声	正常的胆汁、尿液、脑脊液、玻璃体

知识点3：人体组织回声强度的一般规律	副高：掌握　正高：掌握

骨骼>肾窦>胰腺>肝实质和脾实质>肌肉>肾皮质>肾髓质（肾锥体）>血液>胆汁和尿液。

知识点4：人体不同组织的回声衰减比较	副高：掌握　正高：掌握

骨骼、钙化、结石>瘢痕、软骨、肌腱>肝、肾、肌肉、脑>脂肪、血液>尿液、胆汁、囊液、胸腔积液、腹水。

第五节　声像图的分析方法

知识点1：正常人体皮肤的回声特点	副高：掌握　正高：掌握

皮肤呈整齐的条带状高回声，厚度均匀，和下方的皮下组织分界清晰。

知识点2：正常人体皮下结缔组织的回声特点	副高：掌握　正高：掌握

皮下脂肪通常呈低回声，其间有纤细的、不均匀高回声分隔，为纤维组织分隔。

知识点3：正常人体肌肉组织的回声特点	副高：掌握　正高：掌握

肌肉的整体回声低于肌腱和皮下组织，其中肌束表现为低回声，肌束外周包绕的肌束膜、肌外膜、肌间隔及薄层纤维脂肪组织，均呈较强的线状或条状高回声。横断面肌束呈低回声，肌束间可见网状、带状及点状高回声分隔。肌肉中较大的血管呈管状无回声。实时超声可见肌肉收缩时回声强度常减低。

| 知识点 4：正常人体肌腱、韧带的回声特点 | 副高：掌握　正高：掌握 |

　　肌腱的纵断面呈束带形高回声，外层由两条光滑的高回声线包绕，内部为排列规则的纤维状回声。有腱鞘的肌腱，腱鞘呈一薄层低回声。肌腱的骨连接处为边界清楚的低回声。除膝交叉韧带外，韧带的纵断面呈束状或带状高回声。

| 知识点 5：正常人体骨骼和软骨的回声特点 | 副高：掌握　正高：掌握 |

　　骨膜（骨表面）与骨骼界面呈连续的线条状强回声，其后方伴有明显的声影。软骨一般位于骨骺端关节表面，呈薄层弱回声或无回声。

| 知识点 6：单纯含液器官回声的观察内容 | 副高：掌握　正高：掌握 |

　　（1）壁回声：单纯含液空腔脏器充盈时，脏器壁具有相似的声像图特征，回声清晰、平滑、厚度均匀。

　　（2）内部回声：正常内部呈无回声。内部有回声提示病理状态，应当改变体位，观察回声的变化。

　　（3）后方回声：含液器官后方回声增强。后方回声过强会影响后壁结构的显示，要调节时间-密度曲线（time-density curve，TDC）抑制远场回声强度。

| 知识点 7：人体器官回声异常的种类 | 副高：掌握　正高：掌握 |

　　（1）弥漫性：如脂肪肝引起的弥漫性回声增强。
　　（2）局限性：根据回声的特征，大致可以分为囊性、实性和混合性 3 种类型。

| 知识点 8：囊肿和实性肿物的声像图特征 | 副高：掌握　正高：掌握 |

囊肿和实性肿物的声像图特征

	囊肿	实性肿物
边界回声	清晰而光整，多数有囊壁回声	无囊壁回声，少数可见假包膜回声较清晰或欠清晰，有包膜者可光滑、整齐
内部回声	无回声为主，可有分隔	有回声为主（增强、减弱或等回声）
后方回声	多数增强	增强不明显，甚至有衰减
侧壁回声失落	常有	较少，有包膜者可有
彩色多普勒血流成像或超声造影	无血流	有血流

知识点9：异常血管的回声 　　　　副高：掌握　正高：掌握

（1）先天性：动静脉瘘表现为扩张的动脉和静脉间连续的高速血流信号，阻力很低；脏器的血管供应变异；血管瘤表现为高回声或低回声软组织团块，可压缩，超声造影见内部为流速极低的静脉血流，廓清明显延迟。

（2）后天性：动静脉瘘也可以由后天性原因引起，如血管狭窄后的侧支循环血管等。

知识点10：血流异常的回声 　　　　副高：掌握　正高：掌握

（1）血管狭窄：动脉狭窄表现为血管局部狭窄，血流速度明显增快，呈"马赛克"状，其近端血流阻力指数增大，远端血流速度减慢、阻力指数减小、加速时间延长、加速度减小；静脉狭窄引起远端静脉扩张、血流速度明显减慢，侧支静脉血管形成。

（2）血栓：近端阻力增加，远端血流灌注减少。

（3）动脉瘤：扩张的血管腔内出现涡流。

（4）肿瘤新生血管：超声造影呈动脉早期快速增强，提前廓清。

第六节　超声伪像

知识点1：声像图伪像的概念 　　　　副高：掌握　正高：掌握

声像图伪像，又称声像图伪差，是指超声显示的断层图像与其相应解剖断面图像之间存在的差异。这种差异表现为声像图中回声信息特殊的增添、减少或失真。

知识点2：产生声像图伪像的原因 　　　　副高：掌握　正高：掌握

产生伪像的原因是声束在人体内传播的过程中，其固有的物理性质与人体的复杂界面、仪器的性能、扫查者的技术因素等综合作用导致的图像失真。

知识点3：声像图伪像的表现 　　　　副高：掌握　正高：掌握

声像图伪像表现为实物断面结构在图像上的移位、变形、消失或断面外回声的添加等。有的容易觉察和识别，有的不易或无法识别。

知识点4：超声仪器成像设计的设定 　　　　副高：掌握　正高：掌握

（1）人体组织的平均声速为1540m/s（所有的软组织、液体、甚至骨组织都一样）。

（2）发射声束呈理想的直线传播，反射体的空间位置由初始发射声束回声时间的长短和偏转角度决定。

（3）人体各种组织的声衰减相同，一律按衰减系数 1dB/（cm·MHz）进行深度增益补偿，并可用 DGC 人为地进一步调节，使得正常图像的远近强度显示均匀一致，给人视觉上"无衰减"的假象。

知识点 5：灰阶超声伪像的种类	副高：掌握　正高：掌握

（1）多次反射：超声波垂直发射到平整的界面而形成，超声波在探头与界面之间来回反射，出现等距离的多条回声，其回声强度渐次减少，称为多次反射。多次反射使回声延续出现的现象称为混响伪像，多见于膀胱前壁与胆囊底部。

（2）振铃伪像：振铃伪像也被称为"内部混响""彗星尾"，出现于体内的强反射体之后。

（3）镜面伪像：声束遇到深部平滑镜面（膈-肺界面）时，在膈回声的上、下两侧，出现两个相同的回声图像，如两个病灶或两个肝实质图像。表浅的为实像，较深的为伪像。伪像是膈将超声波反射到病灶或肝实质，这些结构的反射回声经过膈再次反射回探头所致。

（4）折射伪像：产生折射伪像的原因是声束遇到两种相邻、声速不同的组织所构成的倾斜界面时，折射使透射的声束发生方向改变，造成界面回声在声像图上的位置偏移，亦称棱镜效应。

（5）声影：是指后方回声显著减少或消失的声像图表现。

（6）后方回声增强：当介质声衰减值低于假定声衰减值时，出现后方回声增强。

（7）声束厚度伪像：亦称为断层厚度伪像、声束宽度伪像。

（8）旁瓣伪像：探头发射的声束除了声轴方向的主瓣，周围尚有旁瓣。

（9）声速伪差或伪像：超声仪器的成像和测量都是按照人体软组织的平均声速（1540m/s）设置的。对于一般肝、脾、肾、肌肉等组织，超声成像和测量都不会产生明显影响，可以忽略不计。但是，对于声速过慢或过快的组织，却可能造成不可忽视的影响。

知识点 6：产生声影伪像的原因	副高：掌握　正高：掌握

（1）显著的声衰减，见于结石、瘢痕、软骨等衰减系数很大的介质。

（2）声阻抗差很大的界面，如骨骼、气体等。

（3）入射声束与较光滑的界面夹角过大，造成全反射，如囊肿的侧壁声影。

知识点 7：脉冲多普勒频谱伪像的类型	副高：掌握　正高：掌握

脉冲多普勒频谱伪像主要分为频率混叠和频谱缺失两种类型。

知识点 8：消除脉冲多普勒频谱混叠伪像的方法	副高：掌握　正高：掌握

（1）提高 PRF，即增加检测速度范围。

（2）降低多普勒发射频率，即使用低频声束检查。

（3）适当增加声束与被检查血管的角度。

（4）调节基线的位置，使基线移向血流方向的背侧。

（5）使用高重复频率脉冲波多普勒（HPRF）功能，在一条取样线上同时设置多个取样门以提高超声波发射和接收的脉冲重复频率。

（6）使用连续波多普勒（CW）。

知识点9：彩色多普勒伪像的种类　　　　　副高：掌握　正高：掌握

彩色多普勒伪像分为血流的部位无彩色血流信号、无血流的部位出现彩色信号、彩色信号混叠、彩色信号的颜色或其色度改变、彩色外溢等5类。

第七节　超声诊断报告

知识点1：超声检查所获取的图像描述顺序　　　　　副高：掌握　正高：掌握

部位（解剖定位）、大小、形态、边界（是否清楚）、边缘（有无包膜等）、总体回声强度、内部回声特点、后方回声、血管分布及血流特征、与周围组织的关系（或对周围组织的影响）等。

知识点2：超声检查回声形态的种类　　　　　副高：掌握　正高：掌握

（1）点状回声（回声点）：回声呈细小点状，又可再分为细点状回声和粗点状（直径2~3mm）回声。

（2）斑片状回声（回声斑）：强回声光点聚焦成小片状，直径0.5cm以下。斑片状回声代表稍大的结构。

（3）团块状回声（回声团）：强回声光点聚焦成明亮的结节状、团块状，有一定的边界。常用来形容较大的肿瘤、结石等结构。

（4）结节状回声（回声结节）：常指直径<3cm的小团块状回声。

（5）线条状回声（回声线）：细线状或较粗的线状、条带状回声，平滑或不规则，均匀或不均匀，连续或不连续。常用来形容脏器表面的包膜、囊肿内的分隔。

（6）弧形回声、环状回声（回声环）：多用来形容较大的结石表面、胎儿颅骨、钙化的囊壁、宫内节育环、血管和空腔器官的横断面等。

（7）管状回声：血管、胆管、胰管或空腔器官的纵断面。

知识点3：超声声像图形态特征的种类　　　　　副高：掌握　正高：掌握

（1）靶环征或牛眼征：主要指声像图表现为中央高回声、周围低回声的肿物，形似

"靶环"或"牛眼"，多见于转移性肝肿瘤。

（2）假肾征：是胃肠肿瘤的特征性声像图表现。

（3）彗星尾征：为内部混响所致。

（4）套袖征：肠套叠时套入部肠管纵断面的特异性声像图表现，形状似套袖。其横断面似同心圆，称"同心圆征"。

（5）飞鸟征：肾上腺肿瘤与肝和肾构成的声像图，似飞鸟展开的双翅。也称"海鸥征"。

（6）越峰征：腹膜后肿瘤患者做呼吸动作时，肠管在肿瘤前方滑过的征象。对鉴别肿瘤的位置有帮助。

（7）低回声征：肝肿瘤周围的薄层低回声带，可能为组织水肿的表现，是恶性肿瘤的征象。

（8）脂液分层征：囊腔内脂肪液与水质囊液分层的声像图表现，是畸胎瘤的特异性征象。

（9）双泡征：胎儿十二指肠闭锁的声像图征象。

| 知识点4：描述超声声像图的注意事项 | 副高：掌握　正高：掌握 |

（1）突出对诊断和鉴别诊断有重要价值的声像图表现，特别是具有特征性的阳性表现。

（2）对鉴别诊断有价值的阴性结果也要描述。

（3）要注意描述临床医生关心的问题。

（4）忌用"B超""彩超"等不规范的口语，可以统称为"超声表现"，或分别使用"二维超声（声像图）""灰阶超声""彩色多普勒超声"等规范术语。

| 知识点5：超声诊断结论的种类 | 副高：掌握　正高：掌握 |

（1）定位诊断：病变位于某脏器或脏器的某一部位，以及病灶周围毗邻的重要解剖结构。

（2）病变特征的诊断：应区分为弥漫性或局限性，囊性（或含液性）、实性或混合性。超声对病变物理性质的判断通常也是准确的。

（3）良性或恶性的诊断：只有在具有高度特异性超声表现的情况下，通过综合判断，超声才可提示肯定而明确的诊断。

第二篇
超声技术

第一章 多普勒超声及临床应用

第一节 多普勒频谱及血流参数

知识点1：多普勒频谱与血流方向　　　　　　　副高：掌握　正高：掌握

心血管内的血流方向能通过频谱信息相对于零基线显示的位置表示。通常血流方向朝向探头被显示在零基线的上方，即正向多普勒频谱，而血流方向背向探头则显示在零基线的下方，即负向多普勒频谱。但是这可以通过设置改变。

知识点2：血管多普勒血流参数　　　　　　　　副高：掌握　正高：掌握

（1）收缩期峰值血流速度（v_s），舒张末期流速（v_d）。

（2）时间平均峰值速度是指受检血管取样容积中一个完整的心动周期内空间最高血流速度的时间平均值。选取一个心动周期的曲线包络，由仪器直接计算出包络下的面积，即血流速度-时间积分（VTI）。

（3）阻力指数（RI）。

（4）搏动指数（PI）。

（5）收缩/舒张比值（S/D）。

（6）压力差（PG）。

（7）加速时间（AT）。

（8）减速时间（DT）。

第二节　多普勒效应的影响因素

| 知识点 1：超声波发射频率的概念 | 副高：掌握　正高：掌握 |

超声波换能器晶片在电激励下通过负压电效应所能产生的机械振动频率就是超声波的发射频率，通常指单位时间内换能器晶片振动的次数。

| 知识点 2：超声波发射频率的影响 | 副高：掌握　正高：掌握 |

超声波发射频率的高低直接影响到多普勒效应的产生。通常，较低的超声波发射频率能够测得较高的血流速度；反之，较高的超声波发射频率能够测得较低的血流速度或组织运动速度。

| 知识点 3：超声脉冲波重复频率的概念 | 副高：掌握　正高：掌握 |

超声脉冲波重复频率是指单位时间内由电激励造成的换能器晶片振动所发射的超声脉冲波个数。

| 知识点 4：影响超声脉冲波重复频率高低的因素 | 副高：掌握　正高：掌握 |

超声脉冲波重复频率的高低也与其所能够检测的血流或组织运动速度范围有关。通常超声脉冲波重复频率越高，其所能检测到的血流和组织运动速度越高；反之，其所能够检测的血流和组织运动速度越低。

| 知识点 5：反射式成像的原理 | 副高：掌握　正高：掌握 |

通过超声波的发射与接收反射回来的超声波获取回波强度（灰度值）和频率变化（频移值）进行二维灰度和速度成像。

| 知识点 6：多普勒角的概念 | 副高：掌握　正高：掌握 |

超声波声束与血流或组织运动方向间的夹角通常被称为多普勒角（θ）。

| 知识点 7：多普勒角的影响 | 副高：掌握　正高：掌握 |

多普勒角度的大小直接影响接收反射回来的超声波频移值（多普勒效应）的大小。

知识点 8：多普勒超声频移信号强度的影响　　　　　　　　副高：掌握　正高：掌握

多普勒超声频移信号强度是影响观测多普勒频移效应的一个重要因素。在多普勒取样门未能取到血流或组织运动中心较高散射强度的频移信号时，在血流边缘该散射信号强度相对较小，可能会导致显示和测得的速度明显低于真实血流和组织运动速度。因此，在观测血流或组织运动速度频谱时，判断频谱是否饱满、完整以及频移信号是否足够强，对确定所测血流或组织运动速度是否真实具有重要意义。通常，如果所测得频谱不饱满完整、频移信号强度弱小，测得的血流和组织运动速度不可靠。

第三节　多普勒超声对血流的评价

知识点 1：血流状态的分类　　　　　　　　　　　　　　副高：掌握　正高：掌握

正常血流状态是指稳流和层流；异常血流状态是指湍流和涡流。血流的漩流状态可存在于正常和异常血流状态。

知识点 2：稳流的概念　　　　　　　　　　　　　　　　副高：掌握　正高：掌握

稳流是指血流横截面从中心点至边缘的流速完全相同。这是一种理想的流体状态。

知识点 3：层流的概念　　　　　　　　　　　　　　　　副高：掌握　正高：掌握

层流是指血流横截面从中心点至边缘的流速呈现均匀递减的梯度分布。这是一种正常的血流状态。

知识点 4：湍流的概念　　　　　　　　　　　　　　　　副高：掌握　正高：掌握

湍流是指血流主体方向一致，但是在流体内存在不均匀分布的血液流动速度和不同的血流方向。这种血流状态常见于狭窄的心脏瓣膜口以及狭窄的动脉管腔内。在心腔内的湍流有时也被称为"射流"。

知识点 5：涡流的概念　　　　　　　　　　　　　　　　副高：掌握　正高：掌握

涡流是指血液流体的方向和流速大小完全不一致。这种流体状态常见于射流周边，是一种由血流水锤效应、推挤效应和文丘里效应综合导致的血液涡旋运动状态。

知识点 6：漩流的概念　　　　　　　　　　　　　　　　副高：掌握　正高：掌握

漩流是指血液经由一相对较小的孔道进入较大的腔室所形成的往返血流状态。这种流体状态常可见于正常的左心室腔内，当舒张期血流通过二尖瓣口进入相对较大的左心室腔内时，在左心室腔内可形成流入道与流出道的往返血流状态。这种血流状态也可见于病理状态。

知识点 7：彩色多普勒超声血流成像的观察内容　　　副高：掌握　正高：掌握

对于彩色多普勒超声血流成像，最为重要的观察内容就是血流的起始点、流经路径和血流的分布。

知识点 8：连续方程式的概念　　　副高：掌握　正高：掌握

连续方程式是基于能量守恒原理所建立的血液流量计算公式。其基本的概念是在密闭的循环体内，流入量应当等于流出量。

知识点 9：血液分流的概念　　　副高：掌握　正高：掌握

血液分流是指血流经由异常通道（室间隔缺损、房间隔缺损、动脉导管未闭和动静脉瘘等）进入正常引流腔室以外腔室的血流状态。

知识点 10：血液分流的影响　　　副高：掌握　正高：掌握

分流是一种明显异常的血流状态，会加重异常被引流腔室的血流负荷，增大被引流腔室的容量和压力负荷，同时也会减少正常被引流腔室的血液流量。

知识点 11：分流血流的表现　　　副高：掌握　正高：掌握

分流血流通常表现为异常血流起源部位的流体会聚成较窄的高速血流，可以表现为射流（如室间隔缺损和动脉导管未闭）。

知识点 12：血液反流的概念　　　副高：掌握　正高：掌握

血液反流是指当心脏或血管瓣膜的结构和功能出现病变或异常时，血流在不同的心动周期时相出现反向流动的现象。

知识点 13：在使用血流会聚时应当注意的技术细节　　　副高：掌握　正高：掌握

（1）使用局部放大功能优化狭窄口的二维图像。

（2）优化血流会聚区域的彩色血流细节。

（3）向下移动彩色血流基线以消除彩色血流的混叠。

（4）观察并测量混叠边缘的血流速度 $v_{壳}$。

（5）测量混叠边缘至狭窄口的半径 r。

知识点 14：高速血流的测量方法	副高：掌握 正高：掌握

在对高速血流进行测量时，通常应当采用连续波多普勒技术，应当选用适当高的、能够包含所测血流最大速度的量程。如果血流速度过快，还应调节血流频谱基线以获得最大的血流测量范围。如果要获取真实的最大血流速度值，通常还需要以不同的声束入射位置和方向进行检测。

知识点 15：低速血流的测量方法	副高：掌握 正高：掌握

在对低速血流进行检测时，通常采用脉冲波多普勒技术。选用适当低的、能够包含所测低速血流最大速度的速度量程。如果选用较高的速度量程，将导致所观测的低速血流的测量出现较大的误差。如果血流速度过慢，还应同时调低频谱滤波值。过高的滤波设置将滤除拟检测的低速血流信号。对取样门的设置也应当予以高度重视。检测时，应当将取样门放置于血流中心位置，并设置适当大小的取样门。针对不同的检测指标，取样门的大小设置有所不同。

知识点 16：心肌舒张功能的显示	副高：掌握 正高：掌握

采用组织多普勒成像的 M 型和多普勒频谱显示格式，可直接定量或半定量地显示舒张期心室壁特定部位的心肌运动速度大小、方向和分布。

第二章　介入超声及临床应用

第一节　介入超声的技术原则

| 知识点 1：介入超声的概念 | 副高：掌握　正高：掌握 |

介入超声医学作为现代超声医学的一个分支，是 1983 年在哥本哈根召开的世界介入超声学术会议上被正式确定的，即由超声引导完成各种诊断和治疗，如穿刺活检、液体引流、局部注药治疗等。

| 知识点 2：提高穿刺精确度的操作技巧 | 副高：掌握　正高：掌握 |

为了使超声引导穿刺更为精确，操作中要力求使探头声束的轴线通过穿刺目标。当声束未与靶心相交时，容积效应易造成伪像，导致穿刺偏移目标。正确的做法是将探头在靶心点上做小幅度的侧动，向左、向右（或上、下）侧动探头，反复 3~4 次微调后，回到正中，清晰显示目标靶心，然后固定探头，将穿刺引导线定位在靶目标的中心区域，在靶目标图像显示最清晰的状态下实施穿刺，即可准确命中。

| 知识点 3：介入超声中各类穿刺探头的特点 | 副高：掌握　正高：掌握 |

（1）电子相控阵探头：探头小，灵活，图像较清晰，引导准确。
（2）小凸阵探头：探头小巧灵活，视野宽且图像清晰，超声盲区小，有利于显示膈下肿瘤，为最佳选择。
（3）大凸阵探头：视野宽，图像较清晰，应用较广泛。
（4）线阵探头：视野宽，图像好，为浅表部位穿刺首选，但定位不便。
（5）机械扇扫探头：针尖显示好、准确性高，图像欠清晰、稳定。

| 知识点 4：介入超声中活检针的种类 | 副高：掌握　正高：掌握 |

活检针依其使用方法可分为手动、半自动、自动 3 类。

| 知识点 5：介入超声中穿刺物品的准备 | 副高：掌握　正高：掌握 |

（1）穿刺包内物品：弯盘 1 个，20cm 钢尺 1 把，纱布数块，治疗巾 3 块，镊子 1 把，

无菌钳1把，滤纸（长2cm、宽1cm）数枚，消毒套，无菌瓶。射频包内需准备刀柄1把、钳子3把、治疗巾5块。以上均高压消毒灭菌。

（2）其他物品：不同规格、类型的穿刺针，载玻片数张（细胞涂片用），装有10%甲醛溶液的小瓶多个（浸泡组织用），局部麻醉药（2%利多卡因），一次性注射器（5ml及10ml各1支），消毒皮肤用碘伏、75%乙醇，邦迪创可贴。如为抽液或置管引流者应提前备好引流瓶。灭菌耦合剂。

知识点6：介入超声中探头消毒的禁忌	副高：掌握　正高：掌握

探头消毒时，禁忌浸泡及高压蒸气消毒，亦尽量不采用乙醇、碘酒及碘伏等消毒液频繁擦拭，因其易损伤探头表面。

知识点7：介入超声中探头消毒的常用方法	副高：掌握　正高：掌握

（1）气体消毒法：①穿刺前，将探头取下，放入密闭的器皿中，其内放置环氧乙烷或甲醛气体，熏蒸12~24小时。②为了避免交叉感染，穿刺时将无菌塑料薄膜或普通外科手套套在探头外面，探头面与包裹物之间涂以灭菌耦合剂。③穿刺完毕将穿刺架卸下，用乙醇擦净，然后放入戊二醛或其他消毒液中浸泡10~20分钟，即可再用。

（2）消毒包裹法：用特制的无菌消毒塑料套将探头包裹，其间涂以消毒耦合剂或适量消毒盐水，排尽塑料套与探头间的气体，使之接触良好。

知识点8：穿刺器具的消毒与处理	副高：掌握　正高：掌握

（1）目前超声引导穿刺多数采用国外进口的一次性针具，使用后由相关部门负责销毁处理。

（2）自动活检枪内装有不锈钢弹簧，一般不易生锈，但为了保持弹簧的润滑性，穿刺时穿刺枪不进行消毒，但操作时切记注意无菌操作。

知识点9：介入超声的术前准备及术中配合	副高：掌握　正高：掌握

（1）检查血常规和凝血功能，必要时检查心功能、肝功能及肾功能。

（2）治疗前1周停服抗凝药（如阿司匹林等）。

（3）操作前禁食8小时，腹胀明显者应提前服用消胀药或清洁灌肠。

（4）做好患者及家属的术前谈话，并签署知情同意书。

（5）完成超声引导探头及穿刺针、导管等介入操作器械的清洁、消毒。

（6）观察皮肤有无感染灶，帮助患者摆好体位，将穿刺部位充分暴露，并询问有无药物过敏史。

（7）向患者解释穿刺过程，取得患者的配合，精神过度紧张者可给予适量镇静药。

（8）皮肤消毒：常用2%碘伏，消毒范围要求尽量大，相当于外科较小手术的常规皮肤消毒。

（9）取材成功后，将标本推至滤纸片上，并迅速浸泡于10%甲醛溶液中。

（10）观察标本满意程度（大小、质地）：取出的标本外形呈细条状，突出于滤纸表面；最好将标本集中堆积在滤纸表面，浸泡后观察，若为血肿、坏死、破碎的组织或组织块太小均不能得到满意的病理结果，需再次取材。

（11）细胞片制作：首先应擦净载玻片，并涂少量蛋清甘油，以起到固定作用。涂片时将两张载玻片重叠，然后轻轻拉开，切忌用力挤压。然后固定于95%乙醇或10%甲醛溶液中。

（12）穿刺完毕，将穿刺部位擦净，常规包扎伤口。如为甲状腺穿刺患者，为避免术后出血，可用绷带加压包扎或嘱患者自行压迫5~10分钟。

（13）术后应注意观察患者有无出血、气胸等并发症，需常规留观1小时。

知识点10：超声引导穿刺操作原则　　　　　　　　　　　副高：掌握　正高：掌握

（1）遵守无菌操作原则，皮肤消毒范围较临床常规腹腔穿刺、腰椎穿刺更大。

（2）重视局部麻醉，一般达壁层腹膜、胸膜层。

（3）穿刺针进达胸腔或腹腔时，嘱患者屏气，避免咳嗽及急促呼吸。

（4）切取组织动作要敏捷、准确，手动负压吸取组织可在病灶范围内上、下提插2次。

（5）密切注视针尖位置，为防止进针过深，可测量距离并在穿刺针上做标记。

（6）自动活检枪在穿刺针刺入肿瘤表面才能打开保险，确认针尖部位后才能按动切割开关。

（7）避免在一个针点反复穿刺，以减少并发症发生的可能性。

（8）除避开主要脏器和大血管以外，常用CDFI技术观察穿刺途径，以避开异常、较粗的血管，并避开血供丰富的区域。

（9）对边界清晰、回声均匀的弱至无回声肿块，需用CDFI技术除外动、静脉瘤。

（10）在患者屏气状态下出针，尤其是自动活检枪切割组织时，需快速出针，以减少并发症。

（11）穿刺活检后常规进行超声检查，观察有无出血及气体、液漏等征象。

（12）穿刺时无菌病例在前，感染病例在后；穿刺过程中发现感染性疾病患者，为防止交叉感染，应暂停其后的穿刺病例。

第二节　穿　刺　方　法

知识点1：穿刺方法的选择　　　　　　　　　　　　　　副高：掌握　正高：掌握

（1）对较小或较硬的肿瘤，手动抽吸式活检针常不易获得满意的材料，宜采用凹槽式针及自动活检枪（20G 或 18G）。

（2）对深部小肿瘤，尤其后方有重要血管或脏器时，手动抽吸式活检较为适宜；用自动活检枪须谨慎或精确计算距离，防止误伤后方组织。

（3）若弥漫性肝癌或肝硬化背景下肿瘤边界不清晰，首先采用手动式穿刺，根据手感了解肿瘤或可疑肿瘤的大体位置，继而再采用自动式活检。

（4）一般先采用手动抽吸式切除组织，然后再行自动活检枪切割，多数患者采用这两种方法互补，提高了穿刺取材的成功率，并减少了穿刺次数。

（5）以上两种方法均能获得一针两用的效果，即取出组织条后，针管内的残留液可做细胞学检查，但使用自动活检枪时还需仔细并注重取材操作技巧；取材不足时，可在相同部位再取一针。

知识点 2：提高穿刺成功率、诊断率的方法　　　　　副高：掌握　　正高：掌握

（1）充分解释，消除患者紧张心理，以获得更好的配合。

（2）用金属把针芯前端磨粗糙或使其表面有划痕，可提高针尖的显示率而提高命中率。

（3）针尖仍显示不满意时，尤重视异常手感，必要时出针行再次穿刺，以防刺中重要的血管、脏器。

（4）腹肌紧张、收缩易造成细针偏移，除加强局部麻醉或安慰患者外，必要时可调整引导针深度。

（5）对位置较深的小肿瘤，须清晰显示方能进针，以防止探头的厚度效应造成针尖偏移。除侧动探头选择最佳清晰度进针外，多方向的立体定位、不同方向多点穿刺亦可提高准确性。

（6）重视取材部位选择，避开中心部强回声坏死区，肿瘤边缘坏死较少，原发癌宜多点取材。

（7）重视一针两用，即组织学、细胞学互补应用，有助于提高诊断率。

（8）肉眼观察固定液中的标本，突出纸面的条状肿瘤组织较理想，须排除血液、血块及坏死散渣。

（9）手动式穿刺取材 2~3 次，若病理标本不满意，可再次穿刺。

（10）部分血管瘤若不能取得满意材料而作出组织学诊断时，应重视结合声像图、CT等检查结果，并用超声随诊观察进行判断。

第三节　超声引导穿刺组织学检查及细胞学检查

知识点 1：超声引导下内脏及体表肿物针吸细胞学检查的优点和缺点
　　　　　　　　　　　　　　　　　　　　　　　副高：掌握　　正高：掌握

（1）准确率在 82%~95%。突出的价值在于大部分病例可以达到确诊水平。

（2）操作方法简便、安全、快速、易于被患者接受。

（3）超声引导下针吸细胞学检查是诊断内脏肿物良性、恶性最好的方法之一。

（4）可用于普查，有助于发现早期恶性肿瘤。

（5）缺点是存在一部分假阴性。

知识点 2：超声引导下针吸涂片方法及注意事项　　　　副高：掌握　正高：掌握

（1）针吸完毕，将针头取下，针筒内充入空气，再将针头接上，将针头内的吸出物打在玻片上，这样重复几次，以保证能完全得到吸出物。

（2）用针头轻轻地将吸出物均匀地向一个方向涂抹在玻片后 2/3 的位置上。可以涂片、拉片，但不要推片。恶性细胞体积大，会被推向一边，易被推挤变形，影响诊断。

（3）待涂上细胞的玻片自然干燥后，及时放入固定液中固定。①使用的玻片要干燥、干净、无油。②固定液配制：95%乙醇；1∶1 纯乙醇与乙醚。③固定时间：10 分钟以上。

（4）染色方法：常规染色方法；吉姆萨与 HE 染色两种，每个部位的涂片均需两种染色。

（5）制片方法与注意事项：①制片时需轻涂、均匀，涂片不宜过厚。②涂片后及时分别固定，防止交叉污染，然后染色、封片。③做好"三查、三对"工作。三查：查针吸部位、查超声编号、查涂片数。三对：对细胞编号与超声编号、对片号与片数、对前后报告。

（6）填写申请单的要求：填写申请单时，病史要写清楚，穿刺部位要准确，吸出物形状描述要贴切，这些都是诊断的重要参考依据。

知识点 3：细胞学诊断的分级标准　　　　副高：掌握　正高：掌握

细胞学诊断按巴氏 5 级分级法。

（1） I 级（良性细胞）：①各脏器组织的正常细胞。②各种炎症，包括非特异性炎症及血液中的细胞。

（2） II 级（包括 II a、 II b）：① II a，细胞在各种因素的刺激下，其形态、结构、染色质发生了轻度的良性范围内的变化。② II b，细胞在各种因素的刺激下，其形态、结构、染色质、排列等发生了较明显的变化。

（3） III 级：III 级是可疑癌，可疑恶性。细胞在某一个或两个方面上有恶性特征，可是这些恶性特征不足以定性。

（4） IV 级：高度可疑癌、高度可疑恶性。

（5） V 级：癌细胞、恶性细胞，肯定为恶性。

知识点 4：细胞学诊断的癌细胞诊断标准　　　　副高：掌握　正高：掌握

（1）涂片中细胞量丰富，多数病例涂片中布满癌细胞。

（2）细胞弥漫分布；排列紊乱；成团、成片互相重叠；有时有噬入现象。

（3）细胞明显增大，胞质常不明显或裸核，大者可形成瘤巨细胞，有时是小细胞型的。

（4）核大小不一致，常相差2倍以上。

（5）核形态多种多样，呈多形性，边缘不规则，核膜增厚不均匀。

（6）核深染、染色质粗，呈网状、块状，凝块间为透亮区，各种细胞染色质性状深浅不一，一个细胞核内常有染色质不均匀，或半明半暗，核内可有空泡。

（7）核仁明显增大，可达5μm以上（稍小于红细胞）。核仁数目增多，达5个以上有诊断价值。

（8）出现异常核分裂象，有突出的诊断价值。

第四节　常规超声引导肝脏病变的穿刺活检

知识点1：常规超声引导肝脏病变穿刺活检的适应证　　　　副高：掌握　正高：掌握

（1）疑肝细胞肝癌需确诊者。

（2）肝恶性肿瘤，须明确是原发或继发者。

（3）晚期肝恶性肿瘤，为非手术治疗须确诊并了解肿瘤的组织学分型及分化程度者。

（4）疑诊肝良性病变但恶性肿瘤待排除者。

（5）介入治疗前明确诊断，治疗后进行疗效评价。

知识点2：常规超声引导肝病变穿刺活检的方法　　　　副高：掌握　正高：掌握

常规超声引导肝病变的穿刺活检方法：①负压抽吸活检法。②无负压活检针穿刺法。③槽式自动活检法。

知识点3：负压抽吸活检法的穿刺要点　　　　副高：掌握　正高：掌握

（1）用普通探头扫查病灶，并选择穿刺途径。

（2）按穿刺部位选择适宜的体位，肝右叶肿瘤常采用右前斜位。

（3）常规消毒皮肤，铺治疗巾。

（4）换上无菌穿刺探头及引导装置，再度确认穿刺点、穿刺途径；可用彩色多普勒超声引导以避开血管。

（5）局部麻醉：注射2%利多卡因3~4ml。

（6）把引导针注入壁层腹膜或壁层胸膜。

（7）选择适宜的活检针刺入肝内肿瘤表面。

（8）拔起针栓和针芯后刺入肿瘤内，并在上、下范围内提拉2次，然后旋转拔针（需保持负压）。

（9）推进针栓和针芯以推出针管内的组织条，置于纸片的1cm范围内，尽量保持组织条完整、集中，并立即固定于甲醛溶液中。

（10）取出针芯，针管接上注射器，加压反复推2~3次，尽可能把残留在针管内的液体推在玻片上，立即固定、染色。

知识点4：常规超声引导肝病变穿刺活检的注意事项　　副高：掌握　正高：掌握

（1）肝内肿块细针活检时，应选择途经正常肝组织再刺入肿块，以减少出血可能。
（2）穿刺活检应在患者屏气状态下进行，操作者必须动作灵敏、准确。
（3）对于肝表面较大肿瘤须谨慎，彩色多普勒超声引导避开血管尤为重要。
（4）引导粗针达肝表面时，呼吸易造成肝表面划伤或出血，应注意避免。
（5）对于较大肿块不同回声区或多发性肿块应分别多点取样，尤其要注重对实性低回声区取样。
（6）对肝高位近膈面肿块应当避免损伤胸膜腔。有时难免穿过肋膈角，须避免损伤肺底，以防发生气胸。
（7）根据穿刺取材结果决定穿刺次数，一般为2~3次；若取材满意，有时只需穿刺一次也可获得诊断。

知识点5：细针穿刺组织学活检与细胞学活检相比的优点　　副高：掌握　正高：掌握

（1）对恶性肿瘤能明确组织类型及分化程度。
（2）对某些良性病变可作出具体的组织病理诊断。
（3）组织学活检标本经石蜡包埋后，除做光镜检查外，还可用做组织化学或免疫组织化学等特殊检查，以使诊断更精确。

第五节　超声造影引导下肝脏病变的穿刺活检

知识点1：超声造影引导下肝病变穿刺活检中超声造影剂的特点
副高：掌握　正高：掌握

采用Sono Vue超声造影剂，造影微泡为磷脂微囊的六氟化硫（SF_6）。微泡直径平均2.5μm，pH4.5~7.5。用生理盐水5ml溶解造影剂冻干粉，振荡混匀后每次将2.4ml造影剂（浓度5mg/ml，SF_6有效成分计12mg/人）经肘部浅静脉用2~3秒快速注入人体。

知识点2：超声造影引导下肝病变穿刺活检的方法　　副高：掌握　正高：掌握

先用常规二维超声（基波）扫查肝，记录病灶的位置、大小、数目及回声特征；启动造影程序，根据病灶深度及患者体型调节声功率输出，达低机械指数状态。在注射造影剂同时启动超声仪内置计时器，实时观察病灶的增强灌注变化；在获得实质期有诊断意义的时相后，快速扫查全肝以便发现由于造影剂退出而呈弱回声的新结节灶。造影后，根据录像资料详细记录病灶的大小及位置，确认病灶内强化区和非强化区的部位及毗邻关系、灌注时相及消退时间以及周边的血管分布情况等，以供穿刺活检参考。

知识点3：超声造影引导下肝病变穿刺活检穿刺前的准备　　副高：掌握　正高：掌握

穿刺前常规检查血小板、出凝血时间及凝血酶原时间，如有明显异常需纠正后再行穿刺或改用其他诊断方法。

知识点4：超声造影引导下肝病变穿刺活检中穿刺针的采用
**　　　　　　　　　　　　　　　　　　　　　　　副高：掌握　正高：掌握**

一般采用21G手动抽吸活检针及20G自动活检针，取材不满意或需再次穿刺时采用18G自动活检针。

第六节　肝囊肿穿刺诊断及治疗

知识点1：肝囊肿穿刺诊断及治疗的原则　　副高：掌握　正高：掌握

（1）诊断性穿刺适用于超声显示的肝囊性占位性病变，尤其是声像图不典型或囊肿形态不规则、囊壁厚而不光滑或有乳头状突起、囊腔内有异常回声等。临床诊断发现其他恶性病变时，对于超声显示的肝内囊性病灶需进一步穿刺明确诊断。

（2）肝囊肿影响患者日常生活或出现继发症状时需进行介入性治疗。

（3）治疗前必须明确病变性质为良性。

知识点2：肝囊肿穿刺的适应证　　副高：掌握　正高：掌握

（1）单发、直径>5cm且有症状者，或多发、较大的单纯性肝囊肿。

（2）肝囊肿合并感染。

（3）患者迫切要求治疗，但不适合手术的肝囊肿。

（4）对于多囊肝，虽然本方法的疗效不太显著，但可以缓解因囊肿压迫周围脏器所致的腹胀以及胆道和胃肠道的梗阻。

（5）肝包虫囊肿的诊断及治疗。

知识点3：肝囊肿穿刺的禁忌证　　副高：掌握　正高：掌握

（1）乙醇过敏者。

（2）囊肿与胆道有交通者。

（3）囊肿位于穿刺不易到达的部位或穿刺途径难免损伤邻近脏器及大血管和胆道显著

扩张者。

（4）肝衰竭、肾衰竭、有严重出血倾向、合并其他严重疾病、精神高度紧张及不合作者。

| 知识点4：肝囊肿穿刺诊断及治疗的方法　　　　　　　　　　副高：掌握　正高：掌握 |

（1）先用普通探头选择穿刺目标，确定穿刺途径。以囊肿距离皮肤较近、并穿过一定厚度的肝组织、而又避开邻近脏器和大血管及胆管为最适宜的穿刺途径。

（2）常规消毒穿刺部位，铺巾后，以消毒的穿刺探头再次确定穿刺点和穿刺途径。

（3）局部麻醉穿刺点，放置穿刺探头，当囊肿显示清晰后固定探头。实时超声监视下，嘱患者屏气，沿着确定的穿刺引导线进针。当针尖到达囊腔中心时，患者可恢复平静呼吸，拔出针芯，接上注射器抽液。将最先吸出的一部分囊液留做常规、生化和细胞学以及细菌学等检查。如仅做诊断性穿刺，抽液后即可拔针。如对囊肿做硬化治疗，则继续抽吸。充分抽尽囊液，直至声像图上显示囊腔塌陷、液性无回声区基本消失。

（4）再次确认穿刺针仍在囊腔内后，向囊腔注入硬化剂（无水乙醇、四环素等）。

（5）硬化剂的注入量为抽出液的1/3或稍多；巨大囊肿抽出液>500ml可适当减量；若乙醇注入量超过100ml，应根据患者对乙醇的耐受能力酌情增减或分次治疗。

（6）注入后拔针，保留约30分钟，期间患者应反复翻身、改变体位，其后再进针抽净液体。

（7）再次从囊肿抽出液体的量应少于或等于注入量，抽出液体增多时，一般治疗效果欠佳，应再次注入硬化剂。

（8）注入乙醇引起疼痛时适当注入利多卡因。

（9）数周后观察，经治疗后囊肿一般缩小，若囊肿仅轻度缩小或无显著缩小者，数月后可再次治疗。

| 知识点5：肝囊肿穿刺的常见并发症　　　　　　　　　　　副高：掌握　正高：掌握 |

本疗法有不同的轻度不良反应和并发症。注入乙醇后治疗结束拔针时，可出现剧烈的上腹痛，采取拔针前注入少量利多卡因、推净针管内残留乙醇的方法，可明显减少腹痛发生；患者术后可出现发热，可自动退热；还可出现肝功能指标一过性增高，1个月内可恢复正常；少数患者出现过敏、感染，老年患者偶见嗜睡。

| 知识点6：肝囊肿穿刺诊断及治疗时的注意事项　　　　　　副高：掌握　正高：掌握 |

（1）穿刺进针时嘱患者屏气，抽液、注药时嘱患者平静呼吸，以免划伤脏器。

（2）注入硬化剂前，需确认针尖位于囊腔内，以免损伤周围肝组织。

（3）防止乙醇外漏，发生腹膜炎。

（4）巨大囊肿可分多次进行治疗。

第七节 胆系介入性诊断及治疗

知识点1：胆系肿块穿刺活检的适应证　　　　　副高：掌握　正高：掌握

适应证包括超声能够显示的胆系肿块，如胆囊癌、肝外胆管癌、肝门部胆管癌等。

知识点2：胆系肿块穿刺活检的禁忌证　　　　　副高：掌握　正高：掌握

肝门部或肝外胆管癌肿块不明显，仅表现为胆管壁增厚；胆囊肿块较小，穿刺入路不满意，穿刺活检均较困难。患者一般状况差，不宜进行穿刺，如大量腹水、严重出血倾向等，均为穿刺禁忌证。

知识点3：胆系肿块穿刺活检的操作方法及胆系肿块细针活检的特点

副高：掌握　正高：掌握

（1）胆囊肿块活检时穿刺针入路应经肝胆囊床，注意系膜胆囊（即游离胆囊）。

（2）胆囊肿块穿刺取材点宜选择胆囊壁增厚最显著处，且重点在黏膜层附近取样。

（3）肝门部胆管癌可经肝实质穿刺肿块。

（4）远离肝门的肝外胆管癌一般可选择自腹壁直接进入肿块的穿刺途径，但应注意避免损伤胆管、胆囊及大血管。

（5）穿刺到肿块，抽液量较多时往往是由于混入胆汁。可将所取液体离心后，用沉渣涂片镜检。

知识点4：胆系肿块穿刺活检的注意事项及并发症　　　副高：掌握　正高：掌握

（1）胆囊癌常见胆囊腔内合并胆泥、凝血块、泥沙样结石等，易被误认为是"肿块"的伪像，而引起穿刺的假阴性。

（2）胆系的高分化腺癌细胞恶性特征不明显，鉴别诊断须特别慎重，应结合细针组织学、细胞学进行诊断。

（3）常见并发症为胆汁性腹膜炎、胆汁漏，应特别重视穿刺入路的选择、取材手法和穿刺次数。其余并发症同其他部位穿刺。

知识点5：超声引导下经皮经肝胆管引流（PTCD）及经皮经肝胆囊胆汁引流（PTGBD）的适应证　　　　　副高：掌握　正高：掌握

胆系梗阻不能或不宜立即手术者，均适合做PTCD，如胆石症合并黄疸、胆管炎等。胆道低位梗阻时，可行PTGBD。

知识点 6：超声引导下经皮经肝胆管引流（PTCD）及经皮经肝胆囊胆汁引流（PTGBD）的禁忌证　　　　　　　　　　　　　　　　　副高：掌握　正高：掌握

绝对禁忌证很少，有以下相对禁忌证：严重出血倾向者；大量腹水；肝多发转移癌。

知识点 7：超声引导下经皮经肝胆管引流（PTCD）及经皮经肝胆囊胆汁引流（PTGBD）的注意事项及并发症　　　　　　　　　　　　副高：掌握　正高：掌握

（1）常见并发症为胆汁漏、胆汁性腹膜炎。另外，还可出现胆管出血、腹腔出血、败血症、膈下脓肿等。

（2）为减少并发症可能，尽量减少进针次数，避免误伤大血管。重新穿刺时不必退出肝包膜外。

（3）常规应用抗生素。

知识点 8：超声引导下经皮经肝穿刺胆管造影（PTC）的适应证　　　　　　　　　　　　　　　　　　　　　　　副高：掌握　正高：掌握

（1）阻塞性黄疸为明确病因，了解梗阻部位和病变范围。

（2）胆管结石，尤其是肝外胆管结石，了解结石数量、分布以及胆管有无狭窄。

（3）胆道畸形。

（4）胆系术后仍有梗阻症状者。

（5）传统 X 线造影失败，经内镜逆行胰胆管造影（ERCP）不能确诊而疑为胆系疾病者。

知识点 9：超声引导下经皮经肝穿刺胆管造影（PTC）的禁忌证　　　　　　　　　　　　　　　　　　　　　　　副高：掌握　正高：掌握

（1）过敏。

（2）出血倾向。

（3）大量腹水，肝、肾衰竭。

（4）胆管扩张<4mm 或不扩张，超声引导下 PTC 成功率低。

知识点 10：超声引导下经皮经肝穿刺胆管造影（PTC）的注意事项及并发症　　　　　　　　　　　　　　　　　　副高：掌握　正高：掌握

（1）常见并发症有胆汁漏、胆汁性腹膜炎、腹腔内出血、胆系感染致败血症。

（2）阻塞性黄疸患者，尤其是梗阻严重或合并感染时，原则上先行 PTCD，再行造影检查。这样可减少胆汁漏和败血症的发生。

（3）为预防感染，合理应用广谱抗生素。

第八节　脾细针活检

知识点 1：脾细针活检的适应证	副高：掌握　正高：掌握

（1）各种影像学检查发现的脾占位性病变。

（2）淋巴瘤或血液病患者需了解脾浸润情况。

（3）疑有疟疾或黑热病而血液、骨髓病原学检查未能证实者，可做脾细针活检，寻找诊断依据。

（4）脾含液性病变（如脾脓肿），需抽液或置管引流。

知识点 2：脾细针活检的禁忌证	副高：掌握　正高：掌握

（1）凝血功能障碍及有出血倾向者。

（2）淤血性脾大伴有脾功能亢进者。

（3）传染病急性期的患者。

（4）脾周有大量积液者。

（5）脾的边缘病变无法借助正常脾为穿刺路径者。

知识点 3：脾细针活检的穿刺前准备及术后注意事项	副高：掌握　正高：掌握

（1）检查血小板计数、出凝血时间和凝血酶原时间。

（2）穿刺前谈话，向患者及家属告知并发症的可能性，签署知情同意书。

（3）必要时穿刺前应用止血药。

（4）术后患者应禁食 3~4 小时，留观 2 小时，密切注意生命体征。

知识点 4：脾细针活检操作时患者的体位	副高：掌握　正高：掌握

多为平卧位或右侧卧位，抬高左臂。

知识点 5：脾细针活检操作时穿刺针的选用	副高：掌握　正高：掌握

穿刺针应选择 20~21G 手动或自动活检针（枪）。

知识点 6：脾细针活检的细针组织活检及细胞学抽吸的方法	
	副高：掌握　正高：掌握

常规消毒、局部麻醉，在实时超声引导下，嘱患者暂时屏气，迅速将穿刺针沿引导线穿刺入病变区切取组织及抽吸细胞。

| 知识点7：脾细针活检的注意事项 | 副高：掌握　正高：掌握 |

（1）脾活检多经肋间隙，探头应与肋骨走向平行，沿肋骨上缘进针。
（2）脾上极病变活检时，进针处应在肋膈角以下2~3cm，避免损伤胸肺组织。
（3）穿刺应避免在脾边缘较薄处进行，防止造成脾撕裂伤。

| 知识点8：脾细针活检的并发症 | 副高：掌握　正高：掌握 |

（1）因脾实质较脆，且血供丰富，脾破裂出血是穿刺活检最严重的并发症。但严格掌握脾穿刺的适应证、禁忌证，选择细针穿刺，严重并发症发生率极低。
（2）脾肿瘤较大伴液化、坏死时，易引起肿瘤破裂出血。

第九节　介入性超声在胰腺、腹膜后病变的应用

| 知识点1：介入性超声在胰腺、腹膜后病变应用的适应证 | 副高：掌握　正高：掌握 |

主要是占位性病变，包括慢性胰腺炎（尤其是局限型胰腺炎）、肿瘤及肿大淋巴结。胰腺的实性、囊实性或囊性肿物均为穿刺活检的适应证。

| 知识点2：介入性超声在胰腺、腹膜后病变应用的禁忌证 | 副高：掌握　正高：掌握 |

急性胰腺炎、慢性胰腺炎急性发作、其他急腹症、有严重出血倾向者、大量腹水者、难以避开大血管者均不宜进行超声引导针吸活检（USAB）。

| 知识点3：介入性超声在胰腺、腹膜后病变应用的术前准备 | 副高：掌握　正高：掌握 |

术前需要检查血小板计数、出凝血时间、凝血酶原时间，必要时查血淀粉酶。禁食、禁水12小时，当日早晨尽可能排尽大便，便秘者应清洁灌肠。术前先行腹部超声检查以及其他影像学检查。

第十节　肾穿刺活检及治疗

| 知识点1：肾占位性病变穿刺活检的适应证 | 副高：掌握　正高：掌握 |

（1）实性肾肿瘤的鉴别诊断（声像图不典型或与其他检查结果矛盾者）。

（2）囊性占位不能除外肿瘤者。非典型肾囊肿（出血性肾囊肿、多房性肾囊肿等）、肾囊肿合并肿瘤可能者。

知识点2：肾占位性病变穿刺活检的禁忌证　　　　副高：掌握　正高：掌握

凝血功能障碍、全身状况不良不能配合者。

知识点3：肾占位性病变穿刺活检的操作技术及要点　　副高：掌握　正高：掌握

（1）根据病变部位取俯卧位或侧卧位，局部麻醉下进针；进出针均在患者屏气状态下进行。

（2）穿刺点选择肿块显示清晰处。采用纵断、横断切面做立体扫查定位。

（3）穿刺细胞学诊断采用22G或23G细针，或20～21G Sure-cut针，由此取得组织并可达到一针两用的目的，同时获得组织学和细胞学检查结果。

（4）用彩色多普勒超声引导避开大血管。

（5）以最短穿刺途径并直接刺入肿瘤。

（6）囊性占位抽出囊液肉眼观察后送检（生化、细胞、细菌学检查）。

知识点4：肾占位性病变穿刺活检的注意事项及并发症　　副高：掌握　正高：掌握

（1）细针穿刺小肿块时，尽量采用垂直角度穿刺，以减少肾皮质损伤。

（2）采用细针活检较为安全。

（3）为保证细针准确刺中较小肿块，须采用引导针，穿刺达到腰背筋膜，但不进入肾，然后插入细针活检，以避免细针偏移。

（4）注意避免损伤肾盂、肾盏、肾门结构及周围重要脏器、血管，如肺、肝缘、胆囊等。

（5）一般无并发症；少数患者可出现一过性血尿，数天内可消失。

知识点5：肾囊肿穿刺硬化治疗的适应证　　　　副高：掌握　正高：掌握

（1）单纯性肾囊肿有以下情况者：①出现症状、体征者，如腰痛、腰胀、血尿、腰部包块等。②有并发症，如囊肿压迫引起肾积水或因碰撞、推挤出现血尿者。③囊肿过大，直径>5cm。④患者或临床要求。

（2）肾盂旁囊肿已压迫肾盂、肾盏造成肾积水，应及早行硬化治疗。

（3）多发性肾囊肿和含胆固醇结晶肾囊肿。

（4）出血性肾囊肿和多房性肾囊肿经检查排除肿瘤后可进行硬化治疗。

（5）感染性肾囊肿抽脓后注入抗生素治疗。

（6）囊壁钙化性肾囊肿和胶胨样肾囊肿硬化治疗不易成功，一般不做。

知识点 6：肾囊肿穿刺硬化治疗的禁忌证　　　　　　　　　副高：掌握　正高：掌握

（1）多囊肾一般不做硬化治疗，因为硬化剂注入过多会损害肾单位，降低肾功能，且易再生。

（2）肾盂源性囊肿和钙乳症肾囊肿，因硬化剂会损伤尿路上皮，禁忌注入硬化剂。

（3）肾较大包虫囊肿易播散，因而禁忌行穿刺硬化治疗。

（4）肾囊肿合并肿瘤。

（5）重复肾输尿管异位开口，合并上方肾盂积水。

（6）肾功能损害。

（7）出凝血功能不良。

第十一节　胸壁、胸膜及肺周围型占位性病变介入性超声

知识点 1：胸壁、胸膜及肺周围型占位性病变介入性超声的适应证
　　　　　　　　　副高：掌握　正高：掌握

（1）经 X 线、CT 发现胸壁、胸膜及肺周围型占位性病变，经超声检查能显示肿块者，均为适应证。

（2）外周性病灶的良、恶性鉴别诊断及恶性肿瘤的组织学类型确定。

（3）胸壁、胸膜增厚>1cm，肺肿块大小达 1cm 或以上，能较好控制呼吸者。

（4）表面有少量肺气体覆盖而隐约显示的肺肿块，有经验的术者亦可施行。

知识点 2：胸壁、胸膜及肺周围型占位性病变介入性超声的禁忌证
　　　　　　　　　副高：掌握　正高：掌握

（1）肿块大、内有较粗大的支气管气相、位于肺表面者应谨慎避开或列为禁忌。

（2）肿块较小、患者不能控制呼吸者应列为禁忌。

（3）彩色多普勒超声检查见胸膜内动脉血流丰富、高速而穿刺时不易避开者为禁忌。

知识点 3：胸壁、胸膜及肺周围型占位性病变介入性超声的操作方法及技术要点
　　　　　　　　　副高：掌握　正高：掌握

（1）穿刺途径以穿刺针直接穿入肿块内为佳。取材方法同肝肿瘤。

（2）参照 CT 定位，选择病变显示良好的捷径。对声窗较小或病变隐约显示者，可参考 CT 定位，测量深度，并尽可能保证一针取材成功。

（3）局部麻醉重视肋间肌及肋间神经的麻醉，同时试探穿刺入路。从肋骨上缘进针。

（4）采用 21G 手动组织切割活检针，若取材不满意可改用 18G 同类活检针。

（5）取材部位选择应避开坏死区，较大的肿瘤以周边部位取材为宜。

（6）拔针后先取组织，继而把针腔内残留液体做细胞学检查；或把抽吸的内容液做细胞学检查或细菌培养。

（7）重视手感。若为无气肺或肺炎实变，穿刺时多感无阻力；穿过囊壁时有突破感；遇实性肿瘤则有实物感。

（8）感觉针下不是实体时，可拔出针芯，接注射器抽吸常可吸出内容液而避免穿刺失败。

（9）穿刺次数为 1~3 次，一般为 2 次。

（10）脓肿应尽可能抽净脓液，经冲洗后可注入抗生素，以期早日恢复。

知识点 4：胸壁、胸膜及肺周围型占位性病变介入性超声的注意事项
　　　　　　　　　　　　　　　　　　　　　副高：掌握　正高：掌握

（1）穿刺在患者屏气状态下进行，操作者动作须灵敏、快速。

（2）麻醉注射进针太深易造成气体外漏，从而使病灶显示不良。

（3）穿刺须避开含气支气管相，以减少气胸并发症。

（4）正确判读图像，识辨实变的无气肺与肿瘤，并重视穿刺手感，可提高位于无气肺深部肿瘤的穿刺成功率。

知识点 5：胸壁、胸膜及肺周围型占位性病变介入性超声的并发症
　　　　　　　　　　　　　　　　　　　　　副高：掌握　正高：掌握

可能出现的并发症有咯血和气胸。咯血的主要原因为病灶较小，穿刺时针尖显示不良，尤其是炎性实变常手下无阻力感等原因致使穿刺部位过深，经观察 1~2 小时，血痰逐渐减少，颜色变浅而自愈。气胸多因超声窗小，病变显示不清而致。轻者无需治疗，重者需请外科会诊。

第十二节　中心型肺肿瘤介入性超声

知识点 1：中心型肺肿瘤介入性超声的适应证　　　　副高：掌握　正高：掌握

（1）经 X 线、CT 检查见胸腔积液、肺实变，并发现或疑诊中心部有肿瘤者。

（2）经痰培养、支气管镜检查未能取得确诊者。

（3）高龄等原因不适宜做支气管镜的肺占位患者。

（4）超声通过实变肺能显示中心部肿瘤，肿瘤大小达 1.5cm 以上者。

知识点 2：中心型肺肿瘤介入性超声的禁忌证　　　　副高：掌握　正高：掌握

（1）病变较小，不能屏气者。

（2）肿瘤周围肺动脉扩张及粗大支气管气相难以避开。

（3）肿瘤小而位置过深，直径<2cm 则不易穿中，应慎重。

知识点 3：中心型肺肿瘤介入性超声的操作方法及技术要点

　　　　　　　　　　　　　　　　　　　　　　　　副高：掌握　正高：掌握

（1）根据 CT 选择最佳穿刺角度、途径。

（2）彩色多普勒超声观察肿瘤周围血管，并避开大血管。

（3）合并大量胸腔积液时，可先抽出适量胸腔积液再穿刺活检。

（4）取材方法同肝肿瘤。

（5）高度重视手感及针尖位置，尤其对较小肿瘤。

（6）对中心型较小的肿瘤，强调用 21G 手动负压抽吸组织活检细针，并尽可能减少穿刺次数（1~2 次）。

（7）其他同肺周围型占位性病变。

知识点 4：中心型肺肿瘤介入性超声的注意事项　　　副高：掌握　正高：掌握

（1）通过无气肺或胸腔积液刺入肿瘤，尽可能避开血管、心脏及含气肺。

（2）穿刺针尖的确认尤为重要，当针尖显示不良时，有必要拔出针再次穿刺，以保证准确刺中小肿瘤。

（3）穿刺次数原则上仅限于 2 次，第 2 次穿刺应稍改变方向、部位。

（4）重视手感，尤其是对边缘、范围不清晰的肿瘤或针尖显示不良时，手感是非常重要的参考因素。

（5）避开脓肿或坏死区取材。

（6）其他参考肺周围型占位性病变。

第十三节　纵隔肿瘤介入性超声

知识点 1：纵隔肿瘤介入性超声的适应证　　　　　副高：掌握　正高：掌握

（1）X 线或 CT 检查发现纵隔区增大或有肿块者为超声检查对象。

（2）超声检查在胸骨旁或胸骨上窝、锁骨上缘、背部扫查，显示上、前、后纵隔肿瘤，并确认为实性肿瘤者，原则上可施行。

（3）需了解实性肿瘤病理诊断，以确定治疗方案者。

（4）良、恶性肿瘤鉴别困难者。

知识点 2：纵隔肿瘤介入性超声的禁忌证　　　　　副高：掌握　　正高：掌握

（1）肺源性心脏病、严重的肺气肿、心肺功能不全者。

（2）血管性疾病（异常扩张的动静脉）。

（3）难以避开肿瘤内丰富、高速的血流。

（4）剧烈咳嗽不能控制者。

知识点 3：纵隔肿瘤介入性超声的操作方法及技巧　　　　副高：掌握　　正高：掌握

（1）超声清晰显示肿瘤，穿刺途径以直接刺入肿块内为最佳。前纵隔肿瘤常采用胸骨左侧缘肋间穿刺；后纵隔肿瘤常采用右肩胛旁穿刺；上纵隔肿瘤多采用胸骨上窝穿刺。

（2）彩色多普勒超声扫查，以避开肋间及肿块内血流丰富、高流速区域，尤其是胸骨上窝穿刺时注意避开大血管。

（3）取材方法同肝肿瘤活检，须重视避开坏死液化区。

（4）较小的肿瘤采用 21G 手动组织切割针，较大的肿瘤可采用自动活检枪，从而更易取到足量的病理组织。

（5）穿刺中发现不是实性肿块时，应拔出针芯，换上注射器抽吸液体，并注意引导针勿进针太深，以免损伤囊壁致液体外漏。

（6）进针与出针在患者屏气状态下进行。

（7）其他同肺周围型占位性病变。

知识点 4：纵隔肿瘤介入性超声的注意事项　　　　　副高：掌握　　正高：掌握

（1）防止严重并发症发生最为重要，重视患者的选择，严格掌握适应证、禁忌证。

（2）操作灵敏、准确，尤其对于较小肿瘤的穿刺应由具备一定经验的医生执行。

（3）穿刺点的选择采用彩色多普勒超声扫查避开大血管。

（4）注意测量深度，防止进针过深。

第十四节　胸部囊性病变的穿刺及液体引流

知识点 1：胸部囊性病变的穿刺及液体引流的适应证　　　副高：掌握　　正高：掌握

（1）中少量胸腔积液，超声引导下穿刺抽液，做细菌学或细胞学检查，以确定胸腔积液性质。

（2）大量胸腔积液、脓胸抽吸液体或置管引流。

（3）脓胸或肺脓肿抽吸脓液并注入抗生素治疗。

（4）癌性胸腔积液抽液并注入抗癌药。

知识点 2：胸部囊性病变的穿刺及液体引流的禁忌证　　　副高：掌握　　正高：掌握

（1）大叶性肺炎（下叶肺实变）或合并极少量积液（反应性胸膜炎）。

（2）胸膜增厚占优势的包裹性积液，积液已基本吸收。

（3）巨大的胸膜间皮瘤合并极少量积液。

（4）叶间胸膜炎伴有叶间积液，经体表超声检查定位困难者。

知识点 3：胸部囊性病变的穿刺及液体引流的操作方法及技术要点　　　副高：掌握　　正高：掌握

（1）确定胸腔积液的范围、流动性和包裹情况。

（2）少量胸腔积液可采取坐位，腹侧朝向椅背并将双臂置于颌下。年老、病重者可采用半坐卧位或侧卧位。

（3）穿刺点宜选择积液区的下部或液层最厚部，穿刺前测量确定进针深度。

（4）常规消毒、麻醉。

（5）超声引导下将穿刺针刺入囊液中，液体浓稠时选用较粗的穿刺针。

（6）少量液体抽吸过程中应缓慢向外边退针边抽吸，以便抽净胸腔积液。

（7）肺脓肿或脓胸在尽可能抽净脓液后，用盐水反复冲洗、抽吸，然后注入抗生素。尤其对于肺脓肿，穿刺、抽脓、冲洗、注药宜 1 次完成，以免污染胸腔。

（8）置管引流时为保持引流通畅，引流置管于脓液的低水平位。

第十五节　浅表器官的超声引导下穿刺活检

知识点 1：浅表器官超声引导下穿刺活检的适应证　　　副高：掌握　　正高：掌握

乳腺、颈部（包括甲状腺、甲状旁腺、腮腺、颌下腺、淋巴结、软组织等）、腋下和腹股沟淋巴结、躯干及四肢浅表软组织的炎症、肿瘤、术后改变等。

知识点 2：浅表器官超声引导下穿刺活检的禁忌证　　　副高：掌握　　正高：掌握

一般无禁忌证。少数患者由于病变太小（尤其是<1cm 者），而不能确保穿刺准确时或者病变距离大血管较近而难以避开的，均导致不能穿刺。另外有严重出血倾向者不能穿刺。

知识点 3：浅表器官超声引导下穿刺活检的器械选用　　　副高：掌握　　正高：掌握

（1）超声仪器：通常采用具有高频（6~10MHz）线阵探头的彩色多普勒超声诊断仪，可不配备引导器。

（2）仅做细胞学检查时采用长 4~7cm、21~22G 细胞学吸引针，有侧孔者较好。

（3）组织切割活检时采用长 9~15cm、16~20G 自动活检枪，同时使用 16~18G 引导针。

（4）穿刺消毒包包括弯盘 1 个、镊子 1 把、弯钳 1 把、小碗 1 个、无菌套 1 个、纱布数块等。

（5）穿刺探头的消毒可用固体甲醛熏蒸消毒或用碘伏、乙醇擦拭，亦可在探头外套无菌套。

知识点 4：浅表器官超声引导下穿刺活检的术前准备　副高：掌握　正高：掌握

（1）检查血常规和凝血三项。
（2）一般无须禁食，但尽量少进食。

知识点 5：浅表器官超声引导下穿刺活检的穿刺体位　副高：掌握　正高：掌握

取能使穿刺部位面向穿刺者并能较好伸展的体位。甲状腺穿刺活检一般取头部轻度后仰位。

知识点 6：浅表器官超声引导下穿刺活检的术前扫查　副高：掌握　正高：掌握

注意观察病变的内部结构，应注意囊实性、回声是否均匀、内部血供情况以及周边和前方的血管。

知识点 7：浅表器官超声引导下穿刺活检的穿刺部位和途径的选择　副高：掌握　正高：掌握

（1）对于实性为主的肿块尽量选择回声较均匀的部位，应避开坏死、囊变区。
（2）尽量避开病变内及病变前方的血管。
（3）穿刺针射程要尽可能包括在病变内，以便取得足够数量的组织。
（4）估计进针角度，测量穿刺部位的深度。

知识点 8：浅表器官超声引导下穿刺活检的进针方法　副高：掌握　正高：掌握

进针方法有：①侧斜法。②端斜法。③垂直法。

知识点 9：浅表器官超声引导下穿刺活检的取材方法　副高：掌握　正高：掌握

取材方法有：①细胞学。②组织学。③细胞学和组织学同时取材。

知识点 10：浅表器官超声引导下穿刺活检的价值和特点　　副高：掌握　正高：掌握

（1）在超声实时监视下穿刺活检，可以观察到针道和针尖，确保了针尖准确到达穿刺部位。

（2）穿刺前用 CDFI 预先检查，可有助于避开肿物前方、边缘、内部血流丰富的区域，减少出血。

（3）与 CT 或 MRI 引导穿刺活检相比，超声引导在浅表部位具有操作简捷、几乎无不良反应或并发症以及费用低的特点。

（4）取材少，对组织损伤小；皮肤没有切口，不会产生永久性瘢痕。

知识点 11：浅表器官超声引导下穿刺活检的局限性　　副高：掌握　正高：掌握

（1）对于<1.0cm 的病变，取材成功率较低。

（2）对于某些病变，如淋巴瘤侵及淋巴结，取材成功率略低而易造成假阴性，或取材量不足难以进行肿瘤的分型和分类。

知识点 12：浅表器官超声引导下穿刺活检的并发症　　副高：掌握　正高：掌握

偶有出血，在穿刺血供丰富的部位及穿刺技术不熟练时易发生，局部压迫后易止血。

知识点 13：浅表器官超声引导下穿刺活检的注意事项和要点

副高：掌握　正高：掌握

（1）进针时务必用手固定肿块周围的皮肤，防止肿块滑动，尤其对于甲状腺和乳腺肿块。

（2）注意进针方法的选择和进针角度。

（3）必须先观察到针道和针尖再行取材。

（4）细胞学检查提拉套管时，注意不要改变针尖位置。

（5）用活检枪时，注意不要损伤周围重要脏器。注意活检枪弹射深度不要超过深侧的骨骼，以免针头弯曲和折断。

第十六节　肝恶性肿瘤的介入性治疗

知识点 1：射频热消融（RFA）系统的组成　　副高：掌握　正高：掌握

RFA 系统由电发生器、电极针及皮肤电极组成，通过患者将电极针与皮肤电极形成一闭合环路。

知识点 2：射频热消融（RFA）的适应证　　　　　　副高：掌握　正高：掌握

（1）肝癌单发肿瘤≤7cm，或 2~3 个肿瘤，最大径≤5cm。

（2）肝多发转移癌，肿瘤数目≤5 个，最大肿瘤直径≤4cm，可行分批治疗。

（3）肝肿瘤位置不佳或位于两叶或侵犯血管。

（4）<2cm 的微小肝癌或癌前病变。

（5）肝肿瘤切除术后复发不宜再手术者。

（6）多次经导管动脉化学栓塞治疗（TACE）肿瘤未灭活、肝功能不佳者。

（7）肝内单发转移癌在其原发癌手术切除前治疗。

（8）肝转移癌不能耐受全身化疗或其他局部治疗、放疗疗效不显著者。

知识点 3：射频热消融（RFA）的禁忌证　　　　　　副高：掌握　正高：掌握

（1）弥漫性肝癌。

（2）广泛门静脉瘤栓。

（3）严重的全身衰竭或抵抗力下降（白细胞计数<3×10^9/L）。

（4）活动性感染。

（5）不可纠正的凝血功能障碍（血小板计数<50×10^9/L，出凝血时间明显延长）。

（6）装有心脏起搏器及严重的大动脉瘤患者应慎重，必要时在专科医生监护下进行。

知识点 4：射频热消融（RFA）的术前准备　　　　　　副高：掌握　正高：掌握

（1）术前行增强 CT 检查，确定病灶大小、部位、数目。

（2）行肝功能及血常规、甲胎蛋白（AFP）或癌胚抗原（CEA）等检查。

（3）查询患者病史、体检，有心脑血管疾病及糖尿病者需了解病情，做好用药准备。

（4）向患者充分解释治疗过程、并发症等，征得患者及家属同意并签字。

（5）患者空腹 6 小时以上，行镇痛、地西泮麻醉及局部麻醉，以便患者更好配合。

（6）静脉滴注液体，以补液并便于麻醉、止血等给药。

知识点 5：射频热消融（RFA）的手术操作程序　　　　　副高：掌握　正高：掌握

（1）对照 CT 检查结果行超声造影扫查，测量肿瘤最大径，明确肿瘤数目并确认与邻近结构的关系。

（2）治疗>3.5cm 肿瘤，须行多点重叠消融。

（3）根据肿瘤大小、位置及形状制定治疗方案和消融定位模式、程序，设计消融范围应包括肿瘤及周围 0.5~1.0cm 的安全范围。

（4）从皮肤至消融区肝包膜充分局部麻醉（2%利多卡因 10ml）。

（5）超声引导下，将针刺入定位点并推开内套针，通电开始消融。

（6）用探头从多方向、多部位观察电极针在肿瘤的位置，以便及时纠正和补针。

（7）按治疗方案进行逐个球灶消融，完成肿瘤及安全范围的整体消融灭活治疗。

（8）达到消融的温度、时间及阻抗后，设置射频针温度为70℃以上即可缓慢拔针。

（9）治疗完毕后常规超声扫查，观察肝周及腹腔内有无积液、积血，以便及时发现并发症。

知识点6：微波热消融的原理	副高：掌握　正高：掌握

医疗上最常用的频率是433MHz、915MHz及2450MHz。这些频率均可用于加热组织。如温度超过50℃，组织即被凝固。微波加热组织有3个不同的生物学过程：离子振动、原子及分子的偏振和持续存在的双极子偏振。这3个过程均可导致摩擦生热。

知识点7：微波热消融的适应证	副高：掌握　正高：掌握

微波消融治疗以≤3cm肿瘤为主，其他同射频热消融。

知识点8：激光热消融的原理	副高：掌握　正高：掌握

高能光可用于加热及毁损活体组织。低强度光可加热组织，光强度增加后，间质及细胞内水分被蒸发而使细胞死亡。高强度光可产生瞬间汽化并导致靶组织毁损。

知识点9：经皮高温生理盐水瘤内注射的操作技术	副高：掌握　正高：掌握

将生理盐水加热到最高温度（沸腾）时，用21G穿刺针将生理盐水经皮注入病灶内，其温度达到瘤内一般可保持在80℃以上。每次治疗分1~2次，共计注入8~30ml，治疗时用超声监视肿瘤局部呈强回声改变的过程，当显示高温生理盐水流向肝外或血管、胆管时，应停止注射或采用与乙醇注射相同的措施。

知识点10：乙醇注射治疗（PEI）的适应证	副高：掌握　正高：掌握

PEI用于治疗不能切除以及复发的肝细胞癌。此外，也用于治疗转移性肝肿瘤，尤其是对结直肠癌的肝转移治疗和其他肿瘤。PEI还适用于多发小结节型肿瘤分布于肝多个区域不宜手术切除者或严重肝、心、肾功能不全以及肿瘤浸润大血管、膈肌等重要结构而不易手术切除者。凡是超声能够显示的肝内局限性肿瘤均适宜行PEI治疗。

知识点11：乙醇注射治疗（PEI）的禁忌证	副高：掌握　正高：掌握

（1）晚期巨大肝癌、弥漫型肝癌或合并门静脉癌栓者。

（2）不可控制的凝血功能障碍性疾病。

（3）不可控制的顽固性腹水、肝功能严重损害、黄疸和较广泛的肝外转移。

知识点 12：乙醇注射治疗（PEI）的原理　　　　　副高：掌握　正高：掌握

乙醇弥散到细胞内，引起蛋白质的变性，细胞脱水，从而导致凝固性坏死。随后发生的纤维化和小血管血栓也可引起细胞死亡。其作用仅限于注射区域，对远处转移灶无效，也对病灶周围的正常肝组织和机体无损伤。因此，对肝功能不全者的治疗优于经导管动脉化学栓塞治疗（TACE）和肝部分切除术。

知识点 13：乙醇注射治疗（PEI）的操作技术　　　　副高：掌握　正高：掌握

（1）肝区体表大范围消毒，在穿刺点行局部麻醉。

（2）在超声引导下将 18G 的引导针刺入腹壁层，继而将 20~21G 带针芯的套管针插到病灶的深部边缘。

（3）确认针尖位置后缓慢注射纯乙醇。观察到乙醇从针尖向肿瘤周围弥散或包绕肿瘤后，可在同点继续注射。

（4）由深部开始，逐渐向肿瘤中心及肿瘤浅部缓慢边退针边推注 0.5~1ml，此时可观察到乙醇扩散至肿瘤不同深度和范围。

（5）为了使乙醇弥散至整个肿瘤，往往需要通过多个穿刺点多方向进针，或一次进针后多方位布针注射。

（6）大肝癌中心部多合并坏死，故尤需重视对肿瘤周边范围充分注射。

（7）有必要在注射前后应用彩色多普勒观察肿瘤内血流信号；注射完毕后观察仍有血流信号可局部追加治疗。

知识点 14：乙醇注射治疗（PEI）的并发症　　　　副高：掌握　正高：掌握

（1）发热、疼痛和乙醇的毒性反应是最常见的并发症，持续较短暂，可经非手术治疗缓解。

（2）少数患者可发生节段性化学性门静脉血栓形成，在 1~6 个月血栓可自行吸收。

（3）多次 PEI 治疗的早期并发症包括胸腔积液、气胸、腹水，血细胞比容下降、血红蛋白尿、血管迷走神经反射、一过性低血压、血性胆汁、胆管炎、腹膜腔出血、肝脓肿、脾脓肿和所治疗的肿瘤内或邻近部位的节段性肝梗死等，发生率较低。

（4）迟发性并发症更为少见。

（5）少数有肿瘤种植。

知识点 15：经皮醋酸注射的适应证　　　　　　　副高：掌握　正高：掌握

经皮醋酸注射可以作为 PEI 的替代方法对小的肝肿瘤（<3cm）进行治疗。适应证主要是单发小肝癌。

知识点 16：经皮醋酸注射的并发症	副高：掌握　正高：掌握

最常见的并发症是在注射时多数患者出现局部疼痛和体温超过 38℃ 的短暂性发热，不超过 3 日。血清转氨酶、胆红素或肌酸酐仅有轻度升高。

知识点 17：冷冻消融技术的局限性	副高：掌握　正高：掌握

冷冻消融技术的主要问题是冷冻电极针较大，不能用于经皮治疗，因此开腹术是标准途径。此外冷冻术的并发症发生率及死亡率均较高，该技术的应用范围较射频消融及微波消融局限。

第三章　超声新技术

第一节　三维超声成像

| 知识点 1：三维超声成像的基本原理 | 副高：掌握　正高：掌握 |

三维超声成像技术是将连续不同平面的二维超声图像进行计算机处理，得到一个重建的有立体感的图像，其优点是能够得到多平面的图像，尤其是传统二维超声不能得到的 C 平面，也就是冠状切面，能够对容积图像数据进行存储、处理和显示其三维立体图像，并且能够得到多平面的图像。

| 知识点 2：三维超声成像的方法 | 副高：掌握　正高：掌握 |

三维超声成像的方法：①三维超声的数据采集。②二维数据的存储。③三维重建与图像处理。④三维图像显示。

| 知识点 3：三维超声的数据采集方法 | 副高：掌握　正高：掌握 |

三维超声的数据采集方法：①手动扫查。②机械驱动扫查。③磁场空间定位扫查。④容积探头扫查。⑤二维阵探头。

| 知识点 4：三维超声图像成像方式 | 副高：掌握　正高：掌握 |

三维超声图像成像方式：①表面成像模式。②透明成像模式。③体素重建模式。④彩色模式。⑤其他方法：旋转、切割、切片、距离和容积。

| 知识点 5：三维超声成像的基本特征 | 副高：掌握　正高：掌握 |

三维超声成像的基本特征：①显示感兴趣结构的立体形态和内部结构。②表面特征。③空间位置关系。④单独显示感兴趣的结构，并精确测量其容积和体积。

| 知识点 6：三维超声成像在非活动性脏器的应用 | 副高：掌握　正高：掌握 |

三维超声成像在非活动性脏器的应用：①含液结构。②实质性组织。③胎儿。④血管

系统。⑤体积测量。

| 知识点7：三维超声成像的介入性超声诊断和治疗 | 副高：掌握　正高：掌握 |

三维超声成像的介入性超声诊断和治疗：①引导穿刺诊断或消融治疗。②实时监测心脏外科手术和介入性治疗。

第二节　超声造影

| 知识点1：超声造影剂必须具备的条件 | 副高：掌握　正高：掌握 |

（1）无毒性，最终可降解或排出体外。

（2）具有很强的散射特性。

（3）其直径应足够小，小于红细胞的直径（7μm），确保能通过肺毛细血管，进入动脉循环，从而达到造影效果而不会造成栓塞。

（4）具有足够的稳定性，在血液内保留的时间允许超声成像显示其在组织内的灌注（增强）和廓清（消退）过程。

（5）有明确的破坏阈值，具有可预测性及可重复性，能够被较快地清除。

（6）易于生产，便于储存，价格适宜。

| 知识点2：超声造影的物理基础 | 副高：掌握　正高：掌握 |

超声造影的物理基础是利用血液中气体微泡在声场中的非线性特性和所产生的强烈背向散射来获得对比增强图像。

| 知识点3：超声造影剂的分类 | 副高：掌握　正高：掌握 |

（1）以清蛋白为成膜材料的造影微泡。

（2）以表面活性剂为成膜材料的造影微泡。

（3）以糖类为成膜材料的造影微泡。

（4）以磷脂类化合物为成膜材料的造影微泡。

（5）以高分子多聚物为成膜材料的造影微泡。

| 知识点4：脂类化合物包被的造影微泡膜的形式 | 副高：掌握　正高：掌握 |

一种是脂类分子形成单分子层，包裹气体微泡；另一种是脂质形成类似于细胞膜的双分子层结构。

知识点 5：以磷脂类化合物为成膜材料的造影微泡的优势　　副高：掌握　正高：掌握

（1）具有一定的靶向性，脂质体进入人体后，易被富含网状内皮细胞的组织如肝、脾及骨髓所摄取。

（2）稳定性好，一方面常温下可保存数月不发生变化，易于商品化；另一方面在血液循环中更能耐压，且造影持续时间长，能显著增强造影效果。

（3）使用安全，脂质体的磷脂膜可生物降解，对人体无害。

知识点 6：靶向性微泡造影剂的概念　　副高：掌握　正高：掌握

靶向性微泡造影剂是指微泡表面有特异性配体的微泡，这种微泡可以通过血液循环积聚到特定的靶组织上，从而使靶组织在超声影像中得到特异性增强。

知识点 7：理想的靶向性微泡的特点　　副高：掌握　正高：掌握

（1）微泡能够到达靶目标，在靶目标聚集，与靶组织结合牢固，能耐受血流剪切力的作用。

（2）在超声检测期间微泡具有足够的稳定性。

知识点 8：靶向性配体连接到微泡表面的方法　　副高：掌握　正高：掌握

（1）静电吸附法：相对简单，但是配体和微泡往往结合得不够牢固，在实际应用上受到限制。

（2）共价连接法：在制备好的造影微泡上将功能活性化学物与造影剂表面相结合，作为一种化学桥与靶向性配体结合。

（3）亲和素-生物素连接法：亲和素与生物素之间有高度的亲和力。

知识点 9：超声造影成像方法　　副高：掌握　正高：掌握

（1）常规灰阶、频谱及彩色多普勒成像。

（2）高通滤波谐波灰阶成像（窄频带谐波技术）。

（3）彩色和能量多普勒谐波成像。

（4）间歇发射谐波灰阶成像。

（5）闪烁成像技术。

（6）低 MI 成像。

第三节 组织多普勒成像

知识点1：组织多普勒成像的概念	副高：掌握 正高：掌握

组织多普勒成像（TDI）是以多普勒原理为基础，通过特殊方法直接提取心肌运动所产生的多普勒频移信号进行分析、处理和成像，对心肌运动进行定性和定量分析的一项超声显像新技术。

知识点2：组织多普勒成像的基本原理	副高：掌握 正高：掌握

组织多普勒成像（TDI）是通过增益控制器和低通滤波器，将血流的高频信号滤除，然后采用自相关信号处理等技术，对代表心肌运动的多普勒信号进行分析、处理和彩色编码，再以不同的显示方式加以成像。

知识点3：组织多普勒成像的临床应用	副高：掌握 正高：掌握

组织多普勒成像在临床上主要应用于：①评价心脏收缩功能。②评价心脏舒张功能。③评价室壁运动。④评价心肌血流灌注。⑤评价肥厚性心脏病。⑥对心脏进行电生理研究。

第四节 超声组织谐波成像

知识点1：超声波的非线性传播的概念	副高：掌握 正高：掌握

超声波在组织中传播的过程中，对组织产生正压和负压交替的机械作用。在声波正压区，组织密度增加，声波传播速度加快，而在声波负压区，组织密度减小，声波传播速度减慢。因此，随超声波传播距离的延长，声波峰值正压区逐渐接近峰值负压区，声波波形出现畸变。当超声波能量较低时，这种畸变尚可忽略。当超声波能量较高时，就会产生明显的波形畸变。这种现象称作超声波的非线性传播。

知识点2：组织谐波成像的原理	副高：掌握 正高：掌握

谐波成像技术应用于非超声造影时称为自然组织谐波成像（NTHI）或组织谐波成像（THI）。

THI是用一定频率的探头向组织发射单一频率为f_0的超声波，组织界面回声中有谐波成分，其中二次谐波的强度相对较大，接收时通过窄带滤波器滤除基波信号f_0，提取二次谐波（$2f_0$）成分。由于发射和接收的频率相差2倍。因此通常要求使用宽频探头和宽频信号处理技术。

知识点 3：THI 的优势和局限性　　　　　　　　副高：掌握　正高：掌握

由于接收回声信号时滤过了基波信号，因此显著提高了成像的信噪比，明显降低了噪声，减少了斑点等伪像及旁瓣干扰，增强了组织对比度，提高了空间分辨力。但是，近场的谐波信号很弱，远场信号距探头距离远，频率相对较高的谐波信号衰减较大，原本较弱的谐波信号回到探头时强度更弱，以致 THI 声像图的近场和远场的分辨力下降。

知识点 4：组织谐波成像的临床应用　　　　　　　副高：掌握　正高：掌握

组织谐波成像在临床上主要应用于：①提高病变或含液空腔的边缘分辨力。②提高实质脏器病灶的检出率。③消除超声伪像。

第五节　超声弹性成像

知识点 1：超声弹性成像的基本原理　　　　　　　副高：掌握　正高：掌握

超声弹性成像的基本原理是对组织施加一个外部或内部、动态或静态的激励，使组织产生位移或速度方面的响应。弹性模量大，即硬度大的组织响应幅度小，反之亦然。通过超声成像方法，捕获组织响应的信息进行计算机处理，并以数字图像对这种响应的信息进行直观显示和量化表达，从而直接或间接地估计不同组织的弹性模量及分布差异。

知识点 2：超声弹性成像的种类　　　　　　　　　副高：掌握　正高：掌握

根据组织激励方式和提取信号的不同，超声弹性成像大致可分为基于组织应变的静态（或准静态）压缩弹性成像和基于声辐射剪切波传播速度的瞬时弹性成像两大类。

知识点 3：超声弹性成像的临床应用范围　　　　　副高：掌握　正高：掌握

目前弹性成像主要应用于乳腺、前列腺、甲状腺等表浅小器官，尤其在乳腺肿瘤方面研究较多，技术相对成熟。此外，组织弹性成像还可应用于肝纤维化的诊断、局部心肌功能评价以及肿瘤消融的检测与评估。

知识点 4：超声弹性成像的局限性　　　　　　　　副高：掌握　正高：掌握

超声弹性成像的局限性有：①深度影响。②信号提取的困难。③生理活动影响（呼吸、心跳、动脉搏动）。④患者条件。⑤操作者的技术因素。⑥重复性差。

第六节　其他新技术

知识点1：解剖 M 型成像法　　　　　　　　　　　副高：掌握　正高：掌握

解剖 M 型成像法是利用数字扫描转换器（DSC）中的计算机技术，在帧频存储器中每一帧都取一个地址的信号，形成一条特定形状的取样线，最终读取显示出来。地址是扫查深度，信号是灰度信号，形成纵轴；每一帧都有一个时间差，形成横轴，从而获得任意形状的 M 型图像。但是如果超声设备档次较低，帧频存储器所存帧数密度不够的话，就会在临床上得不到连续的 M 型图像。

知识点2：超声组织定征成像技术　　　　　　　　　副高：掌握　正高：掌握

超声组织定征（UTC）是探讨组织声学特性与超声表现之间相互关系的基础与临床研究方法，可对超声图像进行量化检测，以期达到区别不同组织、正常及异常情况以及辨别病变性质、程度的目的，具有较高的临床应用价值。

知识点3：超声组织定征成像法的成像原理　　　　　副高：掌握　正高：掌握

常规二维超声成像是对超声探头发出的超声波经人体内组织各不同界面反射回来的信号进行处理，将回波幅度量化为显示灰阶（如256），从而在显示器上获得解剖结构的显示。但这个回波幅度是原始射频（RF）信号的外包络，即处理的是经原始射频信号检波得到的信号。其实原始射频中包含了许多组织特性的信息，若对同一方向反射回来的信号连续接收和分析，可知在不同深度经频谱分析后的信号完全不同，即蕴含了不同组织的特性。

知识点4：超声回波射频信号的作用　　　　　　　　副高：掌握　正高：掌握

（1）线性作用：相长干涉和相消干涉，组织和（或）病理结构的衰减特征。

（2）非线性作用：在软组织或体液传播中波形畸变产生的谐波信息，以及由超声造影剂气泡产生的谐波及次谐波等信息。

（3）组织在外力作用下产生特性变化，致使局部传播速度的变化等。

知识点5：心肌应变和应变率成像的技术原理　　　　副高：掌握　正高：掌握

心肌应变是指心肌瞬时的长度变化率，即 $S = (l - l_0)/l_0 = \triangle l/l_0$，在此 l 是心肌即时长度，l_0 是心肌原始长度，$\triangle l$ 心肌瞬时的长度变化。

心肌应变率是心肌应变随时间的变化率，即 $SR = S/t = (\triangle l/l_0)/t = \triangle l/l_0 t$，计算单位是 $(1/s)$ 或 (s^{-1})。

应变率可以通过心肌运动速度计算得出：$SR=(v_a-v_b)/d$，单位是 $1/s$，其中 (v_a-v_b) 表示 a、b 两点的即时组织速度差，d 表示两点之间的即时距离。

因此，测得了心肌即时的组织速度，就可以求得心肌应变率，以二维动态图像为基础（而不是使用组织多普勒的方法），利用专利的室壁追踪技术来测定组织运动速度，从而建立了心肌矢量应变和应变率成像方法。

第三篇
心血管超声诊断

第一章　心脏的解剖与生理

第一节　正常心脏及大血管的解剖概要

知识点 1：心包的概念	副高：掌握　正高：掌握

　　心包是包裹心脏和出入心脏的大血管根部的圆锥形纤维浆膜囊，分内、外两层，外层为纤维性心包，内层是浆膜性心包。

知识点 2：纤维性心包的概念	副高：掌握　正高：掌握

　　纤维性心包由坚韧的纤维性结缔组织构成，上方包裹出入心脏的升主动脉、肺动脉干、上腔静脉和肺静脉的根部，并与这些大血管的外膜相延续，下方与膈中心腱相连。

知识点 3：浆膜性心包的概念	副高：掌握　正高：掌握

　　浆膜性心包位于心包囊的内层，又分脏、壁两层。壁层衬贴于纤维性心包的内面，与纤维性心包紧密相贴。脏层包于心肌的表面，称心外膜。脏、壁两层在出入心脏的大血管根部相互移行，两层之间潜在的腔隙称心包腔，内含少量浆液起润滑作用。

知识点 4：心包窦的概念	副高：掌握　正高：掌握

　　浆膜性心包脏、壁两层反折处的间隙，称心包窦。

知识点 5：心包窦的种类　　　　　　　　　副高：掌握　正高：掌握

（1）心包横窦：为心包腔在升主动脉、肺动脉干后方与上腔静脉、左心房前壁前方之间的间隙。

（2）心包斜窦：位于左心房后壁、左右肺静脉、下腔静脉与心包后壁之间的心包腔。

（3）心包前下窦：位于心包腔的前下部，心包前壁与膈之间的交角处，由心包前壁移行至下壁所形成。

知识点 6：心脏的位置、外形和毗邻　　　　　副高：掌握　正高：掌握

心脏是一个中空的肌性纤维性器官，形似倒置的、前后稍扁的圆锥体，周围裹以心包，斜位于胸腔中纵隔内，约 2/3 位于正中线的左侧，1/3 位于正中线的右侧。前方对向胸骨体和第 2~6 肋软骨，后方平对第 5~8 胸椎，两侧与胸膜腔和肺相邻，上方连出入心脏的大血管，下方为膈肌。心的长轴自右肩斜向左肋下区，与身体正中线构成 45°角。心底部被出入心脏的大血管根部和心包返折缘所固定，心室部分则活动度较大。

知识点 7：心腔　　　　　　　　　　　　　副高：掌握　正高：掌握

心脏被间隔分为左、右两半心，左、右半心由房室瓣分成左心房、左心室和右心房、右心室 4 个腔。心脏在发育过程中出现沿心脏纵轴的轻度向左旋转，故左半心位于右半心的左后方。

知识点 8：右心房的位置　　　　　　　　　副高：掌握　正高：掌握

右心房位于心脏的右上部，壁薄而腔大，可分为前、后两部。前部为固有心房，由原始心房衍变而来；后部为腔静脉窦，由原始静脉窦右角发育而成。

知识点 9：固有心房的概念　　　　　　　　副高：掌握　正高：掌握

固有心房构成右心房的前部，其内面有许多大致平行排列的肌束，称为梳状肌。梳状肌之间心房壁较薄。在心耳处，肌束交错成网。

知识点 10：腔静脉窦的位置　　　　　　　副高：掌握　正高：掌握

腔静脉窦位于右心房的后部，内壁光滑，无肌性隆起。内有上腔静脉口、下腔静脉口和冠状窦口。

知识点 11：卵圆窝的概念　　　　　　　　副高：掌握　正高：掌握

右心房内侧壁的后部主要由房间隔形成。房间隔右侧面中下部有一卵圆形凹陷，称为卵圆窝，为胚胎时期卵圆孔闭合后的遗迹，此处薄弱，是继发孔型房间隔缺损的好发部位，也是从右心房进入左心房进行心导管穿刺的理想部位。

知识点 12：科赫三角（Koch 三角）的概念	副高：掌握　正高：掌握

右心房的冠状窦口前内缘、三尖瓣隔瓣附着缘和托达罗腱（Todaro 腱）之间的三角区，称 Koch 三角。

知识点 13：右心室的位置	副高：掌握　正高：掌握

右心室位于右心房的前下方，相当于胸骨左缘第 4、5 肋软骨的后方。右心室前壁较薄，仅为左心室壁厚度的 1/3。右心室腔被一弓形肌性隆起即室上嵴分成后下方的右心室流入道（窦部）和前上方的流出道（漏斗部）两部分。

知识点 14：右心室流入道的概念	副高：掌握　正高：掌握

右心室流入道即固有心腔，是从右房室口延伸至右心室尖。室壁内面有许多纵横交错的肌隆起（肉柱），故腔面凹凸不平。基部附着于室壁、尖端突入心室腔的锥体形肌隆起，称乳头肌。

知识点 15：右心室流出道的概念	副高：掌握　正高：掌握

右心室流出道，又称动脉圆锥或漏斗部，位于右心室前上方，内壁光滑无肉柱，呈锥体状，其上端借肺动脉口通向肺动脉干。

知识点 16：左心房的位置	副高：掌握　正高：掌握

左心房位于右心房的左后方，构成心底的大部。其前方有升主动脉和肺动脉，后方与食管相毗邻。

知识点 17：左心房的分类	副高：掌握　正高：掌握

左心房可分为前部的左心耳和后部的左心房窦。

知识点 18：左心耳的解剖	副高：掌握　正高：掌握

左心耳较右心耳狭长，壁厚，边缘有几个深陷的切迹，突向左前方，覆盖于肺动脉干根部左侧及左侧冠状沟前部。左心耳内壁也因有梳状肌而凹凸不平，但梳状肌没有右心耳

发达且分布不匀。

| 知识点 19：左心房窦的解剖 | 副高：掌握　正高：掌握 |

左心房窦，又称固有心房，腔面光滑，其后壁两侧各有一对肺静脉开口，其前下部借左房室口通向左心室。

| 知识点 20：左心室的位置 | 副高：掌握　正高：掌握 |

左心室位于右心室的左后方，呈圆锥形，锥底被左房室口和主动脉口所占据。左心室壁厚约是右心室壁厚的 3 倍。

| 知识点 21：左心室腔的分类 | 副高：掌握　正高：掌握 |

左心室腔以二尖瓣前叶为界分为左后方的左心室流入道和右前方的流出道两部分。

| 知识点 22：左心室流入道的位置 | 副高：掌握　正高：掌握 |

左心室流入道位于二尖瓣前叶的左后方，其主要结构为二尖瓣复合体，包括二尖瓣瓣环、瓣尖、腱索和乳头肌。

| 知识点 23：左心室流出道的位置 | 副高：掌握　正高：掌握 |

左心室流出道又称主动脉圆锥，为左心室的前内侧部分，位于室间隔上部和二尖瓣前叶之间，室间隔构成流出道的前内侧壁，二尖瓣前叶构成后外侧壁。

| 知识点 24：主动脉的分类 | 副高：掌握　正高：掌握 |

主动脉从左心室发出，分为升部（又称升主动脉）、主动脉弓和降部（又称降主动脉）。

| 知识点 25：升主动脉的概念 | 副高：掌握　正高：掌握 |

升主动脉在中纵隔，被心包包绕，长约 50mm，接近于垂直方向，上行于右侧的主肺动脉和左侧的上腔静脉之间。

| 知识点 26：主动脉弓和胸主动脉周围的组织结构 | 副高：掌握　正高：掌握 |

主动脉弓和胸主动脉周围有气管、食管、脊柱、无名静脉、胸导管、胸腺、胸膜、肺、

左迷走神经和喉返神经等组织结构。

| 知识点 27：主肺动脉的概念 | 副高：掌握　正高：掌握 |

主肺动脉起自右心室圆锥部，根部与主动脉根共同位于心包内，位置高于主动脉根。

| 知识点 28：心脏纤维骨架的概念 | 副高：掌握　正高：掌握 |

心脏纤维骨架位于房室口、肺动脉口和主动脉口的周围，由致密结缔组织构成，质地坚韧而富有弹性，提供了心肌纤维和心脏瓣膜的附着处，在心肌运动中起支持和稳定作用。

| 知识点 29：心脏纤维骨架的分类 | 副高：掌握　正高：掌握 |

心脏纤维骨架包括左纤维三角、右纤维三角、4 个瓣纤维环（肺动脉瓣瓣环、主动脉瓣瓣环、二尖瓣瓣环和三尖瓣瓣环）、圆锥韧带、室间隔膜部和瓣膜间隔等。

| 知识点 30：心壁的组成 | 副高：掌握　正高：掌握 |

心壁由心内膜、心肌层和心外膜组成，其中心肌层是构成心壁的主要部分。

| 知识点 31：心内膜的概念 | 副高：掌握　正高：掌握 |

心内膜是覆被于心腔内面的一层滑润的膜，由内皮和内皮下层构成。

| 知识点 32：心肌层的概念 | 副高：掌握　正高：掌握 |

心肌层为构成心壁的主体，包括心房肌和心室肌两部分。

| 知识点 33：心外膜的概念 | 副高：掌握　正高：掌握 |

心外膜即浆膜性心包的脏层，包裹在心肌表面。其表面被覆一层间皮（扁平上皮细胞），间皮深面为薄层结缔组织，在大血管与心脏通连处，结缔组织与血管外膜相连。

| 知识点 34：三尖瓣及其瓣器 | 副高：掌握　正高：掌握 |

三尖瓣位于右心房与右心室之间，由 3 个瓣叶组成，此外还有三尖瓣瓣环、腱索和乳头肌等三尖瓣瓣器。

（1）瓣环：呈三角形，有三尖瓣瓣叶的基底部附着。三尖瓣瓣环隔瓣附着处横跨室间隔膜部中部，将室间隔膜部分为心房和心室两部分。室间隔膜部为三尖瓣瓣环前端，中部靠近心房侧有冠状静脉窦开口和房室结。三尖瓣瓣环前缘与右冠状动脉毗邻、相互平行。三尖瓣瓣环上缘靠近右心耳基底部，有时与窦房结动脉毗邻。

（2）瓣叶：三尖瓣的三个瓣叶分别为前瓣叶、后瓣叶和隔瓣叶。前瓣叶最宽大，通常呈半月形或四边形。后瓣叶最小，位于三尖瓣瓣环的后下方或背侧。隔瓣叶位于三尖瓣瓣环内侧。

（3）腱索和乳头肌：右心室内有三组乳头肌，并有相应的腱索连接乳头肌和三尖瓣瓣叶。

知识点35：二尖瓣及其瓣器　　　　　　　　副高：掌握　正高：掌握

二尖瓣位于左心房室之间，由两个瓣叶组成，此外还有二尖瓣瓣环、腱索和乳头肌等相应的二尖瓣瓣器。

（1）瓣环：位置靠后，前方是主动脉瓣，类似圆形，为二尖瓣两个瓣叶基底部的附着处。二尖瓣瓣环前内侧1/3为左、右纤维三角，有二尖瓣前叶基底部附着，同时与主动脉瓣左冠状动脉瓣的后半部分及无冠状动脉瓣有纤维连接。其余二尖瓣瓣环呈马蹄形，由纤维组织构成，有二尖瓣后叶基底部附着。

（2）瓣叶：分二尖瓣前瓣叶和后瓣叶。前瓣叶显得宽大，位于前内侧，靠近室间隔，其基底部附着于二尖瓣瓣环的前内侧1/3，与主动脉瓣有纤维连接。后瓣叶相对较小，位于三尖瓣瓣环的后侧，其基底部附着于二尖瓣瓣环圆周的2/3。

（3）腱索和乳头肌：两组乳头肌，有相应的腱索连接乳头肌和二尖瓣瓣叶。前外侧组乳头肌位于左心室前外侧、左心室前壁的中下1/3处。后内侧组乳头肌位于室间隔与左室后壁交界之间。

知识点36：主动脉瓣及其周围结构　　　　　　副高：掌握　正高：掌握

主动脉瓣口平面朝向右前上方，与正中矢状面之间约呈45°，与肺动脉瓣口平面几乎垂直。主动脉口附近有主动脉窦、主动脉瓣瓣环、主动脉瓣瓣叶、升主动脉根部和主动脉瓣下组织等。

知识点37：主动脉窦的概念　　　　　　　　　副高：掌握　正高：掌握

主动脉窦也称valsalva窦，系主动脉根部与主动脉瓣相对应的主动脉管腔呈壶腹状向外膨出，形成向上开口的袋状小腔。

知识点38：主动脉瓣瓣环的概念　　　　　　　副高：掌握　正高：掌握

主动脉瓣瓣环为致密的纤维组织环状索条，由主动脉瓣基底部附着，系3个弧形环相互连接而成，弧形的顶部和底部不在同一平面。

| 知识点 39：主动脉瓣瓣叶的概念 | 副高：掌握　正高：掌握 |

主动脉瓣由 3 个半月形瓣叶组成，基底部附着于主动脉瓣瓣环，瓣叶与向外呈壶腹状膨出的主动脉窦壁共同形成开口向上的袋状主动脉窦。

| 知识点 40：升主动脉根部的概念 | 副高：掌握　正高：掌握 |

升主动脉根部是指升主动脉在心包腔的部分，其上部称主动脉管，下部为主动脉窦。

| 知识点 41：肺动脉瓣的概念 | 副高：掌握　正高：掌握 |

肺动脉瓣位于肺动脉根部，由 3 个半月形瓣叶组成，分别称为左瓣叶、右瓣叶和前瓣叶，附着于肺动脉瓣瓣环。

第二节　正常心脏及大血管的生理概要

| 知识点 1：心动周期的概念 | 副高：掌握　正高：掌握 |

心动周期指心脏一次收缩和舒张构成的一个机械活动周期。其长短和心率有关。

| 知识点 2：心室收缩期的分类 | 副高：掌握　正高：掌握 |

心室收缩期可分为等容收缩期和射血期 2 个时相。

| 知识点 3：射血期的概念 | 副高：掌握　正高：掌握 |

当心室收缩使室内压升高并超过主动脉压时，血液冲开半月瓣进入主动脉，称射血期。

| 知识点 4：射血期的种类 | 副高：掌握　正高：掌握 |

射血期可分为快速射血期和缓慢射血期。

| 知识点 5：快速射血期的特点 | 副高：掌握　正高：掌握 |

在射血早期，由于心室肌强烈收缩，由心室射入动脉的血液速度快、流量大。血流量约占总射血量的 2/3，心室容积明显缩小，室内压继续上升达峰值。此期历时约 0.1 秒。

| 知识点 6：缓慢射血期的特点 | 副高：掌握　正高：掌握 |

　　快速射血期结束后，随着心室内血液减少及心室肌收缩强度减弱，心室内压自峰值逐渐下降，射血速度减慢。从主动脉压达最高点至主动脉瓣关闭的时间间期为缓慢射血期。

知识点 7：收缩末期的特点	副高：掌握　正高：掌握

　　主动脉瓣基本关闭之后，左心室仍处于收缩状态，主动脉压继续下降，但在一定时间内仍可有少量血液进入主动脉，直至左心室压明显低于主动脉压。最终左心室收缩停止。此期历时 0.04 秒左右。

知识点 8：心室舒张期的种类	副高：掌握　正高：掌握

　　心室舒张期包括等容舒张期和心室充盈期。

知识点 9：心室充盈期的种类	副高：掌握　正高：掌握

　　心室充盈期可分为快速充盈、缓慢充盈和心房收缩 3 个时相。

知识点 10：等容舒张期的概念	副高：掌握　正高：掌握

　　等容舒张期是指心室开始舒张、动脉瓣已经关闭、心室压仍高于心房压、二尖瓣和三尖瓣尚未开放、心室内压力迅速下降但容积未出现明显变化的时间间期，历时 60~80 毫秒。

知识点 11：心室充盈期的概念	副高：掌握　正高：掌握

　　随着心室继续舒张和室内压继续下降，当心室内压低于心房压时，血液冲开房室瓣进入心室，心室容积增大，称心室充盈期。

知识点 12：快速充盈期的特点	副高：掌握　正高：掌握

　　心室充盈初期，血液快速流入心室，在此期间进入心室的血液量约占总充盈量的 2/3，是心室充盈的主要阶段，历时约 0.11 秒。

知识点 13：缓慢充盈期的特点	副高：掌握　正高：掌握

　　快速充盈期之后，随着心室内血液不断充盈，房室间压力梯度逐渐减小，血液以较慢的速度进入心室，心室容积进一步增大，二尖瓣、三尖瓣处于半关闭状态，历时约 0.22 秒。

知识点 14：心房收缩期的特点	副高：掌握 正高：掌握

在心室舒张的最后 0.1 秒，下一个心动周期的心房收缩期开始。心房收缩将少量血液射入心室，使心室充盈量进一步增加 10%~30%。

知识点 15：心脏的主要功能	副高：掌握 正高：掌握

心脏的主要功能是泵出血液以满足机体新陈代谢的需要。

知识点 16：心脏泵功能的评定指标	副高：掌握 正高：掌握

对心脏泵血功能的评定，通常用单位时间内心脏射出的血量和心脏做的功作为指标。

知识点 17：每搏量的概念	副高：掌握 正高：掌握

一侧心室在一次心搏中射出的血液量称每搏量。在静息状态下，正常成年人左心室舒张末期容积约为 125ml，收缩末期容积约 50ml，两者之差即每搏量，约为 75ml。

知识点 18：射血分数的概念	副高：掌握 正高：掌握

每搏量与心室舒张末期容积的百分比称为射血分数。心脏在正常工作范围内活动时，每搏量始终与心室舒张末期容积相适应，射血分数基本不变，维持在 55%~65%。但在心室功能减退、心室异常扩大等情况下，尽管每搏量可能与正常人没有明显差别，但射血分数可明显下降。

知识点 19：心排出量的概念	副高：掌握 正高：掌握

一侧心室每分钟射出的血液量称为每分心排出量，简称心排出量。

知识点 20：心排出量的计算	副高：掌握 正高：掌握

心出血量等于心率与每搏量的乘积。左心室、右心室的心排出量基本相等。

知识点 21：影响心排出量的因素	副高：掌握 正高：掌握

心排出量与机体的新陈代谢水平相适应，可因性别、年龄及其他生理情况的不同而变化。

知识点 22：心排血指数的概念	副高：掌握 正高：掌握

以单位体表面积计算的心排出量，称为心排血指数。

知识点 23：搏功的概念　　　　　　　　　　　　　　副高：掌握　正高：掌握

搏功即每搏功，指心室一次收缩所做的功，用搏出血液增加的压强能和动能来表示。

知识点 24：影响搏功的因素　　　　　　　　　　　　副高：掌握　正高：掌握

搏功与机体氧耗量有关，即与每搏量、平均动脉压成正比。

知识点 25：每分功的概念　　　　　　　　　　　　　副高：掌握　正高：掌握

每分功是指心室每分钟所做的功，即每分功＝每搏功×心率。

知识点 26：影响心排出量的因素　　　　　　　　　　副高：掌握　正高：掌握

心排出量等于每搏量与心率的乘积，凡是影响每搏量和心率的因素均可影响心排出量。在心率恒定的情况下，心室的每搏量取决于心肌纤维缩短的程度和速度。

知识点 27：影响心肌收缩的因素　　　　　　　　　　副高：掌握　正高：掌握

影响心肌收缩的因素包括前负荷、后负荷和心肌收缩能力。

知识点 28：前负荷的概念　　　　　　　　　　　　　副高：掌握　正高：掌握

前负荷即容量负荷，是指肌肉收缩前所负载的负荷，用心室舒张末期容积表示。

知识点 29：初长度的概念　　　　　　　　　　　　　副高：掌握　正高：掌握

前负荷使肌肉在收缩之前处于某种程度的被拉长状态，使肌肉具有一定的长度，称初长度。

知识点 30：心室舒张末期容积与心肌初长度的关系　　副高：掌握　正高：掌握

心室舒张末期容积决定心肌纤维收缩之前的初始长度。当静脉回流量在一定范围内增加时，心室舒张末期容积和心肌初长度的增加导致心肌收缩力增强和心排出量增多。

知识点 31：后负荷的概念　　　　　　　　　　　　　副高：掌握　正高：掌握

后负荷是指心肌收缩时遇到的负荷（动脉血压）。

知识点 32：心肌收缩与动脉血压之间的关系　　副高：掌握　正高：掌握

当心率、心肌初长度和心肌收缩能力保持不变时，动脉血压升高使等容收缩期压力升高、等容收缩期延长以及射血期缩短、每搏量减低；同时使得心室舒张末期容积增加、心肌收缩力增强，从而使下一次每搏量有所恢复。

知识点 33：心肌收缩能力的概念　　副高：掌握　正高：掌握

心肌收缩能力是指不依赖前负荷、后负荷而是通过心肌本身收缩强度和速度的改变影响每搏量的能力。

知识点 34：影响心肌收缩能力的因素　　副高：掌握　正高：掌握

影响心肌收缩能力的因素包括胞质中的 Ca^{2+} 浓度、被活化的横桥数目、横桥周期中各步骤的速率、肌凝蛋白/肌动蛋白 ATP 酶活性以及儿茶酚胺水平。

知识点 35：心率对心排出量的影响　　副高：掌握　正高：掌握

在一定范围内心率增加可使心排出量增加。心率过快会引起心室充盈时间和充盈量降低，最终导致心排出量减低；同时心率过快还会导致心肌氧耗量明显增加，心肌缺氧会导致心肌收缩力减低。

知识点 36：心脏泵血功能的形成　　副高：掌握　正高：掌握

在整个心动周期中，心房和心室的有序收缩和舒张导致心房、心室和大动脉之间产生压力阶差，从而推动血液有序流动以完成心脏的泵血功能。

知识点 37：左心系统心房收缩期的正常心内压与心内血液循环
　　副高：掌握　正高：掌握

心房压>心室压，心室压<主动脉压，血流由心房流入心室。

知识点 38：左心系统心室收缩期的正常心内压与心内血液循环
　　副高：掌握　正高：掌握

等容收缩期时，心房压<心室压<主动脉压，血液不进不出、容积不变；快速射血期时，心房压<心室压，心室压>主动脉压，血流由心室射入主动脉；缓慢射血期时，心房压<心

室压<主动脉压，血流由心室流入主动脉。

知识点39：左心系统心室舒张期的正常心内压与心内血液循环
副高：掌握 正高：掌握

等容舒张期时，心房压<心室压<主动脉压，血液不进不出、容积不变；快速充盈期时，心房压>心室压，心室压<主动脉压，血液由心房进入心室；缓慢充盈期时，心房压>心室压，心室压<主动脉压，血液由心房进入心室。

知识点40：冠状动脉循环的概念
副高：掌握 正高：掌握

冠状动脉循环是指心脏自身的血液循环，由动脉和静脉两个系统组成。冠状动脉将动脉血输送到心脏各部，冠状静脉将静脉血反流回右心房。

知识点41：冠状动脉循环的解剖特点
副高：掌握 正高：掌握

冠状动脉循环的解剖特点有血管走行、毛细血管丰富、缺乏有效的功能吻合支。

（1）血管走行：冠状动脉的主干在心脏外表面走行；小分支常以垂直于心脏表面的方向穿入心肌，并在心内膜下层分支成网。这种分支方式使冠状动脉在心肌收缩时易受压迫。

（2）毛细血管丰富：与心肌纤维1:1相伴，交换面积大，交换速度快。

（3）缺乏有效的功能吻合支：因吻合支少而细，难以迅速建立新的侧支循环。

知识点42：冠状动脉循环的血流特点
副高：掌握 正高：掌握

（1）途径短、流速快。

（2）血压较高、灌注压大。

（3）血流量大，冠状动脉血流量占心排出量的4%～5%。

（4）动静脉血氧差大：氧耗量高，对氧的摄取率高。

（5）血流量随心动周期波动：心肌的节律性收缩对冠状动脉血流量的影响较大，左心室主要在舒张期得到血液供应。因此，动脉舒张压的高低及舒张期的长短对冠状动脉血流量的影响很大。

知识点43：冠状动脉血流量的心肌代谢水平
副高：掌握 正高：掌握

在运动、精神紧张等情况下，心肌活动增强、氧耗量增加或心肌组织氧分压降低，均可导致心肌代谢产物腺苷等的浓度增加，从而引起冠状动脉扩张、血流量增加以适应心肌对氧的需要。

知识点 44：冠状动脉血流量的神经调节　　　　　　　副高：掌握　正高：掌握

　　心脏迷走神经的直接作用是使冠状动脉扩张，但又能使心脏活动减弱和氧耗量降低，继发性引起冠状动脉收缩，两者的作用可互相抵消。心脏交感神经的直接作用是使冠状动脉收缩。但是由于心脏活动加强、代谢加速，代谢产物可引起继发性冠状动脉扩张，交感神经的缩血管作用被掩盖。

知识点 45：冠状动脉血流量的激素调节　　　　　　　副高：掌握　正高：掌握

　　肾上腺素、去甲肾上腺素、甲状腺素、血管紧张素 II 和大剂量的血管升压素均能影响冠状动脉血流量，后两者可使冠状动脉收缩、血流量减少。

第二章　心脏超声检查及正常超声表现

第一节　超声检查技术

知识点1：超声检查时患者的准备　　　　　副高：掌握　　正高：掌握

（1）经胸超声心动图受检者一般应穿着可以充分暴露检查部位的上衣。

（2）经食管超声心动图检查前应该禁食和禁水8小时。

（3）不能配合检查的儿童需要镇静后接受检查。

知识点2：超声检查时患者的体位　　　　　副高：掌握　　正高：掌握

依据探头放置部位的不同患者所采取的体位也不同：①探头置于胸骨旁、心尖区检查时，受检者通常左侧卧位或仰卧位。②探头置于胸骨上窝检查时，受检者需取肩部垫高的仰卧位。③探头置于剑突下检查时，受检者膝关节屈曲、并拢，使腹部放松。

知识点3：超声检查时的仪器　　　　　　　副高：掌握　　正高：掌握

一般采用带有相控阵探头的彩色多普勒超声仪。根据受检者年龄和体型等情况选择探头频率。成年人一般采用频率为2.0~5.0MHz的探头，儿童则用5.0~7.0MHz的探头。检查前常规连接胸导联或肢体导联心电图，并接入超声设备心电输入端口。

知识点4：二维超声心动图中胸骨旁左心室长轴切面图　　副高：掌握　　正高：掌握

探头置于胸骨左缘第3、4肋间，探测平面与右胸锁关节至左乳头的连线基本平行。

知识点5：二维超声心动图中胸骨旁左心室长轴切面图的观测内容

　　　　　　　　　　　　　　　　　　　　　副高：掌握　　正高：掌握

胸骨旁左心室长轴切面图主要观测：①左心房、左心室及右心室大小以及心腔内有无异常回声。②右心室前壁、室间隔与左心室后壁厚度、运动方向和幅度。③主动脉根部（主动脉瓣瓣环、主动脉瓣窦、升主动脉起始部）的形态和内径。④主动脉瓣的形态和开闭情况。⑤二尖瓣的形态及开放和关闭情况。⑥心包有无积液或占位性病变。⑦冠状静脉窦大小。

知识点 6：二维超声心动图中胸骨旁大动脉短轴切面图　　　副高：掌握　正高：掌握

探头置于胸骨左缘第 2、3 肋间，扫描平面与左心室长轴相垂直，平行于左肩和右肋弓的连线。

知识点 7：二维超声心动图中胸骨旁大动脉短轴切面图的观测内容

副高：掌握　正高：掌握

胸骨旁大动脉短轴切面图主要观测：①主动脉瓣，包括瓣叶数目、活动度、瓣口面积、有无赘生物附着等。②主动脉根部和主动脉窦有无窦瘤、动脉瘤及其夹层等。③左、右心房大小以及其内有无肿瘤、血栓等。④房间隔连续性是否完整。⑤三尖瓣及右心室流出道有无狭窄等。⑥肺动脉瓣、肺动脉主干及其左、右分支情况。

知识点 8：二维超声心动图中胸骨旁二尖瓣水平左心室短轴切面图

副高：掌握　正高：掌握

探头置于胸骨左缘第 3、4 肋间，自左心室长轴顺钟向旋转 90°，大约与左肩至右肋的连线平行。

知识点 9：二维超声心动图中胸骨旁二尖瓣水平左心室短轴切面图的观测内容

副高：掌握　正高：掌握

胸骨旁二尖瓣水平左心室短轴切面图主要观测：①二尖瓣前叶、后叶的形态与活动，并测量二尖瓣瓣口面积。②左心室基底部心肌室壁运动幅度和收缩期增厚率。③双侧心室的压力和容量负荷评估。

知识点 10：二维超声心动图中心尖四腔切面图　　　副高：掌握　正高：掌握

探头置于心尖搏动处，指向右侧胸锁关节。

知识点 11：二维超声心动图中心尖四腔切面图的观测内容

副高：掌握　正高：掌握

心尖四腔切面图主要观测：①各房室腔的大小、形态。②室间隔、房间隔的连续性。③二尖瓣、三尖瓣的位置、形态、活动度。④肺静脉和左心房的连续关系。⑤心包、心腔内有无异常回声。⑥测量心功能。

知识点 12：二维超声心动图中剑突下四腔切面图及观测内容

副高：掌握 正高：掌握

探头放置于剑突下，声束向上倾斜，取冠状面的扫描图像可获得剑突下四腔切面。此切面所显示的房间隔与声束方向近于垂直，不易引起回声失落，是观察房间隔是否存在缺损的理想切面。

知识点 13：二维超声心动图中主动脉弓长轴与短轴切面及观测内容

副高：掌握 正高：掌握

探头置于胸骨上窝、指向心脏。探测平面通过主动脉弓长轴，可依次显示升主动脉远端、弓部、头臂干和降主动脉近端，弓部之下为右肺动脉短轴。如旋转探头 90°、横切主动脉弓，此时除显示主动脉横断面外，尚能观察肺动脉干分支处及右肺动脉长轴。

知识点 14：二维超声心动图标准的测量方法

副高：掌握 正高：掌握

（1）测量厚度：从该结构一侧回声缘测量到另外一侧回声缘的垂直距离，如室间隔厚度指室间隔右心室心内膜面回声缘至左心室心内膜面回声缘之间的垂直距离。通常分别测量心室舒张末期和收缩末期厚度。

（2）测量内径：与测量厚度相似，如左心室腔短轴内径指从室间隔左心室心内膜面回声缘到对侧左心室心内膜面回声缘之间的直线距离。

知识点 15：M 型超声心动图的扫查

副高：掌握 正高：掌握

M 型超声心动图扫查时常在二维超声心动图的引导下进行，即先由二维图像对心脏整体形态和各个结构进行观察，而后根据需要选定取样线的方位，显示取样线方向上所有结构层次的活动情况。

知识点 16：常用 M 型超声心动图波群的种类

副高：掌握 正高：掌握

目前常用的 M 型超声心动图波群主要有心底波群（4 区）、二尖瓣波群、心室波群（2b 区）、肺动脉瓣波群。

知识点 17：心底波群（4 区）的解剖结构

副高：掌握 正高：掌握

解剖结构自前至后依次为胸壁、右心室流出道、主动脉根部及左心房。可观察右心室流出道有无增宽或狭窄、主动脉宽度和主动脉瓣的活动以及左心房大小。

（1）主动脉根部曲线：心底波群中有 2 条明亮且前后同步的活动曲线，上线代表右心室流出道后壁与主动脉前壁，下线代表主动脉后壁和左心房前壁。两线在收缩期向前，舒张期向后。曲线上各点分别称 U、V、W、V'，UV 段为上升支，代表心脏收缩时主动脉根部前移；UV'（或 V'U）段为下降支，代表心脏舒张时主动脉后移。

（2）主动脉瓣曲线：主动脉根部前、后壁 2 条强回声曲线之间可见六边形盒样结构的主动脉瓣活动曲线。收缩期两线分开，舒张期则迅速闭合成一条直线。上方曲线代表右冠状动脉瓣，下方曲线代表无冠状动脉瓣。收缩期主动脉瓣开放，曲线分离处称 K 点，位于心电图 R 波及第一心音之后，相当于射血期开始。T 波之后，心脏舒张，主动脉瓣关闭，射血期结束，前后两条曲线闭合，此点称 G 点，恰好对应第二心音。

知识点 18：二尖瓣波群的概念	副高：掌握　正高：掌握

在胸骨左缘第 3~4 肋间探测可见一组较特异的波群，其内有一活动迅速、幅度较大的曲线，为二尖瓣前叶。以此为标志，可向前或向后逐层识别其他解剖结构。由于二尖瓣在这些结构中特异性最强，故命名为二尖瓣波群。

知识点 19：二尖瓣波群的主要曲线	副高：掌握　正高：掌握

（1）二尖瓣前叶曲线（3 区）：正常人呈双峰，曲线上各段依次命名为 A、B、C、D、E、F、G 各点及峰。A 峰位于心电图 P 波之后，相当于心房收缩所致的心室主动充盈期；E 峰位于心电图 T 波之后，相当于心室舒张所致的心室快速充盈期；C 点相当于第一心音处、二尖瓣关闭；D 点在第二心音后等容舒张期末、二尖瓣开放。

（2）二尖瓣后叶曲线（2a 区）：收缩期二尖瓣前叶和后叶合拢，在曲线上形成共同的CD 段。舒张期瓣口开放，后叶与前叶分开，形成与二尖瓣前叶活动方向相反、幅度较小、呈倒影样单独活动的后叶曲线。

知识点 20：心室波群（2b 区）的解剖结构	副高：掌握　正高：掌握

解剖结构依次为胸壁、右心室前壁、室间隔、左心室腔（及其腱索）与左心室后壁。由于心腔大小与室壁厚度等均在此测量，故称为心室波群。

知识点 21：肺动脉瓣波群的特点	副高：掌握　正高：掌握

通常为后瓣曲线，收缩期肺动脉瓣开放，曲线向后；舒张期瓣膜关闭，曲线向前。

知识点 22：多普勒超声心动图的种类	副高：掌握　正高：掌握

多普勒超声心动图包括彩色多普勒血流成像（CDFI）、组织多普勒成像（TDI）和频谱多普勒技术 3 种。

知识点 23：频谱多普勒技术的种类　　　　　　　　副高：掌握　正高：掌握

频谱多普勒技术分为脉冲波多普勒（PW）和连续波多普勒（CW）2 种。

知识点 24：彩色多普勒血流成像（CDFI）的应用　　副高：掌握　正高：掌握

彩色多普勒血流成像（CDFI）主要用于观察心脏和大血管内血流的起源、方向、路径、时相、流速、性质等信息。

知识点 25：组织多普勒成像（TDI）的应用　　　　副高：掌握　正高：掌握

组织多普勒成像（TDI）主要用于观察和测量心肌运动速度、定量评价心肌的收缩和舒张功能。

知识点 26：脉冲波多普勒（PW）的应用　　　　　　副高：掌握　正高：掌握

脉冲波多普勒（PW）主要用于对心脏或血管局部血流进行定位测量。

知识点 27：连续波多普勒（CW）的应用　　　　　　副高：掌握　正高：掌握

连续波多普勒（CW）主要用于测量异常的高速血流。

知识点 28：多普勒超声心动图检查时的注意事项　　副高：掌握　正高：掌握

应根据观测的血流方向或室壁运动方向选择合适的切面，使声束方向与血流方向或室壁运动方向间的夹角尽可能小于 20°，以保证血流显示及速度测定的准确性。一般而言，二尖瓣或三尖瓣血流的检测以心尖四腔切面为首选，主动脉瓣或左心室流出道的检测以心尖五腔切面为首选，肺动脉瓣血流的检测以大动脉短轴切面为首选。

知识点 29：正常二尖瓣口血流（心尖四腔心切面）多普勒超声的表现
　　　　　　　　　　　　　　　　　　　　　　　　副高：掌握　正高：掌握

（1）CDFI：舒张期红色为主的血流由左心房经二尖瓣口流入左心室。
（2）PW：将 PW 取样容积置于二尖瓣口，可探及舒张期正向、双峰、窄带频谱。第 1 峰为 E 峰，为舒张期左心室快速充盈所致；第 2 峰较低，为 A 峰，为舒张晚期左心房收缩所致。

知识点 30：正常三尖瓣口血流（心尖四腔心切面）多普勒超声的表现
　　　　　　　　　　　　　　　　　　　　　　　　副高：掌握　正高：掌握

（1）CDFI：舒张期红色为主的血流由右心房经三尖瓣口流入右心室。

（2）PW：将 PW 取样容积置于三尖瓣口，可探及舒张期正向、双峰、窄带频谱。第 1 峰为 E 峰，为舒张期右心室快速充盈所致；第 2 峰较低，为 A 峰，为舒张晚期右心房收缩所致。

知识点 31：正常主动脉瓣口血流（心尖五腔心切面）多普勒超声的表现
　　　　　　　　　　　　　　　　　　　　　　　　　　副高：掌握　正高：掌握

（1）CDFI：收缩期蓝色为主的血流由左心室经主动脉瓣口射入主动脉。

（2）PW：将 PW 取样容积置于主动脉瓣口，可探及收缩期负向、单峰、窄带频谱，上升支速率略大于下降支速率。

知识点 32：正常肺动脉瓣口血流（胸骨旁大动脉短轴或右心室流出道长轴切面）多普勒超声的表现
　　　　　　　　　　　　　　　　　　　　　　　　　　副高：掌握　正高：掌握

（1）CDFI：收缩期蓝色为主的血流由右心室经肺动脉瓣口射入肺动脉。

（2）PW：将 PW 取样容积置于肺动脉瓣口，可探及收缩期负向、单峰、窄带频谱。

知识点 33：正常肺静脉血流（心尖四腔心切面）多普勒超声的表现
　　　　　　　　　　　　　　　　　　　　　　　　　　副高：掌握　正高：掌握

（1）CDFI：红色为主的血流由右肺静脉进入左心房。

（2）PW：将 PW 取样容积置于肺静脉瓣口，可探及三相波频谱。第 1 峰为收缩期 S 波，第 2 峰为舒张期 D 波，正常时 S>D，S 波、D 波均为正向波；第 3 波在心电图 P 波后出现，呈一负向低振幅 a 波。

第二节　心脏功能测定

知识点 1：左心室收缩功能测定的分类　　　　　　　　副高：掌握　正高：掌握

左心室收缩功能测定包括左心室整体收缩功能和左心室壁节段局部收缩功能评价两部分。

知识点 2：评价左心室收缩功能常用的参数　　　　　　副高：掌握　正高：掌握

评价左心室收缩功能常用的参数包括容积参数、左心室等容舒张期压力最大上升速率、主动脉血流动力学指标、左心室心肌应变和扭转参数以及左心室收缩同步性评价等。

知识点 3：左心室射血分数的计算   副高：掌握   正高：掌握

作为泵血器官，左心室射血分数（LVEF）是临床最常用和最重要的左心室收缩功能指标，一般通过测量左心室收缩末期和舒张末期容积，并应用下述公式计算求得：LVEF（%）=左心室每搏量/左心室舒张末期容积×100%＝（左心室舒张末期容积−左心室收缩末期容积）/左心室舒张末期容积×100%。

知识点 4：超声测量左心室容积的方法   副高：掌握   正高：掌握

超声测量左心室容积的方法包括 M 型超声、二维超声、多普勒超声和左心室容积三维测量技术。

知识点 5：采用 M 型和二维超声测量左心室容积   副高：掌握   正高：掌握

采用 M 型和二维超声测量左心室容积时，通常将左心室假设为一定的几何体模型，如长椭圆体和各种圆柱体、圆锥体组合等，测量相关径线，再依据假定的几何模型用不同公式计算出左心室收缩末期和舒张末期容积，从而求出各种容积参数，如每搏量、LVEF、心脏指数、心排出量等。

知识点 6：M 型超声测量左心室容积   副高：掌握   正高：掌握

在胸骨旁左心室长轴切面上，将 M 型取样线放置在二尖瓣腱索水平以获取 M 型心室波群曲线（即 2b 区），测量左心室收缩末期内径、舒张末期内径，根据公式容积（V）=D^3或 Teicholz 公式 $V = \left(\dfrac{7.0}{2.4 + D} \right) D^3$ 计算左心室舒张末期容积和收缩末期容积。由于计算所依据的内径仅为一个切面的内径，同时在计算容积时对心脏的形态又进行了椭圆体假设，所以 M 型超声所测左心室容积参数只适合心脏形态结构没有改变、同时不伴有节段性室壁运动异常的患者。

知识点 7：二维超声测量左心室容积   副高：掌握   正高：掌握

同样是基于假设心脏形态为椭圆体或圆锥体的基础上，在心尖切面测量心室的长径和横径，并计算收缩末期和舒张末期容积等容积参数。

知识点 8：对 Simpson 法进行修正的方法   副高：掌握   正高：掌握

对 Simpson 法进行修正的方法有单平面 Simpson 法、双平面 Simpson 法、改良 Simpson 法。

知识点 9：多普勒测定左心室每搏量和心排出量的原理　　副高：掌握　正高：掌握

多普勒测定左心室每搏量和心排出量的原理是以刚性管道横截面积以及腔内流体的流动速度为基础测算获得。

知识点 10：左心室舒张末期容积指数的计算及正常值范围

副高：掌握　正高：掌握

左心室舒张末期容积指数 = 左心室舒张末期容积/体表面积，正常值范围为（70±20）ml/m^2。

知识点 11：左心室收缩末期容积指数的计算及正常值范围

副高：掌握　正高：掌握

左心室收缩末期容积指数 = 左心室收缩末期容积/体表面积，正常值范围为（24±10）ml/m^2。

知识点 12：左心室每搏量的正常值范围　　副高：掌握　正高：掌握

左心室每搏量的正常值范围是 60~120ml。

知识点 13：心搏指数的计算及正常值范围　　副高：掌握　正高：掌握

心搏指数 = 每搏量/体表面积，正常值范围是（40±7）ml/m^2。

知识点 14：心排出量的计算及正常值范围　　副高：掌握　正高：掌握

心排出量 = 每搏量×心率，正常值范围是 3.5~8L/min。

知识点 15：心脏指数的计算及正常值范围　　副高：掌握　正高：掌握

心脏指数 = 心排出量/体表面积，正常值范围是 2.7~4.2L/m^2。

知识点 16：左心室射血分数的正常值范围　　副高：掌握　正高：掌握

左心室射血分数的正常值为 67%±8%。在静息状态下 LVEF<50% 是诊断左心室收缩功能减低的标准。

知识点 17：二尖瓣瓣环位移测定法的常用测量方法　　副高：掌握　正高：掌握

目前常用测量方法包括 M 型超声测定二尖瓣瓣环位移、组织多普勒测定二尖瓣瓣环收缩期运动速度和超声斑点跟踪成像测量二尖瓣瓣环位移等。

知识点 18：左心室压力最大上升速率的概念　　　　副高：掌握　正高：掌握

在心室等容收缩期，左心室腔内只有压力变化而没有容积变化。单位时间内左心室内压力上升速率越快，反映左心室心肌收缩力越强，此速率用 dP/dt_{max} 表示。

知识点 19：应用超声二维斑点跟踪成像技术可获取的参数

副高：掌握　正高：掌握

应用超声二维斑点跟踪成像技术不仅可以获取心肌在轴向、径向和圆周方向的应变和应变率参数，同时还能获取心室扭转参数。

知识点 20：左心室收缩同步性评价　　　　副高：掌握　正高：掌握

左心室作为一个整体，各室壁节段收缩的同步性对于左心室整体收缩功能至关重要。因此，左心室收缩同步性评价和 LVEF 一样，是衡量左心室收缩功能是否正常的重要指标之一，尤其是对慢性心力衰竭拟行再同步化治疗的患者。

知识点 21：临床评价左心室收缩同步性的指标　　　　副高：掌握　正高：掌握

目前临床评价左心室收缩同步性多采用组织多普勒成像技术，主要指标有：①各节段达到收缩峰值速度的时间标准差（Ts-SD），其正常值<33 毫秒。②达峰速度最大差值，其正常值<100 毫秒。

知识点 22：心室舒张期的时间划分的概念　　　　副高：掌握　正高：掌握

在心动周期中，心室舒张期的时间划分是指从心肌不产生力量和收缩到恢复至收缩前初始长度的过程，包括心室主动舒缓抽吸的心室松弛期以及被动充盈的心室顺应期。

知识点 23：心室松弛期的分类　　　　副高：掌握　正高：掌握

心室松弛期包括缓慢射血期、等容舒张期以及快速充盈期。

知识点 24：心室顺应期的分类　　　　副高：掌握　正高：掌握

心室顺应期包括缓慢充盈期和心房收缩期。

知识点 25：心室松弛期和顺应期的舒张功能　　副高：掌握　正高：掌握

相对于心室松弛期和顺应期的舒张功能分别称为心室的松弛性和顺应性。

知识点 26：心室松弛期的影响　　副高：掌握　正高：掌握

心室松弛期是主动耗能过程，任何影响心肌能量代谢的病理过程均可影响心室的松弛功能。

知识点 27：心室顺应期的概念　　副高：掌握　正高：掌握

心室顺应期是心室在血流惯性和心房收缩压力作用下的被动充盈过程，心室发生肥厚或纤维化等可能导致心肌僵硬度增加的病理改变，必然影响心肌的顺应性。

知识点 28：最简单、最常用的左心室舒张功能评价方法　　副高：掌握　正高：掌握

评价二尖瓣口脉冲多普勒血流频谱是最简单、最常用和经验积累最多的左心室舒张功能评价方法。

知识点 29：二尖瓣口血流频谱测定的方法　　副高：掌握　正高：掌握

二尖瓣口血流频谱的测定方法：将 PW 取样容积置于二尖瓣口，取样线与心房到心室的充盈血流方向保持平行，即可获得。二尖瓣口多普勒血流频谱通常由舒张早期快速充盈的血流 E 峰和舒张晚期左心房收缩的充盈 A 峰组成。由于二尖瓣血流频谱反映了心室舒张期左心室和左心房之间的压力变化，因此，借助于二尖瓣血流模式的变化，可以间接判断左心室舒张功能。

知识点 30：二尖瓣口血流频谱测定的检测参数　　副高：掌握　正高：掌握

二尖瓣口血流频谱具体检测参数很多，但目前得到公认的主要有舒张早期和舒张晚期充盈速度的比值，即 E/A 比值和舒张早期 E 峰的减速时间（DT）。当舒张期左心室和左心房压力均在正常范围时，左心室舒张充盈量的 60%～70% 在舒张早期完成，E/A>1，DT = 150～250 毫秒。当舒张早期松弛性受损，左心室压力下降缓慢且充盈量减少，而舒张晚期充盈量相对增加，导致 E/A<1 和 DT 延长。

知识点 31：影响左心室充盈的因素　　副高：掌握　正高：掌握

影响左心室充盈的因素包括：①年龄、呼吸、心率、PR 间期等生理性因素，尤其是年龄和心率因素在诊断中必须考虑。②除了左心室松弛性外，左心室顺应性、左心房压、左

心室收缩功能和左心室收缩末容积、左心房顺应性和收缩力等均有影响。

知识点 32：限制性充盈的概念　　　　　　　副高：掌握　正高：掌握

当舒张功能进一步显著受损时，舒张晚期左心室顺应性严重减低、左心室舒张末压和左心房压显著增高时，二尖瓣口血流频谱表现为 E 峰高尖、A 峰低矮甚至消失。E/A>2 和 DT<120 毫秒，称为限制性充盈，往往是舒张功能严重受损的表现，并提示患者预后不良。

知识点 33：肺静脉血流频谱测定的方法　　　　副高：掌握　正高：掌握

通常将 PW 取样容积放置于心尖四腔心切面右上肺静脉，距入口处 1~2mm，超声束与肺静脉血流方向一致，记录肺静脉血流频谱。

知识点 34：肺静脉血流频谱的分类　　　　　副高：掌握　正高：掌握

肺静脉血流频谱包括收缩期波（S）、舒张期波（D）和舒张晚期心房血流逆向波（PVa），收缩期偶可见双峰（S_1、S_2）。

知识点 35：肺静脉血流频谱测定的参数　　　　副高：掌握　正高：掌握

肺静脉血流频谱测定的参数包括 S、D、PVa 和 PVa 持续时间。S/D、PVa 和 PVa 持续时间可反映左心室顺应性和左心室充盈压。

知识点 36：等容舒张时间（IVRT）的概念　　　副高：掌握　正高：掌握

等容舒张时间（IVRT）指主动脉瓣关闭至二尖瓣开放的时间，正常为 70~110 毫秒。

知识点 37：二尖瓣血流传播速度（FVP）的原理　副高：掌握　正高：掌握

在舒张早期，二尖瓣开放后，由于左心室继续松弛产生抽吸动力，驱动血流进入心室并向心尖流动。心室内压下降得越快，血流由瓣口播散到心尖的速度越快。但舒张功能减低时，左心室舒张末压升高，左心室腔内压力梯度减小，血流由瓣口播散到心尖的速度减慢。与二尖瓣血流频谱主要反映左心房、左心室间的压差不同，FVP 主要反映左心室内压力梯度，后者主要与左心室的松弛性有关。

知识点 38：二尖瓣血流传播速度（FVP）的检测方法　副高：掌握　正高：掌握

FVP 采用彩色 M 型多普勒超声检测。在左心室心尖长轴切面用 CDFI 显示二尖瓣的左心室舒张期血流，调整 M 型取样线使之与舒张早期充盈血流平行，并通过血流束中心，然后启动 M 型即可。目前临床多采用舒张早期血流线性节段的斜率测定 FVP，正常人平均值一般 >45cm/s。FVP 也受年龄和心率的影响，在结果判读时应该予以注意。

知识点 39：左心室充盈频谱的分类	副高：掌握　正高：掌握

（1）正常舒张充盈类型：正常年轻人中，心肌弛缓和左心室弹性回缩快速、有力，左心室充盈大部分在舒张早期完成。随着年龄增长，心肌弛缓速率有缓慢下降的趋势，导致舒张早期左心室充盈减少而舒张晚期的左心房收缩代偿增加。因此，随着年龄增长，有 E 峰高度下降及 DT 延长的趋势，而 A 峰逐渐升高。60 岁左右 E 峰和 A 峰高度相近，而 60 岁以上通常 E/A<1。

（2）弛缓异常类型：几乎所有的心脏病最初的左心室充盈异常表现为左心室弛缓延迟或受损，典型的心脏病变有左心室肥厚、肥厚型心肌病和心肌缺血等。

（3）伪正常充盈类型：随着疾病进展，舒张功能进一步受损，出现左心室顺应性减退，继而导致左心房压增高，以致 E 峰增高。由于舒张早期左心室压快速上升以至更快接近左心房压，E 峰的 DT 缩短，从而逆转和掩盖弛缓延迟频谱而出现类似正常的充盈类型，即 E/A>1 和 DT 为 160~240 毫秒。伪正常充盈类型代表左心室中度舒张功能异常，患者往往有器质性心脏病变的证据（如 LVEF 减低、左心房内径增大和左心室肥厚等）。

（4）限制型充盈类型：随着疾病进展，舒张功能显著受损，显著增高的左心房压导致二尖瓣提早开放（等容舒张时间缩短），舒张早期跨二尖瓣压增大以至 E 峰增高；少量血液充盈僵硬的左心室（顺应性明显下降）即可导致左心室舒张压的迅速上升，左心室和左心房压的快速平衡而出现 DT 缩短；舒张晚期左心房收缩虽可增加左心房压，但同期左心室压的更快上升导致 A 峰速度减慢和持续时间缩短。

知识点 40：正常舒张充盈类型的表现	副高：掌握　正高：掌握

正常舒张充盈类型表现为 1<E/A<2，DT 为 160~240 毫秒，IVRT 为 70~90 毫秒，A 波持续时间≥PVa 波持续时间。超声检查心脏往往无显著的形态和功能异常。

知识点 41：弛缓异常时左心室充盈的表现	副高：掌握　正高：掌握

弛缓异常时左心室充盈表现为 E 峰下降，A 峰升高，E/A<1，DT 延长（>240 毫秒）；肺静脉 D 峰与 E 峰相似，也出现下降，而 S 峰代偿增加，S/D>1，PVa 大小和持续时间通常正常。

知识点 42：伪正常和正常充盈类型的鉴别	副高：掌握　正高：掌握

伪正常和正常充盈类型的鉴别方法有：①肺静脉频谱：伪正常者 PVa 波持续时间大于二尖瓣 A 波持续时间或肺静脉 S<D。②对于伪正常者，减少前负荷（如 Valsalva 动作）可

使 E/A 比<1。③伪正常者彩色 M 型二尖瓣血流传播速度减小。④伪正常者组织多普勒测定二尖瓣瓣环 Ea/Aa<1。

知识点 43：限制型舒张充盈的特征　　　　　副高：掌握　　正高：掌握

限制型舒张充盈的特征为 E 峰明显升高，A 峰减小，E/A>2，IVRT<70 毫秒，DT<160 毫秒，二尖瓣 A 波持续时间<PVa 的持续时间，肺静脉 S<D，PVa 通常增加。必须强调的是限制型充盈左心室弛缓受损依然存在，只是左心室顺应性显著减退和左心房压显著升高掩盖了左心室弛缓受损的存在。限制型充盈患者在进行超声心动图检查时往往存在器质性心脏病的证据，且患者有心功能不全的临床表现。

知识点 44：右心室的特点　　　　　副高：掌握　　正高：掌握

与左心室相比，右心室具有室壁薄、收缩力弱、后负荷小、顺应性较大等特点。

知识点 45：右心室射血分数的测量　　　　　副高：掌握　　正高：掌握

射血分数矫正了右心室前负荷对心搏量的影响，是定量分析右心室收缩功能较好的指标。虽然二维超声在测定右心室容积上误差较大，但计算射血分数时收缩期末容积和舒张期末容积的测量误差倾向于相互抵消，因此，二维超声测量右心室射血分数的准确性高于右心室容积。

知识点 46：测量右心室射血分数产生误差的原因　　　　　副高：掌握　　正高：掌握

测量右心室射血分数产生误差的主要原因是心尖双平面未能包括右心室流出道以及右心室形态不规则。同理，实时三维超声心动图理论上应该是测量右心室射血分数的可靠方法。

知识点 47：三尖瓣瓣环位移的测量　　　　　副高：掌握　　正高：掌握

（1）M 型超声测量三尖瓣侧壁瓣环收缩期最大位移是早期比较常用的指标，其正常值>15mm，右心功能不全时<15mm。

（2）组织多普勒成像记录整个心动周期中三尖瓣瓣环的速度曲线，计算收缩期最大速度、收缩期位移以及等容收缩期加速度。

知识点 48：右心室舒张的分类　　　　　副高：掌握　　正高：掌握

右心室舒张包括等容舒张期和充盈期两个时相。

知识点49：右心室舒张功能测定的方法　　　　　　　　　*副高：掌握　正高：掌握*

（1）右心室压力最大下降速率：为右心室压力曲线下降斜率的最大值，其绝对值越大，表明右心室心肌松弛速度越快。右心室压力的下降速度可由三尖瓣反流频谱的下降速度加以估测，与心导管所测数值相关性良好。

（2）等容舒张时间（IVRT）：为右心室从肺动脉瓣关闭到三尖瓣开放的时间间期，正常值为 40～90 毫秒。当右心室心肌松弛性降低、松弛速率减慢时，IVRT 延长，反之，IVRT 缩短。

（3）三尖瓣血流舒张早期最大流速（E 波）：正常值为 0.3～0.7m/s。当右心室心肌松弛性降低时，E 波减低。相对于二尖瓣而言，三尖瓣血流频谱受呼吸的影响明显，吸气时 E 波流速增高，呼气时 E 波速度减低。

（4）三尖瓣血流心房收缩期最大流速（A 波）：正常状态下，A 波流速低于 E 波；当右心室心肌松弛性下降时，由于舒张早期右心室充盈减少，心房收缩期右心房容量增大，右心房代偿性收缩增强，A 波增高。

（5）三尖瓣血流舒张早期与舒张晚期峰值流速比值（E/A）：正常状态下，右心室舒张早期血流速度和充盈量均大于心房收缩期，E/A>1；当右心室心肌松弛性下降时，E/A<1。本参数受年龄、心率等因素影响，诊断时应予考虑。

第三章　心脏瓣膜病

第一节　二尖瓣狭窄

知识点1：二尖瓣狭窄的病因　　　　　　　　　　副高：掌握　正高：掌握

二尖瓣狭窄的主要病因为风湿性损害所致的二尖瓣瓣膜病变。由于反复的风湿性瓣膜炎症改变，瓣叶交界处粘连、融合，瓣叶增厚、畸形，瓣膜开放面积缩小而形成狭窄，其病变亦可累及腱索及乳头肌。

知识点2：二尖瓣狭窄的症状　　　　　　　　　　副高：掌握　正高：掌握

左心房代偿期无症状，衰竭时出现肺淤血症状，轻者劳累后出现心悸、气短、咳嗽，重者为阵发性夜间呼吸困难或端坐呼吸，可有不同程度的咯血，肺水肿时咳出粉红色泡沫痰，右心衰竭时表现为水肿、腹水、肝大。体征有二尖瓣面容、第一心音亢进且呈拍击样、心尖区可闻及局限的低音调、隆隆样的舒张中晚期杂音，呈递增型。

知识点3：二尖瓣退行性病变的表现　　　　　　　副高：掌握　正高：掌握

二尖瓣退行性病变主要表现为瓣环钙化，常见于患有高血压、动脉粥样硬化的老年患者，通常不影响血流动力学或引起瓣膜关闭不全，仅少数情况下瓣叶增厚、钙化会引起瓣叶狭窄，瓣叶增厚或钙化以瓣叶根部明显，这与风湿性病变主要累及瓣尖不同。

知识点4：二尖瓣狭窄时，M型超声心动图的表现　副高：掌握　正高：掌握

二尖瓣狭窄时，M型超声心动图上主要表现为前叶和后叶开放幅度降低、后叶与前叶同向运动及EF斜率减慢，前叶E、A两峰间的F点凹陷消失，呈平台状曲线，即城墙样改变。

知识点5：二尖瓣狭窄时，左心长轴切面观的表现　副高：掌握　正高：掌握

左心长轴切面观二尖瓣瓣叶增厚、回声增强，瓣口狭窄而致开放受限，在瓣体增厚或瘢痕化、钙化不严重而瓣体尚柔软时，前叶可出现舒张期气球样变，短轴观二尖瓣舒张期瓣口面积缩小，呈鱼口样改变。病变严重者常致瓣下结构的腱索及乳头肌明显增厚、钙化，

此时瓣叶活动僵硬。

| 知识点 6：二尖瓣狭窄时，心脏形态结构的表现 | 副高：掌握 正高：掌握 |

心脏形态结构的改变，表现为左心房扩大，单纯二尖瓣狭窄时左心室大小可在正常范围内或因充盈不足而偏小。病变发展至晚期时，因肺淤血、肺循环阻力增大，可出现不同程度的肺静脉扩张及右心室扩大。心房颤动时表现为双心房增大，此时也易形成血栓，常附着于左心耳或左心房后侧壁，少数附着于房间隔上，表现为附着在上述部位的、形态多样的稍强或低回声团。

| 知识点 7：二尖瓣狭窄时，彩色及频谱多普勒超声的表现 | 副高：掌握 正高：掌握 |

彩色多普勒显示舒张期二尖瓣口左心室侧窄带涡流血流信号。如合并二尖瓣关闭不全，收缩期左心房侧可出现异常反流血流束。频谱多普勒有典型的全舒张期和位于基线以上、方向朝上的、双峰实填的宽带频谱，峰值流速测值较正常增快。多普勒定量评估有二尖瓣口面积减小、二尖瓣口跨瓣压差明显增大的表现。二尖瓣狭窄时左心房压增高，导致肺静脉高压，继而出现肺动脉高压，多普勒超声经三尖瓣反流频谱可测定肺动脉压。

| 知识点 8：二尖瓣跨瓣压差的概念 | 副高：掌握 正高：掌握 |

依据改良 Bernoulli 方程 $\triangle P = 4V^2$ 可测得二尖瓣口跨瓣压差，常用峰值、舒张末期及平均跨瓣压差表示。

| 知识点 9：平均跨瓣压差的测量概念 | 副高：掌握 正高：掌握 |

平均跨瓣压差的测量是指瞬时跨瓣压差时间积分后的平均，而不是用平均速度来计算跨瓣压差。

| 知识点 10：跨瓣压差的影响因素 | 副高：掌握 正高：掌握 |

跨瓣压差受跨瓣血流量、心率、心排出量及瓣口反流等多因素的影响。

| 知识点 11：二尖瓣狭窄程度的瓣口面积测定方法 | 副高：掌握 正高：掌握 |

（1）二维超声直接测量瓣口面积：无论经食管超声还是经胸壁超声，在二尖瓣水平心室短轴切面直接勾画测得的瓣口面积代表瓣口解剖面积。测量时注意选择精确的、真正横切二尖瓣口的切面；增益条件宜小不宜大，时相应严格控制在舒张早期二尖瓣最大限度开放时；勿将大的回声失落亦勾画在瓣口轮廓内。

（2）压差减半时间法：利用经验公式 $MVA = 220/PHT$ 可以测量自然瓣二尖瓣狭窄瓣口的面积，不能用于计算人工瓣的瓣口面积。应用连续多普勒获取二尖瓣血流频谱，PHT 为峰值压差降至其 1/2 压差时所需的时间，沿频谱下降斜坡描绘后，超声仪可自动计算出 PHT 和 MVA。除瓣膜狭窄程度外，某些因素也可影响 PHT，如主动脉瓣反流、左心房顺应性、左心室舒张功能等，PHT 法多用于单纯二尖瓣狭窄。

（3）连续方程法：一般连续方程法所测量的均为有效面积而非解剖面积，故测量值比心导管所测值低，但相关性良好。

（4）彩色多普勒近端血流汇聚（PISA）法：应用血流汇聚法评价二尖瓣狭窄的严重程度，不受二维超声直接瓣口面积测量法和多普勒压差减半时间法许多影响因素的限制（如瓣口形状、增厚程度、钙化程度、合并反流、操作手法、仪器条件等），经胸壁超声检查时可在心尖左心长轴切面、两腔切面或四腔切面上进行，经食管超声心动图检查时，由于左心房内血流汇聚区显示范围大而清晰，尤其适宜应用该法进行定量研究。

| 知识点 12：二尖瓣狭窄时，三维超声心动图的显像 | 副高：掌握　正高：掌握 |

三维超声心动图实时显像可实时、动态、方便地观察到二尖瓣的立体形态结构，全容积显像可自由切割、旋转，从左心房侧或左心室侧观察二尖瓣的短轴立体剖面图。二尖瓣狭窄时瓣膜增厚、钙化，前后叶联合部粘连，开放受限，瓣口面积减小，瓣口的几何形状不规则。对二尖瓣狭窄的跨瓣血流亦可进行三维重建，从而客观揭示该异常血流的立体轮廓、截面、分布与动态改变。

| 知识点 13：经食管超声心动图显示二尖瓣的位置 | 副高：掌握　正高：掌握 |

二尖瓣的位置在四组心脏瓣膜中最靠后，经食管超声检查时因探头位于食管内，紧邻心脏深层结构，所以在显示左心房、左心耳、房间隔和整个二尖瓣装置（包括瓣环、瓣叶、腱索和乳头肌）时比经胸壁超声心动图更为优越。

| 知识点 14：二尖瓣狭窄的鉴别诊断 | 副高：掌握　正高：掌握 |

对于左心室容量负荷增大的疾病，由于流经二尖瓣口的血流量增多，多普勒超声显像表现为色彩明亮、流速加快的血流束，但血流束较二尖瓣狭窄者明显增宽，且为层流。在扩张型心肌病及冠心病等患者中，左心室功能减退，因而二尖瓣开口幅度减小，但血流速度明显减慢、离散度小，仍具有层流的特点。配合二维图像的观察均可以进行鉴别。

第二节　二尖瓣关闭不全

| 知识点 1：二尖瓣关闭不全的概念 | 副高：掌握　正高：掌握 |

二尖瓣关闭不全为各种原因所致二尖瓣装置解剖结构或功能的异常，造成收缩期血流迅速或缓慢地反流入左心房。

知识点 2：二尖瓣关闭不全的病理生理和临床表现　　副高：掌握　　正高：掌握

二尖瓣关闭不全的病理生理和临床表现取决于反流量、左心室的功能状态和左心房的顺应性。

知识点 3：慢性轻度和中度二尖瓣关闭不全患者的症状　　副高：掌握　　正高：掌握

多数慢性轻度和中度二尖瓣关闭不全患者可保持长期无症状。由于左心房容量增加、压力升高，久之导致左心室容量负荷过重，左心室失代偿、功能减退，出现心排出量降低等症状，最终引起左心衰竭。

知识点 4：二尖瓣关闭不全的病因　　副高：掌握　　正高：掌握

二尖瓣关闭不全的病因繁多，其中风湿性瓣膜病变最常见，其他常见的病因有二尖瓣脱垂、腱索断裂、乳头肌功能不全或断裂、二尖瓣赘生物或穿孔、二尖瓣退行性病变。

知识点 5：二尖瓣关闭不全的二维图像表现　　副高：掌握　　正高：掌握

风湿性病变者可见瓣膜增厚、回声增强。腱索断裂时瓣叶可出现连枷样运动，可导致重度关闭不全，出现大量反流。二尖瓣脱垂者两瓣叶不能闭合，收缩期瓣叶脱向左心房侧，出现不同程度的反流。感染性心内膜炎者可检出附着在瓣膜上的赘生物。

知识点 6：二尖瓣关闭不全的彩色多普勒超声显示　　副高：掌握　　正高：掌握

彩色多普勒显示收缩期二尖瓣口左心房侧出现蓝色为主、五彩镶嵌的血流束。反流束是二尖瓣关闭不全的特征性表现，是诊断二尖瓣反流最直接的依据。二尖瓣前叶病变为主者，反流束为朝向左心房后壁的偏心性血流；两叶对合不良者，反流束朝向左心房中央；而后叶病变为主者，反流束偏向左心房前侧。

知识点 7：晚期二尖瓣关闭不全的超声表现　　副高：掌握　　正高：掌握

表现为：①频谱多普勒见收缩期二尖瓣口左心房侧出现高速、宽频带湍流。②左心房大，左心室大；晚期患者右心房、右心室也可扩大，在乳头肌功能不全等缺血性心肌病中，可见相关室壁的局部运动异常。③晚期患者左心功能有不同程度的减低。

知识点 8：二尖瓣关闭不全的定量评估   副高：掌握   正高：掌握

（1）根据彩色反流束半定量估计反流程度。
（2）反流分数的测定。
（3）PISA 法测定反流量。
（4）生理性反流。

知识点 9：反流束长度分级法   副高：掌握   正高：掌握

临床常用反流束长度分级法，即反流束局限在二尖瓣瓣环附近为轻度，达左心房中部为中度，达左心房顶部为重度。

知识点 10：彩色多普勒血流成像勾画的最大反流束面积分级标准
     副高：掌握   正高：掌握

依据彩色多普勒血流成像勾画的最大反流束面积进行分级的标准为：反流束面积 $<4cm^2$ 为轻度，介于 $4\sim10cm^2$ 为中度，$>10cm^2$ 为重度；或根据反流束面积与左心房面积的比值进行分级，比值 $<20\%$ 为轻度，$20\%\sim40\%$ 为中度，$\geqslant40\%$ 为重度。

知识点 11：反流分数的测定   副高：掌握   正高：掌握

反流分数的测定是根据连续方程的原理，在无二尖瓣反流的患者中，主动脉瓣口血流量应等于二尖瓣血流量，而在单纯二尖瓣反流的患者中，主动脉瓣口血流量加上二尖瓣反流量才是全部左心室每搏量，亦即收缩期二尖瓣反流量应为舒张期二尖瓣前向血流量（代表总的每搏量）与收缩期主动脉瓣前向射血量（代表有效的每搏量）的差值，各瓣口血流量计算为多普勒速度时间积分乘以该瓣口的面积。

知识点 12：PISA 法测定反流量   副高：掌握   正高：掌握

二尖瓣关闭不全时，大量血液由左心室通过狭小的反流口反流入左心房中，在反流口的左心室侧形成血流汇聚区，根据此血流汇聚区的大小可定量计算二尖瓣反流量。

知识点 13：关于生理性反流   副高：掌握   正高：掌握

关于生理性反流，一般认为反流信号微弱，范围局限，反流束长度 $<1.5cm$，反流面积 $<1.5cm^2$，反流速度 $<1.5m/s$，所占面积与左心房面积之比 $<3.5\%$，占时短暂（$\leqslant0.1$ 秒），起始于收缩早期，一般不超过收缩中期，或占时不超过收缩期的 60%，同时无瓣膜形态、活动异常或心腔大小改变者为生理性反流。

知识点 14：重度二尖瓣反流的评估指征　　　　副高：掌握　正高：掌握

重度二尖瓣反流的评估指征包括伴随重度二尖瓣形态学破坏，如腱索或乳头肌断裂；瓣膜对合时出现明显缝隙；反流束进入左心房上部，甚至折返回其起始处附近；肺静脉血流频谱出现收缩期负向倒流波；二尖瓣反流束起点处宽度≥0.7cm，反流束面积/左心房面积>40%（中心性反流），反流量≥60ml，反流分数≥50%。

知识点 15：二尖瓣病变时，三维超声心动图的显示　　　　副高：掌握　正高：掌握

三维超声心动图使二尖瓣病变的形态更为直观，病变的定位及范围判定更为准确，可以从心房向心室角度，或从心室向心房的角度直观地显示整个二尖瓣口及瓣叶的形态、大小、整个对合缘的对合和开放状态，而这些是二维超声无法显示的。

知识点 16：二尖瓣关闭不全的鉴别诊断　　　　副高：掌握　正高：掌握

二尖瓣反流的定性诊断并不困难，需要与之鉴别的病变罕见。极少数情况下，需要与位于二尖瓣口附近的主动脉窦瘤破入左心房及冠状动脉左房瘘鉴别。这两种病变的特点是异常血流为双期或以舒张期为主，加之相应的主动脉窦和冠状动脉形态结构的异常不难作出鉴别。

第三节　主动脉瓣狭窄

知识点 1：主动脉瓣狭窄的临床与病理　　　　副高：掌握　正高：掌握

主动脉瓣狭窄临床主要见于风湿性心脏病、主动脉瓣二叶畸形合并瓣膜钙化和瓣膜退行性病变。在欧美国家，因主动脉瓣狭窄而换瓣的患者中，约1/2 的患者其病因为瓣膜二叶畸形合并钙化，其次为瓣膜退行性病变，再次为风湿性病变，然而在世界范围（包括我国），最常见的病因还是风湿性心脏病。

正常主动脉瓣口面积为 3.0~4.0cm^2，当瓣口面积减小 1/2 时，瓣两端的压力阶差明显上升。左心室收缩压代偿性升高，出现血流动力学意义上的梗阻，可导致心室壁肥厚，左心室舒张功能受损，严重的心肌肥厚可使左心室舒张末压上升，从而导致左心房、肺静脉压力升高，临床上患者会出现呼吸困难、心绞痛、晕厥，甚至休克。

知识点 2：主动脉瓣狭窄的 M 型和二维超声心动图的表现　副高：掌握　正高：掌握

（1）主动脉瓣 M 型曲线见主动脉瓣反射增强，开放幅度减小，主动脉壁 M 型曲线主波低平，重搏波不明显。

（2）主动脉瓣瓣叶不同程度增厚，回声增强，活动受限，开口间距减小。主动脉根部

短轴切面见瓣口开放面积减小。

（3）主动脉瓣二叶畸形时大动脉短轴切面常见右冠瓣和左冠瓣融合，形成大的前瓣和小的后瓣（约占80%），或右冠瓣和无冠瓣融合，形成大的右瓣和小的左瓣（约占20%），左冠瓣和无冠瓣融合少见。收缩期瓣叶开放呈鱼口状，闭合时如有融合界嵴存在则形似三叶瓣。长轴切面多见瓣叶不对称，开放呈穹顶状，可合并舒张期瓣叶脱垂。儿童和青少年可仅有狭窄而无明显钙化，但成年患者一般可见明显钙化。主动脉瓣退行性病变钙化多见于瓣叶中部和瓣膜交界处。瓣叶增厚变形，反射增强、增多，开放受限。主动脉口狭窄除瓣膜本身病变的原因外，尚可由主动脉瓣下狭窄及主动脉瓣上狭窄引起。

（4）主动脉根部内径增宽，病程长、狭窄严重者升主动脉可呈囊状扩张。

（5）左心室壁向心性肥厚，其厚度≥12mm。

（6）早期左心室不大，左心室舒张功能可降低，收缩功能处于正常范围；病变晚期左心室亦可增大，失代偿时左心室收缩功能亦降低。

知识点3：主动脉瓣狭窄的彩色和频谱多普勒超声显示　　副高：掌握　正高：掌握

彩色多普勒显示主动脉瓣口收缩期出现五彩镶嵌状的高速射流信号。连续多普勒于狭窄的主动脉瓣口记录到收缩期高速射流频谱。频谱形态为单峰曲线，其上升支速度变缓，峰值后移，射血时间延长。狭窄越重，以上改变越明显，流速也越高。

知识点4：主动脉瓣狭窄程度分级　　副高：掌握　正高：掌握

主动脉瓣狭窄程度一般根据收缩期主动脉瓣射流的跨瓣压差、血流峰速及主动脉瓣开放面积综合评定，分为轻、中、重三度，见下表。

主动脉瓣狭窄程度分度

分度	峰值血流速度（m/s）	平均跨瓣压差（mmHg）	瓣口面积（cm²）
轻度	2.6~2.9	<20	>1.5
中度	3.0~4.0	20~40	1.0~1.5
重度	>4.0	>40	<1.0

知识点5：主动脉瓣狭窄程度评估的影响因素　　副高：掌握　正高：掌握

对主动脉瓣狭窄程度的评估造成影响的因素有：①左心室收缩功能不全可降低主动脉瓣口峰速和压差，形成低速、低压差性主动脉瓣狭窄，表现为瓣口面积<1.0cm²、左心室EF值<40%、平均跨瓣压差<40mmHg。②左心室肥厚导致左心室容积减小时，每搏量减小，瓣口面积一定时其瓣口峰速和压差要小于预期值。③未控制的高血压会影响瓣膜狭窄程度的评估，建议超声检查前应尽可能控制高血压。④轻度和中度的主动脉瓣反流对狭窄程度

的评估影响不大，但重度主动脉瓣反流时由于收缩期跨瓣血流量增加，瓣口面积一定时其瓣口峰速和压差要大于预期值。⑤重度二尖瓣反流使跨主动脉瓣的血流减少，导致主动脉瓣口峰速和跨瓣压差降低。⑥高心排出量（如血液透析、动静脉瘘、甲状腺功能亢进症等）患者主动脉瓣口峰速和压差增加，应注意鉴别。

| 知识点6：主动脉瓣狭窄的三维超声心动图显示 | 副高：掌握　正高：掌握 |

三维超声心动图可充分显示主动脉瓣叶的整体形态。主动脉瓣狭窄患者，可见主动脉瓣增厚，瓣叶边缘粗糙。狭窄的主动脉瓣口的全貌显示得十分清楚。利用三维超声心动图不但可直观、简便地对主动脉瓣狭窄作出定性诊断，还可对狭窄的瓣口进行更为准确的定性评估。

| 知识点7：主动脉瓣狭窄经食管超声心动图的图像 | 副高：掌握　正高：掌握 |

不同病变导致的主动脉瓣狭窄，其瓣叶的超声图像改变类似于经胸检查，但经食管探查所得的图像更为清晰，对病变的判断更为准确。

| 知识点8：主动脉瓣下狭窄的鉴别诊断 | 副高：掌握　正高：掌握 |

主动脉瓣下狭窄可观察到主动脉瓣瓣下纤维隔膜、纤维肌性隔膜或肥厚的室间隔基底部伸向左心室流出道，造成左心室流出道的狭窄，主动脉瓣正常或轻度增厚，但开口间距和开放面积无缩小。彩色多普勒显示收缩期左心室流出道的射流束起源于主动脉瓣下狭窄发生的部位。

| 知识点9：主动脉瓣上狭窄的鉴别诊断 | 副高：掌握　正高：掌握 |

主动脉瓣瓣上狭窄可见升主动脉（通常是窦管交接部）局限性狭窄，主动脉瓣开放正常，彩色多普勒可显示起源于升主动脉狭窄段的高速射流。

| 知识点10：导致主动脉血流量增多的疾病的鉴别诊断 | 副高：掌握　正高：掌握 |

导致主动脉血流量增多的疾病可见于主动脉瓣反流、动脉导管未闭、主动脉窦瘤破裂等，由于主动脉血流量明显增多，主动脉瓣口的射流速度增快，但主动脉瓣开放正常。彩色多普勒所显示的主动脉血流为一宽阔、明亮的血流带，而非窄细的射流束。

第四节　肺动脉瓣狭窄

| 知识点1：肺动脉瓣狭窄的概念 | 副高：掌握　正高：掌握 |

肺动脉瓣狭窄是一种常见的心脏畸形，肺动脉瓣狭窄有广义和狭义两种。

（1）广义的肺动脉瓣狭窄：包括发生于右心室漏斗部、肺动脉瓣、肺动脉主干及其分支的狭窄。

（2）狭义的肺动脉瓣狭窄：是指单纯发生于肺动脉瓣的狭窄，占所有先天性心脏病的12%～18%。

肺动脉瓣狭窄可合并其他心脏畸形，如房间隔缺损、卵圆孔未闭等。

知识点2：肺动脉瓣狭窄的病理生理	副高：掌握　正高：掌握

肺动脉瓣狭窄的病理生理改变主要表现为右心室后负荷增加及射血受阻。轻度或中度狭窄对血流动力学无明显影响，静息及活动状态下，右心室排血量均可维持正常。而重度狭窄时，右心室射血受阻，排血量明显减少，活动时排血量进一步减少，可致脑供血不足而引发晕厥；同时因右心排血量降低，右心室收缩期末容积增加，随之右心室扩大，右心室压力升高，形成功能性三尖瓣关闭不全。此外，右心室为了克服肺动脉狭窄的阻力，右心室收缩压增加。长期重度的肺动脉狭窄导致严重的右心室肥厚，心肌发生退行性改变，出现右心室心肌纤维化，右心室充盈压进一步升高，继而出现右心衰竭和各种心律失常。随着右心室充盈压的升高，右心房压也升高，如合并房间隔缺损或卵圆孔未闭，可出现心房水平右向左分流，导致患者出现发绀。

知识点3：肺动脉瓣狭窄的病理分型	副高：掌握　正高：掌握

（1）瓣膜狭窄：常见的肺动脉瓣狭窄形态大致可分为两种。①三个瓣叶在交界处融合，形成隔膜，呈圆顶状或乳头状向肺动脉内膨出，中间留有小孔相通。②肺动脉瓣瓣膜明显增厚、短小、不对称性缩短，瓣孔边缘增厚且不规则，狭窄瓣口的直径多在5～10mm。

（2）漏斗部狭窄：右心室漏斗部狭窄有隔膜状狭窄和梭形狭窄两种类型。

（3）动脉型狭窄：单纯肺动脉狭窄非常罕见，多与其他畸形同时存在。分为主干型、中间型、单侧型和周围型。

知识点4：肺动脉瓣狭窄的临床表现	副高：掌握　正高：掌握

（1）症状：一般早期无临床症状，晚期可出现易疲劳、胸闷以及劳累后心悸、气急、轻度发绀等症状。

（2）体征：生长发育较差，心前区明显隆起、有抬举感。肺动脉瓣听诊区可闻及特征性的喷射样收缩期杂音，并向左上方传导，同时伴有震颤。

知识点5：肺动脉瓣狭窄的超声表现	副高：掌握　正高：掌握

（1）肺动脉瓣狭窄：①肺动脉瓣增厚、钙化、回声增强，或发育短小，交界处粘连，

开放受限，收缩期呈圆顶帐篷样膨入肺动脉腔，瓣叶不能贴壁，关闭点偏心。②主肺动脉狭窄后扩张。③彩色多普勒显示收缩期肺动脉瓣上一侧以蓝色为主的五彩镶嵌血流，另一侧为红色血流；频谱脉冲多普勒显示收缩期肺动脉瓣上负向高速湍流频谱。

（2）漏斗部狭窄：①膜性狭窄。右心室流出道可见一膜性结构，其中部可见交通口。②肌性狭窄。右心室流出道肌性增厚，致右心室流出道呈管状狭窄。③彩色多普勒显示收缩期右心室流出道狭窄处五彩镶嵌血流束，频谱多普勒收缩期可探及负向高速湍流频谱。

（3）肺动脉狭窄：①主肺动脉和左、右肺动脉管腔狭窄、形态不规则，狭窄近端可见扩张。②彩色多普勒显示收缩期狭窄处变细的五彩镶嵌血流束，频谱多普勒于狭窄处可记录到负向高速湍流频谱。

（4）右心房扩大，右心室腔正常或缩小，右心室前壁和室间隔增厚。

知识点6：狭窄程度的判定	副高：掌握　正高：掌握

（1）肺动脉瓣狭窄：轻度，跨瓣压差<50mmHg；中度，跨瓣压差 50~80mmHg；重度，跨瓣压差>80mmHg。

（2）右心室流出道狭窄程度的判定：轻度，跨瓣压差<75mmHg；中度，跨瓣压差 75~100mmHg；重度，跨瓣压差>100mmHg。

第五节　三尖瓣闭锁

知识点1：三尖瓣闭锁的概念	副高：掌握　正高：掌握

三尖瓣闭锁为三尖瓣瓣叶完全未发育而缺如，右心房与右心室之间无直接交通。三尖瓣闭锁是一种不常见的先天性心脏畸形，发病率为活产婴儿的 0.039‰~0.1‰，约占先天性心脏病的 1.2%；但在青紫型先天性心脏病中排第 3 位，仅次于法洛四联症和完全性大动脉转位。伴有严重的心脏外畸形（如胃肠道、肌肉、骨骼）者占 13%~20%。

知识点2：三尖瓣闭锁的病理	副高：掌握　正高：掌握

本病右心房、右心室间的三尖瓣先天性封闭，无瓣膜存在，而由心肌组织将心房、心室分开。本病不能单独存在，常合并卵圆孔未闭或房间隔缺损、室间隔缺损、动脉导管未闭、肺动脉狭窄、肺动脉闭锁或肺动脉发育不全、大血管转位等。

由于右心房的血液不能流入右心室，血液只能通过房间隔缺损或未闭的卵圆孔进入左心房和左心室而到达体循环。右心室与肺循环的血液则通过室间隔缺损从左心室，通过未闭的动脉导管从主动脉或支气管动脉侧支循环获得，血流量较少。伴有大血管错位的患者，主动脉起自发育不全的右心室，而肺动脉起自左心室，肺循环有足够的血流量。

知识点 3：三尖瓣闭锁的 M 型超声表现　　　　　　副高：掌握　正高：掌握

（1）在三尖瓣波群，可见右心室内径缩小、三尖瓣曲线缺如，但可见粗的、活动幅度小的肌性回声带。

（2）在心底波群，可见右心室流出道内径变窄；主动脉根部内径可增宽或正常。

（3）在心室波群，可见左心室明显扩大、右心室显著缩小。

（4）在由心底波群向心室波群和二尖瓣波群做连续扫查时，可见主动脉前壁与室间隔、主动脉后壁与二尖瓣前叶连接良好，并无中断。但若合并室间隔缺损，且缺损足够大时，可见室间隔回声中断。

知识点 4：三尖瓣闭锁的 B 型超声表现　　　　　　副高：掌握　正高：掌握

（1）在心尖及剑突下四腔切面，可见右心室缩小，左心室明显增大，左心房扩大；房间隔及室间隔有回声中断；不见三尖瓣回声，仅于右心房与右心室之间见一增强的回声带。

（2）在左心室长轴切面，可见左心室明显增大，室间隔回声中断及二尖瓣前叶活动幅度增大。

（3）在心底短轴切面，可见右心室前壁增厚、右心室流出道狭窄，肺动脉干及左肺动脉、右肺动脉狭窄，房间隔回声中断，见不到三尖瓣及其活动。

（4）在胸骨上窝主动脉弓短轴切面，可见右肺动脉狭窄。

知识点 5：三尖瓣闭锁的多普勒超声表现　　　　　　副高：掌握　正高：掌握

（1）由于三尖瓣闭锁，因而在相当于三尖瓣口的位置无血流通过，频谱多普勒不能探及血流信号，彩色多普勒亦不能显示血流通过。

（2）二尖瓣口血流量较正常增多、血流速度增快，因而二尖瓣血流频谱 E 峰增高。彩色多普勒显示红色鲜亮的血流束自左心房经二尖瓣口进入左心室。

（3）若有房间隔缺损，在心尖及剑突下四腔切面，舒张期于缺损口的左心房侧可探及负向右向左分流频谱。而彩色多普勒则显示舒张期有蓝色血流束自右心房经房间隔进入左心房，进入左心房后呈红色进入二尖瓣口。左心房内血液显色较右心房血液鲜亮。若有室间隔缺损，则收缩期有红色为主的彩色血流束自左心室穿过室间隔进入右心室。

（4）在心底短轴切面，若主动脉和肺动脉的位置正常，可显示狭窄的右心室流出道和肺动脉内以蓝色为主的、窄细的花色血流束。主动脉的血流于收缩期显示，呈鲜亮的红色。

知识点 6：三尖瓣闭锁的声学造影表现　　　　　　副高：掌握　正高：掌握

（1）从外周静脉注入造影剂后，在心底波群观察，首先于左心房内见造影剂回声，于下一心动周期左心室收缩时，右心室流出道与主动脉根部同时见造影剂回声。

（2）在二尖瓣波群观察，造影剂回声首先出现于二尖瓣曲线之后的二尖瓣漏斗部并随心室舒张进入左心室，此时右心室内仍无造影剂回声，需待下次心脏收缩，左心室内的血液经室间隔缺损口射入右心室，才能于右心室内见到造影剂回声。

（3）在心尖四腔切面观察，先于右心房内见造影剂回声，继而经房间隔缺损处进入左心房，而后于舒张期进入左心室，最后于收缩期见其由左心室经室间隔缺损口进入右心室而显示在右心室内。造影剂的这一显示过程是特征性的，对三尖瓣闭锁的诊断具有确立意义。

知识点 7：三尖瓣闭锁的鉴别诊断	副高：掌握　正高：掌握

（1）肺动脉瓣闭锁因有右心室及三尖瓣发育不良，应与三尖瓣闭锁鉴别。此时应仔细地多部位、多切面探测三尖瓣，只要能探及三尖瓣，也就能够加以鉴别。

（2）严重的肺动脉瓣狭窄也有右心室变小，亦应注意查找三尖瓣，以作鉴别。

（3）单心室时，只能显示一组房室瓣，有时会误认为仅有二尖瓣而无三尖瓣。但单心室时在一个大的室腔内无室间隔回声可助鉴别。

第六节　三尖瓣下移畸形

知识点 1：三尖瓣下移畸形的病因和病理	副高：掌握　正高：掌握

三尖瓣下移畸形是一种三尖瓣瓣叶未附着于正常三尖瓣瓣环位置的先天性心脏畸形。多数为后叶和隔叶的下移，下移的瓣叶附着于房室环以下的室间隔和右心室壁上。三尖瓣前叶较长，似"篷帆状"，与下移的隔叶和后叶形成流入口，这样，三尖瓣瓣环至三尖瓣口形成房化右心室，与固有心房形成功能右心房，功能右心房扩大。

知识点 2：三尖瓣下移畸形的临床表现	副高：掌握　正高：掌握

患者临床表现为呼吸短促、乏力、发绀和右心衰竭等，重症患者在新生儿期出现呼吸窘迫和心力衰竭。体检时可发现心脏扩大、心尖搏动减弱，胸骨左缘第 3、4 肋间可闻及粗糙而长的收缩期杂音，并可扪及震颤。

知识点 3：三尖瓣下移畸形的二维超声心动图表现	副高：掌握　正高：掌握

四腔心切面显示三尖瓣隔叶附着点向心尖方向下移，距三尖瓣前叶附着点 >15mm，三尖瓣前叶附着点仍位于瓣环部，瓣叶冗长，部分可粘附于右心室心肌上，右心室两腔心切面显示后叶下移，接近右心室心尖小梁部。三尖瓣瓣叶增大，功能右心房明显增大。

知识点 4：三尖瓣下移畸形的多普勒超声心动图表现	副高：掌握　正高：掌握

在三尖瓣口右心房侧可记录到收缩期三尖瓣反流信号，反流速度一般在 2.5m/s 左右。彩色多普勒血流显像可判定三尖瓣反流以及反流程度、反流束起源，表现为收缩期右心房内出现起源于下移三尖瓣口的蓝色反流束，反流束起源点明显低于正常位三尖瓣。

知识点5：三尖瓣下移畸形的鉴别诊断	副高：掌握　正高：掌握

重度三尖瓣关闭不全合并房间隔缺损：此时有严重的右心容量负荷过重，但无三尖瓣位置明显下移靠近心尖部，据此特点可以鉴别。

第四章　冠状动脉疾病

第一节　冠状动脉解剖概要

| 知识点1：冠状动脉的概念 | 副高：掌握　正高：掌握 |

冠状动脉是供应心肌的动脉血管。在正常情况下，冠状动脉有左、右两支，分别开口于升主动脉的左、右冠状动脉窦。

| 知识点2：左冠状动脉的解剖 | 副高：掌握　正高：掌握 |

左冠状动脉主干内径为4~5mm，长5~20mm，从升主动脉发出后，在肺动脉主干后方向左下方走行，在肺动脉主干和左心耳之间沿左侧房室沟向前下分为前降支和回旋支。

| 知识点3：左前降支的解剖 | 副高：掌握　正高：掌握 |

左前降支为左冠状动脉主干的延续，沿前室间沟下行，再绕过心尖切迹到达心脏后壁，在后室间沟下1/3处与右冠状动脉的后降支相吻合。前降支发出左圆锥支、斜角支、左心室前支、右心室前支和室间隔前支等分支，供血区域有主动脉和肺动脉主干根部、部分左心房壁、左心室前壁、部分右心室前壁、大部分心室间隔（上部和前部）、心尖区和前乳头肌等。

| 知识点4：左回旋支的解剖 | 副高：掌握　正高：掌握 |

左回旋支从左冠状动脉主干发出后，沿左房室沟前方紧贴左心耳底部向左、向后走行，再经心脏左缘下行到达膈面。回旋支发出的分支变异较多，主要分支有数支左缘支、左心室后侧支和沿左房室沟的房室支。房室支有时（约占10%）较长，并从其末端发出后降支和房室结动脉。30%的左回旋支尚发出窦房结动脉。回旋支的供血区域有左心室侧壁和后壁、左心房，有时还供血到心室膈面、前乳头肌、后乳头肌、部分心室间隔、房室结、房室束和窦房结。

| 知识点5：右冠状动脉的解剖 | 副高：掌握　正高：掌握 |

自右冠状动脉窦发出后贴近右心耳底部，沿右房室沟向外、向下走行，到达房室沟的

心室、心房及房间隔与室间隔后方交接处时分成两支。右后降支在后室间沟走向心尖区，另一支较小的房室结动脉转向上方。右冠状动脉的主要分支有右圆锥支、右心房支、窦房结支、右心室前支、右心室后侧支、后心室间隔支、后降支和房室结动脉等。右冠状动脉供血区域包括右心房、窦房结、右心室流出道、肺动脉圆锥、右心室前壁、右心室后壁、室间隔下 1/3 和房室结。右冠状动脉占优势者尚供血到部分左心室和心尖部。

第二节　室壁节段和冠状动脉血供关系

知识点 1：左心室室壁节段的划分方法	副高：掌握　正高：掌握

左心室室壁节段的划分方法包括 20 节段法、16 节段法和 17 节段法等。

知识点 2：20 节段划分法的划分	副高：掌握　正高：掌握

将胸骨旁左心室长轴切面分为 3 段，即基底段、中间段、心尖段。沿左心室短轴环，在基底段和中间段的室壁再每隔 45° 划分 1 段，各分为 8 个节段，在心尖水平分为 4 个节段，共计 20 段。这种方法可以构成一球面的左心室节段系统，这个系统像一个靶图，将异常节段标在靶图中，又称牛眼图，可以很容易显示异常节段室壁占整个室壁的比例，从而估测病变程度。

知识点 3：16 节段划分法的划分	副高：掌握　正高：掌握

16 节段划分法在长轴切面把左心室壁分为基部、中部、心尖部，在短轴切面把左心室壁分为前壁、下壁、后壁、侧壁，而心尖部短轴切面仅分为 4 段，即前壁、后间隔、下壁、侧壁，共计 16 段。这种划分法与冠状动脉血供分布密切结合，又使各段容易在超声心动图 2 个以上的常规切面中显示出来。

知识点 4：17 节段划分法的划分	副高：掌握　正高：掌握

20 节段和 16 节段划分法均不包括心尖顶部，即没有心腔的真正心肌心尖段。17 节段心肌分段方法的命名及定位参考左心室长轴和短轴 360° 圆周，以基底段、中部-心腔段及心尖段作为分段命名，沿左心室长轴从心尖到基底定位。17 节段划分法实际上是在 16 节段划分法的基础上，把心尖单独作为一个节段。

第三节　冠状动脉疾病的病理和临床

知识点 1：冠状动脉疾病的病理和临床	副高：掌握　正高：掌握

冠状动脉粥样硬化性心脏病（简称为冠心病）是最常见的冠状动脉疾病之一。冠心病的病理基础是冠状动脉粥样硬化斑块形成并逐步进展，导致冠状动脉管腔狭窄甚至闭塞，冠状动脉血流量降低，心肌的血氧供需失衡而导致心肌组织的缺血、坏死。当管腔狭窄程度达到 50% 时即可引起冠状动脉血流储备的减低，管腔内径狭窄程度达到 70% 时可引起静息状态下的心肌缺血。一过性心肌缺血可出现心绞痛，而持续性心肌缺血将导致心肌梗死，心肌细胞出现不可逆性坏死，最终梗死局部形成瘢痕。

心肌梗死时，梗死区域心肌坏死导致局部室壁变薄和运动异常的同时，还可引发心脏瓣膜和心室整体形态及功能的改变，导致各种并发症的发生。

知识点 2：乳头肌功能不全或断裂的概念	副高：掌握　正高：掌握

乳头肌功能不全或断裂是指二尖瓣及其腱索本身正常，但由于心肌梗死导致乳头肌功能不全或断裂而发生的二尖瓣关闭不全，发生率为 10%～50%。

知识点 3：乳头肌功能不全或断裂的临床	副高：掌握　正高：掌握

乳头肌功能不全较多见，可引起二尖瓣脱垂。乳头肌断裂较少见，以继发于膈面心肌梗死的后乳头肌断裂较多见，可以呈部分或完全断裂。完全断裂者由于急性左心衰竭通常在 24 小时内死亡，部分乳头肌断裂者存活时间较长，但常并发顽固性心力衰竭。

知识点 4：室间隔穿孔的高危因素	副高：掌握　正高：掌握

室间隔穿孔的高危因素包括初发心肌梗死、65 岁以上、高血压和女性，好发于没有心绞痛病史和单支病变的患者。最常伴发于前间壁和前侧壁心肌梗死，穿孔位置最常见于心尖后部室间隔。

知识点 5：心室游离壁破裂的病理和临床	副高：掌握　正高：掌握

心室游离壁破裂的发生率约为 3%，其高危因素和室间隔穿孔相似。常见于左旋支阻塞导致的后侧壁梗死。开始时心内膜下裂隙细小、迂曲、开口很小，心包内可见少量渗出。此时患者若及时诊断和实施手术，存活率可达 60%，而未接受手术治疗者病死率达 100%。

知识点 6：假性室壁瘤的病理	副高：掌握　正高：掌握

假性室壁瘤较少见，是心室游离壁破裂后由心包、血栓包裹血液形成的一个与左心室相通的囊腔，多由右冠状动脉阻塞所致，发生在左心室后壁和侧壁者多见。

知识点 7：附壁血栓发生的位置	副高：掌握　正高：掌握

附壁血栓最常发生于室壁瘤内，若无室壁瘤，则几乎全部发生在心尖部。超声诊断附壁血栓的敏感性和特异性均较高。

第四节　冠心病的超声检查方法

| 知识点1：血管内超声的概念 | 副高：掌握　正高：掌握 |

血管内超声是将无创的超声诊断技术和有创的心导管技术相结合，从而提供血管壁组织结构信息和血管腔几何形态信息的新技术。

| 知识点2：血管内超声的原理 | 副高：掌握　正高：掌握 |

血管内超声技术是利用导管将一高频微型超声探头导入血管腔内进行探测，再经超声成像系统显示血管组织结构和几何形态的解剖信息。

| 知识点3：血管内超声在冠心病诊断方面的应用 | 副高：掌握　正高：掌握 |

（1）可明确冠状动脉造影不能确定的狭窄：包括冠状动脉造影怀疑存在狭窄，需要进一步确认是否有必要进行冠状动脉的重建时；或冠状动脉造影结果和临床表现不符合时，可借助血管内超声进行诊断。

（2）评价心脏移植术后的冠状动脉病变：心脏移植术后由于免疫排斥反应可出现血管内膜弥漫性增生，但常规冠状动脉造影常显示正常，而血管内超声检查可检测内膜增生的程度。

（3）监测冠状动脉粥样硬化的进展和消退：在冠状动脉粥样硬化的早期，由于冠状动脉重塑现象的存在，冠状动脉造影常常显示为正常。而血管内超声检查可提供冠状动脉粥样硬化进展情况相关的信息，反映冠心病的一级和二级预防措施对冠状动脉粥样硬化病变的治疗效果。

（4）评价血管壁的张力和顺应性：血管内超声可连续、直接地监测血管活性物质对冠状动脉血管张力的影响。利用这一特性，可以对不同程度冠状动脉粥样硬化状态下的血管内皮功能的变化进行研究，并观察各种药物及介入性治疗对冠状动脉血管张力的影响。

| 知识点4：血管内超声在冠心病介入治疗方面的应用 | 副高：掌握　正高：掌握 |

（1）指导确立最合适的治疗方案：根据血管内超声检查回声强度的不同，可将粥样硬化斑块分为富含脂质的低回声斑块（软斑块）和富含纤维成分的高回声斑块（硬斑块）两种，从而根据不同的病变情况选择与之相适应的治疗方案。

（2）正确选择器材的大小：根据血管内超声选择合适的器具进行治疗，可在不增加并发症发生率的前提下提高最小管腔直径，从而减少再狭窄的发生率。

（3）确定介入性治疗的终点：虽然冠状动脉造影上显示了满意的扩张效果，但血管内超声却仍显示有较多的斑块残存，需进一步扩张或置入支架。

（4）确定网状支架的位置及扩张效果：虽然网状支架的应用减少了介入性治疗的近期及远期并发症，但支架内再狭窄的发生率可高达 25%~45%，而其中相当一部分并不是真正的支架内再狭窄，而是支架置入时所谓的"亚理想置入"造成的。

| 知识点 5：冠状动脉病变经胸超声的方法 | 副高：掌握　正高：掌握 |

（1）二维超声心动图可清晰显示左冠状动脉和右冠状动脉的起始部以及左冠状动脉的前降支和回旋支。

（2）彩色多普勒冠状动脉血流成像技术可探测心肌内冠状动脉血流，尤其是对左前降支远端血流的显示有较高的成功率，可作为冠状动脉造影的重要补充。

| 知识点 6：冠心病导致的主要病理改变 | 副高：掌握　正高：掌握 |

冠心病导致的主要病理改变是受累心肌血流灌注减低和室壁运动异常。应用心肌声学造影可以观察缺血部位心肌的灌注状态；也可通过多种超声技术对室壁运动进行定性和定量评价。

| 知识点 7：新一代声学造影剂的特点 | 副高：掌握　正高：掌握 |

心肌声学造影（MCE）是近年来应用于临床的超声新技术。将声学造影剂经周围静脉注入后可产生大量微泡，新一代声学造影剂的微泡直径为 4~6μm，流变学特性与红细胞相似，结合 MCE 成像技术，可清晰地显示心肌的灌注状态，评价心肌血流灌注程度、范围，用于检测缺血心肌、评估冠状动脉狭窄程度及冠状动脉血流储备、评价心肌梗死溶栓或冠状动脉介入治疗后心肌再灌注效果，以及评价心肌存活性、为血运重建术适应证的选择提供决策等。

| 知识点 8：MCE 的分析方法 | 副高：掌握　正高：掌握 |

（1）目测法：属于定性和半定量分析方法。通过声学造影获得心肌灌注图像，使心肌组织回声增强，根据显影增强的效果分为 0~3 级。局部组织血供丰富区域显影明显增强，而缺血部位组织血流灌注较差，局部造影显影增强效果较弱。

（2）定量分析：心肌显影的二维灰阶及能量谐波成像的彩色视频密度由暗到亮分为 0~255 级。微泡造影剂进入冠状动脉循环后迅速产生心肌成像，并达到峰值强度（PI），随后逐渐消退。

知识点9：冠心病在二维超声心动图上的表现　　　　　副高：掌握　正高：掌握

冠状动脉粥样硬化导致的缺血心肌节段性室壁运动异常是冠心病在二维超声心动图上的特征性表现，具体可表现为：①室壁运动幅度减低、消失、反常运动。②室壁运动时间延迟。③室壁收缩期增厚率减低、消失或负值。④心肌收缩时的应变及应变率减低。

知识点10：超声评价室壁运动异常的主要方法　　　　副高：掌握　正高：掌握

（1）目测分析：多采用美国超声心动图学会推荐的16节段室壁运动记分法进行半定量分析。①将左心室分为基底段、中段和心尖段，基底段、中段各分为6个节段，而心尖段再分为4个节段。②每个节段依据室壁运动情况分派一个分数：正常为1分，运动减弱为2分，无运动为3分，矛盾运动为4分，室壁瘤为5分。③通过计算室壁运动计分指数来评价节段性室壁运动异常的程度。

（2）组织多普勒成像：可以直接测量心肌在长轴方向上的运动速度、位移、时相等信息，对节段室壁运动进行定性和定量评价。

（3）超声斑点跟踪技术：能够定量评价心肌的纵向应变、径向应变、圆周应变以及心室的扭转运动，更加客观、准确地评价室壁运动。

（4）实时三维成像技术：能够对整个心室室壁运动进行同步分析，全面评价各室壁节段的运动状态。可获取的参数包括左心室节段的局部心搏量和局部射血分数、左心室整体射血分数以及左心室各节段运动的同步性分析等，可进一步提高对冠心病患者左心室局部收缩功能进行定量评价的准确性。

知识点11：负荷试验的理论基础　　　　　　　　　　副高：掌握　正高：掌握

负荷试验的理论基础是增加心脏负荷时心肌耗氧量增加，如果冠状动脉存在狭窄而导致冠状动脉血流储备减低时，冠状动脉将不能提供足够的血氧供应而导致心肌缺血。

知识点12：负荷增加时，心肌缺血发生的病理生理改变　　副高：掌握　正高：掌握

随着负荷的增加，心肌缺血时会发生一系列病理生理改变，其出现的顺序依次为灌注异常、代谢异常、舒张功能异常、节段性室壁运动异常、心电图缺血改变、胸痛。

知识点13：负荷超声心动图的作用　　　　　　　　　副高：掌握　正高：掌握

负荷超声心动图结合超声心肌造影和室壁运动定量分析技术可以早期、敏感地发现负荷状态下心肌缺血导致的灌注异常以及心肌收缩和舒张功能异常，为确立冠心病诊断提供依据。

知识点 14：负荷超声心动图的种类　　　　　　副高：掌握　正高：掌握

负荷超声心动图分为运动负荷试验和非运动负荷试验，运动负荷试验包括踏车试验及平板试验，非运动负荷试验包括药物试验、起搏试验、冷加压试验、过度换气试验等，其中药物试验又包括多巴酚丁胺试验、腺苷试验、双嘧达莫试验等。

知识点 15：存活心肌的概念　　　　　　　　　副高：掌握　正高：掌握

存活心肌是指顿抑心肌和冬眠心肌。

知识点 16：顿抑心肌的概念　　　　　　　　　副高：掌握　正高：掌握

顿抑心肌指严重、短暂的心肌缺血缓解后，受损心肌功能延迟恢复的状态。

知识点 17：冬眠心肌的概念　　　　　　　　　副高：掌握　正高：掌握

冬眠心肌指长期低血流灌注使受损心肌的收缩功能适应性减低以维持细胞活性。

知识点 18：顿抑心肌和冬眠心肌的共同点　　　副高：掌握　正高：掌握

顿抑心肌和冬眠心肌的共同特点是心肌代谢存在、心肌细胞膜完整、具有收缩储备、对正性肌力药物有收缩增强的反应。

知识点 19：超声评价存活心肌的方法　　　　　副高：掌握　正高：掌握

超声评价存活心肌的常用方法包括小剂量多巴酚丁胺负荷超声心动图和心肌声学造影。

（1）小剂量多巴酚丁胺负荷超声心动图：起始浓度为 2.5μg/(kg·min)，每次递增 2.5μg/(kg·min)，至 10μg/(kg·min) 或 15μg/(kg·min)，每个剂量维持 5 分钟。也有应用多巴酚丁胺 3μg/(kg·min)、5μg/(kg·min)、10μg/(kg·min)，每个剂量维持 5 分钟的方法。

（2）心肌声学造影：心肌微循环的完整性是 MCE 检测存活心肌的基础。微循环的完整性包括解剖结构的完整以及功能状态的完整，后者即微循环扩张储备功能的完整性。在冠状动脉缺血及再灌注的过程中，心肌微循环的有效灌注是确保心肌存活的先决条件，MCE 即通过评估心肌的灌注和微血管的完整性来识别存活心肌。如果心肌声学造影表现为正常均匀显影或部分显影，则提示为存活心肌，而坏死心肌由于局部微血管的破坏，再灌注后出现无复流现象，MCE 表现为灌注缺损。

知识点 20：小剂量多巴酚丁胺负荷超声的注意事项　　副高：掌握　正高：掌握

小剂量多巴酚丁胺负荷超声的注意事项包括：①心肌梗死患者对小剂量多巴酚丁胺耐受性好，多数患者不出现副作用。②必须注意观察室壁运动的改变，尤其是心肌梗死节段，但对正常节段也应注意观察，因部分患者有多支血管病变，在负荷后也可能出现新的室壁运动异常。③在试验过程中，应注意有无室性心律失常和心肌缺血的表现。④禁忌证为心肌梗死后病情不稳定、仍有心肌缺血表现者以及有频发严重心律失常者、左心室腔内有血栓者、高血压控制不佳者、不能耐受多巴胺类药物者。

知识点 21：利于诊断存活心肌的改变　　　　　　　副高：掌握　　正高：掌握

出现以下改变有利于诊断存活心肌：①收缩活动减弱的节段在负荷后收缩活动较前增强。②无收缩活动的节段在负荷后出现收缩变厚、位移增加。③收缩减弱的节段在给予小剂量多巴酚丁胺时收缩活动较前改善，但随着剂量增加，收缩活动再次减弱。

知识点 22：心肌梗死并发症的超声检测　　　　　　　副高：掌握　　正高：掌握

心肌梗死或缺血导致各种并发症发生时，往往引起心脏瓣膜及心室整体形态和功能发生明显改变，因此，常规二维超声心动图和多普勒超声心动图一般能够较准确地检测到相应改变，从而确立诊断。特殊情况下也可应用心肌声学造影等技术确立诊断，如心尖部附壁血栓的诊断。

第五节　冠心病的超声表现

知识点 1：缺血心肌的超声表现　　　　　　　　　副高：掌握　　正高：掌握

（1）心肌声学造影：缺血区造影剂充盈缓慢、显影强度减低；定量参数 PI 和（$A \times \beta$）减低。

（2）二维超声：缺血心肌节段表现为运动幅度减低。

（3）负荷超声心动图：负荷状态下新出现的室壁运动减弱、原有室壁运动异常的加重。

（4）定量分析技术：组织多普勒成像表现为缺血心肌节段收缩期速度 S 减低、收缩延迟，舒张早期速度 E 减低、心房收缩期 A 增加、E/A<1；应变和应变率成像显示缺血局部收缩期应变和应变率均减低。

（5）心肌缺血：可导致乳头肌功能不全，引起二尖瓣脱垂和关闭不全的超声表现。

（6）长期慢性心肌缺血：可引起左心甚至全心扩大、室壁运动普遍减弱，心室收缩和舒张功能减低，常合并二尖瓣、三尖瓣关闭不全。

知识点 2：梗死心肌的超声表现　　　　　　　　　副高：掌握　　正高：掌握

（1）急性心肌梗死：梗死节段室壁厚度和回声正常；室壁收缩期变薄，出现运动减弱、消失或呈反常运动；非梗死区室壁运动一般代偿性增强。

（2）陈旧性心肌梗死：梗死节段室壁变薄、回声增强；室壁运动消失或呈反常运动；非梗死区室壁运动一般无代偿性增强；由于左心室重塑，常可见左心室扩大和形态异常。

（3）心肌声学造影：梗死区造影剂充盈缺损，周边缺血区造影剂强度减低。

（4）左心室功能：一般常合并左心室收缩和舒张功能的异常；功能异常程度与梗死面积密切相关，梗死面积较大时常合并左心室形态改变和整体收缩功能减低。

知识点3：心肌梗死并发症的超声表现　　　　　　　　　副高：掌握　　正高：掌握

（1）乳头肌断裂或功能不全：乳头肌断裂时可见二尖瓣活动幅度增大、瓣叶呈"连枷样"活动，左心室内可见乳头肌断端回声；乳头肌功能不全时，二尖瓣于收缩期呈"吊床样"脱入左心房；CDFI可显示二尖瓣大量反流；常合并左心扩大和室壁运动增强。

（2）室间隔穿孔：室间隔回声中断，常邻近心尖部，缺损周边室壁运动消失；CDFI可显示过隔室水平左向右分流。

（3）假性室壁瘤：室壁连续性突然中断，与心腔外囊状无回声区相通，瘤颈较小，收缩期左心室腔减小而瘤腔增大；CDFI可见血流往返于心室和瘤腔之间。

（4）室壁瘤：局部室壁明显变薄、回声增强，收缩期室壁向外膨出，呈矛盾运动。

（5）附壁血栓：左心室心尖部无运动或呈矛盾运动，心尖部探及团状或带状血栓回声，活动度小，新鲜血栓的回声近似心肌，陈旧性血栓可有回声增强。

知识点4：冠心病的超声鉴别诊断　　　　　　　　　　　副高：掌握　　正高：掌握

（1）应该注意将冠心病导致的心肌缺血与其他冠状动脉病变导致的心肌缺血相鉴别。如冠状动脉先天性起源异常或冠状动脉瘘、川崎病等，主要依据病史和冠状动脉病变情况确定诊断。

（2）冠心病导致心肌缺血或心肌梗死合并较严重的心功能不全时，应注意与扩张型心肌病、酒精性心肌病等相鉴别。一般扩张型心肌病和酒精性心肌病左心室室壁运动普遍减弱，而冠心病导致左心室扩大、心功能不全时表现为节段性室壁运动异常，其余室壁运动幅度尚可或增强，注意询问病史和参考冠状动脉造影等临床相关资料以助于鉴别。

（3）心肌梗死并发症的鉴别诊断。心肌梗死并发二尖瓣关闭不全、室间隔穿孔、附壁血栓等并发症时，应注意和其他原因（如瓣膜病、先天性心脏病、心肌病等）导致的类似超声表现相鉴别。紧密结合病史和其他临床资料有助于鉴别。

第五章 心 肌 病

第一节 扩张型心肌病

知识点1：扩张型心肌病的概念　　　　　　　　　副高：掌握　正高：掌握

扩张型心肌病（DCM）是一种原发于心肌的疾病，其病因及发病机制不明。本病的特征为左心室、右心室或双侧心室扩大，并伴有心室收缩功能减退，伴或不伴充血性心力衰竭。室性或房性心律失常多见。病情呈进行性加重，死亡可发生于疾病的任何阶段。

知识点2：扩张型心肌病的特征　　　　　　　　　副高：掌握　正高：掌握

扩张型心肌病的主要特征是左心室、右心室或双心室明显扩大，心室收缩功能减低，伴或不伴有充血性心力衰竭。本病常伴有心律失常，病死率较高。

知识点3：扩张型心肌病的病理　　　　　　　　　副高：掌握　正高：掌握

DCM 的病理改变是弥漫性心肌细胞变性、坏死和纤维化，可伴有心内膜增厚及心室壁增厚，心室明显扩大，房室环和心房亦有扩大，50%以上病例有附壁血栓且多见于心尖部。

知识点4：扩张型心肌病的临床表现　　　　　　　副高：掌握　正高：掌握

多数患者以进行性加重、反复发作的心力衰竭症状为主，表现为胸闷、气短、呼吸困难、不能平卧。主要体征为心尖区可闻及Ⅲ级全收缩期杂音，叩诊心界向左侧明显扩大。

知识点5：扩张型心肌病的二维超声心动图表现　　　副高：掌握　正高：掌握

（1）四个心腔均明显扩大；侵犯左心者左心房和左心室扩大；侵犯右心者表现为右心扩大。

（2）左心室各壁厚度相对变薄，室壁增厚率降低<25%。

（3）各室壁运动明显减弱。

（4）左心室心尖部可出现附壁血栓，呈单发或多发的团块状回声附着于心尖部，新鲜血栓回声略低，机化血栓回声增高，机化不全者可回声不均。

知识点6：扩张型心肌病的 M 型超声心动图表现　　　副高：掌握　正高：掌握

（1）室间隔及左心室后壁运动明显弥漫性减低，振幅≤7mm。

（2）左心室明显增大，二尖瓣前后叶开放幅度减小，形成"大心腔、小开口"，呈"钻石样"改变，E 峰至室间隔距离（EPSS）明显增大，一般>20mm。

（3）左心室收缩功能明显减低，射血分数（EF）≤30%，短轴缩短率（FS）≤20%。

（4）主动脉振幅明显减低，呈低平状。

知识点7：扩张型心肌病的彩色多普勒血流成像的表现　　　副高：掌握　正高：掌握

（1）各瓣口血流色彩暗淡，呈均匀的暗淡血流。

（2）于左心房、右心房内，多数患者可见多色、斑点状、窄细的二尖瓣反流束。合并肺动脉高压时，右心室流出道内可见红色的肺动脉瓣反流束。

知识点8：扩张型心肌病的频谱多普勒超声心动图表现　　　副高：掌握　正高：掌握

（1）二尖瓣口血流频谱：①病变早期，A 峰增高、E 峰减低，E/A<1.0 为可逆性。②伴有较严重的二尖瓣反流时，二尖瓣 E 峰正常或稍增高，A 峰减低，E/A>1.0，呈"假性正常化"的频谱；但组织多普勒频谱表现为 Am>Em，以资鉴别。③终末期发生严重心力衰竭时，出现"限制性"充盈异常，即 E 峰呈高耸的尖峰波，A 峰明显减低或消失，E/A>1.5，此时为不可逆性舒张期功能不全。

（2）主动脉瓣口血流峰值流速减低，射血时间缩短。

知识点9：扩张型心肌病的组织多普勒表现　　　副高：掌握　正高：掌握

左心室各壁段心肌 TDI 频谱 Em 及 Am 均明显减低，Am>Em。

知识点10：与缺血性心肌病的鉴别诊断　　　副高：掌握　正高：掌握

缺血性心肌病（ICM）为心肌长期供血不足，组织发生营养障碍和萎缩，纤维组织增生所致。与 DCM 的共同点为两者的临床特点均表现为心力衰竭，超声均表现为心脏扩大、心肌收缩运动减弱。

知识点11：与急性重症心肌炎的鉴别诊断　　　副高：掌握　正高：掌握

（1）急性重症心肌炎患者有心肌炎病史，心肌酶增高，抗体阳性。

（2）急性重症心肌炎的超声表现：①以左心扩大为主，甚至全心扩大，尤以急性期更明显，但程度不及 DCM 明显。②可有心肌肥厚，为短暂性的，数月后随病情好转而逐渐消失。③左心室收缩功能减低晚于舒张功能减低。

知识点 12：与酒精性心肌病的鉴别诊断　　副高：掌握　正高：掌握

酒精性心肌病患者有长期大量饮酒史，临床表现及超声表现与 DCM 基本一致，超声图像很难区别，可出现室间隔及左心室后壁对称性轻度肥厚，心肌内出现异常散在的斑点状回声，但都缺乏特异性。

第二节　肥厚型心肌病

知识点 1：肥厚型心肌病的特点　　副高：掌握　正高：掌握

肥厚型心肌病（HCM）是以心肌肥厚为主要特征的心脏病，通常是非对称性肥厚，常侵及室间隔，伴有左心室流出道收缩期压力阶差。约 1/3 患者有家族史。患者常可发生心律失常及早年猝死。

知识点 2：肥厚型心肌病的病理　　副高：掌握　正高：掌握

肥厚型心肌病的病理变化是病变心肌细胞肥大，并变粗、变短、排列紊乱，形成特征性的漩涡样构形；纤维化明显，形成肉眼即可观察到的瘢痕；肥厚部位分布弥漫，也可局限，通常在室间隔上段、主动脉瓣下方，呈块状或瘤样突向心室腔，使左心室流出道狭窄，造成梗阻。

知识点 3：肥厚型心肌病的临床表现　　副高：掌握　正高：掌握

起病多缓慢，主要症状为：①乏力、头晕与晕厥史，多在活动时发生。②呼吸困难，多在劳累后出现。③心前区疼痛，多在劳累后出现。④易发生猝死。⑤心力衰竭，多见于晚期患者。主要体征为胸骨左缘第 4~5 肋间可闻及收缩中期或晚期喷射性杂音，向心尖方向传导，可伴有收缩期震颤，见于有左心室流出道梗阻者。

知识点 4：肥厚性梗阻型心肌病的二维超声心动图表现　　副高：掌握　正高：掌握

（1）左心室壁非对称性心肌肥厚，室间隔（IVS）明显增厚，呈团块状，厚度一般为 19~30mm，左心室后壁（LVPW）厚度正常或轻度增厚，IVS/LVPW>1.5。

（2）肥厚的心肌回声增强、不均匀，呈斑点状或毛玻璃样改变。

（3）左心室短轴可见乳头肌肥厚、位置前移。

（4）左心房不同程度地增大。

知识点 5：肥厚性梗阻型心肌病的 M 型超声心动图表现　　副高：掌握　正高：掌握

（1）二尖瓣前叶于舒张期开放时触及室间隔，二尖瓣瓣体和腱索于收缩期膨向室间隔，二尖瓣 C-D 段呈多层弓背样隆起，称为 SAM 现象。

（2）在二尖瓣波群，可见左心室流出道狭窄，其内径<20mm。

（3）主动脉瓣于收缩中期提前关闭，出现收缩中期半关闭切迹。

（4）肥厚的室间隔收缩运动减低或低平，左心室后壁收缩运动增强，总体心肌收缩力增强。

（5）左心室射血分数（EF）增高。疾病晚期收缩力下降，EF 减低。

知识点 6：肥厚性梗阻型心肌病的彩色多普勒血流成像表现

　　　　　　　　　　　　　　　　　　　　　　　　　　　　副高：掌握　正高：掌握

（1）左心室流出道内收缩早期充满五彩镶嵌的细窄血流束，狭窄越重，色彩混叠越严重。彩色血流最窄的部位即为左心室流出道的梗阻部位。

（2）于左心房内可见起于二尖瓣口、以蓝色为主多色相间的收缩期反流束。

（3）在胸骨上窝主动脉弓长轴切面，可见升主动脉血流于收缩早期出现鲜亮的红色或彩色逆转，而收缩中期显色暗淡。

知识点 7：肥厚性梗阻型心肌病的频谱多普勒超声心动图表现

　　　　　　　　　　　　　　　　　　　　　　　　　　　　副高：掌握　正高：掌握

（1）左心室流出道收缩期流速加快，频谱为负向高速充填状射流，呈"匕首"样，压力阶差>30mmHg。

（2）二尖瓣口血流频谱 A 峰增高，E 峰减低，A 峰>E 峰。

知识点 8：肥厚性梗阻型心肌病的组织多普勒表现　　副高：掌握　正高：掌握

室间隔二尖瓣环水平及肥厚的心肌组织多普勒频谱均 Am>Em。

知识点 9：与高血压性心脏病的鉴别诊断　　副高：掌握　正高：掌握

（1）有高血压病史。

（2）超声表现为室间隔与左心室壁增厚，一般为向心性、对称性，增厚的心肌内部回声均匀。早期室壁振幅正常或增高，晚期呈离心性肥厚，振幅减低。左心房内径增大，左心室内径多正常，无 SAM 现象及主动脉瓣收缩中期提前关闭现象。

知识点 10：与主动脉瓣及主动脉狭窄性病变的鉴别诊断　　副高：掌握　正高：掌握

主动脉瓣狭窄有瓣叶增厚、毛糙、粘连、开放受限等改变，室间隔与左心室后壁呈对称性肥厚。若为主动脉瓣下膜性狭窄，则应在左心室流出道内见到异常的线样回声并随心脏收缩、舒张而活动。

知识点 11：与尿毒症性心肌病的鉴别诊断	副高：掌握　正高：掌握

（1）有尿毒症病史。

（2）超声表现为心肌回声粗糙、增强、强弱不均，内部呈点、片、条状强回声，心内膜回声也明显增强，呈"蛋壳征"。多伴有不同程度的心包积液。室壁厚度和心腔大小的改变同高血压性心脏病。

第三节　限制型心肌病

知识点 1：限制型心肌病的概念	副高：掌握　正高：掌握

限制型心肌病（RCM）又称闭塞性心肌病，是以心肌和心内膜纤维化为主要特征的心肌病。

知识点 2：限制型心肌病的病理	副高：掌握　正高：掌握

心室内膜和内膜下纤维组织增生，心内膜明显增厚，心室壁硬化，心室腔缩小或闭塞。

知识点 3：限制型心肌病的临床表现	副高：掌握　正高：掌握

临床上限制型心肌病以发热、全身倦怠为初始症状，逐渐出现心悸、呼吸困难、水肿、颈静脉怒张等心力衰竭的症状。

知识点 4：限制型心肌病的二维超声心动图表现	副高：掌握　正高：掌握

（1）心内膜增厚，最厚可达数毫米，回声增强，致左心室腔收缩期及舒张期变化不明显。

（2）双心房明显增大，可有附壁血栓。

（3）心室通常减小，心室腔变形，长径缩短。

（4）室壁可有一定程度的增厚，心肌可呈浓密的点状回声。

（5）二尖瓣及三尖瓣可增厚、变形，固定于开放位置，失去关闭功能。

知识点 5：限制型心肌病的 M 型超声心动图表现	副高：掌握　正高：掌握

（1）M 型超声心室波群可显示心内膜增厚，回声显著增强。

（2）在心室波群，见室壁运动减弱，未受侵犯的部位运动代偿性增强。室壁可略增厚或厚度正常。

（3）在剑突下探查右心房时，可见右心房明显扩大。

（4）房室瓣的 EF 斜率明显减慢。

（5）显示液量不等的心包积液。

知识点 6：限制型心肌病的彩色多普勒血流成像表现	副高：掌握　正高：掌握

（1）二尖瓣与三尖瓣轻至中度反流。

（2）二尖瓣与三尖瓣血流充盈时间较短，持续时间短。

（3）左心房、右心房血流彩色多普勒成像显色暗淡，而舒张早期房室瓣口血流显色明显。

知识点 7：限制型心肌病的频谱多普勒超声心动图表现	副高：掌握　正高：掌握

（1）二尖瓣、三尖瓣血流频谱改变，E 峰高尖，A 峰明显减低，E/A>2.0。二尖瓣、三尖瓣血流频谱不随呼吸变化或变化不明显。

（2）早期肺静脉舒张波（D）和收缩波（S）峰值速度增高，晚期 S 波降低甚至缺如，逆流波（AR）增高（>35cm/s），时限延长，连续出现于整个心房收缩期。

知识点 8：限制型心肌病的组织多普勒表现	副高：掌握　正高：掌握

限制型心肌病各时相心肌运动速度均减低，尤以舒张早期运动速度减低显著，舒张早期峰速度与收缩期峰速度比值 $V_E/V_S < 1.3$（正常 $V_E/V_S = 1.5 \sim 2.0$）。

知识点 9：与缩窄性心包炎的鉴别诊断	副高：掌握　正高：掌握

缩窄性心包炎的血流动力学改变极似右室型与双室型限制型心肌病，但缩窄性心包炎无心内膜及心肌特征性的增厚和回声增强，而其心包有特征性的增厚和回声增强，并可伴有局限性心包积液等，可有助于鉴别。

第六章 心包疾病

第一节 心包积液

| 知识点 1：心包积液的概念 | 副高：掌握 正高：掌握 |

心包积液（PE）为任何原因引起的心包腔内液体量的增多。

| 知识点 2：心包积液与心包炎的关系 | 副高：掌握 正高：掌握 |

心包积液往往是心包炎的最主要的表现之一，但心包炎并非必然有心包积液。

| 知识点 3：心包积液的种类 | 副高：掌握 正高：掌握 |

根据病程可将心包积液分为急性（<6 周）、亚急性（6 周~半年）与慢性（大于半年）3 种类型。

| 知识点 4：心包积液的病理 | 副高：掌握 正高：掌握 |

心包积液可分为漏出性、渗出性、脓性、血性、乳糜性、胆固醇性等种类。各种病因引起的心包炎都可产生血性渗出液，但以结核病及肿瘤最多见。充血性心力衰竭和肝硬化时心包积液为漏出液。

| 知识点 5：心包积液的临床表现 | 副高：掌握 正高：掌握 |

急性心包炎患者可有发热、气急、周身不适、乏力、心前区疼痛，咳嗽、深呼吸及平卧位时加剧。心包摩擦音是纤维蛋白性心包炎重要的特异性体征，而且随着心包积液量的增加而减轻或消失。急性大量积液者心尖搏动减弱或消失，心率快、心音弱而遥远。亚急性或慢性心包炎可出现颈静脉怒张、肝颈回流征阳性、肝大、水肿和腹水等。如果积液急剧增加或大量积液引起急性心脏压塞时，可引起明显的血流动力学异常和急性循环衰竭的临床表现，进而导致心脏停搏。

| 知识点 6：心包积液的二维超声心动图表现 | 副高：掌握 正高：掌握 |

（1）直接征象：心包积液的超声直接征象是心包腔内出现无回声区。①少量心包积液（<100ml）时，无回声区一般仅局限于左心房室沟和左心室后壁的后方，宽度在 0.5～0.8cm，心脏的前方、侧方以及心尖部通常不出现无回声区。②中等量心包积液（100～500ml）时，左心室后壁的后方出现较宽的无回声区，同时在心脏的前方、侧方、右心室前壁前方以及心尖部的心包腔出现无回声区，宽度在 1.0cm 左右，右心室前壁搏动增强。③大量心包积液（>500ml）时，心脏四周均可见较宽的无回声区，宽度>2.0cm，心尖部亦可见较多的无回声区。整个心脏在心包腔内明显摆动，犹如"蛙泳状"，室壁搏动受限。④大量心包积液或积液急速增加时，左心室后壁后方出现的无回声区宽度达到 3.0cm 以上者可出现心脏压塞的征象，表现为右心室前壁舒张期塌陷征，也可表现为右心房侧壁收缩期塌陷，但心脏压塞并非均与心包积液量有关，部分心脏压塞系心包内积液量在短期内明显增加所致，其心包积液总量并不是很多。

（2）间接征象：①漏出液或浆液性渗出性心包积液的无回声区多均匀一致。②纤维索性或化脓性积液多在无回声区内出现绒毛状、絮状回声，甚至多发分隔，尤其结核性心包积液者，可见脏层心包附有飘摆的多条"水草样"纤维索。③血性心包积液的无回声区透声不良，可出现密集、细小的点状回声，甚至不规则的团块状回声。

| 知识点 7：心包积液的 M 型超声心动图表现 | 副高：掌握　正高：掌握 |

（1）少量心包积液时见左心室后壁后方出现三角状无回声区。
（2）中等量心包积液时，左心室后壁后方及右心室前壁前方均见较宽的无回声区。
（3）大量心包积液时，上述部位无回声区的宽度在 2.0cm 左右，M 型超声心动图可出现"荡击波"征。
（4）大量积液时，心室充盈受限，腱索长度与心腔内径不成比例，可出现二尖瓣或三尖瓣脱垂，还可见"心脏摆动征"。
（5）亚急性和慢性心包炎，心包积液中等量以上，可见积液区有毛糙的条带状回声。

| 知识点 8：心包积液的彩色多普勒血流成像表现 | 副高：掌握　正高：掌握 |

心包积液时，一般不引起明显的血流动力学异常。

| 知识点 9：与胸腔积液的鉴别诊断 | 副高：掌握　正高：掌握 |

胸腔积液较多时，也可在心脏的后侧方出现无回声区，但在壁层心包之外，将探头沿液性暗区走行至左侧腋中线时，可显示其与胸腔液体相连续，同时心脏其他部位未见无回声区。

第二节　缩窄性心包炎

缩窄性心包炎多继发于急性或慢性心包炎，心包缩窄部位多发生在左心和右心房室环及右心室前壁、左心室侧后壁。由于纤维组织显著增生，心包的脏、壁两层增厚、粘连，因而形成坚厚的瘢痕压迫心脏和大血管根部，限制了心脏的舒张，致心排出量减少，出现代偿性心率增快。同时心房内压增高，残余血量增多，导致两心房不同程度地扩大。

由于右心室舒张期充盈受限，静脉回流受阻，静脉压升高，引起颈静脉怒张、肝大、腹水、胸腔积液和下肢水肿，而左心室舒张受限引起肺循环淤血，出现呼吸困难、肺水肿等。

（1）两心房明显增大、心室相对减小。

（2）心包增厚、局部回声增强、僵硬，呈"蛋壳"样改变，严重者出现钙化，尤以房室瓣环部位为著。当伴有少量心包积液或夹有干酪样物时，形成"三明治"样改变。

（3）下腔静脉和肝静脉均增宽，下腔静脉宽度>2.4cm。

（1）室间隔在舒张早期突然后向运动而出现切迹，左心室后壁在舒张中晚期运动平直。

（2）在心室波群，可显示心包增厚、回声增强。

通常无特异性表现，由于心房扩大、房室环扩张，可出现二尖瓣、三尖瓣相对性反流。收缩期左心房、右心房内可见来源于二尖瓣口、三尖瓣口的少量反流。

（1）二尖瓣口舒张期充盈受限，舒张早期 E 峰速度加快，晚期减慢，E/A 比值明显增大，吸气时左心室等容舒张期延长，峰值流速减低。

（2）二尖瓣口和三尖瓣口 E 峰速度随呼吸改变显著，二尖瓣口 E 峰吸气时较呼气时下降≥25%，而三尖瓣口 E 峰吸气时较呼气时增加≥40%。二尖瓣和三尖瓣血流 E 峰减速时间缩短≤160 毫秒。

知识点 7：缩窄性心包炎的组织多普勒超声心动图表现	副高：掌握　正高：掌握

缩窄性心包炎患者心肌运动速度减低或正常，二尖瓣环 TDI 频谱中舒张早期左心室充盈波 E_A 速度常显著增加。

知识点 8：缩窄性心包炎的鉴别诊断	副高：掌握　正高：掌握

主要需与限制型心肌病相鉴别。两者的鉴别要点是限制型心肌病主要表现为心内膜增厚，而缩窄性心包炎则表现为心包增厚、钙化。另外，二尖瓣口、三尖瓣口舒张期血流频谱的呼吸相改变可作为诊断缩窄性心包炎的主要依据。

组织多普勒超声检测显示缩窄性心包炎患者心肌运动速度轻度减低或正常，而限制型心肌病患者 Ea 速度减低，Ea<8cm/s 提示限制型心肌病可能，而且心肌速度阶差（MVG）的平均值低于正常人及缩窄性心包炎患者。

第七章　主动脉疾病

第一节　主动脉缩窄

知识点1：主动脉缩窄的概念　　　　　　副高：掌握　正高：掌握

主动脉缩窄是指主动脉任何部位发生局限性狭窄或闭塞，发病率约占先天性心脏病的1.6%，98%病例位于主动脉峡部，常伴有动脉导管未闭、主动脉瓣狭窄、室间隔缺损等其他心内畸形。新生儿期的患者可因心力衰竭而死亡，少数无症状或无并发症者生存年龄较大。

知识点2：主动脉缩窄的分型　　　　　　副高：掌握　正高：掌握

（1）导管前型：狭窄部位位于动脉导管之前，缩窄范围较广泛，可累及主动脉弓。此型患者动脉导管呈开放状态，常合并其他心内畸形，其临床症状出现较早，故又称为婴儿型。

（2）导管后型：狭窄部位位于动脉导管之后，缩窄范围较局限，动脉导管大多闭合，很少合并其他心内畸形，临床症状出现较晚，故又称为成人型。

知识点3：主动脉缩窄的病理　　　　　　副高：掌握　正高：掌握

主动脉缩窄可发生在主动脉的任何部位，常见的狭窄部位为主动脉峡部，即降主动脉起始部。狭窄段内径一般为2~5mm，长约10mm，常伴有头臂干和主动脉弓的扩张，升主动脉内径多正常，狭窄段远侧的降主动脉狭窄后扩张。主动脉缩窄平面以上，由于排血受阻，压力上升，血管扩张，上肢及头颈部血压升高，血流增多；缩窄平面以远，血流减少，血压下降，下肢血压明显低于上肢，下肢及腹部脏器缺血。由于左心室射血受阻，左心室向心性肥厚。

知识点4：主动脉缩窄的临床表现　　　　副高：掌握　正高：掌握

（1）症状：婴儿型表现为气急、多汗、喂养困难。成人型少数表现为头痛、鼻出血、下肢易感到疲劳、发冷和间歇性跛行。

（2）体征：心脏听诊时可于胸骨左上缘或左肩背部闻及Ⅱ~Ⅲ级收缩期杂音及奔马律，股动脉搏动减弱、消失，上肢血压显著高于下肢。

知识点5：主动脉缩窄的超声表现　　　　　　　　副高：掌握　正高：掌握

（1）降主动脉起始即左锁骨下动脉开口处远侧，主动脉内径突然局限性、显著缩小，缩窄区管壁增厚，回声增强或可见一膜性结构。

（2）缩窄区近心侧的升主动脉及其分支扩张、搏动增强，病变远心侧的降主动脉狭窄后扩张、搏动减弱。

（3）彩色多普勒示收缩期缩窄处呈五彩镶嵌血流束，频谱多普勒示缩窄处高速湍流频谱。

（4）左心室向心性肥厚，收缩增强。

（5）常合并动脉导管未闭等其他心脏畸形的征象。

第二节　主动脉夹层

知识点1：主动脉夹层的概念　　　　　　　　　　　副高：掌握　正高：掌握

主动脉夹层是指主动脉内膜和中层剥离、撕开形成的主动脉壁中层血肿，发病率为 0.005‰~0.02‰，男女之比约为 2:1，可发生于任何年龄段，50 岁左右多见。

知识点2：主动脉夹层的病理　　　　　　　　　　　副高：掌握　正高：掌握

主动脉夹层的形成与主动脉壁中层的囊性变性、坏死有关，各种引起主动脉壁胶原及弹性组织退化、断裂、囊性变或中层营养血管破裂形成壁内血肿的病变均可导致主动脉夹层形成。最常见的病因是高血压，其次是马方综合征（Marfan syndrome）及二瓣化主动脉瓣、主动脉缩窄、主动脉发育不良、动脉粥样硬化、梅毒性主动脉炎、主动脉脓肿、创伤等。

最常发生内膜撕裂的部位是升主动脉，其次是主动脉弓及降主动脉。大多数主动脉夹层发生于主动脉瓣上 5cm 处的升主动脉和左锁骨下动脉开口处的降主动脉起始部。

知识点3：主动脉夹层的分型方法　　　　　　　　　副高：掌握　正高：掌握

主动脉夹层的分型方法有 De Bakey 分型方法和 Stanford 分型方法。

知识点4：根据 De Bakey 分型方法，主动脉夹层的种类　　副高：掌握　正高：掌握

临床常用 De Bakey 分型方法，根据内膜撕裂的部位及夹层累及的范围，可将主动脉夹层分为以下 3 型：

（1）De Bakey Ⅰ型：破口位于升主动脉或主动脉弓部，累及升主动脉、主动脉弓、降主动脉全程，有时甚至延至髂动脉或颈动脉。

（2）De Bakey Ⅱ型：破口位于升主动脉，但局限于升主动脉，少数累及部分主动脉弓。

（3）De Bakey Ⅲ型：破口位于左锁骨下动脉起始处远端，累及胸主动脉（De Bakey Ⅲa型）或腹主动脉（De Bakey Ⅲb型）。如血肿向上逆行扩展，则称为逆行性夹层。

知识点 5：主动脉夹层的临床表现	副高：掌握　正高：掌握

临床表现通常为剧烈的持续性疼痛、休克等症状。如病变累及大的分支，则引起相应器官的缺血。

知识点 6：主动脉夹层的 M 型超声心动图表现	副高：掌握　正高：掌握

M 型超声心动图可得到提示性诊断，一般不能确诊。主要表现为升主动脉扩张，腔内出现与主动脉壁平行的回声带，但容易造成假阳性和假阴性的诊断。

知识点 7：主动脉夹层的二维超声心动图表现	副高：掌握　正高：掌握

（1）主动脉腔内撕裂的内膜，回声呈线状或条索状，随心动周期摆动。

（2）撕裂的内膜将增宽的主动脉分为真腔和假腔。

（3）部分患者可观察到入口及出口，内膜回声连续性中断，断端呈"飘带样"运动。

（4）将探头置于不同部位，可观察到不同部位的主动脉病变，但部分患者透声条件差，需通过经食管超声心动图检查确诊。

知识点 8：主动脉夹层的多普勒超声表现	副高：掌握　正高：掌握

多普勒超声可观察到破裂口处的血流。一般真腔的血流相对较快、颜色较亮，假腔的血流缓慢、颜色较暗；真腔与假腔的色彩一般不同，两者之间有撕裂的主动脉内膜。通常收缩期血流从真腔流入假腔，舒张期从假腔流入真腔，部分患者可有多个破口。此外，大多数患者存在主动脉瓣关闭不全，可探及瓣口反流。频谱多普勒可探及破口处收缩期由真腔流入假腔的高速血流频谱。

知识点 9：主动脉夹层真腔与假腔的区分	副高：掌握　正高：掌握

（1）假腔一般较宽，形态可不规则，假腔中常可见自发显影或附壁血栓；真腔一般较窄，形态相对规则。

（2）收缩期真腔管径和面积增大，假腔管径和面积减小，游离的内膜向假腔方向运动；舒张期真腔管径和面积减小，游离的内膜向真腔方向运动。

（3）收缩期真腔内血流速度较快，假腔内血流速度缓慢。

（4）入口处收缩期血流从真腔流入假腔，速度较快，舒张期血流从假腔流入真腔，速度较慢；出口处收缩期血流从假腔流入真腔，速度较慢。

知识点 10：主动脉夹层的经食管超声心动图表现 　　副高：掌握　正高：掌握

经食管超声心动图具有很高的敏感性，尤其对于图像质量欠佳的患者，可弥补经胸超声心动图的不足。改变探头深度、方向及角度可显示主动脉不同节段的长轴或短轴切面及不同水平内膜撕裂的情况，内膜常呈螺旋状或套叠样上升，呈漂浮状。短轴切面可以清晰显示真腔、假腔的大小及破裂口的部位。假腔中血流淤滞，常可见云雾状影，有时可见附壁血栓。

知识点 11：主动脉夹层的鉴别诊断 　　副高：掌握　正高：掌握

应注意与高血压和冠状动脉粥样硬化患者的主动脉增宽、内膜增厚所形成的伪像相鉴别。此外，当假腔内充满血栓并与撕裂的内膜融为一体时，与主动脉瘤合并附壁血栓难以鉴别，此时需多切面仔细观察。

第三节　真性主动脉瘤

知识点 1：真性主动脉瘤的概念 　　副高：掌握　正高：掌握

真性主动脉瘤是指局部主动脉壁的全层呈瘤样扩张、突出，即狭义的主动脉瘤，是主动脉局部管壁结构异常、薄弱，在腔内压力的持续作用下，出现扩张、突出所致。

知识点 2：真性主动脉瘤的病因 　　副高：掌握　正高：掌握

主动脉瘤的病因主要是主动脉壁退行性病变和动脉粥样硬化，其他有 Marfan 综合征、大动脉炎、硬皮病、系统性红斑狼疮、溃疡性结肠炎、贝赫切特综合征（白塞病）、放射性损伤、肿瘤，以及梅毒性、风湿性、类风湿性、巨细胞性、创伤性、先天性等病变。

知识点 3：真性主动脉瘤的分型 　　副高：掌握　正高：掌握

（1）病理解剖分型：按解剖部位可分为升主动脉瘤、主动脉弓动脉瘤和降主动脉瘤。
（2）形态分型：按形态分为梭形或纺锤形、囊状和混合型 3 种。

知识点 4：真性主动脉瘤的病理 　　副高：掌握　正高：掌握

在动脉腔内高压力的持续作用下，组织薄弱或弹性丧失的局部主动脉壁向外扩张、突出，而且随着扩张，局部张力增加，促进瘤体进一步突出，未治疗者瘤体内径增大速度通常为每年 4~5cm。突出的瘤体可压迫周围组织，造成有关动脉分支、气管等狭窄或闭塞以及邻近神经的损伤等，出现相应的病理生理改变。瘤体内血流异常，可形成附壁血栓，血栓脱落可栓塞有关动脉。升主动脉瘤可累及主动脉瓣环，导致瓣环扩大和关闭不全。

> **知识点 5：真性主动脉瘤的 M 型超声心动图表现**　　　　　副高：掌握　正高：掌握

主动脉波群显示病变部位的主动脉内径明显增宽，前壁和后壁的运动幅度减低。靠近主动脉根部的瘤体，主动脉瓣开放时，可观察到右冠状动脉瓣和无冠瓣远离主动脉前壁和后壁，瓣膜关闭时呈双线，关闭不拢；左心室增大，左心室流出道增宽，舒张期二尖瓣前叶开放时出现细震颤。

> **知识点 6：真性主动脉瘤的二维超声心动图表现**　　　　　副高：掌握　正高：掌握

主动脉内径增大，呈梭形或囊状扩张，常达相应正常部位内径的 1.5 倍以上。瘤体边缘与主动脉壁相连。与瘤体相连的主动脉壁有被动脉瘤牵引而随之向外伸展的现象。

> **知识点 7：真性主动脉瘤的经食管超声心动图表现**　　　　　副高：掌握　正高：掌握

一般可观察到瘤体部位的主动脉扩张，呈梭形或囊状，瘤体内多数血流较缓慢，常见"云雾状"回声，可检出附壁血栓，采用彩色多普勒检查时，也可观察到瘤体内血流色彩暗淡和涡流。

主动脉短轴断面，观察到主动脉瘤体部位内径增宽，升主动脉瘤窦部扩张造成瓣膜关闭不全时，主动脉瓣中心部位可出现三角形的缝隙。主动脉长轴断面，可观察到主动脉根部、左冠状窦与冠状窦和（或）升主动脉扩张，瓣叶关闭时出现裂缝。主动脉瓣反流者，多出现左心室增大、左心室流出道增宽。

> **知识点 8：真性主动脉瘤的鉴别诊断**　　　　　副高：掌握　正高：掌握

（1）假性动脉瘤：与主动脉瘤超声心动图表现不同。①假性动脉瘤的瘤壁由血栓及周围软组织构成，而主动脉瘤的瘤壁由血管壁构成。②假性动脉瘤的瘤壁破口内径小，形态呈"葫芦样"改变；而主动脉瘤为升主动脉呈瘤样扩张。③彩色多普勒可见假性动脉瘤破口处血流往返于动脉与瘤体之间，而主动脉瘤显示膨大瘤腔内的漩流。

（2）主动脉夹层：主要表现为增宽的主动脉腔内可探及撕裂的内膜回声，假腔内充满血栓，撕裂内膜常伴有钙化，位于血栓的表面；而主动脉瘤伴附壁血栓时，钙化的内膜位于血栓的基底部。

第八章　先天性心脏病

第一节　先天性心脏病超声检查方法

| 知识点1：先天性心脏病的分类 | 副高：掌握　正高：掌握 |

（1）非发绀型：①无分流，包括先天性房室瓣及半月瓣病变，如伞形二尖瓣、三尖瓣下移畸形、二叶式主动脉瓣、单纯肺动脉瓣狭窄；流入道及流出道梗阻病变，如二尖瓣瓣上环、右心室流出道狭窄、主动脉瓣下狭窄；主动脉缩窄；矫正型大动脉转位等。②左向右分流，包括常见畸形有房间隔缺损、室间隔缺损、动脉导管未闭；少见及复杂畸形有部分型心内膜垫缺损、主动脉窦瘤破入右心房和右心室、冠状动脉-右侧心腔瘘等。③左向左分流，如主动脉窦瘤破入左心房（少见）、冠状动脉-左侧心腔瘘等。

（2）发绀型：右向左分流中，常见畸形有法洛四联症、法洛三联症、右心室双出口。少见畸形有完全型大动脉转位、永存动脉干、房间隔缺损合并完全型肺静脉异位引流、单心室、三尖瓣闭锁、肺动脉瓣闭锁等。

| 知识点2：复杂型先天性心脏病的诊断 | 副高：掌握　正高：掌握 |

复杂型先天性心脏病往往在心房、心室和大动脉水平上发生不同方向的旋转、移位，并按不同顺序排列组合，同时合并多种畸形，故传统的诊断方法极易造成误诊和漏诊。对复杂型先天性心脏病，应采用系统诊断法进行系统性和逻辑性的分析，才能正确诊断。

| 知识点3：系统诊断法的概念 | 副高：掌握　正高：掌握 |

系统诊断法又称为顺序节段诊断法，1972年由美国 Van Praagh 教授等最先提出。经不断改进和完善，如今已成为超声诊断先天性心脏病遵循的原则。

| 知识点4：系统诊断法的诊断方法 | 副高：掌握　正高：掌握 |

系统诊断法是将整个心脏结构简化为3个节段（即心房、心室、大动脉）和2个连接（心房与心室的连接、心室与大动脉的连接），再按以下5个步骤进行诊断，包括：①心房的位置。②心室襻的类型。③心房与心室的连接关系。④大动脉的关系。⑤心室与大动脉的连接关系。

知识点5：复杂型先天性心脏病的常规检查部位 副高：掌握 正高：掌握

正常情况下心房正位（右心房在右，左心房在左），心室右襻（右心室在右侧，左心室在左侧），房室连接一致（左心房与左心室连接，右心房与右心室连接），主动脉与左心室连接，肺动脉与右心室连接。

对复杂型先天性心脏病而言，在常规胸骨左缘切面检查的基础上，剑突下区、胸骨右缘区、胸骨上窝区检查尤为重要，应作为常规检查部位。

知识点6：右心声学造影的诊断价值 副高：掌握 正高：掌握

右心声学造影是辅助诊断先天性心脏病的一项重要和不可缺少的方法。彩色多普勒超声对显示先天性心脏病左向右分流非常敏感而且直观，目前已基本取代了右心声学造影。在复杂心血管畸形不能判断心房位置或确定心内是否存在低速右向左分流时，右心声学造影仍有不可取代的诊断价值。彩色多普勒血流成像可能漏诊心内存在的低速右向左分流，而右心声学造影可以非常敏感地发现此类分流，并有助于肺动静脉瘘、永存左上腔静脉等少见先天性心脏畸形的诊断。

知识点7：右心声学造影剂微气泡的特点 副高：掌握 正高：掌握

右心声学造影剂微气泡直径较大，经外周静脉注入后不能通过肺部毛细血管进入肺循环，只能在右心系统显影，当心房、心室和大动脉水平存在右向左分流时，则在相应水平的左心腔、主动脉出现造影剂微气泡。

知识点8：二氧化碳微气泡的构成 副高：掌握 正高：掌握

二氧化碳微气泡通常由5%碳酸氢钠加各种弱酸制剂（如维生素C、盐酸、维生素B_6等）临时配制而成。

知识点9：二氧化碳微气泡的配制方法 副高：掌握 正高：掌握

（1）用10ml无菌注射器，先抽取5%碳酸氢钠溶液4ml，再抽取1%盐酸溶液1ml进行混合，稍加振荡即可产生二氧化碳微气泡。

（2）用20ml无菌注射器，先抽取5%碳酸氢钠溶液10ml，然后抽取5%维生素C溶液5ml混合（以2:1容量比例混合），2分钟内产生二氧化碳微气泡，随后反应减慢。

（3）用10ml无菌注射器抽取5%碳酸氢钠溶液5ml，再加入维生素$B_6$300mg，稍加振荡即可产生二氧化碳微气泡。

知识点10：二氧化碳微气泡的操作方法及注意事项 副高：掌握 正高：掌握

通常取左上肢建立外周静脉通道，成人取以上配制剂量推入，小儿取以上配制剂量的 1/3~1/2 推入，严重发绀及心力衰竭患者应慎用。

知识点 11：含空气的高糖微气泡的种类　　　　副高：掌握　正高：掌握

含空气的高糖微气泡可根据不同的制备工艺分为声振微气泡和手振微气泡声学造影剂。

知识点 12：声振微气泡的制作方法　　　　副高：掌握　正高：掌握

声振微气泡的制作方法：取 10ml 无菌注射器，抽取 50% 葡萄糖溶液 6~8ml，拔除针芯，使针尖向下，再将经过消毒的超声波声振仪的声振探头插入针管内，置于液面以下，启动声振仪振动 10~20 秒，当溶液由透明状变为均匀的乳白色液体时，即可将针芯插入针管，供静脉推注使用。

知识点 13：声振微气泡的优点　　　　副高：掌握　正高：掌握

声振微气泡直径较小，微气泡大小较均匀，右心声学造影效果优于二氧化碳微气泡，并经动物实验和临床多年应用，证明其安全、有效。

知识点 14：手振微气泡的制作方法　　　　副高：掌握　正高：掌握

（1）材料准备：10ml 无菌注射器 2 支；无菌三通管 1 个；50% 葡萄糖溶液；生理盐水。

（2）制作方法：取一次性无菌注射器抽取 50% 葡萄糖溶液 6ml，将其连接于三通管一接口上，三通管另一接口连接一次性无菌注射器，关闭未接注射器一侧的开关，使两注射器相通，用手各持三通管两端的注射器快速、来回推动抽取液，以肉眼观察到注射器内的透明液体变成淡乳白色为原则。

（3）造影方法：造影前于患者左上肢建立静脉通道，超声检查者固定探头在需要观察的切面，根据病情注射手振 50% 葡萄糖微气泡 1~3 次。注射剂量：儿童每次 1~3ml，成人每次 3~6ml。每次注射后，尾随注入生理盐水 6ml。

知识点 15：用连续波多普勒计算肺动脉压的方法　　　　副高：掌握　正高：掌握

（1）测三尖瓣反流压差计算肺动脉收缩压（PASP）：取心尖四腔心切面，用彩色多普勒超声（CDFI）显示三尖瓣反流束方向及起点，再用连续波多普勒测得最高反流速度（V），根据简化 Bernoulli 方程（$\triangle P = 4V^2$），压差（PG）（mmHg）= $4V^2$，PASP = PG + （5~10）（mmHg），其中 5~10 为右心房压。

（2）心室水平分流计算法：室间隔缺损时，左向右分流的峰值速度换算成压差（$\triangle P$）代表两心室之间的压差。即室间隔缺损分流压差（$\triangle P$）= 左心室收缩压-右心室收缩压。

而左心室收缩压（LVSP）相当于肱动脉收缩期血压（SBP），右心室收缩压（RVSP）相当于肺动脉收缩压血压（PASP）。即

$$PASP(mmHg) = RVSP = SBP - 室间隔缺损收缩期分流压差$$

（3）大动脉水平分流计算法

$$PASP(mmHg) = 肱动脉收缩期血压 - 动脉导管收缩期分流压差$$

（4）肺动脉瓣反流法计算肺动脉舒张压（PADP）：正常情况下右心室舒张压接近零，因此肺动脉瓣反流压差相当于肺动脉舒张压。

（5）肺动脉高压程度的判断：正常肺动脉压：收缩压（PASP）<30mmHg，舒张压（PADP）<15mmHg。

第二节 房间隔缺损

知识点1：房间隔缺损的存在方式	副高：掌握 正高：掌握

房间隔缺损（ASD）简称房缺，是最常见的先天性心脏病之一，发病率占先天性心脏病的18%左右。本病可单独存在，也常合并其他心血管畸形。当合并肺动脉狭窄时称为法洛三联症，合并二尖瓣狭窄时称为卢滕巴赫综合征。

知识点2：早期房缺的种类	副高：掌握 正高：掌握

早期一般将房缺分为原发孔型和继发孔型，继发孔型约占95%，原发孔型较少见，又称为部分型心内膜垫缺损。房缺多为单发，少数为两个以上或呈筛孔状，直径通常在10~40mm。

知识点3：根据胚胎发育与缺损部位不同，房缺的分型	副高：掌握 正高：掌握

目前根据胚胎发育与缺损部位不同，将房缺分为4型：①中央型，又称卵圆孔型，缺损位于房间隔中部，相当于卵圆窝处。②下腔型，缺损位于房间隔的后下方，缺损缘紧邻下腔静脉入口。③上腔型，缺损位于上腔静脉入口处下方，常伴有部分或全肺静脉异位引流。④冠状静脉窦型，是冠状静脉窦与左心房后下壁间的缺损，该型非常少见。

知识点4：房间隔缺损的病理与临床	副高：掌握 正高：掌握

正常情况下左心房压高于右心房压，当房间隔缺损时，心内血流即产生左向右的分流。此时右心室不仅要接受上腔静脉和下腔静脉流入右心房的血液，同时还要接受由左心房分流入右心房的血液，导致右心容量增加，右心系统扩大。严重病例后期可出现肺动脉高压，

心房平面出现右向左分流。

体检在胸骨左缘第 2~3 肋间可闻及较柔和的 Ⅱ~Ⅲ 级收缩期杂音，肺动脉瓣区第二心音增强或亢进，其发生机制是增多的血液通过正常的肺动脉瓣口导致肺动脉瓣相对狭窄。

知识点 5：房间隔缺损的二维及 M 型超声表现　　　　副高：掌握　正高：掌握

（1）间接征象：右心房、右心室增大，右心室流出道增宽，此为房间隔缺损的间接征象。特别是对于儿童患者，间接征象对提示房间隔缺损病变的存在有重要意义。由于右心室容量负荷过重，M 型超声心动图多表现为室间隔与左心室后壁呈同向运动。

（2）直接征象：房间隔回声中断，继发孔型房间隔缺损在四腔心切面、主动脉根部短轴切面及剑突下两房腔切面显示房间隔中上部回声中断，若房间隔缺损处上、下断端均能显示，则为继发孔中央型；若房间隔缺损处上端（心房顶部侧）无房间隔残端显示，通常为继发孔腔静脉型，剑突下切面有助于上腔型或下腔型房缺的鉴别。若房间隔残端小，多为混合型房缺；完全未见到房间隔回声，则为单心房。

知识点 6：房间隔缺损的多普勒超声表现　　　　　　副高：掌握　正高：掌握

CDFI 显示房间隔缺损部位穿隔血流束，左向右分流者，血流束呈红色，由于分流速度不高，湍流可不明显。当合并有重度肺动脉高压时，缺损部位 CDFI 可显示右向左蓝色分流束或分流不明显。频谱多普勒在房间隔中断区及右心房侧显示连续性、双期、正向（左向右）分流频谱，位于基线上方，分流峰速度位于收缩晚期和舒张期，由于心房压力较低，分流速度一般在 1.0~1.5m/s。显著的右心室容量负荷过重可导致三尖瓣口、右心室流出道和肺动脉瓣口血流速度增快，肺动脉口血流速度可达 2.0m/s。

知识点 7：房间隔缺损的经食管超声心动图（TEE）表现　　副高：掌握　正高：掌握

经胸超声检查图像不清晰者可以采用 TEE 检查，TEE 可以提高对小房缺和腔静脉型房缺的诊断准确率，TEE 可以清晰显示房缺断端与上腔静脉、下腔静脉、冠状静脉窦的关系，有助于房缺术式的选择。另外，TEE 对卵圆孔未闭的诊断较经胸超声检查敏感。

知识点 8：房间隔缺损的实时三维超声表现　　　　　　副高：掌握　正高：掌握

实时三维超声可以显示房缺的形态学特征、部位及与周围结构的毗邻关系。

知识点 9：房间隔缺损的超声心动图在 ASD 介入封堵治疗中的应用

　　　　　　　　　　　　　　　　　　　　　　　　　　副高：掌握　正高：掌握

ASD 封堵术是先天性心脏病介入治疗中的主要部分之一，ASD 封堵成功与否与术前是否正确选择病例、选择的封堵器是否合适以及术中监测等有着密切的关系。超声心动图可以直观地显示 ASD 及封堵器情况，是检测 ASD、术中监测和术后随访的常规检查方法。

知识点 10：超声选择 ASD 封堵治疗的适应证	副高：掌握　正高：掌握

超声选择 ASD 封堵治疗的适应证：①年龄通常 ≥3 岁。②继发孔中央型 ASD 位于房间隔的中央部，相当于房间隔卵圆窝的部位，四周均有残余房间隔结构。③ASD 断端距上腔静脉、下腔静脉、二尖瓣瓣环、心房顶部的间距 ≥5mm。④心房水平为单纯左向右分流或以左向右为主的分流。⑤房缺直径 ≥5mm 且直径 ≤36mm。⑥不合并必须行外科手术治疗的其他心脏畸形。

知识点 11：与肺动脉瓣狭窄的鉴别诊断	副高：掌握　正高：掌握

肺动脉瓣狭窄时超声心动图可表现为右心房、右心室增大，但 CDFI 房间隔处无分流显示，肺动脉内收缩期血流速度较房间隔缺损者明显增加，流速>2.5m/s 有助于鉴别。

知识点 12：与卵圆孔未闭的鉴别诊断	副高：掌握　正高：掌握

中央型小房缺应与卵圆孔未闭鉴别，典型卵圆孔未闭在剑突下切面或经食管超声可见房间隔回声中断处的断端不在一条直线上，原发隔与继发隔呈错位状或夹层状。心内一般为左向右分流，CDFI 显示的分流束可呈"夹层状"血流信号。

知识点 13：与上腔静脉血流的鉴别诊断	副高：掌握　正高：掌握

在 CDFI 检查时需要注意不要把流入右心房的上腔静脉血流误认为分流信号，采用频谱多普勒超声有助于鉴别：上腔静脉的频谱图血流速度与形态随呼吸改变，与心动周期无关，而房缺的分流频谱速度及形态在每个心动周期一致，并且不受呼吸影响。

第三节　室间隔缺损

知识点 1：室间隔缺损的概念	副高：掌握　正高：掌握

室间隔缺损（VSD）简称室缺，即室间隔一个或多个部分缺失，致左、右心室间存在异常交通，是常见的先天性心脏病之一。室间隔缺损可单独存在，也可作为复杂畸形的一部分。

知识点 2：室间隔缺损的病理分型方法	副高：掌握　正高：掌握

室间隔缺损从超声解剖和临床实用的角度，一般分为以下 3 类。

（1）膜部室间隔缺损：此型占室间隔缺损的 70%~80%。

（2）漏斗部室间隔缺损：占室间隔缺损的 20%~30%。

（3）肌部室间隔缺损：占室间隔缺损的 5%~10%，缺损位于室间隔的肌小梁部，四周均为肌肉组织，可单发或多发。

单纯室间隔缺损的大小多数在 5~10mm，可小至 2mm，缺损一般为单个，少数为多个，缺损可呈圆形、椭圆形，缺损残端边缘增厚。

知识点 3：膜部室间隔缺损的种类	副高：掌握　正高：掌握

膜部室间隔缺损可分为：①嵴下型（膜部前），缺损位于室上嵴后下方，紧邻主动脉瓣。②单纯膜部型，仅限于膜部室间隔的小缺损，若膜部室间隔缺损边缘与三尖瓣隔瓣粘连形成瘤样结构，称为室间隔膜部瘤。③隔瓣下型（膜部后），缺损位于三尖瓣隔叶的后下方，距主动脉瓣较远。

知识点 4：漏斗部室间隔缺损的种类	副高：掌握　正高：掌握

漏斗部室间隔缺损可分为两个亚型：①干下型，缺损位于肺动脉瓣和主动脉瓣下，其上缘紧邻肺动脉瓣和主动脉瓣环，主动脉瓣常有不同程度的脱垂。②嵴内型，缺损位于室上嵴上方和肺动脉瓣下，但其上缘与肺动脉瓣之间有肌性组织分隔。

知识点 5：室间隔缺损的病理与临床	副高：掌握　正高：掌握

VSD 的主要血流动力学改变是心室水平的左向右分流。典型体征是在胸骨左缘第 3~第 4 肋间闻及响亮、粗糙的全收缩期杂音伴震颤。室间隔缺损较小时，临床可无明显症状。缺损较大时，早期表现为左心室容量负荷过重，随着病情的发展，长期持续的肺血流量增加，最终发展为肺动脉高压，导致双向分流或右向左分流，称为艾森曼格综合征。临床上出现发绀，肺动脉瓣区第二心音亢进。

知识点 6：室间隔缺损的二维超声表现	副高：掌握　正高：掌握

（1）心脏形态学变化：小室缺（<5mm）、病程短者，心脏形态学一般无明显变化，心腔显示大小正常。较大室缺，心腔的变化主要是左心室增大，左心房也可增大，室壁运动增强；随着病情的发展，右心室也可增大，合并肺动脉高压时，右心室壁肥厚。

（2）VSD 的直接征象及超声分型：①直接征象，即两个以上切面二维超声显示室间隔连续性中断，断端回声增强。②超声分型。大动脉根部短轴切面，12 点至肺动脉瓣之间室间隔连续性中断，为漏斗部室缺。漏斗部室缺又分为干下型和嵴内型，绝大多数为干下型。干下型室缺的缺损上缘位于肺动脉瓣下，无肌性组织回声，嵴内型室缺位于主动脉根部短轴 12 点方位，与肺动脉瓣之间有肌性组织回声。三尖瓣隔瓣基底部至主动脉根部短轴 12 点钟处为膜部室缺，缺损部位靠近三尖瓣隔叶部位（9~10 点钟位置）者多为单纯膜部型，靠近 12 点钟位置者为嵴下型，靠近三尖瓣隔叶根部者多为隔瓣下缺损。远离主动脉瓣的室缺为肌部室缺。

知识点 7：室间隔缺损的多普勒超声表现 副高：掌握 正高：掌握

室间隔中断处，CDFI 显示左向右、五彩镶嵌穿隔血流信号，分流束的位置也有助于室缺的分型。频谱多普勒在分流处探及高速全收缩期湍流，左向右分流时，其分流速度可高达 3~5m/s。当出现右向左分流时，分流束 CDFI 显示为蓝色信号。

知识点 8：室间隔缺损合并艾森曼格综合征的表现 副高：掌握 正高：掌握

超声特征为大室缺合并重度肺动脉高压。二维超声显示右心房、右心室增大，右心室肥厚。由于室缺大，主动脉与室缺不在同一平面，主动脉前壁有骑跨征象。CDFI 在室缺部位显示双向穿隔分流。肺动脉及分支明显增宽，肺动脉瓣 M 形曲线图显示收缩中期提前关闭，呈 "W" 曲线，a 波变浅或消失。

知识点 9：超声心动图在 VSD 介入治疗中的应用 副高：掌握 正高：掌握

超声心动图术前检测可辅助正确选择病例及封堵器，监测并引导封堵治疗操作。

知识点 10：超声选择 VSD 封堵治疗的适应证 副高：掌握 正高：掌握

超声选择 VSD 封堵治疗的适应证：①患者的年龄在 3 岁以上。②缺损的部位为膜部、部分嵴内型及肌部缺损。③缺损口大小，膜部或膜周部缺损口 3~16mm，嵴内型缺损口 4~6mm，肌部缺损口 2.5~14mm。④缺损残端与主动脉瓣及三尖瓣的距离>2mm，嵴内型 VSD 残端与肺动脉瓣距离>3mm，肌部 VSD 残端与心尖室间隔的距离>5mm。⑤心室水平左向右分流。⑥无病理性主动脉瓣反流或中度以上三尖瓣反流。

知识点 11：超声选择 VSD 封堵治疗的禁忌证 副高：掌握 正高：掌握

超声选择 VSD 封堵治疗的禁忌证：干下型、隔瓣下型 VSD，部分嵴内型和部分肌部 VSD。

知识点 12：室间隔缺损合并主动脉瓣脱垂的鉴别诊断 副高：掌握 正高：掌握

较大的室间隔缺损常合并右冠状动脉瓣脱垂，CDFI 除显示室间隔右心室面的收缩期分流外，在左心室流出道亦显示有舒张期反流。另外，脱垂的瓣膜可部分遮盖室间隔缺损口，从而导致对室间隔缺损面积大小的低估。

知识点 13：主动脉右冠窦瘤破入右心室流出道的鉴别诊断　　副高：掌握　正高：掌握

主动脉右冠窦瘤破入右心室流出道多数合并室间隔缺损，由于右冠窦瘤常从室缺口破入右心室，窦瘤瘤体往往遮盖室间隔缺口，经胸二维超声易漏诊。检查时应注意改变探头声束方向，避开窦瘤。

第四节　动脉导管未闭

知识点 1：动脉导管未闭的概念　　副高：掌握　正高：掌握

动脉导管未闭（PDA）亦是最常见的先天性心脏病之一，仅次于房间隔缺损和室间隔缺损。可单独发生，也可合并其他畸形。

知识点 2：动脉导管未闭的病理　　副高：掌握　正高：掌握

动脉导管是胎儿期的正常通道，出生后闭锁成动脉韧带。动脉导管在出生后一段时间内未闭时，由于主动脉压力在收缩期及舒张期均高于肺动脉压，所以主动脉内的血液持续性经未闭的动脉导管流向肺动脉（大动脉水平左向右分流），造成肺循环血流量明显增加，进而导致左心回血量增加，左心房、左心室因容量负荷加重而扩大。导管粗大者病程晚期肺动脉压升高，可产生右向左分流。

未闭动脉导管位于主动脉峡部小弯侧，一端连在肺动脉主干末端或左肺动脉根部，另一端连接左锁骨下动脉开口远端的降主动脉前侧壁。动脉导管的长短、粗细不一，多数长 5~10mm。

知识点 3：动脉导管的种类　　副高：掌握　正高：掌握

动脉导管按其形态一般分为 3 种类型：①管型，最多见，导管管径粗细一致。②漏斗型，导管主动脉端较肺动脉端更宽。③窗型（缺损型），少见，导管短而粗，主动脉与肺动脉呈窗型相通，类似于主动脉与肺动脉之间的间隔缺损。

知识点 4：动脉导管未闭的临床表现　　副高：掌握　正高：掌握

导管细小者可无临床症状，导管直径达 1.0cm 者多有心功能不全症状。典型体征是心界向左下扩大，于胸骨左缘第 2 肋间闻及收缩及舒张期连续性杂音伴收缩期震颤，肺动脉高压时连续性杂音不典型，仅为单纯收缩或舒张期杂音。

知识点5：动脉导管未闭的二维及M型超声表现	副高：掌握 正高：掌握

（1）心脏形态学变化：动脉导管直径在5mm以下者，心脏各腔室大小测量值可在正常范围内。动脉导管较粗大者，二维超声心动图显示左心房、左心室增大，肺动脉增宽。合并肺动脉高压时，右心室、右心房增大，右心室壁增厚。重度肺动脉高压时，以右心房、右心室增大为主，肺动脉及分支增粗，肺动脉瓣运动幅度增大，M型超声心动图显示肺动脉瓣曲线"a"波变浅或消失，收缩期呈"W"形或"V"形（此为肺动脉瓣收缩期提前关闭的征象）。

（2）直接征象：主动脉根部短轴切面显示肺动脉分叉处或左肺动脉根部有管道与后方的降主动脉相连，二维超声可显示导管的形态、粗细及长度。胸骨上窝主动脉弓长轴切面上，左锁骨下动脉对侧管壁回声失落，并有管道与肺动脉远端相通。对儿童患者在剑突下检查时也可显示动脉导管未闭的直接征象。

知识点6：动脉导管未闭的多普勒超声表现	副高：掌握 正高：掌握

无明显肺动脉高压时，在整个心动周期中主动脉压显著高于肺动脉压。CDFI显示降主动脉血流经导管进入肺动脉的连续、五彩镶嵌的血流信号。小导管二维超声可以无阳性发现，但CDFI可以较敏感地显示小至3mm的动脉导管分流。频谱多普勒在肺动脉远端或动脉导管开口处显示连续性收缩期与舒张期双期分流，分流速度可达4m/s以上。当出现肺动脉高压时，两动脉之间的压差减小，分流峰速下降，表现为层流（红色）或出现肺动脉血流分流入降主动脉。

知识点7：动脉导管未闭的鉴别诊断	副高：掌握 正高：掌握

由于肺动脉存在湍流，需注意与肺动脉瓣狭窄鉴别。

在PDA合并重度肺动脉高压时，由于分流不典型，需注意与原发性肺动脉高压鉴别，胸骨上窝切面有助于鉴别。

第五节 心内膜垫缺损

知识点1：心内膜垫缺损的病理分型	副高：掌握 正高：掌握

心内膜垫缺损（ECD）又称房室管畸形或房室共同通道，病理解剖一般分3型：①部分型心内膜垫缺损，为单纯原发孔型房间隔缺损，或原发孔型房间隔缺损合并房室瓣裂。②完全型心内膜垫缺损，原发孔型房间隔缺损及室间隔缺损同时存在，融合成为一大缺损。依据共同瓣的形态及腱索附着位置分为：A型，共同瓣可分为二尖瓣与三尖瓣，各自有腱

索附着在室间隔缺损的顶端或两侧；B型，共同瓣可分为二尖瓣与三尖瓣，腱索不附着在室间隔上，而附着在室间隔右心室侧；C型，共同房室瓣无二尖瓣、三尖瓣之分，腱索呈漂浮状。③过渡型心内膜垫缺损，即存在原发孔型房间隔缺损和较小的室间隔流入道部缺损。

知识点2：心内膜垫缺损的病理与临床	副高：掌握　正高：掌握

部分型心内膜垫缺损的血流动力学变化主要为心房平面左向右分流，以右心容量负荷增加为主，有房室瓣裂时则合并房室瓣反流。完全型心内膜垫缺损时四个心腔血流相通，导致左心、右心容量负荷均增加。

体格检查可发现心脏扩大，闻及心尖部二尖瓣关闭不全的收缩期杂音，肺动脉高压明显者则出现肺动脉瓣区第二心音亢进或分裂。

知识点3：部分型心内膜垫缺损的二维超声表现	副高：掌握　正高：掌握

（1）房间隔下部回声中断：这是二维超声诊断部分型心内膜垫缺损的直接征象，在所有四腔心切面上，均可显示缺损的部位在房间隔下端近十字交叉处，其下界达房室瓣上缘。

（2）二尖瓣前叶裂：二尖瓣水平短轴切面示舒张期二尖瓣前叶连续性中断。

（3）右心房、右心室增大，右心室流出道增宽。

知识点4：部分型心内膜垫缺损的多普勒超声表现	副高：掌握　正高：掌握

CDFI显示低位心房水平左向右分流，频谱多普勒记录到舒张期为主的湍流。有不同程度的二尖瓣反流，与房室瓣裂的程度有关。

知识点5：完全型心内膜垫缺损的二维超声表现	副高：掌握　正高：掌握

（1）四腔心切面房室连接处十字交叉结构消失，这是原发孔型房间隔缺损与流入道室间隔缺损共存时的超声表现。回声中断范围一般较大，常在15mm以上。

（2）二尖瓣与三尖瓣为共同房室瓣，分为"前共同瓣"和"后共同瓣"。在四腔心切面通过调整声束，前共同房室瓣可呈"一"字形，共同房室瓣开放时，可见四个房室腔相通，四个心腔均扩大。以右心房、右心室增大为主。

（3）分型诊断：若共同房室瓣可以区分为二尖瓣与三尖瓣的成分，则为A型或B型，若房室瓣腱索分别附着在流入道室间隔缺损的顶端，则为A型；若共同房室瓣腱索经室缺伸入对侧右心室内（称之为骑跨）则为B型；若共同房室瓣无二尖瓣和三尖瓣之分，无腱索与室间隔相连，腱索呈漂浮状，则为C型。

知识点6：完全型心内膜垫缺损的多普勒超声表现　副高：掌握　正高：掌握

CDFI 表现不仅有心房水平及心室水平的左向右分流，还有房室之间的分流，加之二尖瓣、三尖瓣收缩期反流，因此造成该处彩色血流信号明显紊乱。

知识点7：左心室-右心房通道的概念　副高：掌握　正高：掌握

左心室-右心房通道是指膜部室间隔的心房部有缺损而产生左心室和右心房间的交通。

知识点8：左心室-右心房通道的超声心动图诊断要点　副高：掌握　正高：掌握

左心室-右心房通道的超声心动图诊断要点：在心尖四腔心切面，三尖瓣隔叶上方与二尖瓣前叶下方十字交叉处局部回声中断；彩色多普勒血流成像可见左心室至右心房、以蓝色为主的五彩穿隔血流信号，直达右心房。

知识点9：心内膜垫缺损的鉴别诊断　副高：掌握　正高：掌握

当某些先天性心脏病造成冠状静脉窦明显扩张时，在四腔心切面上可出现类似房间隔下部回声缺失的表现，鉴别要点是在其他任意一个切面均可观察到房间隔下部存在。部分型心内膜垫缺损存在二尖瓣裂时，反流通过原发孔型房缺流入右心房时，需注意与左心室-右心房通道鉴别。

完全型心内膜垫缺损常合并肺动脉瓣口狭窄、大动脉转位、心室左襻、肺动脉闭锁、右心室双出口、动脉导管未闭等，在诊断时需注意鉴别。

第六节　主动脉窦瘤破裂

知识点1：引起主动脉窦瘤破裂的原因　副高：掌握　正高：掌握

主动脉窦瘤破裂（RASA）又称乏氏窦瘤破裂，男性多于女性。少数后天性主动脉窦瘤可由动脉硬化、感染性心内膜炎、主动脉夹层及创伤等原因破坏主动脉窦壁组织引起。

知识点2：主动脉窦瘤破裂的病理与临床　副高：掌握　正高：掌握

主动脉窦瘤一般认为系主动脉基底部中层弹力纤维先天缺陷引起该处结构较薄弱，出生后由于主动脉窦受到主动脉内高压血流冲击，窦壁逐渐变薄呈瘤样扩张，称为主动脉窦瘤。窦瘤好发于右冠状动脉窦，其次为无冠状动脉窦，左冠状动脉窦极为少见。主动脉窦瘤的破口一般为一个，少数患者可有多个破口。窦瘤破裂最常见为右冠状动脉窦瘤破入右心室和右心室流出道，其次是无冠状动脉窦瘤破入右心房，偶见主动脉窦瘤破入室间隔、左心或破入心包腔。

知识点 3：右冠状动脉窦瘤破裂的超声表现　　　　　副高：掌握　正高：掌握

左心室长轴切面和右心室流出道切面显示右冠状动脉窦呈袋状扩大，扩大的右冠状动脉窦连续性中断；窦瘤多破入右心室流出道，向右心室流出道膨出；常合并有室间隔缺损，膨凸的右冠状动脉窦可能全部或部分遮盖室间隔缺损区，以致漏诊室间隔缺损或低估室缺大小；主动脉窦部增宽；左心房、左心室增大。多普勒超声显示主动脉右冠状动脉窦血流呈五彩镶嵌状通过窦瘤向右心室分流，频谱多普勒呈连续性湍流。右冠状动脉窦瘤破入右心房时优选切面是大动脉短轴切面，该切面有助于区分是右冠状动脉窦瘤还是无冠状动脉窦瘤。

知识点 4：无冠状动脉窦瘤破裂的超声表现　　　　　副高：掌握　正高：掌握

无冠状动脉窦扩大，多破入右心房，呈乳头状或窦道状破入右心房下部、三尖瓣隔瓣根部，左心室及右心室扩大。

知识点 5：左冠状动脉窦瘤破裂的超声表现　　　　　副高：掌握　正高：掌握

左冠状动脉窦扩大，一般破入左心房或左心室流出道。主动脉根部切面可显示窦瘤大小及破口部位。左心房、左心室扩大。

知识点 6：右冠状动脉窦瘤破裂与右冠状动脉瘘的鉴别诊断

副高：掌握　正高：掌握

右冠状动脉窦瘤破裂与右冠状动脉瘘的鉴别要点：①右冠状动脉瘘，冠状动脉呈管状或腊肠样扩张，管壁增厚如同主动脉壁。而右冠状动脉窦瘤呈袋状或不规则扩张，壁薄。②右冠状动脉瘘在其异常扩张的结构近端无湍流，而右冠状动脉窦瘤破裂在窦瘤破口处，可记录到连续性湍流。

知识点 7：与室间隔膨出瘤合并室缺的鉴别诊断　　　　副高：掌握　正高：掌握

室间隔膨出瘤合并室缺的鉴别要点：左心室长轴切面上显示室间隔膨出瘤位于主动脉根部下方，而右冠状动脉窦瘤在任何切面上均位于主动脉根部；右冠状动脉窦瘤破裂入右心室时呈连续性湍流，而室间隔膨出瘤合并室缺的湍流仅发生在收缩期。

第七节 冠状动脉瘘

知识点1：先天性冠状动脉瘘的概念	副高：掌握 正高：掌握

先天性冠状动脉瘘（CAF）是指左冠状动脉和右冠状动脉的主干或分支与任何一个心腔或近心腔大血管之间存在的先天性异常通道。

知识点2：先天性冠状动脉瘘的病理与临床	副高：掌握 正高：掌握

先天性冠状动脉瘘（CAF）一般认为与胚胎发育期心肌窦状间隙未退化有关。

冠状动脉瘘的血流动力学改变取决于瘘入的部位和瘘口的大小，引流心腔的压力越低、瘘口的直径越大，分流量越多。引流入右心系统和左心房的冠状动脉瘘呈连续性分流。引流入左心室的冠状动脉瘘，由于左心室收缩压与主动脉压一致，收缩期无分流，分流仅发生在舒张期，血流动力学改变与主动脉瓣关闭不全相似。

主要体征是在胸骨左缘和右缘第2~第5肋间有表浅的连续性杂音（引流入右心系统）或舒张期杂音（引流入左心室），可伴震颤。一旦确诊，多主张早期治疗，且预后极佳。

知识点3：冠状动脉瘘的种类	副高：掌握 正高：掌握

根据瘘入腔室的不同，冠状动脉瘘可分为：①冠状动脉引流入右心系统。多数引流入右心室，其次为右心房、肺动脉、冠状静脉窦、上腔静脉。②冠状动脉引流入左心系统。多数引流入左心室，其次为左心房。冠状动脉瘘以单发畸形多见，少数合并其他心血管畸形。

知识点4：冠状动脉瘘的二维超声表现	副高：掌握 正高：掌握

（1）冠状动脉主干和（或）分支扩张，病变的冠状动脉几乎均存在左冠状动脉或右冠状动脉起始部即开始扩张，直径>0.6cm，多数>0.8cm。严重扩张时直径可达2.0cm以上。

（2）部分病例可追踪观察到迂曲增宽的冠状动脉引流腔室的瘘口。二维超声能否显示瘘口，主要与瘘入腔室和瘘口大小有关，左心室瘘瘘口多位于左心室后壁基底部，瘘入右心系统的瘘口位置较复杂，二维超声直接确定瘘口位置较困难。

（3）间接征象主要有主动脉根部增宽，左心房、左心室有不同程度的扩大。

知识点5：冠状动脉瘘的多普勒超声表现	副高：掌握 正高：掌握

（1）在扩张冠状动脉的起始处血流速度不高，CDFI较少出现五彩镶嵌表现。瘘管内常呈五彩镶嵌的湍流表现，用CDFI追踪瘘管，可提高瘘入腔室和瘘口位置的显示率。

（2）右心系统瘘口和左心房瘘口频谱多普勒呈连续性湍流信号，流速>2m/s，左心室瘘口呈舒张期湍流信号，收缩期无分流。其分流特征的差异与主动脉和瘘入腔室的压力阶差有关。

知识点6：冠状动脉瘘经食管超声表现	副高：掌握　正高：掌握

经食管超声（TEE）不仅能清晰地显示冠状动脉近端的扩张情况，由于多平面 TEE 可调节超声扫查的角度，可能较经胸超声检查能更清晰地追踪扩张的冠状动脉的走行和引流部位。

知识点7：超声在冠状动脉瘘封堵治疗中的应用	副高：掌握　正高：掌握

超声检查时应注意从受累冠状动脉开口至瘘入心腔的血管进行全程观察，注意瘤样扩张的血管段有无血栓形成，尤其要注意血管是否存在狭窄段及狭窄程度、瘘口直径，以保证心导管顺利将封堵器送达瘘口处。

知识点8：冠状动脉瘘术后超声表现	副高：掌握　正高：掌握

冠状动脉瘘闭合或封堵治疗后，增大的心腔可缩小或恢复正常，但扩张的冠状动脉内径仍明显扩张，极少数的病例在扩张的冠状动脉瘘口盲端可有血栓形成。治疗成功的病例，瘘口处的分流消失。

知识点9：与先天性冠状动脉瘤的鉴别诊断	副高：掌握　正高：掌握

先天性冠状动脉瘤表现为冠状动脉的一段或多段呈瘤样扩张，但与心脏各房室和大血管无交通。彩色多普勒检查在心腔内无异常血流信号，心脏各腔室一般无扩大。

知识点10：与左冠状动脉起源于肺动脉的鉴别诊断	副高：掌握　正高：掌握

（1）右冠状动脉主干代偿性增宽，直径一般在 1cm 内。

（2）主动脉根部短轴切面反复检查不能探及左冠状动脉开口。

（3）CDFI 检测到肺动脉根部的左后侧有细小的血流束进入肺动脉，即为起源于肺动脉的左冠状动脉。

第八节　主动脉-肺动脉间隔缺损

知识点1：主动脉-肺动脉间隔缺损的概念	副高：掌握　正高：掌握

主动脉-肺动脉间隔缺损（APSD），又称为主-肺动脉窗、主-肺动脉瘘或部分性共同动脉干。其特征为升主动脉与主肺动脉直接交通。

知识点 2：主动脉-肺动脉间隔缺损的病理	副高：掌握 正高：掌握

主动脉-肺动脉间隔缺损是由于胚胎期动脉干发育过程中，主动脉和主肺动脉之间分隔出现障碍，造成部分间隔发育融合异常。

由于缺损位于主动脉和肺动脉之间，其病理生理学及血流动力学改变与窗型动脉导管未闭极为相似，但 APSD 的血液是从升主动脉经过缺损到肺动脉干形成左向右分流。由于分流量大，易形成阻力性肺动脉高压。

知识点 3：主动脉-肺动脉间隔缺损的病理解剖	副高：掌握 正高：掌握

主动脉-肺动脉间隔缺损的病理解剖一般分为 3 型：①Ⅰ型（近端型），缺损位于主动脉与肺动脉近端，紧邻半月瓣上方。②Ⅱ型（远端型），缺损位于升主动脉远端的左后壁与右肺动脉起始部之间。③Ⅲ型（完全缺损型），主动脉与肺动脉之间的整个间隔几乎完全缺如，缺损多累及肺动脉分叉处。

知识点 4：主动脉-肺动脉间隔缺损的二维超声表现	副高：掌握 正高：掌握

（1）直接征象：胸骨左缘双动脉长轴及高位升主动脉长轴切面，探及升主动脉与主肺动脉之间的间隔回声脱失，其缺损大小通常超过 1.0cm。回声脱失范围、部位与分型有关。

（2）分型：Ⅰ型，大血管短轴切面显示主动脉左壁与肺动脉主干近端相通；Ⅱ型，缺损在升主动脉的远端；Ⅲ型，主动脉与肺动脉之间的整个间隔几乎完全缺如。

（3）间接征象：左心室扩大、室间隔与左心室后壁运动幅度增大。缺损大者左心室的内径可增大至 60mm 以上，左心房增大，主动脉与肺动脉增宽。合并肺动脉高压者，右心室增大、室壁增厚。

知识点 5：主动脉-肺动脉间隔缺损的多普勒超声表现	副高：掌握 正高：掌握

缺损处 CDFI 呈五彩镶嵌的血流信号，并延及主动脉和肺动脉内。当缺损过大时，由于湍流程度轻，可能不出现五彩镶嵌征象。缺损很大时，分流虽然呈连续性，但分流速度相对低，也可呈层流。

知识点 6：与窗型动脉导管未闭（PDA）的鉴别诊断	副高：掌握 正高：掌握

存在 APSD 时，胸骨旁大动脉短轴及长轴切面显示升主动脉与主肺动脉较 PDA 增宽更显著，且右肺动脉内径比左肺动脉内径宽，血流速度也增快。此外两者缺损的部位也明显

不同，APSD 位于升主动脉与主肺动脉之间，而 PDA 位于降主动脉与主肺动脉远端分叉处。胸骨上窝主动脉弓长轴切面是鉴别两者的重要切面，在该切面上 APSD 缺损位于肺动脉短轴的右侧，而窗型 PDA 位于肺动脉短轴的左侧。

知识点 7：共同动脉干的鉴别诊断　　　　　副高：掌握　正高：掌握

Ⅲ型主动脉-肺动脉间隔缺损应注意与共同动脉干鉴别，共同动脉干仅有一组半月瓣，无右心室流出道显示；而 APSD 有明确的主动脉瓣和肺动脉瓣，有右心室流出道，鉴别较容易。

第九节　法洛三联症

知识点 1：法洛三联症的概念　　　　　副高：掌握　正高：掌握

法洛三联症是指较严重的肺动脉口狭窄伴有卵圆孔未闭或继发孔型房间隔缺损和右心室肥厚的综合征。

知识点 2：法洛三联症的病理与临床　　　　　副高：掌握　正高：掌握

肺动脉口狭窄：多数患者表现为单纯肺动脉瓣狭窄，以三叶肺动脉瓣狭窄较常见，主要表现为三个瓣叶交界处相互融合成穹隆状增厚，可伴有肺动脉瓣短小，狭窄多为中至重度；少数为瓣膜狭窄合并漏斗部狭窄，使右心室流出道局限性狭窄或管状狭窄；肺动脉主干可有不同程度的狭窄后扩张。

左心房、右心房的交通绝大多数为卵圆孔未闭，约 25% 为继发孔型房间隔缺损；右心室肥厚是继发性改变，表现为右心室游离壁、隔束和壁束肥厚增粗。

轻度肺动脉瓣狭窄时，肺动脉收缩期跨瓣压差小，右心房压力正常或升高不明显，心房水平出现左向右分流或无明确分流。肺动脉瓣狭窄较重时，引起右心室排血受阻，导致右心室压力升高，迫使卵圆孔开放或房间隔缺损产生右向左分流，患者出现发绀。

患者一般在儿童或成年期才出现发绀。约 1/3 患者无发绀或剧烈运动后才出现发绀。查体：在胸骨左缘第 2 肋间可闻及Ⅲ级以上粗糙的收缩期杂音，肺动脉瓣区第二心音减弱。

知识点 3：法洛三联症的二维及 M 型超声表现　　　　　副高：掌握　正高：掌握

（1）左心室长轴切面、右心室流出道切面及心尖四腔心切面显示右心房、右心室增大，右心室流出道增宽，右心室游离壁增厚，可伴有室间隔增厚。

（2）房间隔回声连续性中断，表现为继发孔型房间隔缺损，在二维超声四腔心切面和剑突下双心房切面较容易显示房间隔中部的回声中断。若为卵圆孔未闭，由于缺口小，房间隔中断的直接征象难以明确，可出现假阳性或假阴性，需借助彩色多普勒超声鉴别，或采用经食管超声心动图检查以明确诊断。

（3）肺动脉狭窄，主要表现为肺动脉瓣增厚，回声增强，瓣叶开放受限。M 型超声心动图显示肺动脉瓣曲线 a 波加深，振幅>5mm。若合并右心室流出道狭窄、肺动脉主干狭窄则有相应的超声改变。

知识点4：法洛三联症的多普勒超声表现	副高：掌握　正高：掌握

由于肺动脉狭窄程度不同，CDFI 在房间隔中断处可观察到以下分流改变：①左向右分流，呈红色信号。②未发现分流。③间歇性左向右（红色）或右向左（蓝色）分流。④右向左分流，呈蓝色信号。

CDFI 肺动脉内均呈五彩镶嵌的湍流表现，连续波多普勒超声在肺动脉内可探及全收缩期负向射流，流速一般高达 2.5m/s 以上。由于右心房、右心室增大，三尖瓣瓣环扩大，三尖瓣上可检测到收缩期蓝色反流束。

知识点5：单纯肺动脉瓣狭窄的鉴别诊断	副高：掌握　正高：掌握

当法洛三联症房间隔缺损较小或 CDFI 在房间隔缺损处未检出分流或分流不明确时，易误诊为单纯肺动脉瓣狭窄。

右心声学造影有助于鉴别：单纯肺动脉瓣狭窄时左心房内无造影剂回声出现；法洛三联症时左心房内则有数量不等的造影剂回声出现。

知识点6：单纯房间隔缺损的鉴别诊断	副高：掌握　正高：掌握

当法洛三联症肺动脉瓣狭窄较轻，无明显右心室肥厚，房间隔中断处为左向右分流时，易误诊为单纯房间隔缺损。鉴别要点：单纯房间隔缺损，由于右心容量增加，肺血量增多，肺动脉内血流速度增快，但一般低于 2.5m/s。

第十节　法洛四联症

知识点1：法洛四联症的概念	副高：掌握　正高：掌握

法洛四联症（TOF）是一组复合先天性心血管畸形，其发病率在发绀型先天性心脏病中占首位，TOF 占先天性心脏病的 10%~14%。

知识点2：法洛四联症的病理解剖特征	副高：掌握　正高：掌握

包括：①肺动脉口狭窄，包括漏斗部、肺动脉瓣环、瓣膜狭窄，肺动脉干及分支狭窄。②室间隔缺损，以嵴下型最常见，缺口通常>10mm。③主动脉前移骑跨于室间隔之上。④

右心室肥厚。TOF 若合并卵圆孔未闭或房间隔缺损，称法洛五联症。TOF 也可合并动脉导管未闭、右位主动脉弓、永存左上腔静脉、冠状动脉起源异常等畸形。

知识点 3：法洛四联症的病理与临床　　　　　　　　副高：掌握　正高：掌握

由于室间隔缺损和主动脉骑跨，右心室内的静脉血通过室间隔缺损处进入左心室及主动脉，发绀为主要临床表现，约 75% 的病例在出生后 3 个月内出现发绀。患儿喜蹲踞，肺动脉严重狭窄的患儿生长和发育迟缓。轻型法洛四联症的患者至成人也可无明显发绀。查体在胸骨左缘第 2~3 肋间可闻及收缩期喷射性杂音，肺动脉瓣区第二心音减弱或消失，有杵状指（趾）。

知识点 4：法洛四联症的二维超声表现　　　　　　　副高：掌握　正高：掌握

（1）主动脉增宽、骑跨：在左心室长轴切面和心尖五腔心切面显示较清晰，主动脉前壁与室间隔连续性中断，室间隔断端位于主动脉前后壁之间，形成独有的骑跨征象，骑跨率多数约 50%。骑跨率 =（主动脉前壁内侧面至室间隔左心室面的距离/主动脉内径）× 100%，在超声检查时也可采用目测初步估测骑跨率。

（2）多个切面显示室间隔连续性中断，室缺较大。

（3）肺动脉狭窄征象：在 TOF 患者中几乎都有漏斗部即右心室流出道狭窄。右心室流出道切面可显示漏斗部异常增厚的肌束或隔膜，室壁肥厚，二维超声可以评估右心室流出道的狭窄程度及狭窄类型。右心室流出道局部明显变窄者，在狭窄远端与肺动脉瓣之间可见到相对较宽的第三心室，弥漫性狭窄者无第三心室。在二维声像图上通过测量肺动脉瓣环、肺动脉主干以判断狭窄程度。由于并非每一例患者的肺动脉瓣和肺动脉分支都能清晰显示，在评价该部位的狭窄程度时可能较为困难，可联合采用胸骨上窝主动脉弓长轴切面和彩色多普勒血流成像以提高肺动脉及分支的显示率。

（4）右心房、右心室增大，右心室前壁及室间隔增厚。

知识点 5：法洛四联症的多普勒超声表现　　　　　　副高：掌握　正高：掌握

左心室长轴切面上室间隔缺损处 CDFI 显示心室水平呈红蓝双向过隔分流信号；右心室流出道和肺动脉内 CDFI 呈五彩镶嵌的湍流信号，并记录到收缩期湍流频谱。需要注意的是右心室流出道狭窄的连续波多普勒频谱与肺动脉瓣狭窄的连续波多普勒频谱图形不同。右心室流出道狭窄的频谱图呈"倒匕首"形，而肺动脉瓣狭窄的频谱图为对称的抛物线形。CDFI 在心尖五腔心切面见左心室和右心室的血流分别进入主动脉。

知识点 6：法洛四联症的实时三维超声表现　　　　　副高：掌握　正高：掌握

实时三维超声可动态、立体地显示 TOF 的病理解剖形态，为研究 TOF 患者的病理解剖学特点提供了一种新方法。实时三维超声测得的 TOF 患者左心室、右心室容量及收缩功能 EF 值与 MRI 高度相关。

知识点7：与永存动脉干的鉴别诊断   副高：掌握   正高：掌握

重型 TOF 由于右心室流出道和肺动脉严重狭窄，声窗不满意时右心室流出道和肺动脉显示不清，需要与永存动脉干鉴别，检查时可以通过改变探查部位，如高位胸骨旁切面或胸骨上窝切面了解是否存在右心室流出道和肺动脉，从而有助于鉴别。

知识点8：与右心室双出口的鉴别诊断   副高：掌握   正高：掌握

右心室双出口患者主动脉骑跨率≥75%。此外彩色多普勒超声检查有助于与右心室双出口的鉴别，心尖五腔心切面上法洛四联症显示左心室、右心室血流分别进入主动脉，而右心室双出口显示左心室血流进入右心室后再进入主动脉，即主动脉只接受右心室的血流。

知识点9：与法洛五联症的鉴别诊断   副高：掌握   正高：掌握

法洛五联症的临床表现和血流动力学与 TOF 类似，鉴别要点主要是明确在 TOF 的基础上是否存在卵圆孔未闭或继发孔型房缺。

第十一节　永存动脉干

知识点1：永存动脉干的概念   副高：掌握   正高：掌握

永存动脉干（PTA），又称共同动脉干或共同主动脉-肺动脉干。本病占所有先天性心脏病的 0.5%~3%，是一种严重的心血管畸形，预后极差。

知识点2：永存动脉干的病理   副高：掌握   正高：掌握

基本病理特征是高位室间隔缺损和原始动脉干未能正常分隔发育成主动脉和肺动脉，心底仅发出单一动脉干，此大动脉干下仅有一组半月瓣，体循环、肺循环和冠状动脉血液均来自此动脉干。

知识点3：永存动脉干的种类   副高：掌握   正高：掌握

根据肺动脉的起源位置，永存动脉干可分为以下 4 型：①Ⅰ型，肺动脉起自动脉干的左后侧壁，较短，由此再分成左肺动脉、右肺动脉。②Ⅱ型，左肺动脉和右肺动脉分别自永存动脉干后方发出，两者开口较靠近。③Ⅲ型，左肺动脉和右肺动脉分别自永存动脉干两侧壁发出，两者开口间距较远。④Ⅳ型，左肺动脉和右肺动脉均缺如，肺循环由起自降主动脉的支气管动脉等供给。

知识点4：永存动脉干的二维超声表现	副高：掌握　正高：掌握

左心室长轴切面只能探查到一根大动脉干起自心室底部，动脉干明显增宽，与升主动脉延续。动脉干前壁紧邻胸壁，其间无右心室流出道显示。心底短轴切面动脉干左前方没有肺动脉瓣与肺动脉干。多切面显示只有一组动脉瓣，室间隔回声中断，室缺通常为干下型，动脉干骑跨于室间隔缺损之上。右心室增大，或四个心腔均增大。

部分Ⅰ型永存动脉干在胸骨旁左心室长轴切面可发现肺动脉干从动脉干后壁发出，大部分Ⅰ型及Ⅱ型永存动脉干在沿心尖五腔心切面向胸骨旁五腔心切面移动探头的过程中，可显示出大动脉长轴图像，在此切面通过调整声束方向，可发现肺动脉起自动脉干的位置。胸骨上窝升主动脉长轴切面有时也能发现肺动脉起自主动脉的位置。

知识点5：永存动脉干的多普勒超声表现	副高：掌握　正高：掌握

显示大动脉干接受来自左心室、右心室的血流，心室水平双向过隔分流，舒张期动脉瓣反流血液可进入右心室；主肺动脉或左肺动脉、右肺动脉血流源于大动脉干。

知识点6：与主动脉-肺动脉窗的鉴别诊断	副高：掌握　正高：掌握

肺动脉极似发自主动脉，但患者有两组动脉瓣，而永存动脉干者仅有一组动脉瓣。

知识点7：与肺动脉闭锁合并室间隔缺损的鉴别诊断	副高：掌握　正高：掌握

肺动脉内径很细，超声显示困难，但患者常伴有大动脉位置异常，多角度调整探头方向可显示发育差的肺动脉，并可见合并的动脉导管未闭。

第十二节　左侧三房心

知识点1：三房心的概念	副高：掌握　正高：掌握

广义的三房心是指一侧形态学左心房或右心房被一纤维肌性隔膜等异常结构分为两部分，造成两侧心房共有3个腔室。典型的三房心是指左心房三房心，即指左心房被一纤维肌性隔膜分为与肺静脉相连接的副房和与左心耳相连且与二尖瓣相通的真房，真房和副房间的隔膜上可无或有数个大小不一的缺口相通。

知识点2：三房心的病理	副高：掌握　正高：掌握

三房心的病理生理改变主要取决于肺静脉的回流途径、受阻程度和合并的其他心血管畸形。由于病变的类型多，病理变异明显，血流动力学状态比较复杂。

单纯三房心由于副房与真房间交通口狭窄，肺静脉血流回流受阻，肺循环淤血，肺静脉和肺动脉压力升高，产生类似于二尖瓣狭窄的血流动力学改变。如果副房和右心房有交通，其血流动力学改变则类似于肺静脉异位引流。若肺动脉压力过高或副房与真房之间无交通，且真房与右心房之间有房间隔缺损存在，则会出现右向左分流，患者会有发绀表现。

知识点 3：三房心的临床表现	副高：掌握　正高：掌握

临床症状主要决定于副房与真房间交通口的狭窄程度以及合并的其他心血管畸形的情况。严重者新生儿期即出现肺水肿、心力衰竭，甚至死亡，如果交通口较大，也可存活至成年方出现症状。常见的临床症状有活动后气促、患儿生长发育迟缓，易患感冒及肺炎，少数患者可出现发绀等。无症状者常无明显体征，有症状者多有呼吸困难、发育不良、发绀等，出现右心衰竭时则可发现肝淤血、身体下垂部水肿、颈静脉怒张等，心脏检查常可发现右心室搏动增强，肺动脉瓣区第二心音亢进、分裂等。

知识点 4：三房心的超声表现	副高：掌握　正高：掌握

（1）左心室长轴切面或心尖四腔心切面可见左心房内一左右横向的隔膜样回声，将左心房分为前下和后上两个部分，多数病例隔膜一端位于靠近卵圆窝的房间隔部位，另一端位于左心耳后上方的左心房游离壁，还有一端位于主动脉无冠窦后上方的主动脉后壁。隔膜常呈拱形凸向二尖瓣口方向，交通口多位于隔膜中部，也可以位于一侧边缘，如为侧孔，则常位于主动脉后壁，彩色多普勒常可于交通口处见副房至真房的多色镶嵌湍流，连续多普勒可以估算副房与真房间的压差。交通口较小时，副房内径常扩大。

（2）经胸超声可以准确显示左上肺静脉、左下肺静脉及右上肺静脉位置，根据对肺静脉开口位置的观察可以明确是否为完全性三房心（即肺静脉全部开口于左心房），部分性三房心较少见。

（3）合并房间隔缺损时，缺损的位置可以出现在副房与右心房之间、真房与右心房之间，或两者兼有，彩色多普勒和右心声学造影可以帮助观察房间隔缺损的存在和分流的方向。经典的三房心无房间隔缺损。

知识点 5：三房心的鉴别诊断	副高：掌握　正高：掌握

（1）二尖瓣瓣上狭窄：二尖瓣瓣上环位于左心耳开口的下方、二尖瓣瓣环与左心耳之间，而三房心的隔膜则位于左心耳开口上方，使左心耳与二尖瓣共同位于真房内。同时二尖瓣瓣上环经常合并二尖瓣或瓣下结构发育不良，如二尖瓣交界粘连、腱索缩短、乳头肌异常及"降落伞"形二尖瓣等，当合并复杂心脏畸形难于鉴别时，可借助经食管超声心动图或磁共振成像、右心导管等方法进一步检查。

（2）右侧三房心：右侧三房心较为少见。在个别患者的心尖四腔心切面上，稍微倾斜探头角度可见右心房顶部一类圆形管腔，文献报道曾有将此误认为右心房三房心个例，但两者之间并无明显交通口相通，四腔心切面上稍微旋转探头可见管腔与右心房相通，彩色多普勒可见血流汇流入右心房。

第十三节　肺静脉异位引流

知识点 1：肺静脉异位引流的概念	副高：掌握　正高：掌握

肺静脉异位引流（APVC）又称肺静脉异位连接，是指肺静脉一支或多支乃至全部肺静脉未与左心房相通，而与右心房或体静脉连接，其中完全型肺静脉异位引流（TAPVC）占新生儿发绀型先天性心脏病的 1.5%～3%，部分型肺静脉异位引流（PAPVC）较完全型肺静脉异位引流多见。

知识点 2：肺静脉异位引流的病理与临床	副高：掌握　正高：掌握

正常肺静脉分为左上肺静脉、左下肺静脉及右上肺静脉、右下肺静脉，可分别连接左心房，或汇合后再与左心房连接，当肺静脉不与左心房连接，而是经体静脉回流入右心房或直接回流入右心房，称肺静脉异位引流。

肺静脉异位引流患者多合并房间隔缺损或卵圆孔未闭，在完全型肺静脉异位引流中房间隔交通是维持患者生存所必需，该畸形也可与其他复杂心血管畸形合并存在。

知识点 3：完全型肺静脉异位引流的种类	副高：掌握　正高：掌握

完全型肺静脉异位引流根据其引流途径分为 4 种类型：①心上型（Ⅰ型），最常见的连接方式是共同肺静脉干与左位垂直静脉连接后，上行入左无名静脉，然后经右上腔静脉入右心房，或共同肺静脉干与近心段上腔静脉直接连接。②心内型（Ⅱ型），引流途径有共同肺静脉干经冠状静脉窦入右心房、共同肺静脉干直接开口于右心房，或左肺静脉、右肺静脉分别开口于右心房。③心下型（Ⅲ型），共同肺静脉干沿降垂直静脉下行并穿过膈肌的食管裂孔进入腹腔，经腹主动脉和下腔静脉前方汇入门静脉或下腔静脉，最后回流到右心房。④混合型（Ⅳ型）。指同时存在上述 2 种以上类型的肺静脉异位连接方式。

知识点 4：部分型肺静脉异位引流的连接方式	副高：掌握　正高：掌握

部分型肺静脉异位引流常见的连接方式为：右肺静脉连接到右心房；右肺静脉连接到上腔静脉；左肺静脉通过垂直静脉连接到左无名静脉；左肺静脉与冠状静脉窦连接。

知识点 5：肺静脉异位引流的二维超声表现　　　　　副高：掌握　正高：掌握

（1）完全型肺静脉异位引流的共同征象：多切面观察左心房壁回声完整，在左心室长轴切面和四腔心切面上的左心房后上方可见增粗的共同肺静脉干。患者几乎均伴有房间隔缺损的超声征象，右心房、右心室扩大。

（2）完全型肺静脉异位引流的分型：①心上型，胸骨上窝部位容易检查到增粗的上腔静脉和无名静脉，同时可以发现位于左侧的垂直静脉与无名静脉连接，形成一特征性"静脉弓"。②心内型，左心室长轴切面可见冠状静脉窦扩大，左心房后上方的共同肺静脉干开口于此，或右心室流入道切面上可见共同肺静脉干直接引流入右心房内。③心下型，两侧肺静脉汇合为一下行静脉，经膈肌食管裂孔下行。剑突下横切面可见腹主动脉与下腔静脉中间有一圆形的异常血管（即下行垂直静脉）。

（3）部分型肺静脉异位引流：正常情况下右心房仅有上腔静脉、下腔静脉和冠状静脉窦的开口，而且位置较固定，如果发现其他血管在右心房的开口要考虑肺静脉异位引流入右心房。左肺静脉引流到左无名静脉者，显示上腔静脉内径增宽，引流至下腔静脉则表现为下腔静脉增宽。左肺静脉引流至冠状静脉窦时，左心室长轴切面上在左心房室沟处显示冠状静脉窦扩张。肺静脉异位引流常合并房间隔缺损。

知识点 6：肺静脉异位引流的多普勒超声表现　　　　　副高：掌握　正高：掌握

心尖四腔心切面 CDFI 追踪观察，左心房后外侧的共同肺静脉干与右心房直接交通或与扩张的冠状静脉窦相通。心上型肺静脉异位引流，CDFI 显示垂直静脉为迎向探头方向的红色血流信号，频谱多普勒在垂直静脉内检测到位于基线上方的静脉频谱。

知识点 7：肺静脉异位引流的右心声学造影表现　　　　　副高：掌握　正高：掌握

经左上肢静脉注入造影剂后，在右心房、右心室显影的同时，造影剂在心房平面进入左心系统显影，表明为心房平面存在右向左分流，右心声学造影在评价完全型肺静脉异位引流合并房缺患者心房平面右向左分流时较 CDFI 更为敏感。

知识点 8：肺静脉异位引流经食管超声的表现　　　　　副高：掌握　正高：掌握

肺静脉位于心脏的后方，距食管较近，经食管超声心动图有利于肺静脉开口的显示，可以作为经胸超声显示不满意者的补充检查。

知识点 9：肺静脉异位引流的鉴别诊断　　　　　副高：掌握　正高：掌握

部分型肺静脉异位引流和部分型三房心的鉴别诊断有一定难度，特别是在合并其他复杂畸形时。当存在冠状静脉窦增宽时需要与永存左上腔静脉鉴别。永存左上腔静脉在胸骨上窝切面可以显示位于降主动脉左侧的左上腔静脉。患者无明显发绀时需要注意与单纯房间隔缺损鉴别。

第十四节　右心室双出口

| 知识点1：右心室双出口的概念 | 副高：掌握　正高：掌握 |

右心室双出口是指主动脉与肺动脉均起自右心室，为少见的发绀型先天性心脏病。

| 知识点2：右心室双出口的病理 | 副高：掌握　正高：掌握 |

本病是由于两个半月瓣下圆锥发育障碍和动脉干扭转异常，以致主动脉仍位于肺动脉的右侧，共同开口于右心室。而主动脉前壁与室间隔的连续性中断，形成室间隔缺损。由于主动脉瓣下圆锥组织的隔离，主动脉后壁与二尖瓣前叶之间失去直接连接关系。由于主动脉右移，左心室流出道成为一盲端，室间隔缺损便成为左心室血液的唯一出口。

| 知识点3：右心室双出口的M型超声表现 | 副高：掌握　正高：掌握 |

（1）在心前区，由4区向2区做连续扫查的过程中，可见根部大动脉前壁与室间隔的连续性中断，并出现骑跨。根部大动脉后壁与二尖瓣前叶的连续性亦中断，且后壁较二尖瓣前叶曲线C点前移2cm以上。

（2）可在同一深度探及两个半月瓣，且两条大血管的前壁均在室间隔之前。

（3）右心室内径增大，并极易探及波幅增高的三尖瓣。

（4）在心室波群，见右心室前壁和室间隔均增厚。左心室内径可轻度增大，也可不大。

| 知识点4：右心室双出口的B型超声表现 | 副高：掌握　正高：掌握 |

（1）在左心室长轴切面，可见于左心房之前有两条大动脉，并可见两组半月瓣活动，大动脉骑跨于室间隔上，室间隔膜部回声失落，室间隔增厚。在大动脉后壁的下方，可见回声增强的圆锥组织，使主动脉后壁与二尖瓣前叶的连接中断，这是诊断右心室双出口的重要依据之一。

（2）在心底短轴切面，可见两条大动脉的横切面呈圆环状排列，其前方无右心室流出道包绕。主动脉位于肺动脉的右后方或右前方，或二者呈水平排列。若侧动探头，可显示左、右两条肺动脉，则更易区别主动脉与肺动脉。

（3）在经过多个切面显示主动脉和肺动脉后，若能将它们与室间隔的关系显示清楚，并证明它们均位于室间隔的前方，则诊断可以确立。

（4）于剑突下四腔切面，可见左心室扩大，室间隔上段回声中断。若为第Ⅲ型，因有肺动脉口的狭窄，可见右心室前壁和室间隔均增厚。

知识点 5：右心室双出口的频谱多普勒表现　　　　副高：掌握　正高：掌握

（1）在胸骨旁及心尖四腔心切面，将多普勒取样容积置于室间隔缺损处，可录得左向右分流的收缩期正向血流频谱和右向左分流的舒张期负向血流频谱。由于左心室、右心室之间的压力差较小，分流速度一般不超出脉冲多普勒的测量范围。

（2）在剑突下右心室流出道切面，可见主动脉与肺动脉并排由右心室发出。当合并流出道狭窄时，通过主动脉口的血流量增加，此时将取样容积置于主动脉瓣下，可录得高速血流频谱。而在肺动脉口，则可录得双向充填的血流频谱。若无右心室流出道狭窄，通过肺动脉口的血流量增多，肺动脉血液流速增高，在肺动脉瓣下可录得高速血流频谱。若合并肺动脉高压，则肺动脉血流频谱呈典型的三角形变化。

（3）若合并右心室流出道重度狭窄，由于通过肺循环和二尖瓣的血流量减少，二尖瓣血流速度减慢。此时通过体循环和三尖瓣的血流量增加，因而三尖瓣的血流速度加快。

知识点 6：右心室双出口的彩色多普勒表现　　　　副高：掌握　正高：掌握

（1）在左心室长轴、心尖及剑突下四腔、剑突下右心室流出道长轴切面，收缩期可见红色血流束自左心室经室间隔缺损口进入右心室，而舒张期则见蓝色血流束自右心室经缺损口进入左心室。若分流束过隔后紧贴肺动脉瓣环进入右心室，则为嵴上型缺损；若分流束过隔后进入右心室流出道的低位，则为嵴下型缺损。

（2）在剑突下右心室流出道长轴切面，可见主动脉血流直接来自右心室；而左心室的血流在通过室间隔后再进入主动脉，分流束的方向与主动脉血流方向之间夹角较大。这与法洛四联症的左心室血流直接进入主动脉有着明显的区别。

（3）右心室双出口而无右心室流出道狭窄时，通过肺动脉瓣口的血流量增加，其血流束宽阔、明亮。若合并右心室流出道狭窄，则右心室流出道内出现五彩镶嵌的窄细血流束。

（4）若合并右心室流出道重度狭窄，由于通过二尖瓣口的血流量减少、流速减慢，因而着色暗淡。此时通过三尖瓣口的血流量增多，流速加快，因而着色鲜亮。

第十五节　双腔右心室

知识点 1：双腔右心室的概念　　　　副高：掌握　正高：掌握

双腔右心室（DCRV）又称为右心室双腔心，本病少见，属于右心室腔梗阻畸形。

知识点 2：双腔右心室的病理特征　　　　副高：掌握　正高：掌握

双腔右心室的病理特征是右心室漏斗部下方存在异常肥厚的肌束而将右心室分成两个腔，即近端为高压腔（流入道部），远端为低压腔（流出道部），梗阻部位于右心室体部或漏斗部下方，形成右心室中部梗阻，肥厚肌束远侧的心室壁及漏斗部无异常。

知识点 3：双腔右心室的病理分型　　　　　　　副高：掌握　正高：掌握

双腔右心室的病理分型根据肥厚肌束的形态分为隔膜型和肌束型。DCRV 可独立存在，但多数合并室间隔缺损，室缺绝大多数为膜周型，多数与近侧的高压腔相通，少数为漏斗部室缺，与远侧低压腔相通。

知识点 4：双腔右心室的临床表现　　　　　　　副高：掌握　正高：掌握

单纯性双腔右心室者症状出现较晚，有合并畸形者症状出现早。体检在胸骨左缘第 3～4 肋间有响亮、粗糙的喷射性收缩期杂音及震颤，传导较广泛，肺动脉瓣区第二心音正常或减弱。

知识点 5：双腔右心室的二维超声表现　　　　　副高：掌握　正高：掌握

（1）多切面可显示右心室内异常粗大的肌束，大动脉短轴及右心室流出道长轴切面上可见粗大肌束起自室上嵴，横跨右心室中部，止于右心室游离壁。右心室壁和室间隔的心肌局部呈楔形肥厚或舌状肥厚凸向右心室腔，两者相对形成狭窄的交通口。右心室异常肌束的存在将右心室分为近三尖瓣（流入道部分）的高压腔和近肺动脉瓣（流出道部分）的低压腔，通常高压腔小于低压腔。

（2）合并室间隔缺损者，室间隔的连续性中断，缺损部位一般位于紧邻三尖瓣的高压腔。

（3）肥厚肌束近端的高压腔相应的右心室壁明显增厚，肌束远端的低压腔相应的右心室壁正常。由于右心室阻力负荷过重，右心室肥厚、增大，右心房扩大。合并室间隔缺损时，双心室增大。

知识点 6：双腔右心室的多普勒超声表现　　　　副高：掌握　正高：掌握

CDFI 可显示梗阻部位血流色彩变亮、变细，呈五彩镶嵌状。彩色血流束能准确地显示狭窄口的位置及内径大小。当狭窄严重并伴室缺时，产生心室水平右向左分流。梗阻较轻且合并室缺时，心室水平为左向右分流。将连续波多普勒超声取样容积置于梗阻部位，可检测到高速收缩期射流，可计算高压腔与低压腔之间的压力阶差，估测右心室腔的压力。

知识点 7：双腔右心室经食管超声的表现　　　　副高：掌握　正高：掌握

经食管超声（TEE）四腔心切面、右心室流出道长轴切面可清晰显示右心室内粗大的异常肌束或肌性隔膜样回声，有助于诊断该畸形。

知识点 8：双腔右心室的鉴别诊断　　　　　　　副高：掌握　正高：掌握

重度 DCRV 合并大的室间隔缺损时易与法洛四联症（TOF）相混淆，主要鉴别点：胸骨旁主动脉短轴切面上，异常肌束狭窄口位于主动脉圆周 9~12 点钟相对的部位即为双腔右心室；超过 12 点钟提示狭窄部位在室上嵴之上，即右心室流出道或肺动脉瓣狭窄所致，这是鉴别是否为双腔右心室的主要依据。

第十六节　肺动脉闭锁

知识点 1：肺动脉闭锁的概念	副高：掌握　正高：掌握

肺动脉闭锁指右心室与肺动脉之间没有直接连通的先天性畸形，占先天性心脏病的 0.2%~2.0%。

知识点 2：肺动脉闭锁的病理与临床	副高：掌握　正高：掌握

病理上先天性肺动脉闭锁分为室间隔缺损、室间隔完整两种类型。肺动脉闭锁大多为肺动脉瓣及肺动脉近段主干闭锁，形成一个纤维化的条索或隔膜。室间隔完整型，房间隔交通为右心的唯一出口，肺血的主要来源是未闭的动脉导管或侧支循环。室间隔缺损型，肺部循环多数来自升主动脉、主动脉弓、降主动脉和未闭的动脉导管，主动脉增宽且骑跨，可合并房间隔缺损或大动脉转位。

由于肺动脉闭锁，血液不能从肺动脉排出，必须通过房间或室间交通将体静脉回流的血液自右心系统引流到左心系统，以维持体循环，右向左分流将导致机体缺氧和发绀。患者出生后即出现进行性缺氧和发绀，大多数患儿在出生后 6 个月内死亡，存活到 1 岁以上者多数合并有巨大房缺和粗大的动脉导管。

知识点 3：肺动脉闭锁的二维超声表现	副高：掌握　正高：掌握

（1）多个切面不能探及活动的肺动脉瓣，主肺动脉近心端呈条索状或团块状回声，远心端可显示肺动脉管腔。

（2）可有房间隔连续性中断或室间隔回声中断。

（3）右心房皆有扩大，多数患者右心室发育不良，呈壁厚、腔小改变。

（4）因存在心房水平右向左分流和大动脉水平左向右分流，左心容量负荷过重，表现为左心房、左心室增大。存活患儿在肺动脉远端均显示有未闭的动脉导管或侧支血管。

（5）主动脉、肺动脉排列关系正常或异常。

知识点 4：肺动脉闭锁的多普勒超声表现	副高：掌握　正高：掌握

室间隔缺损型 CDFI 显示心室水平右向左分流，室间隔完整型显示心房水平右向左分流；主肺动脉远段可探及源于未闭动脉导管的花色血流束，可见分流进入肺动脉后直达肺

动脉闭锁处折返（背离探头，显示为蓝色），或于主动脉弓与肺动脉分支周围见源于侧支血管的、迂曲走行的细小、连续性分流信号。部分病例在肺动脉近心端无血流信号显示。

| 知识点 5：与法洛四联症的鉴别诊断 | 副高：掌握　正高：掌握 |

法洛四联症与肺动脉闭锁的表现相似，但本病肺动脉近心端呈条索状，不能探及跨肺动脉瓣的前向血流，仅有未闭动脉导管的连续性分流。

| 知识点 6：与永存动脉干的鉴别诊断 | 副高：掌握　正高：掌握 |

左心室和右心室与一条大动脉干相连接，动脉干骑跨于室间隔之上，右心室流出道缺如，从大动脉干发出主肺动脉或左肺动脉和右肺动脉。

第十七节　大动脉转位

| 知识点 1：大动脉转位的概念 | 副高：掌握　正高：掌握 |

大动脉转位（FGA）是指主动脉与肺动脉两支大动脉之间的空间位置关系以及与心室的连接关系异常，是小儿发绀型先天性心脏病中较为常见的畸形。

| 知识点 2：大动脉转位的病理分型 | 副高：掌握　正高：掌握 |

（1）完全型大动脉转位（TGA）：主动脉发自右心室，肺动脉发自左心室。TGA 分为多个亚型，最为常见的是右位大动脉转位（SDD），即心房正位、心室右襻（正常位）、主动脉位于肺动脉右前方；其次是大动脉左转位（ILL），即心房反位、心室左襻（反位）、主动脉位于肺动脉左前方。TGA 常合并室间隔缺损、肺动脉狭窄、动脉导管未闭等畸形。

（2）不完全型大动脉转位：包括右心室双出口（DORV）和左心室双出口（DOLV）。其中，右心室双出口多见。

（3）矫正型大动脉转位（cTGA）：其特征是房室连接不一致，心室与大动脉连接也不一致，即右心房-解剖左心室-肺动脉，左心房-解剖右心室-主动脉，但血流动力学在功能上得以矫正，故称为矫正型大动脉转位。

| 知识点 3：大动脉转位的临床类型 | 副高：掌握　正高：掌握 |

大动脉转位在临床上常见两种类型：①SLL 型（多见），即心房正位、心室左襻、主动脉位于肺动脉左侧或左前方。②IDD 型，即心房反位、心室右襻、主动脉位于肺动脉右侧或右前方。

知识点 4：大动脉转位的病理与临床表现　　　　副高：掌握　正高：掌握

单纯性完全型大动脉转位患者无法存活，存活者均合并心内分流畸形，这是患者赖以生存的基本条件，临床上缺氧、发绀严重。右心室双出口和左心室双出口的血流动力学改变与室间隔缺损大小、肺动脉狭窄程度等有关，多数伴有不同程度的发绀。矫正型大动脉转位若不伴有其他畸形，在儿童期其血流动力学无明显变化，至成人期，形态学右心室（行使左心室功能）多扩大并伴有三尖瓣重度反流，若伴有其他畸形则出现相应的血流动力学改变。

知识点 5：完全型大动脉转位的超声表现　　　　副高：掌握　正高：掌握

（1）大血管短轴切面上，正常右心室流出道包绕主动脉根部的形态消失。两大动脉呈前后并行排列，主动脉在右前、肺动脉在左后为大动脉右转位，较常见；主动脉在左前、肺动脉在右后为大动脉左转位。

（2）左心室长轴切面显示主动脉发自右心室，肺动脉发自左心室。在心尖或剑突下五腔心切面调整声束方向，避开心房也可见两心室所连接的两大血管。

（3）合并其他畸形时可显示相应的超声征象，如室缺、动脉导管未闭、肺动脉狭窄等。

（4）绝大多数心界为正位，即右心房在右侧，左心房在左侧。房室连接一致，即左心房与左心室相通，右心房与右心室相通。

（5）多普勒超声可显示合并房、室间隔缺损时的血流分流方向，以及合并瓣膜狭窄的定性诊断。

知识点 6：右心室双出口的超声表现　　　　副高：掌握　正高：掌握

（1）典型者多切面显示主动脉和肺动脉完全发自右心室。也可表现为肺动脉完全发自右心室，主动脉大部分发自右心室，即主动脉骑跨，但骑跨程度≥75%。也可表现为主动脉完全从右心室发出，肺动脉大部分发自右心室，即肺动脉骑跨，称陶-宾综合征（Taussig-Bing 综合征）。

（2）左心室长轴切面显示主动脉后壁与二尖瓣前叶不连续，其间可见强回声团（圆锥肌）隔开，左心室流出道为一盲端。

（3）大动脉位置有 3 种情况：①位置接近正常，此型多见，主动脉位于肺动脉的右后方，两者接近并行排列。②主动脉右转位，主动脉位于肺动脉的右侧并平行排列。③主动脉左转位，主动脉位于肺动脉左侧并平行排列。

（4）多切面显示室间隔连续性中断，室缺>1.0cm，缺损可位于主动脉瓣下、肺动脉瓣下、双动脉瓣下或远离主动脉瓣及肺动脉瓣。

（5）右心室扩大且肥厚，左心室增大或正常。

（6）常合并肺动脉口狭窄。

（7）多普勒超声显示，室间隔缺损成为左心室的唯一出口，CDFI 可显示经室间隔缺损的、左心室向右心室的分流。

知识点 7：左心室双出口的超声表现 　　　　　副高：掌握　正高：掌握

在左心室长轴切面和心尖五腔心切面，可观察到两大动脉均起源于左心室，或一条大动脉骑跨于室间隔之上，而另一条大动脉起源于左心室。

左心室双出口通常伴有大的室间隔缺损，室缺多数位于主动脉瓣下，少数为双大动脉瓣下或肺动脉瓣下。合并其他畸形时，超声心动图有相应的表现。

知识点 8：矫正型大动脉转位的超声表现 　　　　　副高：掌握　正高：掌握

（1）SLL 型大动脉转位：①剑突下切面，肝位于右上腹，下腔静脉与腹主动脉位置正常。心房正位，即右心房位于右侧，可见腔静脉汇入，左心房位于左侧，有肺静脉汇入。②心尖四腔心切面，左侧房室瓣位置较右侧房室瓣位置低（据此判断左侧房室瓣为三尖瓣），左侧心室有较多肌小梁，而右侧心室内膜较光滑，故判断左侧心室为解剖右心室，即心室左襻，右侧心室为解剖左心室。③大动脉短轴切面，主动脉位于肺动脉左侧或左前方。④肺动脉与右侧心室（解剖左心室，行使右心室功能）连接；主动脉与左侧心室（解剖右心室，行使左心室功能）连接。

（2）IDD 型大动脉转位：①剑突下切面，肝脏位于左上腹，下腔静脉位于腹主动脉的左侧。心房反位，即右心房位于左侧，有腔静脉汇入，左心房位于右侧，有肺静脉汇入。②心尖四腔心切面，左侧房室瓣位置较右侧房室瓣位置高，且左侧心室为解剖左心室（行使右心室功能），右侧心室为解剖右心室（行使左心室功能），即心室右襻。③大动脉短轴切面，主动脉位于肺动脉右侧或右前方。④主动脉与右侧心室（解剖右心室，行使左心室功能）连接，肺动脉与左侧心室（解剖左心室，行使右心室功能）连接。

知识点 9：大动脉转位的鉴别诊断 　　　　　副高：掌握　正高：掌握

完全型大动脉转位需注意与右心室双出口中 Taussig-Bing 综合征鉴别，鉴别点是：肺动脉完全起自左心室为完全型大动脉转位，而肺动脉骑跨在室间隔上，则为右心室双出口 Taussig-Bing 综合征。

第十八节　单 心 室

知识点 1：单心室的概念 　　　　　副高：掌握　正高：掌握

单心室（SV），又称共同心室，是一种少见而复杂的先天性心脏畸形，其发病率占先天性心脏病的 1%~2%，占发绀型先天性心脏病的 10%左右。

知识点 2：单心室的病理与临床表现 　　　　　副高：掌握　正高：掌握

　　单心室的血流动力学改变取决于单心室内血液混合的程度及单心室腔流出道的阻力。有肺动脉狭窄或肺血管阻力增高的患者，来自左心房和右心房的血液在单心室内混合较充分，发绀较明显。无肺动脉狭窄的患者，来自左心房和右心房的血液在单心室内并不完全混合，临床上可无发绀或发绀程度较轻，但由于肺循环血量增多，心室的容量负荷过重，患儿早期即可出现心力衰竭。

知识点 3：单心室的种类　　　　　　　　　　　　副高：掌握　正高：掌握

　　从临床实用角度出发，Anderson 等将单心室分为 3 种类型：①左心室型单心室。②右心室型单心室。③未分化单心室。

知识点 4：单心室的二维超声表现　　　　　　　　副高：掌握　正高：掌握

　　（1）左心室长轴切面和心尖四腔心切面上显示没有室间隔的回声，或心尖部仅有很短的残端，心室呈一单腔。

　　（2）多数病例在大心室旁有一发育不良的附属小腔，即残余心室，其内无房室瓣活动。在心尖部大心室与残余心室之间有始基室间隔的原始肌块回声，此与正常室间隔的区别为其延伸线不在两侧房室瓣之间，此外正常室间隔有明显的收缩运动，而前者无明确的收缩运动。

　　（3）在心室短轴切面，根据残余心室和主心室腔的位置可初步判断单心室的类型：残余心室位于右前方，主心室位于左后方即为左心室型单心室；残余心室位于后下方，主心室位于前上方即为右心室型单心室；未分化单心室找不到残余心室。

　　（4）心尖四腔心切面显示有两组房室瓣或共同房室瓣开向一个共同心室。

　　（5）单心室的主动脉和肺动脉排列关系可正常、镜像或转位。

　　（6）可以合并肺动脉狭窄或肺动脉高压。

知识点 5：单心室的多普勒超声表现　　　　　　　副高：掌握　正高：掌握

　　心尖四腔心切面在心脏舒张期可见房室瓣以红色为主的过瓣口血流，流入共同心室或主心室腔，混合后于收缩期进入主动脉和肺动脉。合并房间隔缺损或卵圆孔未闭时可见心房水平分流；合并房室瓣关闭不全时在心房侧可见收缩期反流信号；合并流出道狭窄时，在相应平面呈五彩镶嵌状血流信号；合并肺动脉狭窄时，在肺动脉内可记录到收缩期高速射流频谱。

知识点 6：单心室的右心声学造影表现　　　　　　副高：掌握　正高：掌握

　　经肘静脉注射造影剂后，右心房先显影，随着心脏舒张，造影剂立即进入巨大的共同心室，表现为心室各壁之间皆有微泡回声。通常在二维超声心动图检查不能明确心房位置时，需右心声学造影进一步检查。

知识点 7：单心室术后超声心动图检查　　　　副高：掌握　正高：掌握

（1）上腔静脉-肺动脉吻合的超声检查：采用胸骨上窝主动脉弓短轴切面，可显示上腔静脉与右肺动脉的吻合口，如显示不良，可将探头移向右锁骨上，从而提高显示率。如为双侧双向格林手术，将探头向左锁骨上移动可显示左上腔静脉与左肺动脉的吻合口。注意观察腔静脉及吻合口有无狭窄或阻塞。

（2）下腔静脉-肺动脉通道：采用剑突下检查，首先显示下腔静脉，之后调整声束方向，移行显示与人工外通道的连接，直至显示人工血管与肺动脉的连接。胸骨左缘大动脉短轴切面也是显示人工血管与肺动脉连接的较好切面。检查时联合 CDFI，观察外通道连接是否通畅。

知识点 8：单心室与巨大室间隔缺损鉴别诊断　　　　副高：掌握　正高：掌握

未分化单心室由于左心室、右心室均有发育且肌部室间隔较少发育，应与巨大室间隔缺损鉴别。鉴别要点主要是判断室间隔是否发育，巨大室间隔缺损室间隔肌部有发育，在心尖四腔心切面可分清两个心尖结构，左心室短轴心尖水平切面仍为两心室结构。而未分化单心室左心室与右心室结构之间小梁部仅见一小的隆起，未构成室间隔特征，无以上二维超声心动图表现。

知识点 9：单心室与三尖瓣闭锁合并右心室发育不良的鉴别诊断
　　　　　　　　　　　　　　　　　　　　副高：掌握　正高：掌握

只有一侧房室连接的单心室需与三尖瓣闭锁鉴别。有无形态学右心室及室间隔是主要鉴别点。三尖瓣闭锁时有形态学右心室，左心室与右心室之间存在室间隔回声。左心室短轴切面为左心室和右心室结构，而单心室因无室间隔，在此切面仅显示单心室断面结构。

第十九节　主动脉弓离断

知识点 1：主动脉弓离断的种类　　　　副高：掌握　正高：掌握

根据离断的部位不同分为 A、B、C 3 种类型：①A 型，离断位于左锁骨下动脉开口远端，降主动脉与未闭动脉导管相连，常伴有室间隔缺损和严重的肺动脉高压。②B 型，离断位于左颈总动脉与左锁骨下动脉之间。③C 型，离断位于右头臂动脉与左颈总动脉之间。

知识点 2：主动脉弓离断的病理与临床　　　　副高：掌握　正高：掌握

多数患者在出生后 1 年内死亡，成活患者多伴有较丰富的侧支循环或合并粗大的未闭动脉导管或较大的室间隔缺损。临床表现可有发绀、收缩期杂音，但非特异性。

主动脉弓离断导致双心室负荷增加，左心室、右心室不同程度地扩大。肺动脉常呈瘤样扩张，伴有不同程度的肺动脉高压。

知识点 3：主动脉弓离断的二维超声表现	副高：掌握　正高：掌握

（1）胸骨上窝切面上主动脉弓降部显示困难或弓部曲线较直、较长，主动脉弓以下为盲端，无降主动脉连接，盲端处为纤维组织强回声，或主动脉弓与降主动脉同时显示，但平面关系错位且不连续。

（2）分型：A 型，显示与升主动脉相连接的有无名动脉、左颈总动脉、左锁骨下动脉三支大动脉；B 型，左锁骨下动脉不起始于升主动脉，而起始于降主动脉；C 型，升主动脉正常的上升弧度消失，几乎直接垂直向上延伸，并发出右头臂动脉。

（3）合并动脉导管未闭和室间隔缺损。动脉导管较粗，室缺多为干下型。

知识点 4：主动脉弓离断的多普勒超声表现	副高：掌握　正高：掌握

升主动脉与降主动脉间无血流通过，由于动脉导管较粗，导管处可以表现为双向或右向左的蓝色层流信号，或轻度五彩镶嵌状紊乱的血流信号。

知识点 5：主动脉弓离断的鉴别诊断	副高：掌握　正高：掌握

主动脉弓离断患者由于心底部大血管的位置和走向多有改变，需注意与主动脉缩窄鉴别。鉴别要点：①主动脉缩窄患者，二维超声检查主动脉弓及分支显示完整，主动脉弓与降主动脉较容易同时显示，其间由狭窄段相连接，降主动脉有狭窄后扩张。而主动脉弓离断患者，主动脉弓与降主动脉之间呈盲端，两者不容易在同一平面显示，降主动脉无扩张。②主动脉缩窄患者，CDFI 检查主动脉弓与降主动脉血流连续，在缩窄部位和缩窄远心端呈明显五彩镶嵌表现，频谱多普勒显示呈高速收缩期射流信号。而主动脉弓离断患者在盲端处无血流信号显示，降主动脉血流来自动脉导管。

第九章　其他心脏疾病

第一节　心内膜弹力纤维增生症

知识点 1：心内膜弹力纤维增生症的概念　　　副高：掌握　正高：掌握

心内膜弹力纤维增生症（EFE）是一种罕见的病因未明的心脏疾病，以心内膜胶原纤维和弹力纤维增生为主，以心内膜增厚、心腔扩大、心肌收缩和舒张功能受累为特征。

知识点 2：导致心内膜弹力纤维增生症的因素　　　副高：掌握　正高：掌握

EFE 的确切病因不明，可能与下列因素有关：①感染，主要是病毒感染，尤其是腮腺炎病毒、柯萨奇病毒和埃可病毒。②先天发育畸形，主要伴随左心系统发育不良的病变。③胶原纤维或结缔组织发育障碍。④自身免疫性疾病。⑤染色体异常及基因突变。⑥心肌缺血、低氧。⑦机械性或血流动力学的改变可引起心室壁压力增加，使心腔内膜承受的压力增加，刺激心内膜增厚。

知识点 3：心内膜弹力纤维增生症的病理与临床表现　　　副高：掌握　正高：掌握

EFE 虽然并不是个独立的疾病，但一般归属于心肌病范畴，可分为原发性和继发性。EFE 的主要临床表现有气短、呼吸困难、咳嗽等心力衰竭症状，常伴有喂养困难、多汗、心动过速、心音减弱较常见，可闻及第三心音或奔马律，如伴有明显的二尖瓣反流可闻及收缩期杂音。部分患儿可出现各种心律失常，其中心室颤动是患儿猝死的重要原因之一。

知识点 4：心内膜弹力纤维增生症的二维超声表现　　　副高：掌握　正高：掌握

（1）心内膜明显增厚、回声增强是 EFE 的特征性改变，厚度多>2mm，与心肌界限明显，多位于左心室的下壁、后壁和后室间隔部位，范围一般较广，从心底到心尖部，短轴显示>1/3 或 1/2 圆周径。

（2）左心扩大，左心室一般呈球形扩大，室间隔明显呈弧形膨向右心室侧，可伴有不同程度的左心室壁向心运动减弱和（或）心肌运动不协调。少数病例可出现左心室腔内附壁血栓，多位于心尖部，大小不等，形状不规则，可伴有活动，可单发，也可多发。左心房也可增大，一般不如左心室明显。

（3）二尖瓣改变：二尖瓣前叶和后叶可轻度增厚、回声增强，前叶活动幅度明显减小。

由于左心房及左心室扩大,二尖瓣前叶和后叶对合不良,可导致二尖瓣反流。

(4)左心室收缩和舒张功能减低:收缩功能常明显减低,EF 值多在 45% 以下,减低的程度与病变的程度密切相关。心脏的舒张功能也同时受累,表现为不同程度的减低,严重者可表现为限制型,二尖瓣口血流频谱形态高尖,E 峰减速时间缩短(<130 毫秒),充盈时间亦明显缩短。

知识点 5:心内膜弹力纤维增生症的多普勒超声表现	副高:掌握 正高:掌握

二尖瓣口血流频谱可表现为左心室限制型充盈形态,主动脉瓣口血流速度减低,常伴随明显的左心室收缩功能减低,如有三尖瓣反流或肺动脉瓣反流,可间接估测肺动脉压力。彩色多普勒血流显像可显示轻至中度的二尖瓣反流,左心室腔内血流缓慢,尤其是心尖部。组织多普勒可评价左心室局部心肌的功能和运动协调性。

知识点 6:心内膜弹力纤维增生症的鉴别诊断	副高:掌握 正高:掌握

(1)病毒性心肌炎:急性期或未治愈的心肌炎患者可表现为左心室扩大、室壁运动减低,与 EFE 有相似的超声心动图改变,主要鉴别点在于前者无明显心内膜增厚和回声增强。同时心肌炎患者各年龄组均有发病,而 EFE 多见于 1 岁以内的小儿。

(2)扩张型心肌病:也表现为左心室扩大、室壁运动减低,与 EFE 有相似表现,但无心内膜异常改变,继发者可有明确的病因。

(3)心内膜心肌纤维化症:病理特征为心内膜和心肌弥漫样纤维化改变,超声心动图表现为心内膜和心肌均回声增强,两者无明显的界限。通常以右心室受累为主,亦可为双心室型。

第二节 高血压性心脏病

知识点 1:高血压性心脏病的形成	副高:掌握 正高:掌握

高血压性心脏病是由于长期高血压使左心室负荷逐渐加重,左心室逐渐肥厚和扩张而形成的器质性心脏病。

知识点 2:高血压的概念	副高:掌握 正高:掌握

高血压是指多次测量动脉收缩压和(或)舒张压 ≥18.7/12.0kPa(140/90mmHg),常伴有心、脑、肾及视网膜等器官功能性或器质性改变的全身性疾病。高血压的心脏改变主要是左心室肥厚和冠状动脉粥样硬化。

知识点 3：高血压的病理与临床表现　　　　　　　　　　副高：掌握　正高：掌握

在疾病早期，左心室后负荷增加，收缩期室壁应力增加，常出现左心室舒张功能受损，而收缩功能多为代偿性增强或正常。随着病程延长或病情加重，心肌细胞体积增大和间质增生、纤维化，室壁逐渐增厚，应力和顺应性下降。此时虽然心肌纤维明显肥大，但肌纤维间的毛细血管数量没有相应增加，使心肌处于一种相对缺血状态，同时常合并冠状动脉粥样硬化，也会导致心肌缺血，出现左心室收缩功能受损。随着病情进一步发展，左心室长期负荷过重，心肌收缩功能失去了代偿能力，左心室呈离心性肥厚，心室腔扩大，最终可发生心力衰竭。所以临床上左心室收缩功能常经历代偿期、维持在正常范围内和失代偿期 3 个阶段。

大多数患者起病隐袭，早期可无明显自觉症状或仅有轻度不适。随病程进展，左心室功能逐渐减退，患者可出现心悸、气短等症状，劳累后加重，合并冠心病则出现心绞痛症状，若发展到心力衰竭阶段，则出现乏力、咳嗽、咳痰、呼吸困难，甚至端坐呼吸。体格检查早期可有心尖搏动增强或呈抬举样，心尖搏动位置向左下扩大，有时主动脉瓣区第二心音增强，并可闻及舒张期杂音及各种心律失常，如心房颤动、期前收缩等。在心力衰竭阶段，肺部可闻及湿啰音和哮鸣音，并可出现下肢水肿。

知识点 4：高血压性心脏病的心脏形态类型　　　　　　　副高：掌握　正高：掌握

Gauna 将高血压性心脏病的心脏形态类型分为 4 种：①正常构型，左心室壁相对厚度及左心室质量指数均正常。②向心性重构，左心室壁相对厚度增加而左心室质量指数正常。③向心性肥厚，左心室壁厚度及左心室质量指数均增加。④左心室壁相对厚度正常而左心室质量指数增加。

知识点 5：高血压性心脏病的二维超声心动图表现　　　　副高：掌握　正高：掌握

（1）向心性肥厚：左心室壁多呈向心性、均匀性增厚，心肌回声均匀，可略增强，向心性运动增强或正常。少数也可出现轻度非对称性肥厚，以室间隔增厚明显，但室间隔与左心室后壁厚度之比<1.3。左心房常增大，而左心室腔正常或相对变小。右心系统多无明显改变。

（2）离心性左心室肥大：当心肌收缩功能失代偿时左心室腔扩大，引起离心性扩张型肥厚，最终发展为左心室心力衰竭。此时二维超声表现为左心腔扩大，左心室心肌肥厚，室壁运动可正常或普遍减低。全心受累时，右心腔也扩大。

（3）合并症：高血压性心脏病易合并二尖瓣脱垂，多累及后叶，部分患者亦出现二尖瓣部分腱索断裂。二维超声可出现相应的表现。

知识点 6：高血压性心脏病的多普勒超声表现　　　　　　副高：掌握　正高：掌握

高血压性心脏病多伴有二尖瓣反流，程度多为轻度。如合并二尖瓣脱垂，则反流程度根据脱垂程度而不同。在心力衰竭阶段，常出现三尖瓣反流和肺动脉高压。

知识点7：左心室舒张功能测定	副高：掌握　正高：掌握

高血压早期即出现左心室舒张功能减低，临床常通过检测二尖瓣口血流频谱来评估左心室舒张功能。轻度舒张功能减低时，左心室舒张压升高，二尖瓣口舒张早期 E 峰血流速度减低，舒张晚期 A 峰升高，E/A<1.0；随着舒张功能进一步减低，左心房及左心室充盈压升高，使二尖瓣口 E 峰升高，A 峰减低，出现假性正常化，E/A>1.0；舒张功能再进一步恶化时，左心房及左心室充盈压进一步升高，E 峰高尖，减速时间缩短，A 峰明显减低，E/A>2.0，出现左心室限制型充盈障碍表现。

对于二尖瓣口频谱假性正常化的患者，可应用组织多普勒成像（TDI）鉴别。采用 TDI 测量二尖瓣瓣环舒张期速度，如二尖瓣瓣环舒张早期峰值速度 E' 与舒张晚期峰值速度 A' 之比 E'/A'<1.0，则考虑为假性正常化。

知识点8：左心室局部心肌收缩功能测定	副高：掌握　正高：掌握

二维斑点追踪技术（STE）是近年来发展起来的一项超声新技术，它是在二维图像的基础上，根据斑点追踪的原理，可全面地评价局部心肌收缩和舒张功能，部分高血压患者尽管左心室射血分数正常，但心肌功能已经受损，STE 可早期评价高血压患者心肌收缩功能的减低。

知识点9：与肥厚型心肌病的鉴别诊断	副高：掌握　正高：掌握

高血压性心脏病的左心室心肌肥厚表现为左心室心肌相对均匀性增厚，而肥厚型心肌病绝大多数表现为非对称性增厚，心肌回声紊乱、增强，呈颗粒样。少数肥厚型心肌病也表现为左心室心肌均匀性增厚，可结合有无高血压病史进行鉴别。

知识点10：与主动脉瓣口狭窄的鉴别诊断	副高：掌握　正高：掌握

主动脉瓣口狭窄也出现左心室心肌均匀性肥厚，因而检查时应特别注意观察主动脉瓣有无狭窄性病变，主动脉瓣上、瓣下有无隔膜或异常肌束，降主动脉有无缩窄等。

第三节　肺动脉栓塞

知识点1：肺动脉栓塞的概念	副高：掌握　正高：掌握

肺动脉栓塞（PE）是外源性或内源性栓子堵塞肺动脉或其分支引起的肺循环和呼吸功

能障碍的临床和病理生理综合征（简称肺栓塞）。栓塞后发生肺组织坏死时称为肺梗死。肺栓塞是许多疾病的一种严重并发症，亦有部分为原发性，起源于肺动脉，也称肺动脉血栓形成。

知识点 2：肺动脉栓塞发生的位置　　　　副高：掌握　正高：掌握

肺栓塞多发生在双侧，也可发生于单侧，其中右侧多于左侧。肺动脉可扩张，其内见大小不等的栓子，如为血栓，可出现机化和吸收，血栓部分再通。如持续栓塞，可能导致肺动脉高压，继而出现右心室肥厚和右心衰竭。

知识点 3：肺动脉栓塞的分型　　　　副高：掌握　正高：掌握

根据肺动脉栓塞的发病时间和阻塞程度分为 4 型。
（1）急性大面积栓塞：急性发生，栓塞阻塞肺动脉的面积>50%。
（2）急性小面积栓塞：急性发生，栓塞阻塞肺动脉的面积<50%。
（3）亚急性大面积栓塞：时间超过数周，栓塞阻塞肺动脉的总面积超过 50%。
（4）慢性栓塞：指病史长达数月以上，病情逐渐加重，出现慢性肺动脉高压，或大面积肺栓塞患者存活而仍遗留中等以上肺动脉部分栓塞者，一般总的栓塞面积>50%。

知识点 4：肺动脉栓塞的病理　　　　副高：掌握　正高：掌握

栓子堵塞肺血管后，受机械、反射或体液因素的影响，肺循环阻力增加、肺动脉压升高，进而出现右心功能不全，右心房压增高，体静脉回流障碍。右心排出量下降，继发引起左心排出量减少，血压下降。

知识点 5：肺动脉栓塞的临床表现　　　　副高：掌握　正高：掌握

肺栓塞临床表现特异性较低，病情轻重差异很大，轻者累及 2~3 个肺段，可无任何症状，重者可发生休克或猝死。相对典型的症状为呼吸困难、胸痛、晕厥、烦躁和咳嗽，体格检查可发现呼吸急促、发绀，心脏系统的体征主要为肺动脉高压和右心衰竭的表现，常见窦性心动过速、心律失常、肺动脉瓣区第二心音亢进、颈静脉充盈等。

知识点 6：肺栓塞症状和体征的种类　　　　副高：掌握　正高：掌握

1979 年 Sharma 和 Sasahara 将肺栓塞症状和体征分为如下 3 个综合征：①肺梗死，表现为急性胸膜性胸痛、呼吸困难、咯血和胸膜摩擦音。②急性肺源性心脏病，表现为突然进展的呼吸困难、发绀、右心功能不全、低血压和休克。③不能解释的呼吸困难。

知识点7：肺动脉栓塞的二维超声表现　　　　　副高：掌握　正高：掌握

（1）直接征象：栓子位于肺动脉主干或左肺动脉、右肺动脉近心端者，大动脉短轴切面显示主肺动脉及左肺动脉、右肺动脉内径增宽，肺动脉内可探及附加回声。超声对于位于左肺动脉、右肺动脉远端栓子的检出具有一定的局限性，对可疑肺栓塞的患者应通过多切面仔细观察肺动脉内的回声情况。

（2）间接征象：主要表现为肺动脉增宽、右心腔扩大、右心室壁增厚、下腔静脉扩张和淤血等右心压力负荷增大和肺动脉高压等改变。超声心动图虽然不能根据间接征象明确诊断肺栓塞，但能为其诊断提供有力的证据，并具有重要的鉴别作用。

知识点8：肺动脉栓塞的多普勒超声表现　　　　　副高：掌握　正高：掌握

若栓子位于肺动脉近心端部位，二维超声能够直接显示局部血流变细或消失，可伴有局部血流速度加快。若栓子位于左肺动脉、右肺动脉远端，多普勒超声可通过显示血流充盈缺损情况及时发现栓子。

另有部分患者的超声心动图表现无明显异常，可能与起病时间较短、栓塞累及面积较小有关。因而对于超声心动图表现正常的患者并不能排除肺动脉栓塞的诊断。

知识点9：肺动脉栓塞的下肢深静脉血管超声检查　　　　　副高：掌握　正高：掌握

由于绝大多数栓子来源于下肢深静脉血栓，因而对于可疑患者，进行下肢深静脉血管超声检查具有重要的意义。

知识点10：肺动脉栓塞的鉴别诊断　　　　　副高：掌握　正高：掌握

肺栓塞的临床表现不同，需要鉴别诊断的疾病也不同。以肺部表现为主需与其他肺部疾病鉴别，以肺动脉高压表现为主需与其他心脏疾病鉴别。临床较难鉴别的疾病主要包括急性心肌梗死、夹层动脉瘤和原发性肺动脉高压。鉴别时需仔细询问病史，并结合血浆 D-二聚体、心电图、下肢深静脉血管超声、肺增强 CT 和肺动脉造影等检查。

第四节　肺动脉高压

知识点1：肺动脉高压的概念　　　　　副高：掌握　正高：掌握

肺动脉高压（PH）是一组由不同发病机制引起的以肺血管阻力持续增高为特征的临床病理生理综合征，表现为肺动脉压力增高，并逐渐发展为右心衰竭。可简单分为原发性肺动脉高压和继发性肺动脉高压。

知识点 2：肺动脉高压的诊断标准　　　　　　　　　　副高：掌握　正高：掌握

2008 年 Dana Point 第四届肺动脉高压会议以在静息状态下，经右心导管测定的平均肺动脉压≥3.3kPa（25mmHg）为诊断标准。根据静息状态下平均肺动脉压的水平，PH 可分为轻度（26~35mmHg）、中度（36~45mmHg）和重度（>45mmHg）。

知识点 3：肺动脉高压的种类　　　　　　　　　　　　副高：掌握　正高：掌握

引起 PH 的病因很多，2008 年 Dana Point 第四届肺动脉高压会议将肺动脉高压分为五类。

（1）动脉型肺动脉高压（PAH）：①特发性肺动脉高压（IPAH）。②遗传性肺动脉高压（FPAH）。③药物和毒物相关的 PH。④疾病相关性 PH。a. 结缔组织疾病；b. HIV 感染；c. 门静脉高压；d. 先天性心脏病；e. 血吸虫病；f. 慢性溶血性贫血。⑤新生儿持续性 PH 肺静脉闭塞性疾病和（或）肺毛细血管瘤病。

（2）左心疾病相关性 PH：①左心收缩功能不全。②左心舒张功能不全。③心脏瓣膜病。

（3）肺部疾病和（或）低氧相关性 PH：①慢性阻塞性肺疾病。②间质性肺疾病。③伴有限制性和阻塞性混合型通气障碍的其他肺部疾病。④睡眠呼吸暂停。⑤肺泡低通气综合征。⑥慢性高原缺氧。⑦肺发育异常。

（4）慢性血栓栓塞性 PH。

（5）原因不明和（或）多种因素所致的 PH：①血液系统疾病，如骨髓增生疾病、脾切除术。②系统性疾病，如结节病、淋巴管肌瘤病、多发性神经纤维瘤、血管炎。③代谢性疾病，如甲状腺疾病。④其他，如肿瘤性阻塞、纤维纵隔炎、透析的慢性肾衰竭。

知识点 4：肺动脉高压的病理与临床表现　　　　　　　副高：掌握　正高：掌握

PH 病理解剖和病理生理改变较复杂，随不同病因而不同。一般在肺动脉的大、小分支均可出现明显的血管病变，小动脉及细动脉受累最为明显。常表现为中膜平滑肌层明显增厚、内膜纤维增生、管腔狭窄、肺血管张力和总横截面积发生明显变化，多伴有右心室肥厚。

PH 缺乏特异性的临床表现，可出现呼吸困难、乏力、胸痛、晕厥、咯血、水肿等症状。常见体征是肺动脉瓣听诊区第二心音亢进及三尖瓣反流的杂音，右心衰竭时可出现颈静脉充盈或怒张、下肢水肿、腹水和发绀。

知识点 5：肺动脉高压的二维超声表现　　　　　　　　副高：掌握　正高：掌握

（1）在左心室长轴切面和心尖四腔心切面可显示右心增大，右心室流出道增宽，右心室壁增厚，左心室心腔相对变小。在大动脉根部短轴切面可显示主肺动脉及左肺动脉、右肺动脉内径增宽。

（2）室间隔在收缩期和舒张期均偏向左心室侧，左心室短轴切面显示左心室呈"D"字形改变，室间隔参与右心室运动。

（3）下腔静脉内径增宽，随呼吸塌陷率<50%。有时心包腔可探及无回声区。

知识点 6：肺动脉高压的多普勒超声表现　　　　　副高：掌握　正高：掌握

由于右心增大和肺动脉扩张，常可显示三尖瓣反流和肺动脉瓣反流。

知识点 7：测量肺动脉压的常用方法　　　　　副高：掌握　正高：掌握

（1）三尖瓣反流法：连续多普勒超声测得三尖瓣反流最高流速 V，根据简化 Bernoulli 方程（$\triangle P = V^2$），可计算三尖瓣跨瓣压差 $\triangle P$，即右心室与右心房之间压差。在没有右心室流出道梗阻的前提下，肺动脉收缩压（PASP）与右心室收缩压（RVSP）近似相等，即 PASP = RVSP = 三尖瓣跨瓣压差（$\triangle P$）+右心房压（RAP），其中，RAP 根据下腔静脉的情况来估测：下腔静脉内径<20mm，随呼吸内径明显变化，RAP 为 5mmHg；下腔静脉内径>20mm，随呼吸内径明显变化，RAP 为 10mmHg；下腔静脉内径>20mm，随呼吸内径无明显变化，RAP 为 15mmHg。

（2）肺动脉瓣反流法：肺动脉瓣反流的峰值压差与平均肺动脉压存在良好的相关关系（$r = 0.92$）。根据肺动脉瓣反流舒张早期峰速 V_B 可以估测平均肺动脉压（MPAP），即 MPAP $= 4 \times V_B^2$。MPAP 也可以通过 PAEDP $+ 1/3$（PASP-PAEDP）来获得，PAEDP 为肺动脉舒张末压。

根据肺动脉瓣反流舒张末期峰速 V_C 可以估测 PAEDP，PAEDP $= 4 \times V_C^2 +$ 右心室舒张压（RVDP），在舒张末期，RVDP 与 RAP 近似相等，因此，PAEDP $= 4 \times V_C^2 +$ RAP。

知识点 8：右心室功能测定　　　　　副高：掌握　正高：掌握

右心室形态不规则，二维超声心动图 Simpson 方法检测右心室容积和收缩功能有较大误差，并缺乏公认的标准值。

（1）实时三维超声心动图：研究证实实时三维超声可准确测量左心室容积和功能，但对右心室的测定仍需大样本的研究。

（2）Tei 指数：即（右心室等容收缩时间+右心室等容舒张时间）/右心室射血时间。正常值为<0.55。Tei 指数不受心率、右心室压力和三尖瓣反流等因素的明显影响，因此被认为是一种实用且简便的评价右心室功能的方法，但目前不推荐作为单独评价右心室功能的方法，可作为补充。

（3）三尖瓣瓣环位移：采用 M 型超声在心尖四腔心切面测量三尖瓣瓣环收缩期位移，正常值>20mm。

（4）右心室游离壁峰值收缩速度：采用频谱组织多普勒成像在心尖四腔心切面测量右心室游离壁基底段峰值收缩速度 S，S'<10cm/s 为可疑右心室收缩功能减低，推荐将此方法作为评价右心室功能的简单方法。

（5）二维应变：是近年来发展起来的一项超声新技术，是基于二维斑点追踪的原理，不受多普勒角度的局限性，能够更全面地评价心肌的运动情况。

知识点 9：肺动脉高压的鉴别诊断　　　　　　　　　　　　　副高：掌握　　正高：掌握

应注意鉴别原发性肺动脉高压和继发于心内其他疾病的肺动脉高压，如先天性心脏病，在 PH 时心内分流速度明显减低，血流分流信号难以检测，此时应调节量程，多切面检测是否存在其他心脏疾病。

第四篇
胸、腹部超声诊断

第一章　胸壁和胸膜腔

第一节　解剖概要

| 知识点1：胸壁的解剖 | 副高：掌握　正高：掌握 |

胸壁由骨性胸廓和胸壁软组织构成，外被皮肤，内衬有胸内筋膜，在胸前壁的浅筋膜内含有乳腺。骨性胸廓由胸骨、肋、胸椎及其骨连结组成。胸骨和胸椎分别位于胸壁前、后面的正中。两侧为肋，共12对，构成11对肋间隙。肋间隙被肌肉、神经、血管等填充。

| 知识点2：胸腔的解剖 | 副高：掌握　正高：掌握 |

胸腔（胸膜腔）是由胸壁与膈围成的腔隙。上界为胸廓上口，与颈部相连；下界为膈，与腹腔分隔开来；中央部分为纵隔，两侧为胸膜和肺。

胸膜为一薄层浆膜，分为脏、壁两层，脏层胸膜被覆于肺表面，并嵌入肺叶之间（斜裂及右肺水平裂），又称肺胸膜；壁层胸膜衬附于胸壁内面、纵隔的外侧面和膈的上面。脏层胸膜和壁层胸膜在肺根处和肺根下方相互移行构成完全封闭的潜在腔隙，称为胸膜腔，左右各一，互不相通，其内可有少量浆液（1~15ml）以减少呼吸时的摩擦。

壁胸膜按其所在的位置可分为4部分：胸膜顶（又称为颈胸膜）、肋胸膜、膈胸膜及纵隔胸膜。两侧胸壁的肋胸膜与膈胸膜的转折处为肋膈隐窝，或称为肋膈窦（亦称肋膈角）。胸膜的前界是肋胸膜折返至纵隔胸膜的界线。两侧胸膜的前界在第2~4胸肋关节互相靠拢，向上、向下又各自分离，因此在胸骨后方形成了两个无胸膜覆盖的三角形裸区。上方位于胸骨柄的后方，为胸腺区；下方位于胸骨体下段及左侧第5、第6肋软骨的后方，为心包区。胸膜下界为肋胸膜折返至膈胸膜的界线，右起自第 6 胸肋关节，左起自第 6 肋软骨，在锁骨中线上与第 8 肋相交，在腋中线上与第 10 肋相交，后方终止于第 12 胸椎水平。受肝脏位于右侧的影响，右侧胸膜下界往往高于左侧。

第二节 超声检查技术

知识点 1：胸壁和胸膜腔超声检查技术的体位选择　　　副高：掌握　正高：掌握

（1）坐位：为胸部检查的常用体位，对少量胸腔积液的检查更为敏感。

（2）半坐卧位/仰卧位：术后、外伤、重症及年老体弱等无法坐立的患者，可在半坐卧位或仰卧位下经前胸壁、侧胸壁或经肋缘下腹壁途径扫查。当病变邻近前胸壁时，可选择仰卧位经前胸壁途径扫查。

（3）俯卧位：当病变邻近后胸壁时，可选择俯卧位经背部扫查，可嘱患者上肢上举，使肩胛骨外移、肋间隙增大以增加声窗。

（4）侧卧位：当病变邻近侧胸部时，可选择侧卧位经侧胸壁途径扫查。亦可用于纵隔病变的扫查，使患侧向下，利用重力推压肺组织以利于病变的检出。

（5）其他体位：如可采用头仰颈部过伸位（仰卧、肩下垫枕）经胸骨上窝或锁骨上窝途径扫查肺尖或上纵隔的病变。

知识点 2：胸壁和胸膜腔超声检查技术的仪器选择　　　副高：掌握　正高：掌握

采用高分辨力实时超声诊断仪。检查胸膜、胸壁及表浅肺组织时宜应用高频或宽频线阵探头（检查频率为 5~13MHz）。检查深部肺组织、大量胸腔积液及纵隔病变时，宜应用凸阵或扇扫式探头（检查频率为 2~5MHz）。声窗窄小时可选用小凸阵探头。中纵隔、后纵隔病变可应用经食管探头检查，以更清晰地显示病变及其与周围结构的关系。应用彩色多普勒超声诊断仪可显示病变的血流情况及病变与周围血管的关系。当病变位置表浅时，可适当降低增益、局部放大图像，必要时应用水囊或多涂耦合剂以更好地显示病变。在检查过程中，需根据病变的范围和检查要求实时调节深度、聚焦区及 TGC（时间增益补偿）。

知识点 3：胸壁和胸膜腔超声检查技术的检查方法　　　副高：掌握　正高：掌握

（1）经肋间扫查：探头沿肋间隙缓慢滑行移动，结合患者的呼吸运动不断侧动探头，从肋骨上缘向足侧变换角度扫查，警惕遗漏肋骨后方的病变。对于胸膜、胸壁及表浅肺组织的病变应用高频或宽频线阵探头扫查。对于纵隔病变可嘱患者患侧卧位，应用小凸阵或扇扫探头经胸骨旁肋间隙向深部扫查。

（2）肋缘下和剑突下经腹扫查：在肋缘下和剑突下应用探头经腹向后上方扫查，利用肝、脾作为声窗，以观察肺底、膈、胸膜、胸腔和纵隔等部位的病变。

（3）经胸骨上窝和锁骨上窝扫查：采用小凸阵或扇扫探头经胸骨上窝或锁骨上窝向深

部或下方扫查上纵隔或肺组织的病变。当病变位置表浅时，可采用高频或宽频线阵探头。

（4）其他：较大的后纵隔病变可经背部脊柱旁断面扫查。中纵隔、后纵隔的病变可采用食管内超声检查。

第三节 正常超声表现

知识点 1：经肋间扫查的正常超声表现 副高：掌握 正高：掌握

声像图最表层呈强回声的线样结构，为皮肤层，其深方依次可见皮下脂肪、胸壁肌层、肋骨及肋间肌等结构（女性患者前胸壁尚可见乳腺结构）。

探头垂直于肋间隙扫查时，肋骨呈弧形强回声伴典型声影，肋软骨呈均匀低回声的类圆形结构，有时中央可见钙化，呈斑块样强回声。肋骨的声影之间可见中低回声的肋间肌。胸膜腔一般位于肋骨强回声表面深方 1cm 以内、肋间肌的深方。壁层胸膜紧贴胸壁内侧，正常的壁层胸膜表现为不随呼吸移动的弧形线样强回声，此种表现是由壁层胸膜的界面反射所产生。脏层胸膜紧贴在充气的肺组织表面，与含气肺组织构成强反射界面，表现为线样强回声，而正常肺组织呈强反射体，使得深方结构不能显示。生理性的胸腔液体只能在肋膈角处被超声扫查显示，表现为极薄的低回声带，将壁层胸膜与脏层胸膜分开，偶见呈双层状。当声束垂直于脏层胸膜-肺组织表面时可形成间隔固定的多重反射，即混响伪像。正常肺随呼吸运动时，脏层胸膜-肺表面的线样强回声及后方混响伪像所致的多条强回声随呼吸而移动，称为"肺表面滑动征"，具有特征性。当发生气胸时，胸腔内气体的线样强回声及后方的混响伪像不会随呼吸移动，因此可通过"肺表面滑动征"存在与否而将正常的充气肺与气胸相鉴别。

知识点 2：经腹扫查的正常超声表现 副高：掌握 正高：掌握

正常膈厚约 5mm，膈的肌性成分呈一薄的低回声带。其胸腔面覆盖有膈胸膜，表现为弧形线样强回声并可随呼吸移动。当肺组织充满气体时，弧形的膈-肺界面会引起全反射，从而可导致肝、脾产生镜面伪像。当发生胸腔积液时，镜面伪像消失。因此镜面伪像可作为正常含气肺组织和胸腔积液的鉴别依据。

第四节 胸壁疾病

知识点 1：胸壁炎性疾病的发生位置 副高：掌握 正高：掌握

胸壁炎性病变可发生于胸壁的各层结构，既包括皮肤、皮下软组织、肌层等胸壁软组织，亦可累及肋软骨等胸壁的支架结构。

知识点 2：胸壁炎性疾病的病理与临床表现　　　　副高：掌握　正高：掌握

胸壁软组织炎症与其他部位的浅表软组织炎症相似，既可为急性感染，亦可为慢性炎症。

（1）急性感染多为急性蜂窝织炎，为一种急性弥漫性化脓性感染，临床上病变局部出现红、肿、热、痛，并向周围迅速扩散，病变处与周围正常组织无明显的界限。

（2）慢性炎症病变往往无特异性的临床表现，局部可有压痛，有时触诊可呈肿块样改变。

知识点 3：胸壁急性蜂窝织炎的超声声像图表现　　　　副高：掌握　正高：掌握

胸壁急性蜂窝织炎的声像图主要表现为病变区域软组织增厚，回声不均匀减低，边界不清晰，形态往往不规则，局部彩色血流信号增多。邻近软组织可出现不同程度的水肿，回声可增强，皮肤层亦可出现增厚。

知识点 4：胸壁脓肿的超声声像图表现　　　　副高：掌握　正高：掌握

脓肿形成早期表现为病变内的低回声更加不均匀，出现液化坏死区，呈不规则的无回声，并逐渐融合、扩大，形成不规则的厚壁脓腔，腔内可见随探头加压流动的细点状中低回声或团絮状杂乱的中等回声沉积物，少数内部可见分隔样中等回声。脓肿边缘多不规则或模糊不清，脓肿壁上可见血流信号，脓腔液化区内无血流信号。

知识点 5：胸壁结核的超声声像图表现　　　　副高：掌握　正高：掌握

胸壁结核病变部位正常胸壁层次被破坏。病变多呈低回声，形态不一，局限性结核可呈结节状改变，回声较均匀；较大的病变形态不规则，内部回声不均匀。病变处血供大多较丰富。病变周边组织回声多增强。当出现干酪样坏死时，病变内可见液化的不规则无回声区，常可见钙化的强回声，后方伴声影。坏死区内无血流信号。当形成寒性脓肿时，可见不规则的厚壁脓腔，内壁不规整，腔内可见碎屑样回声。病变可侵犯邻近的肋骨和肋间肌，可合并出现脓胸或肺内病变。

知识点 6：胸壁炎性疾病的鉴别诊断　　　　副高：掌握　正高：掌握

胸壁局灶性的炎性病变应与胸壁肿瘤相鉴别。与炎性病变相比，肿瘤多为实性的低回声包块，边界更为清晰，质地较硬，部分肿瘤可见包膜，抗炎治疗或抗结核治疗后无明显变化，必要时可行超声引导下穿刺活检加以确诊。胸壁脓肿可通过超声引导下穿刺引流出脓液确诊。

知识点7：胸壁肿瘤的病理与临床　　　　　　　　　　　副高：掌握　正高：掌握

　　胸壁肿瘤可分为良性肿瘤和恶性肿瘤。常见的胸壁良性肿瘤有脂肪瘤、脉管瘤、纤维瘤、神经鞘瘤、神经纤维瘤、错构瘤等，其中脂肪瘤最为多见。起源于肋骨的常见良性肿瘤包括软骨瘤、骨软骨瘤及骨巨细胞瘤等。胸壁恶性肿瘤可起源于胸壁软组织、胸骨及肋软骨，肉瘤最为常见，如脂肪肉瘤、软骨肉瘤、骨肉瘤、尤文肉瘤等，亦可见胸壁转移瘤、恶性神经鞘瘤等。

　　临床上胸壁良性肿瘤大多边界清晰、表面光滑、生长较缓慢，大多数肿瘤体积较小，无明显自觉症状，往往为患者无意中触及而发现；少数肿瘤体积较大时可产生压迫症状。胸壁恶性肿瘤往往生长较快，可侵袭周围结构引起粘连、疼痛等。

知识点8：胸壁软组织良性肿瘤的超声表现　　　　　　　副高：掌握　正高：掌握

　　肿瘤位于胸壁的软组织层内，声像图表现较为多样，大多呈圆形或椭圆形，形态较规则，边界清晰。

　　脂肪瘤、错构瘤及纤维瘤回声往往较高，内部血流信号很少。

　　脉管瘤的声像图表现取决于内部管腔的大小。管腔较大者呈囊样无回声，内可呈多房样改变或迂曲管样结构；管腔很小者呈较高回声。探头加压时淋巴管瘤内部无血流信号，血管瘤内部大多可见较丰富的血流。

　　神经鞘瘤和神经纤维瘤多为单发，呈低回声结节状或分叶状，有时可见包膜，后方回声可轻度增强。内部回声较均匀，有时可伴有囊性变或钙化，多数肿瘤的两端可显示增粗的神经与其连接。多发者病变沿神经走行分布。

知识点9：来源于骨骼的胸壁良性肿瘤的超声表现　　　　副高：掌握　正高：掌握

　　来源于骨骼的胸壁良性肿瘤可位于肋骨、肩胛骨或锁骨等处，表现为突出骨表面的实性中低回声病变，呈结节状或分叶状，后方回声大多衰减，内部血流不丰富。部分肿瘤可致骨皮质强回声线的连续性中断。

知识点10：胸壁恶性肿瘤的超声表现　　　　　　　　　　副高：掌握　正高：掌握

　　胸壁恶性肿瘤可位于胸壁软组织、胸骨、肋软骨或神经走行区，可为低回声、中等回声、杂乱的强弱回声相间或混合回声等多种回声类型，形态不规则，边界不清晰，内部回声多不均匀，血流信号大多较丰富。肿物既可向外侧突出，亦可向内侧生长，不随呼吸运动而移动。肿瘤生长迅速，侵袭性强，可累及周围的软组织、肌层和筋膜层，造成层次结构的模糊不清及破坏。

　　发生在骨组织的病变可导致局部骨结构的破坏，骨皮质回声中断，病变处可见不规则低回声的肿物，与周围组织分界不清，内部回声不均匀，肿物内可见丰富的血流信号。病变未侵犯胸膜时，可见病变内侧的胸膜尚完整或有受压表现，侵犯胸膜时则显示胸膜回声模糊不清。胸壁转移瘤多有恶性肿瘤病史。

| 知识点 11：胸壁肿瘤的鉴别诊断 | 副高：掌握　正高：掌握 |

典型的胸壁良性肿瘤生长缓慢，形态较规则，表面光滑，边界清晰，内部血流较少，肿瘤呈膨胀性生长，较大时可能对周围结构产生压迫而非破坏。典型的胸壁恶性肿瘤则生长迅速，形态不规则，表面不规整，边界不清晰，内部血流丰富，肿瘤呈浸润性生长，易对周围结构产生侵袭和破坏。然而，大多数胸壁肿瘤难以仅凭超声声像图表现进行病理类型的确诊，需进行超声引导下穿刺活检以进一步明确。

第五节　胸膜疾病

| 知识点 1：胸腔积液的形成 | 副高：掌握　正高：掌握 |

正常胸腔内可有 1~15ml 的生理性液体。任何原因造成其渗出增加和（或）再吸收减少就会出现胸膜腔内的液体积聚，形成病理性的胸腔积液。

| 知识点 2：病理性胸腔积液的种类 | 副高：掌握　正高：掌握 |

病理性胸腔积液可分为漏出液和渗出液。

| 知识点 3：胸腔漏出液的常见病因 | 副高：掌握　正高：掌握 |

漏出液的常见病因包括充血性心力衰竭、上腔静脉阻塞、缩窄性心包炎、肝硬化、肾病综合征、急性肾炎、低蛋白血症、黏液性水肿等。

| 知识点 4：胸腔渗出液的种类 | 副高：掌握　正高：掌握 |

（1）浆液性渗出性胸腔积液：最常见的病因为感染性炎症，包括肺炎、结核性胸膜炎、真菌性感染等。亦可见于肿瘤、肺梗死、胶原血管性疾病、气胸、外科术后等。

（2）脓胸：主要病因为肺部感染、肺结核、化脓性心包炎、外伤、气胸或胸腔穿刺术继发感染等。

（3）血胸：可见于恶性胸膜肿瘤或肺肿瘤、外伤、肺结核、肺梗死、气胸粘连带撕裂、胸主动脉瘤破裂等。

（4）乳糜胸：先天性异常或癌栓、寄生虫阻塞造成淋巴回流障碍时，或外伤、胸部手术损伤胸导管时均可产生高蛋白的胸腔渗出液，称为乳糜胸。

知识点 5：胸腔积液的病理与临床	副高：掌握 正高：掌握

临床上胸腔积液以渗出液最为常见。中青年患者需首先考虑结核性；老年患者的胸腔积液特别是血性胸腔积液，应首先考虑恶性病变或恶性肿瘤转移所致。

少量胸腔积液可无明显的自觉症状或仅有胸痛。积液量达到 300~500ml 或更多时，可出现胸闷或轻度气急，大量胸腔积液时呼吸困难加重，可出现明显心悸，而胸痛缓解或消失。

知识点 6：游离性胸腔积液的超声表现	副高：掌握 正高：掌握

（1）少量胸腔积液：常积聚于胸腔最底部及后肋膈窦处，患者取坐位，由肩胛下角线至腋后线经肋间扫查，可见膈面上方出现带状无回声区，内部透声良好，常见含气的肺随呼吸上下移动，吸气末无回声区变小。患者取仰卧位时，经腋中线做冠状面扫查，可见膈上出现三角形的无回声区，与胸廓的交角呈锐角。少量胸腔积液须注意与腹水、膈下积液及膈胸膜增厚进行鉴别，扫查时应注意横膈与积液的关系，改变体位观察液体的位置变化有助于鉴别。

（2）大量胸腔积液：胸腔内可见大范围无回声区，肺组织受压而向上移位，膈肌下移，纵隔可向对侧移位。

知识点 7：包裹性积液及叶间积液的超声表现	副高：掌握 正高：掌握

包裹性积液常见于胸膜腔的侧壁或后壁，经肋间扫查可见胸壁与肺之间半月形、椭圆形或不规则形的局限性无回声区，胸壁侧基底较宽，内缘与肺分界清晰，有时无回声区内可见分隔，无回声区不随呼吸或体位改变而变化。局部胸膜常可见增厚。叶间积液位于叶间裂，呈小范围、局限性、梭形无回声。

知识点 8：血性胸腔积液或脓胸的超声表现	副高：掌握 正高：掌握

早期可见胸腔积液的透声较差，内见密集的细点状或斑点样中低回声。后期可见胸腔积液内出现大量带状中等回声或强回声，与胸膜相连，且相互粘连，呈多发分隔样或不规则、多房的蜂窝状改变。慢性脓胸尚可见胸膜增厚。

知识点 9：胸腔积液的鉴别诊断	副高：掌握 正高：掌握

超声表现有助于鉴别漏出液与渗出液，通常漏出液以透声性良好的无回声为主；渗出液有时也可表现为透声性较好的无回声，但大多表现为透声性较差的液体，内部可见细点状回声、分隔或纤维条索等，亦可伴有胸膜增厚（>3mm）或胸膜结节。

知识点 10：胸膜肿瘤的病理与临床　　　　　　　　副高：掌握　正高：掌握

胸膜肿瘤可分为原发性和继发性两大类。胸膜原发性肿瘤以胸膜间皮瘤为主，较为少见。根据病变的分布情况，胸膜间皮瘤可分为局限型和弥漫型。

胸膜原发性肿瘤尚包括其他起源于结缔组织或神经的肿瘤，如脂肪瘤、纤维瘤、神经纤维瘤等，均很罕见。

胸膜继发性肿瘤为胸膜转移瘤，表现为胸膜上大小不等的结节向胸腔内突出，并可伴有胸腔积液。

知识点 11：局限型胸膜间皮瘤的超声表现　　　　　　副高：掌握　正高：掌握

局限型胸膜间皮瘤多数呈圆形或椭圆形的实性中低回声结节，直径大多为 2~3cm，形态尚规则，表面光整，边界较清晰，似有包膜，向胸腔内突出或埋陷在肺内。

知识点 12：弥漫型胸膜间皮瘤的超声表现　　　　　　副高：掌握　正高：掌握

弥漫型胸膜间皮瘤可见胸膜呈弥漫性增厚，呈多发结节状或不规则的低回声，或呈不均匀的中等回声，病变大多与胸壁分界不清，表面不规整，呈波浪状，基底较宽。多数合并胸腔积液，胸腔积液位于病变内侧与肺表面之间。部分增厚的胸膜可合并钙化，表现为强回声伴声影。随着病变进展，可出现肋骨破坏的征象。

知识点 13：胸膜转移瘤的超声表现　　　　　　　　　副高：掌握　正高：掌握

胸膜转移瘤可为单发或多发，以多发多见，病变可位于胸膜腔或肺胸膜表面。胸膜可见低回声或中等回声的实性结节。胸膜转移瘤大多合并大量胸腔积液，可为血性胸腔积液，壁胸膜往往广泛增厚，表面可呈结节状或团块样改变。

知识点 14：胸膜肿瘤的鉴别诊断　　　　　　　　　　副高：掌握　正高：掌握

局限型胸膜间皮瘤可陷入肺组织中，易与周围型肺肿瘤相混淆。源于壁层胸膜的间皮瘤可通过观察病变与受压肺组织之间存在胸腔积液或呼吸时肺与病变存在相对运动而与肺肿瘤相鉴别，发生于脏层胸膜上的病变与周围型肺肿瘤则难以鉴别，必要时可行超声引导下肿物穿刺活检以明确病理诊断。

弥漫型恶性胸膜间皮瘤则应与胸膜转移瘤及弥漫性胸膜增厚相鉴别。当胸膜结节为连续、驼峰样大结节，增厚的胸膜内缘呈波浪状时，弥漫型恶性胸膜间皮瘤的可能性大。当胸膜结节呈多发、散在分布时，胸膜转移瘤的可能性大。弥漫性胸膜增厚的边缘一般较为平直，且常伴有肋间隙狭窄。

第二章 肝

第一节 肝的解剖概要

知识点1：肝的解剖概要　　　　　　　　　副高：掌握　正高：掌握

肝大部分位于右季肋部和上腹部，少部分向左季肋部延伸。肝脏呈右厚左薄的楔形，其上界在右锁骨中线第5肋的上缘，下界与右季肋缘相齐。肝的上面与膈肌相邻，呈膨隆状，称为膈面，下面呈凹陷状，为脏面。附在肝膈面的镰状韧带将肝分成左、右两叶。肝脏面中央有一"H"形的两条纵沟和一条横沟。右纵沟由前部的胆囊窝和后部的下腔静脉窝组成，肝静脉在下腔静脉窝的后上端汇入下腔静脉，此处称为第二肝门。左纵沟由脐静脉窝和静脉韧带构成。横沟即为第一肝门部位，内有肝管、门静脉、肝固有动脉、淋巴管和神经出入。肝管位于最下前方，其后为肝固有动脉及门静脉。左纵沟的前部有肝圆韧带，走行在肝镰状韧带的游离缘内并向下延至脐下。左纵沟的后部有静脉韧带。肝圆韧带和静脉韧带分别为胎儿时期脐静脉和静脉导管的遗迹。

知识点2：肝内管道结构　　　　　　　　　副高：掌握　正高：掌握

肝内管道分两个系统，即格利森（Glisson）系统和肝静脉系统。前者包括门静脉、肝动脉和肝管，三者外被的结缔组织称为Glisson鞘。肝静脉走行与Glisson系统呈交叉状。肝叶、肝段的区分以门静脉血管分支的分布范围为基础。

知识点3：门静脉的解剖　　　　　　　　　副高：掌握　正高：掌握

脾静脉和肠系膜上静脉在胰颈后方汇合形成门静脉主干，然后向上、向外、向后斜行至第一肝门入肝。门静脉主干长4~5cm。在肝门横沟内稍偏右处分为左支和右支。部分人可无门静脉右支，而直接由门静脉主干分出右前叶支和右后叶支而与门静脉左支形成三叉形。

知识点4：门静脉右支的解剖　　　　　　　副高：掌握　正高：掌握

门静脉右支略粗短，长1~2cm，沿肝门横沟右行，分出右前叶支和右后叶支，右前叶支向右前再分出3~5支并走行在右前叶内，右后叶支向右后上走行分出右后叶上段支和右后叶下段支，分布于肝右后叶的上段和下段。

知识点 5: 门静脉左支的解剖　　　　　　　　　　　　副高: 掌握　正高: 掌握

门静脉左支分为横部、角部、矢状部及囊部四个部分。横部位于肝门左侧横沟内，长2~3cm，从横部的近侧上缘发出数支分布于尾状叶的左半部分。横部与矢状部的转折处呈一角状即为角部，一般为90°~130°，从角部外侧发出左外叶上段支汇入肝左外叶上段。矢状部的末端为囊部，向内、向外分别发出左内叶支和左外叶下段支汇入肝左内叶和肝左外叶下段。

知识点 6: 肝动脉的解剖　　　　　　　　　　　　　　副高: 掌握　正高: 掌握

由肝总动脉分出的肝固有动脉走行于肝十二指肠韧带内，在门静脉的前方及胆总管的左侧上行至肝门分出肝左动脉和肝右动脉，随门静脉分支入肝，其走行大致与门静脉一致。

知识点 7: 肝静脉的组成　　　　　　　　　　　　　　副高: 掌握　正高: 掌握

由肝右静脉、肝中静脉、肝左静脉 3 支静脉组成。肝右静脉内径大于肝中静脉，肝中静脉内径大于肝左静脉。

知识点 8: 肝右静脉的解剖　　　　　　　　　　　　　副高: 掌握　正高: 掌握

肝右静脉位于肝右叶间裂内，收集右后叶和部分右前叶的静脉血。肝右静脉内径为9~12mm。肝中静脉位于肝正中裂内，是肝左叶与肝右叶的分界标志。

知识点 9: 肝中静脉的解剖　　　　　　　　　　　　　副高: 掌握　正高: 掌握

肝中静脉收集左内叶和右前叶的静脉血，内径为8~11mm。

知识点 10: 肝左静脉的解剖　　　　　　　　　　　　副高: 掌握　正高: 掌握

肝左静脉内径最细，为7~9mm，位于左段间裂，主要收集肝左外叶的静脉血。

知识点 11: 肝管的构成　　　　　　　　　　　　　　　副高: 掌握　正高: 掌握

毛细肝胆管逐级汇集成上一级肝管，最终形成左肝管和右肝管，在肝门处汇成肝总管。

知识点 12: 肝的分叶和分段　　　　　　　　　　　　副高: 掌握　正高: 掌握

肝的分叶和分段方法较多，目前均以肝裂为基础，并结合肝静脉及肝表面结构标志进行分叶和分段。

单纯根据肝外形的沟裂，将肝分为左叶、右叶、尾状叶和方叶，此与肝内管道的分布并不完全相对应。而根据腐蚀标本，依据肝内管道系统的分布并结合肝的外形，可以看到叶与叶之间或段与段之间存在明显的裂隙。据此肝有 3 个叶间裂、3 个段间裂。叶间裂包括肝中裂、左叶间裂、右叶间裂。段间裂有左外叶段间裂、右后叶段间裂和尾状叶段间裂。这些裂将肝分为右半肝、左半肝，5 个叶、8 个段。现代肝脏外科即依据这些分叶及分段方式，施行半肝、肝叶或肝段切除术。

国际上较为通用的分段方法是库氏法，此种方法根据 Glisson 系统的分布和肝静脉的走行将肝分为 8 个区，以肝段（S）命名。其方法是将尾状叶定为肝段 I（S_1），肝段 II 为左外上段（S_2），肝段 III 为左外下段（S_3），左内侧叶为肝段 IV（S_4），肝段 V 是右前下段（S_5），肝段 VI 和肝段 VII 为右后叶的下段（S_6）和上段（S_7），肝段 VIII 为右前上段（S_8）。

第二节　超声检查技术

知识点 1：肝脏超声检查时的准备　　　　　　　　副高：掌握　正高：掌握

肝脏常规超声检查需要空腹。对疑有病毒性肝炎者，检查前应嘱其检查肝功能。对于病毒性肝炎受检者应采取一定的消毒隔离措施，包括探头的消毒等，以防交叉感染。

知识点 2：肝脏超声检查时仪器的选用　　　　　　副高：掌握　正高：掌握

选用高分辨率的实时超声诊断仪。探头多选用凸阵或线阵型。用于成年人检查的探头频率多在 3.5~5.0MHz，对儿童或瘦体型成年人选用 5.0~8.0MHz 探头，对超肥胖的患者可选用 2.5MHz 探头。

知识点 3：肝脏超声检查前仪器的调节　　　　　　副高：掌握　正高：掌握

检查前应调节仪器各功能处于最佳状态。时间增益补偿（TGC）、聚焦（focus）和系统增益（gain）应调节至肝脏实质前部和后部均显示较为均匀的状态。

知识点 4：肝脏超声检查时的体位　　　　　　　　副高：掌握　正高：掌握

（1）仰卧位：患者仰卧于检查床上，双手上提置于枕后以增大肋间隙的宽度，从而有利于超声束进入肝。此体位有利于观察肝的左叶、右前叶和部分右后叶。

（2）左侧卧位：患者稍向左侧卧，右手上提置于枕后。此体位有利于观察肝右后叶、肝门尤其是右后叶膈顶处。

（3）右侧卧位：与左侧卧位方向相反，较少运用。对观察左叶肥大或左叶外生性肿瘤比较有帮助。

（4）坐位或半坐卧位：对肝位置较高者或寻找肝左右叶膈顶部的小病灶时采用。

知识点5：肝脏超声的扫查技术　　　　　　　　　　　副高：掌握　正高：掌握

对肝进行扫查时，探头检查范围在右肋间、肋缘下剑突部及剑突下等部位，包括纵切面、横切面及斜切面的扫查。检查中应结合患者呼吸和体位的改变来获取肝的不同断面图像。同时需要注意持探头加压、连续线形滑行扫查、连续弧形滑行扫查和扇面形摆动扫查等多种手法的应用，以尽可能减少盲区或疏漏。

第三节　正常超声表现

知识点1：肝的轮廓和形态　　　　　　　　　　　　副高：掌握　正高：掌握

肝的形态因体型而异。瘦长体型人的肝上下径大于前后径，肥胖者上下径小于前后径，且位置较高。肝左叶较薄，边缘较锐，剑突下纵切面所示的左叶下缘角通常<45°；右叶较厚，边缘较钝，右叶下缘角一般<60°。肝脏面平坦但呈浅凹状；膈面呈圆弧状，但贴靠前方的前膈面多较为平坦。肝表面规整、平滑，被膜呈均匀一致的线样高回声，随呼吸而与腹膜呈相对滑动。

知识点2：肝的回声类型　　　　　　　　　　　　　副高：掌握　正高：掌握

（1）肝实质：正常肝实质回声较密、均匀、细小，其回声强度多高于肾皮质回声，低于胰腺或与胰腺回声相似。

（2）管道：正常声像图上，可以显示肝静脉及其主要属支、门静脉及其分支、左肝管和右肝管及其二级分支。肝固有动脉入肝后需要用高质量的彩色多普勒超声识别。各管道在长轴图像上为条状结构，管腔呈无回声；而短轴断面上呈中央无回声的环状结构。门静脉由于管壁较厚、周围结缔组织包绕，回声较高而容易辨认。肝静脉的管壁薄，回声相对低而不明显。正常门静脉主干内径8～12mm。

（3）韧带：正常情况下肝圆韧带和静脉韧带容易识别。前者在长轴上显示条带状高强回声，从矢状部末端延伸到肝下缘处，在腹水时可追踪到脐部；横断面上呈一圆状高回声，后方可伴浅淡声影。静脉韧带的回声强度比肝圆韧带略低，位于门静脉左支角部的后方。腹水时方可显示镰状韧带、三角韧带、冠状韧带。

知识点3：正常超声表现时，肝的多普勒血流显像　　　副高：掌握　正高：掌握

（1）门静脉：为入肝血流，频谱多普勒呈连续性的血流频谱，随呼吸变化而有轻微的波动，平均流速为20cm/s。

（2）肝静脉：为离肝血流，频谱多普勒多呈三相频谱。正常肝静脉血流除受心房压力影响外，也受呼吸因素的影响。吸气时肝静脉各时相的流速加快，而呼气时则减慢。正常的肝静脉收缩期平均流速可达28～30cm/s；舒张期平均流速为20～22cm/s。

（3）肝动脉：肝内肝动脉较细，二维超声不易识别，彩色多普勒检查在门静脉左支和右支旁可以发现与门静脉伴行的红色偏黄的肝动脉血流，为向肝型。频谱多普勒呈搏动状典型的动脉血流频谱。

知识点4：肝的主要超声断面	副高：掌握　正高：掌握

（1）第一肝门斜切面：探头置于右肋缘下，显示第一肝门结构，即门静脉主干横断面和左支及右支纵切面。门静脉左支进一步向左延伸为左支横部，而后转向前形成矢状部，转角处后方与高回声静脉韧带相连，矢状部的末端延续成高回声肝圆韧带。肝圆韧带、矢状部及静脉韧带是左内叶和左外叶的分界标志；矢状部、横部及胆囊内侧缘为方叶（S_4）；横部后方与下腔静脉和静脉韧带间是肝尾状叶。门静脉右支向后延伸分成右前支和右后支。肝右叶前方的胆囊与后方的下腔静脉左缘的连线将肝分为左、右两叶。

（2）右肋缘下第二肝门斜切面：探头放置稍向上倾斜扫查，三条无回声的肝静脉从前方逐渐向后方汇集变粗。从右至左分别为肝右静脉、肝中静脉和肝左静脉。一般在一个断面上同时显示三条肝静脉较困难。肝右静脉将肝右叶分为右前叶和右后叶；肝中静脉将肝分为左、右两叶。

（3）剑突下纵切面：探头置于剑突下纵切，显示肝左外叶。肝前膈面较平滑、前下缘锐利。肝左外叶中部可见部分肝左静脉的主干，肝左静脉长轴线将此部位分为后上方的左外叶上段和前下方的左外叶下段，在上段和下段中分别有门静脉左外叶上段支和左外叶下段支。

（4）剑突下经下腔静脉纵切面：显示肝后方下腔静脉长轴、较粗的肝中静脉及前方大部分的肝左内叶和后方的尾状叶、下腔静脉前方的门静脉主干等。

（5）右肋缘下纵切系列断面：探头纵向或稍斜放置。于右肋缘下锁骨中线至腋前线附近纵行扫查，显示肝前下方的胆囊、后下方的肾、第一肝门结构、肝内前下方的肝中静脉和后上方的肝右静脉的断面，还可以显示门静脉右支的断面，此断面将肝大致分为前方的左内叶中部、右前叶和后部的右后叶。

（6）右肋间经门静脉右支切面：探头置于右侧第7~8肋间，声束朝向内下方扫查，可显示长轴的门静脉右支、门静脉主干和肝总管；在此主轴面旁还可以找到门静脉右前叶支、右后叶支、肝中静脉和肝右静脉的断面，及肝后方的下腔静脉。

（7）右肋间肝肾切面：探头置于右腋中线，声束朝内上方扫查，显示肝右静脉的长轴、前方的右前叶和后方的右后叶，同时显示门静脉右前后支。

第四节　原发性肝癌

知识点1：原发性肝癌的临床表现	副高：掌握　正高：掌握

肝癌早期多无临床症状，出现症状时已属中、晚期。主要表现为肝区疼痛、上腹饱胀、

食欲减退、乏力、消瘦、发热、肝脾大、黄疸和腹水等。

知识点2：原发性肝癌的病理分型　　　　　副高：掌握　正高：掌握

（1）巨块型：最多见，多发于肝右叶者，肿块直径>5cm，少数达10cm，可为单个巨大肿块或多个癌结节融合而成，周围可见小的卫星癌结节。

（2）结节型：肿瘤直径1.0~5.0cm不等，癌结节可单发或多发，为多中心发生或肝内转移所致，大多伴有严重肝硬化。

（3）弥漫型：最少见，癌结节小且数目众多，弥漫分布于肝，大多伴有明显肝硬化。

知识点3：组织学上原发性肝癌的划分　　　　副高：掌握　正高：掌握

从组织学上原发性肝癌可分为肝细胞癌、胆管细胞癌及混合型3类。

知识点4：原发性肝癌肿块的形态类型及超声表现　　副高：掌握　正高：掌握

（1）巨块型：肝内巨大的实性肿块，呈类球形或分叶状，边缘可见低回声声晕，与肝实质分界清晰，回声多不均匀，瘤体较大时表现为多个结节融合状，即"瘤中瘤"表现。伴有急性出血时可见腹腔游离积血。

（2）结节型：肿瘤呈一个或多个球形或椭圆球形，边界清晰，边缘可见低回声声晕，肿块多呈高回声，也可表现为等回声或不均匀回声，肿块可见"镶嵌样"结构。周围肝实质常伴有肝硬化表现。

（3）弥漫型：肿瘤数目众多，弥漫散布于肝脏，其直径多在1.0cm左右，内部以不均匀低回声多见，也可出现不均匀高回声。常伴有肝硬化，声像图上有时很难区别癌结节和硬化结节，超声诊断颇为困难，但弥漫型肝癌易伴发门静脉及肝静脉内广泛性癌栓，且弥漫型肝癌肝动脉血流丰富，呈高速血流。

知识点5：原发性肝癌肿块内部的回声类型及超声表现　　副高：掌握　正高：掌握

（1）低回声型：肿块回声低于周围肝组织，内部回声较不均匀，多见于较小的病变。

（2）高回声型：肿块回声高于周围肝组织，内部回声多不均匀，此型肿块体积多较大。

（3）混合回声型：肿块内多种回声交织混合，或高回声与低回声分别独立存在，或肿块出现不规则无回声区。此型多见于体积较大的肿块，肿块内伴出血、坏死和液化者。

（4）等回声型：肿块回声接近周围肝组织，仅可凭借肿块周围低回声晕环而得以辨认，此型较少见，癌肿直径也较小，易漏诊。

知识点6：肝内转移征象的种类及超声表现　　　　副高：掌握　正高：掌握

（1）卫星癌结节：多见于巨块型肝癌周围的肝组织内，直径<2cm，呈圆形或椭圆形，多呈低回声，周边可伴声晕。

（2）门静脉癌栓：可以表现为门静脉管腔内边界清晰的等回声或低回声团块，癌栓周围可有血流通过，或门静脉管腔完全阻塞，无血流信号；也可表现为一支或数支门静脉被癌栓填充，且管壁受浸润而显示连续性中断或显示不清，门静脉干周围形成广泛的吻合支而呈"海绵样"改变，多普勒超声显示门静脉内血流充盈缺损，其周见筛网状彩色血流信号。

（3）肝静脉与下腔静脉癌栓：表现为肝静脉与下腔静脉腔内中、低回声团块，但管壁回声多正常。

知识点 7：肿块对周围组织挤压征象的种类及超声表现	副高：掌握　正高：掌握

（1）肝内血管压迫：肿块压迫肝内血管使管腔变窄、发生移位或环绕于肿块边缘。

（2）肝内胆管压迫：肿块压迫某一支肝内胆管引起远端胆管扩张，位于肝门部的肿块则可使肝内胆管普遍扩张。

知识点 8：原发性肝癌的多普勒超声表现	副高：掌握　正高：掌握

绝大多数原发性肝癌肿块（包括部分门静脉癌栓）内及周边可见斑片状、线状乃至呈树枝状分布的彩色血流信号，频谱呈高速的动脉频谱，阻力指数可高可低。伴发门静脉癌栓的患者，门静脉血流可由向肝血流变为逆肝血流，门静脉-肝动脉短路时可在门静脉腔内检测到动脉样搏动频谱。

知识点 9：原发性肝癌的超声造影表现	副高：掌握　正高：掌握

肝细胞性肝癌的典型表现是早期快速增强和快速消退，整体完全增强和斑片状增强。其增强的强度明显高于其周围的肝组织。

知识点 10：与肝血管瘤的鉴别诊断	副高：掌握　正高：掌握

肝血管瘤生长缓慢，边界较清晰，形态规则，周边多有线状强回声环绕，肿块质地柔软，较大者探头加压可发生形变，很少发生肝内血管绕行征和血管压迫征。原发性肝癌的肿块边界多不规则、不清晰，周边多有声晕，对周围管道系统有明显的挤压征象，多普勒超声检查血管瘤周边及内部仅可见彩色血流信号。

知识点 11：与转移性肝癌的鉴别诊断	副高：掌握　正高：掌握

一般为多发，往往具有典型的"牛眼征"，癌结节边界较清晰。多数情况下，超声发现

转移瘤的患者已确诊其他部位有原发肿瘤存在。

知识点 12：与肝硬化的鉴别诊断　　　　　　　　　副高：掌握　正高：掌握

结节性肝硬化的声像图可表现为弥漫性分布的低回声再生结节，与弥漫性肝癌极易混淆，但肝硬化时肝体积缩小，而弥漫型肝癌往往伴广泛的门静脉及肝静脉癌栓。

知识点 13：与肝脓肿的鉴别诊断　　　　　　　　　副高：掌握　正高：掌握

肝脓肿早期病变组织没有发生液化时，其声像图与肝细胞性肝癌颇为相似，但随病程进展会迅速变化，当出现液化较完全的无回声区时易与肝癌鉴别。

第五节　转移性肝癌

知识点 1：转移性肝癌的病理与临床　　　　　　　副高：掌握　正高：掌握

转移性肝癌常为多发性，少数转移也可为单个结节。转移性肝癌较少合并肝硬化和侵犯门静脉而形成癌栓，癌结节自发性破裂者也很少见。

转移性肝癌早期无明显症状和体征，一旦出现临床症状，病灶多已巨大或数目众多，可出现类似原发性肝癌的症状，但多较轻。

知识点 2：转移性肝癌肿块的形态类型及超声表现　　副高：掌握　正高：掌握

（1）结节型：最为多见，常多发，多个结节可以融合，形成"葡萄串"征，偶有单发。肿块内部回声多种多样，可为低回声、强回声或混合回声，且常出现"牛眼征"，即高回声中央部有小片状无回声区或弱低回声，为出血、坏死所致；或"靶环征"，即癌肿周边有较宽的低回声晕环绕，其边界清晰，内部为比较均匀的高回声或等回声。

（2）巨块型：单发为主，直径 5~10cm，内常发生大片出血、坏死，声像图上主要表现为混合型回声。

（3）浸润型：位于肝周邻近器官如胃、右肾、胆囊等部位的肿瘤可直接浸润至肝。声像图显示原发癌与肝脏毗邻部有不规则肿块，其边界不清晰，内多为不均匀的低回声。有时从声像图上难以区分何为原发癌。

知识点 3：转移性肝癌内部回声类型及超声表现　　副高：掌握　正高：掌握

（1）高回声型：肿块内部的回声高于正常肝组织，常见于结肠癌、胃癌、食管癌。

（2）等回声型：肿块内部的回声与正常肝组织接近，周围常伴有声晕、血管绕行和局部肝被膜隆起等征象。

（3）低回声型：肿块内部的回声低于正常肝组织，多见于乳腺癌和胰腺癌。

（4）无回声型：肿块表现为无回声，囊壁可厚薄不均，多见于鼻咽癌。

（5）混合回声型：肿瘤内部回声高低不均匀，见于较大的转移性肝癌。消化道肿瘤、卵巢肿瘤、骨肉瘤及部分腺癌的肝转移瘤可见肿块内出现弧形或块状强回声，伴声影。

知识点4：转移性肝癌的多普勒超声表现	副高：掌握　正高：掌握

转移性肝癌在彩色多普勒检查时显示率不高，部分富血供肿瘤的肝脏转移可见肿块周边血流信号。

知识点5：与肝细胞性肝癌的鉴别诊断	副高：掌握　正高：掌握

原发性肝癌多为单发，且常伴有不同程度的肝硬化，易侵及门静脉引起癌栓。多普勒超声检查显示原发性肝癌周边及内部可见彩色血流信号，且多为高速动脉血流，而转移性肝癌多属少血供。

知识点6：与肝血管瘤的鉴别诊断	副高：掌握　正高：掌握

高回声型转移性肝癌后方可伴衰减，并常伴有声晕，而血管瘤后方无衰减，亦无周边声晕；低回声型转移性肝癌与血管瘤的鉴别主要是后者周边多见线状强回声环绕，且内部见筛网状回声。

第六节　肝血管瘤

知识点1：肝血管瘤的病理与临床	副高：掌握　正高：掌握

血管瘤是肝最常见的良性肿瘤，多在中年以后发病，女性多于男性。病理上分为海绵状血管瘤、硬化性血管瘤、血管内皮细胞瘤及毛细血管瘤，其中以海绵状血管瘤最多见。大体病理为圆形或卵圆形，肿瘤呈紫红色或蓝色，由大小不等的血窦组成。

患者的症状取决于肿瘤发生的部位、大小、增长速度和邻近器官受压情况。血管瘤位于肝边缘、直径较大或增长快的患者，可表现为上腹闷胀不适、肝区隐痛等症状；血管瘤位于肝实质内较小的患者多无症状，常在体检或手术中偶然发现；血管瘤破裂出血，可引起急腹症及出血症状。

知识点2：肝血管瘤的二维超声表现	副高：掌握　正高：掌握

（1）肿瘤形态：较小的血管瘤多为球形，肿瘤较大时呈椭圆形或不规则形。肿瘤较小且位于肝实质深部的血管瘤多不引起肝脏外形的变化，对肝内管道系统也无明显的挤压和

推移作用。

（2）血管瘤回声分型：①高回声型，多见于肝内较小的血管瘤，肿瘤呈高回声，其内见纤细间隔及圆点状无回声区，呈筛网状。②低回声型，见于较大的肝血管瘤，肿瘤实质呈低回声为主，其内有不规则"小等号"状的血管断面回声，瘤体后方回声可轻度增强。③混合回声型，多见于直径>5cm 的较大血管瘤，肿瘤内可见低回声、强回声及小的不规则无回声区混合存在，可见粗网格状或蜂窝状结构，分布不均匀。瘤内血窦较大时，瘤体后方回声可以轻度增强。血管瘤伴有纤维化、钙化时，内部回声可更复杂。④无回声型，极少见，瘤体一般较小，实质内回声稀少，酷似囊肿。

（3）肿瘤边界：较大的低回声血管瘤周边常可见带状高回声，呈"花瓣状"，较小的高回声血管瘤边界清晰、锐利，如浮雕状，称为"浮雕状改变"。

（4）加压形变：对较大且位置表浅的血管瘤，经探头适当加压，可见瘤体前后径变小，回声稍增强，放松探头可恢复原状。

知识点 3：肝血管瘤的多普勒超声表现	副高：掌握　正高：掌握

血管瘤血流速度极缓慢，彩色多普勒血流信号显示率低，仅少部分血管瘤周边可见短线状血流信号，大多为低速血流。对较小的血管瘤，难以检测到血流信号。

知识点 4：肝血管瘤的超声造影表现	副高：掌握　正高：掌握

（1）动脉期：典型表现为周边呈结节状增强或环状增强，中心无增强。

（2）门脉期：逐渐向中央或全部充填。

（3）延迟期：完全充填。血管瘤充盈的速率取决于瘤体的大小，较小的血管瘤在动脉期或门脉期完全充填，大的血管瘤要在延迟期才能完全充填。

知识点 5：高回声型肝血管瘤与肝细胞性肝癌的鉴别诊断	副高：掌握　正高：掌握

高回声型血管瘤较多见，边缘锐利呈浮雕样，或呈线样强回声，内部回声呈"筛网状"；而肝细胞性肝癌大多为低回声团块，高回声少见，周边常伴声晕。

知识点 6：低回声型肝血管瘤与肝细胞性肝癌的鉴别诊断	副高：掌握　正高：掌握

低回声型肝血管瘤周边有整齐的线状强回声环绕，其内可见不规则"小等号"状的血管断面回声，瘤体边缘可有"周缘裂隙征"；而低回声型肝细胞性肝癌外周常有声晕，内部回声不均匀，多普勒超声检查肝细胞性肝癌结节周边或内部常有较明显的血流显示，呈流速较高的动脉频谱。

知识点7：混合回声型肝血管瘤与肝细胞性肝癌的鉴别诊断

副高：掌握　正高：掌握

混合回声型肝血管瘤常较大，边界清晰，外周有不完整的线状高回声环绕，瘤体大小与其对周围组织结构的挤压不相称，无明显的球体占位感。肝细胞性肝癌的边界多不规则，内部回声不均，可表现为多个小结节融合状，肿瘤周缘可出现不完整的声晕，对肝组织产生明显的挤压和浸润。

第七节　肝　囊　肿

知识点1：肝囊肿的病理与临床

副高：掌握　正高：掌握

肝非寄生虫性囊肿是一种良性病变，多为潴留性、先天性或老年退行性变，肝囊肿生长缓慢，可为单个或多发，以多发多见。

知识点2：肝囊肿的二维超声表现

副高：掌握　正高：掌握

较小的肝囊肿可不引起肝的形态变化，较大的肝囊肿可使肝局限性膨大，靠近肝被膜的肝囊肿常有肝局限性隆起。囊肿多为圆形或椭圆形，囊壁光整、菲薄，囊肿内一般呈无回声，后方回声增强，常伴有侧方声影。囊肿较小时也可表现为两条短亮线而侧壁显示不清。囊肿合并感染或出血时囊腔内可见微弱的点状回声，并可随患者体位改变而移动，这一点可以与实性肿瘤相鉴别。

知识点3：肝囊肿的多普勒超声表现

副高：掌握　正高：掌握

肝囊肿内部无血流信号，少数于囊壁可见短线状血流。

第八节　多　囊　肝

知识点1：多囊肝的概念

副高：掌握　正高：掌握

多囊肝以肝脏多发的、弥漫分布、大小不一的囊肿为特征。除肝脏以外，脾、肾也可见，且囊肿可逐渐增大。目前认为多囊肝是一种先天性遗传病，遗传方式是常染色体显性遗传。

知识点2：多囊肝的病理

副高：掌握　正高：掌握

多囊肝的囊肿大小不一，直径可小至仅镜下可见，大至几十厘米。囊肿数目众多，绝大多数累及全肝，也可仅累及某一肝叶。囊壁菲薄，囊液多为透明无色或呈微黄色。同样，若合并感染和出血，则囊液可以混浊或变红。

知识点 3：多囊肝的临床表现　　　　　　　　　　　　　　副高：掌握　正高：掌握

本病多在 30~50 岁出现症状，近 1/3 的患者是无意中扪及上腹肿块而就诊或体检时发现；有的是在发现有多囊肾的同时被证实有多囊肝。多数患者有消化道受压症状，腹部体检时可发现肝大或右上腹扪及囊性肿块。

知识点 4：多囊肝的超声表现　　　　　　　　　　　　　　副高：掌握　正高：掌握

（1）典型多囊肝表现为全肝普遍增大，肝包膜回声凹凸不平，肝的形态正常。肝实质回声增强、增粗，有较多的"小等号"状回声。这种声像图表现可代表肝实质内多量微小囊肿的回声。体积稍大的囊肿在肝实质内形成多发性、大小不等、边缘整齐的无回声区，形态以圆形或类圆形多见，囊壁菲薄，后方回声增强。严重时全肝布满囊肿，见不到正常肝实质回声及肝内管道结构。

（2）轻型的多囊肝声像图表现为肝脏轻至中度增大，形态大致正常。全肝可见有数目较多的囊肿回声，其直径以 2~5cm 多见。囊壁薄，囊肿多呈圆形。囊肿之间的肝组织显示为正常回声，肝内管道结构也易于辨认。

第九节　肝　脓　肿

知识点 1：肝脓肿的病理与临床　　　　　　　　　　　　　副高：掌握　正高：掌握

肝脓肿是由阿米巴原虫或细菌感染引起，一般的病理变化过程为炎症、部分液化坏死、脓肿形成。细菌性肝脓肿是由化脓性细菌侵入肝所致，常伴有典型的临床症状，以恶寒、高热、右上腹痛、肝大和肝区压痛为主要症状和体征，可分为单发性和多发性。阿米巴性肝脓肿多发生于阿米巴痢疾后，阿米巴的溶组织酶直接破坏肝细胞以及原虫大量繁殖阻塞肝静脉等造成肝组织梗死形成，临床症状不典型，多单发于肝右叶，脓腔较大，脓腔内充满褐色、黏稠的坏死物质。

知识点 2：肝脓肿病程早期的超声声像图表现　　　　　　　副高：掌握　正高：掌握

脓肿尚未液化，声像图表现为局部低弱回声区，周边常有稍高回声环绕，病变不规则，边界模糊不清。病灶内部及周边点状或条状彩色血流信号，脉冲多普勒可探及动脉血流信号，且多为低阻力指数。

知识点 3：肝脓肿病程进展的超声声像图表现　　　　副高：掌握　正高：掌握

脓肿部分开始液化，液化不全，声像图可见液化区呈无回声，后方回声轻度增强，有时也可表现为蜂窝状结构，脓肿边界清楚但边缘不光滑。液化区内无彩色血流信号，未液化区域有少量点状或条状彩色血流信号，脉冲多普勒可探及低阻动脉血流信号。

知识点 4：典型肝脓肿的超声声像图表现　　　　　　副高：掌握　正高：掌握

脓肿形成期（典型肝脓肿）的脓肿轮廓清晰，脓肿液化范围较广，呈无回声区，其内有少许细小的点状回声或斑块状回声，脓肿壁常较厚，内壁常不光滑，呈"虫蚀状"，脓肿后壁和后方回声增强。若合并产气型细菌感染，还可见强回声气体回声。脓肿壁处偶可及少量彩色血流信号。

知识点 5：肝脓肿吸收期的超声声像图表现　　　　　副高：掌握　正高：掌握

肝脓肿吸收期的脓肿无回声区逐渐缩小，可见边界清晰的回声减低区，也可见稍高的斑块状回声，局部血流信号逐渐恢复。

知识点 6：慢性厚壁肝脓肿的超声声像图表现　　　　副高：掌握　正高：掌握

慢性厚壁肝脓肿的脓肿无回声区内多有不规则的团状或点状高回声，由于脓肿壁肉芽组织形成，与周围组织炎性粘连，脓肿壁厚而不光滑，回声较强，有时可伴有钙化，表现为强回声伴后方回声衰减。

知识点 7：肝脓肿的鉴别诊断　　　　　　　　　　　副高：掌握　正高：掌握

阿米巴性肝脓肿与细菌性肝脓肿声像图表现相似，难以区分，但阿米巴性肝脓肿起病多较缓和、隐匿，多为单个位于肝右叶，且较大，导致肝明显增大，阿米巴性肝脓肿壁较细菌性肝脓肿壁薄，脓液内有细小、均匀的点状弱回声，脓腔内无气体样强回声，偶可在脓肿壁上见彩色血流信号。

肝脓肿声像图表现与脓肿的病理过程有关，某一次超声检查常只反映脓肿病程中某一阶段的声像图变化，而各个阶段的病理变化特征不同，肝脓肿声像图表现复杂。因此，在肝脓肿的诊断过程中应密切结合病史、体征、治疗过程，进行动态观察。

第十节　肝包虫病

知识点 1：肝包虫病的病理与临床　　　　　　　　　副高：掌握　正高：掌握

肝包虫病即肝棘球蚴病，是一种人畜共患寄生虫病，因吞食棘球绦虫虫卵后，其幼虫在人体肝脏内寄生引起。

单房性棘球蚴病是由于寄生于肝内的蚴虫发育而形成囊腔。外层形成纤维包膜，构成棘球蚴外囊；内囊分化为两层，外层为角化层，无细胞结构；内层为生发层，可以不断芽生出具有空腔化作用的细胞，逐渐扩大为生发囊腔，即母囊，在母囊壁上又可产生数量不等的带有吸盘、小钩的原头蚴，发展为子囊、孙囊，生发层还可向囊腔内长出较小的生发囊泡，由母囊脱落，进入囊液，聚集成囊砂。多房性棘球蚴病在肝内以群集的小囊泡向周围组织浸润、扩散，呈外殖性芽生，无被膜形成，在肝内形成肿块状或弥漫性结节状损害。

知识点 2：单房性肝包虫病的超声表现　　　　副高：掌握　正高：掌握

典型的单房性肝包虫病表现为囊壁较厚，呈双层结构，内层为欠规则的内囊，外层为光滑而回声强的外囊，两层之间的间隙常<1mm。若为新发生的肝包虫囊腔则呈饱满的球形单腔囊肿，内无子囊，当内囊脱落后，囊腔内出现漂动的不定形的膜状回声；当子囊进入囊腔后，可见大囊内多个大小不等的小囊，形成"囊中囊"的特征性改变。小囊间及大囊内可见有囊砂形成的大小不等的颗粒状强回声，可随体位改变而移动。囊肿后方回声增强。伴有囊壁钙化者，在囊壁可出现斑片状或弧状强回声，伴有声影。肝包虫病继发性表现包括病变区肝局部被膜隆起、肝增大，肝包虫病病变周围管道受挤压、变细或移位。

知识点 3：多房性肝包虫病的超声表现　　　　副高：掌握　正高：掌握

多房性肝包虫病少见，多由肝泡状棘球蚴的无数小泡性囊肿集合而成，因囊壁回声强而密集，周围有较多间质，多表现为类实质性团块回声，形态不规则，在较大的病灶中心出现坏死、液化而形成不规则的无回声区；亦有病灶呈小结节状弥漫分布，病灶内有许多点状和小圆圈状钙化强回声等特征性表现。

知识点 4：肝包虫囊肿变性、退化、坏死时超声声像图表现

副高：掌握　正高：掌握

肝包虫囊肿变性、退化、坏死时声像图可见内囊分离，囊肿壁内、外间隙扩大，呈"套环"征；内囊破裂、塌陷于囊液中，呈卷曲条带样的中高强回声，呈"水上百合花"征；子囊退化，囊内组织破碎、机化时，整个囊肿完全失去囊性特征，类似实性表现。

知识点 5：肝包虫病的鉴别诊断　　　　副高：掌握　正高：掌握

肝包虫病的诊断需根据流行病学资料，典型的超声表现，如"囊中囊"征、"套环"征、"水上百合花"征或囊内有囊砂征等征象，结合卡索尼试验（Casoni 试验）或血清学检查阳性结果，即可确定诊断。部分声像图不典型的肝包虫病应注意与肝内其他囊性病变相

鉴别，但疑为肝包虫病时切勿做穿刺抽液检查，以免导致囊液外溢，发生其他部位的种植。

第十一节　肝局灶性结节增生

知识点 1：肝局灶性结节增生的病理与临床　　　　　副高：掌握　正高：掌握

　　肝局灶性结节增生是良性类肿瘤病变，女性较男性多见，病因不明，目前多认为是先天性血管发育异常导致的肝细胞的增生反应，口服避孕药可促进其生长。结节常为单发，多位于肝被膜下，少数位于肝的深部，由增生的肝细胞及胆管上皮细胞组成，中心有星形或长条形纤维瘢痕，内有血管及小肝管。

知识点 2：肝局灶性结节增生的二维超声表现　　　　副高：掌握　正高：掌握

　　多位于肝右叶，呈类球形，肿瘤较大时肝局部增大，肿瘤边界清晰，包膜回声不明显，肿瘤实质多呈低或等回声，回声不均匀，部分中心可见条状或星状瘢痕回声，中心若出现强回声伴声影，是较为特异的征象。结节后方回声常有轻微增高。周围肝组织回声正常。

知识点 3：肝局灶性结节增生的多普勒超声表现　　　副高：掌握　正高：掌握

　　肝局灶性结节增生可表现为多血流信号，有时可显示从中心供血动脉向周围发出的放射状血流信号，呈低阻力指数的动脉血流频谱。

知识点 4：与肝细胞性肝癌的鉴别诊断　　　　　　　副高：掌握　正高：掌握

　　直径 2cm 左右的小肝癌多数表现为低回声型，周围伴声晕。癌肿直径>5cm 时常伴有门静脉癌栓。

知识点 5：与转移性肝癌的鉴别诊断　　　　　　　　副高：掌握　正高：掌握

　　转移性肝癌常为多发性，典型声像图表现为"牛眼征""靶环征"，少数无此征的单发转移结节难与肝局灶性结节增生鉴别，应仔细检查其他脏器有无原发灶。

知识点 6：与肝血管瘤的鉴别诊断　　　　　　　　　副高：掌握　正高：掌握

　　典型的血管瘤内呈网络状，边缘见线状强回声环绕，呈浮雕状。

知识点 7：与肝腺瘤的鉴别诊断　　　　　　　　　　副高：掌握　正高：掌握

　　肝腺瘤与肝局灶性结节增生声像图表现极为相似，难以鉴别，但前者瘤内易发生出血、坏死和液化而使声像图发生相应的改变。

知识点8：与肝再生结节的鉴别诊断	副高：掌握　正高：掌握

发生于肝硬化患者，呈圆形或形态不规则的低回声区，周围可见不规则的结缔组织高回声。

第十二节　肝脏炎性假瘤

知识点1：肝脏炎性假瘤的概念	副高：掌握　正高：掌握

肝脏炎性假瘤（IPTL）是由于某些内源性或外源性致炎因子作用于肝脏后，形成的一种病理形态的改变。可能的病因有结核、寄生虫、自身免疫性疾病等。

肝脏炎性假瘤可发生于肝脏各叶，常呈圆形、类圆形，也可呈较特殊的哑铃形、不规则形；病灶大多为孤立性，少数可为多发、多结节融合性；多数边缘清楚，部分有包膜形成。切面一般呈灰黄色、灰白色，质地较硬。

知识点2：肝脏炎性假瘤的病理	副高：掌握　正高：掌握

肝脏炎性假瘤的基本改变是病变处肝组织结构破坏、消失，由不同数量增生的成纤维细胞代替，其间有浆细胞、淋巴细胞及少数嗜酸性粒细胞浸润，在病灶内常见残存增生的小胆管，有些肿瘤区域可见不同程度的透明变性或纤维化及瘢痕形成。IPTL组织形态变化往往多种多样，但常以某一种变化为主，可表现为浆细胞肉芽肿、纤维增生、静脉内膜炎、黄色肉芽肿及坏死等。

知识点3：肝脏炎性假瘤的临床表现	副高：掌握　正高：掌握

患者多为中年男性，主要症状是上腹部隐痛不适、发热、乏力、食欲减退、消瘦、腰背部酸痛等，少数患者无明显的临床症状，在体检时偶然发现。

知识点4：肝脏炎性假瘤的超声表现	副高：掌握　正高：掌握

（1）B超一般表现为低回声团，大多内部回声不均，少数可表现为中等稍强回声团块；多数病灶边界清楚，少数有晕圈样改变；大多数病灶后方无增强或衰减改变。

（2）多普勒超声检查可显示病灶的血供情况，从而对揭示病灶的性质有一定的帮助，IPTL在彩色多普勒超声检查时大多未显示任何彩色血流或血流频谱，部分可显示周边有彩色血流，脉冲多普勒检测为动脉血流，阻力指数多≤0.5，提示为良性病变。因此对B超怀疑为IPTL的病灶，结合多普勒超声检查有较大的诊断价值。

第十三节　脂　肪　肝

知识点 1：脂肪肝的病理与临床　　　　　　　副高：掌握　正高：掌握

脂肪肝是一种常见的肝异常。因过量饮酒、肥胖、糖尿病和药物毒性作用等而发生的肝细胞内脂肪堆积。正常肝含脂肪约 5%，当肝内脂肪含量增加或肝细胞内出现大量脂肪颗粒时，称为脂肪肝。镜下观察受侵肝细胞分布在肝小叶中央静脉周围或在汇管区周围。

知识点 2：脂肪肝时肝形态改变的超声表现　　副高：掌握　正高：掌握

肝实质回声增强，使肝包膜显示不清，轮廓较模糊，肝体积均匀性增大。

知识点 3：脂肪肝时肝实质回声改变的超声表现　　副高：掌握　正高：掌握

（1）弥漫性脂肪肝：肝内脂肪均匀性累及全肝，表现为整个肝回声增强，称为"明亮肝"，同时出现不同程度的声衰减。

（2）局限性脂肪肝：肝内脂肪部分堆积，又可分为叶段型、团块型及小叶间型 3 种。叶段型脂肪肝的脂肪浸润局限于一个或多个叶段，声像图显示肝一个或多个叶段回声增强，边界与肝静脉一致；团块型脂肪肝表现为一个或多个回声增强区，形态欠规则，边界清晰，其余肝实质回声正常；小叶间型脂肪肝为脂肪组织堆积在肝横窦周围、胆囊旁、第一肝门区、门静脉或肝静脉主干周围，声像图表现为不规则的片状低回声，可呈三角形、条形等多种不规则形态，边界清楚，内部回声均匀。

（3）肝内正常管道结构回声改变：肝内管道结构多显示欠清，各级分支不易显示，血管管腔变窄，管壁回声模糊。但不出现血管移位或受压、中断现象。

知识点 4：肝细胞性肝癌局限性脂肪肝与肝癌的鉴别诊断　　副高：掌握　正高：掌握

肝细胞性肝癌局限性脂肪肝常与肝癌鉴别，前者在脂肪肝背景中见低回声的正常肝组织，多数呈不规则形，不同断面观察往往不是圆球形，有正常血管通过。后者有肝炎、肝硬化病史，肿物多呈低回声且有球体感，周边有晕环和后方回声增强等。

知识点 5：与肝血管瘤的鉴别诊断　　　　　　副高：掌握　正高：掌握

血管瘤多呈圆形，边界清晰，内可呈网格状改变，周边常有相对较厚的强回声壁。

第十四节 肝 硬 化

| 知识点1：肝硬化的病理 | 副高：掌握　正高：掌握 |

一种常见的慢性进行性疾病，是肝受一种或多种因素引起的损害，肝细胞发生变性、坏死，继而出现肝细胞结节状再生及纤维组织增生，最终导致肝小叶结构和血液循环的破坏及重建。

| 知识点2：肝硬化的种类 | 副高：掌握　正高：掌握 |

肝硬化的种类很多，临床上最常见的是门脉性肝硬化，其次为坏死后肝硬化、胆汁性肝硬化、淤血性肝硬化、寄生虫性肝硬化等。

| 知识点3：肝硬化的超声表现 | 副高：掌握　正高：掌握 |

（1）肝失去正常形态。
（2）肝表面高低不平，具有结节感。
（3）肝实质回声增高、增密、分布不均匀。
（4）肝静脉分布失常，主干扩大，分布扭曲，管壁回声增高。
（5）门静脉内血栓。
（6）侧支循环开放，胃左静脉扩张，脐静脉重新开放。
（7）肝门区和脾门区静脉海绵样改变。
（8）脾大。
（9）腹水。
（10）CDFI：门静脉血流增密，色彩变淡，流速减慢，常低于15～20cm/s。肝静脉粗细不一，血流可呈双向流动。肝动脉代偿性增宽，血流增加。侧支循环开放。

| 知识点4：与弥漫性肝癌的鉴别诊断 | 副高：掌握　正高：掌握 |

门静脉分支内多可见到癌栓的回声，单发、较大的再生结节与肝细胞性肝癌的声像图鉴别多较为困难。

第十五节 门静脉高压

| 知识点1：门静脉高压的病理 | 副高：掌握　正高：掌握 |

门静脉高压是指各种原因导致门静脉血流受到阻碍，发生淤滞引起门静脉系统压力升

高而出现的一系列症状。

知识点2：门静脉高压的临床表现　　　　　副高：掌握　正高：掌握

门静脉高压主要表现为门-体侧支循环形成，出现食管下段、胃底近贲门处黏膜下的静脉曲张；以及直肠静脉丛形成痔核；还表现为脾大、脾功能亢进、呕血和腹水等。

知识点3：门静脉高压的超声表现　　　　　副高：掌握　正高：掌握

（1）肝体积缩小，边缘变钝，包膜不平整。

（2）肝回声粗糙不均匀，有结节感。

（3）门静脉主干增粗，直径>1.3cm，脾门静脉主干>0.7cm。

（4）脾大，厚度>4.0cm，长度>11cm。

（5）门-体侧支循环形成：脐静脉开放、胃冠状静脉增宽，食管-胃底静脉曲张，以及胰腺体、尾周围脾-肾静脉支和胃-肾静脉支增宽、增多。

（6）腹水。

（7）CDFI：早期门静脉内血流仍为红色，严重者肝静脉内为红色和蓝色双向血流，血流平均速度为（10.20±2.74）cm/s，血流量为（939.91±393.05）ml/min。

知识点4：门静脉高压的鉴别诊断　　　　　副高：掌握　正高：掌握

声像图显示脾大、门-体静脉分流的超声征象，多普勒超声测量门静脉血流速度低于正常，即可诊断门静脉高压。

第十六节　布加综合征

知识点1：布加综合征的概念　　　　　副高：掌握　正高：掌握

布加综合征是指肝静脉或（和）肝段下腔静脉部分或完全性阻塞，导致静脉血液回流障碍所引起的脏器组织淤血、受损的临床症候群。阻塞可发生在自肝小叶输出静脉至肝段下腔静脉的任何部位，又称肝静脉阻塞综合征。

知识点2：布加综合征的病理生理　　　　　副高：掌握　正高：掌握

（1）肝脏因血液回流受阻致淤血性肿大，肝窦内压力升高、充血、扩张。

（2）肝静脉血液回流受阻，肝淋巴液形成增多，淋巴管扩张、压力升高，大量淋巴液从肝被膜溢入腹腔，形成大量顽固性腹水。

（3）病程长者，肝脏损害加重引起肝硬化，继之出现门静脉高压、脾大和脾功能亢进、食管静脉曲张并破裂出血，还可并发肝昏迷甚至死亡。

知识点 3：布加综合征的临床表现　　　　　　　副高：掌握　正高：掌握

急性期有上腹痛、腹胀、肝大、腹水、黄疸等表现。慢性期临床多见，主要包括 3 方面征象。

（1）门静脉高压：可表现为上腹胀满感、肝脾大、大量顽固性腹水、食管静脉曲张和上消化道出血等。常伴有食欲减退、恶心、呕吐等症状。

（2）下腔静脉高压：出现特征性的侧胸腹壁及腰背部静脉曲张，伴有双下肢水肿、下肢静脉曲张、小腿色素沉着及溃疡等。女性患者常有经期长、经血量大、婚后多年不孕等表现。

（3）心脏储备功能不足：患者在行走、负重、劳累后可出现心悸、气短及胸闷等不适。

知识点 4：布加综合征的 B 型超声表现　　　　　　副高：掌握　正高：掌握

（1）肝体积和尾状叶增大，肝脏形态失常。

（2）可显示肝静脉狭窄或闭塞，弯曲呈"蛇行"状走行，肝静脉各支间可见侧支循环形成，常见于右肝和肝中静脉与右下静脉之间的交通支。肝静脉内可见血栓强光团。

（3）下腔静脉在右心房入口处有不同程度的狭窄，狭窄段管壁回声增厚，若完全阻塞者呈条索状强回声，生理搏动消失，狭窄远端下腔静脉管腔增宽。下腔静脉内有血栓形成者可见强光团。隔膜状阻塞者，下腔静脉内可见膜状强光带或片状实性回声。

知识点 5：布加综合征的彩色多普勒超声表现　　　副高：掌握　正高：掌握

彩色多普勒血流显像除能实时地显示出肝脏大小、实质回声、门静脉、肝静脉、下腔静脉内径的变化外，还能显示出血管内血流方向和流速改变。阻塞时血流逆流，且颜色和血流频谱与正常时相反，狭窄部位血流速度增快，呈五彩镶嵌状。对肝静脉和下腔静脉第二肝门部位的病变，彩色多普勒显示的效果更好。

第三章 胆道系统

第一节 胆道系统解剖概要

知识点1：胆道的解剖　　　　　　　　　　　　副高：掌握　正高：掌握

胆道由各级胆管和胆囊组成，具有输送、储存和浓缩胆汁的功能。胆管起始于肝汇管区的胆小管，它们相互汇合，逐渐形成小叶间胆管和肝左管、肝右管，在肝门处汇合成肝总管，胆囊通过胆囊管与肝总管汇合成胆总管。

知识点2：胆囊及胆囊管的解剖　　　　　　　　副高：掌握　正高：掌握

胆囊及胆囊管通常位于右锁骨中线和第9肋软骨的交叉处，借结缔组织连接，附着于肝的胆囊窝内，长7~9cm，宽2.5~3.5cm，容量35~40ml，可分为底、体、颈、管4部分。底部突出在肝下缘，通常指向前下方，贴近十二指肠和横结肠，与前腹壁相连接。体部呈漏斗状，紧贴在肝的胆囊窝内。颈部在胆囊窝的最深处，常呈"S"状弯曲，与胆囊管相接处有一囊状膨大，称为Hartmann囊，通常胆囊结石多藏于此。胆囊管由胆囊颈向左后下延续而成，长2.5~4cm，直径0.2~0.3cm。胆囊管内的黏膜有螺旋式黏膜皱襞，粗大的黏膜皱襞称为Heister螺旋瓣。

知识点3：胆管的解剖　　　　　　　　　　　　副高：掌握　正高：掌握

胆管通常分为肝内胆管与肝外胆管两部分。肝内胆管由胆小管、小叶间胆管和肝左管、肝右管组成。肝左管平均长1.6cm，肝右管平均长0.8cm。肝左管、肝右管直径约为2mm。肝内胆管在肝内呈树枝状分布，与相应门静脉伴行。肝外胆管包括肝总管和胆总管两部分，肝总管在门静脉右支起始部的前上方由肝左管与肝右管汇合而成，长3~4cm，直径0.4~0.6cm。在肝十二指肠韧带内下行，其左为肝固有动脉，左后方为门静脉。

知识点4：胆总管的解剖　　　　　　　　　　　副高：掌握　正高：掌握

胆总管由肝总管和胆囊管汇合而成，长7~9cm，直径0.6~0.8cm。胆总管在肝十二指肠韧带内下行，位于门静脉之前、肝固有动脉的右侧，下段位于十二指肠第一段和胰腺头部之后，约2/3的人其胆总管贯穿胰腺头部，其余1/3在胰腺头部后面的沟内，末端到达十二指肠第二段的后内侧，在肠壁内扩大形成胆道口进入肠腔，其管壁内含大量的弹力纤维，有一定的舒缩能力。约 70% 的人其胆总管末端与胰管在肠壁入口处汇合成 Vater 壶腹，之后形成同一出口，开口于十二指肠，出口处有括约肌围绕，称为 Oddi 括约肌，出口的口径约 0.9cm。

第二节　超声检查技术

| 知识点 1：胆道系统超声检查前患者的准备工作 | 副高：掌握　正高：掌握 |

（1）在检查前，患者须禁食 8 小时以上，早晨空腹检查较为适宜，以保证胆道系统有足够的胆汁充盈并减轻胃肠道内气体的干扰。

（2）患者行超声检查需在钡剂造影 3 日后、胆道 X 线造影 2 日后进行。

（3）需要观察胆囊收缩功能和胆道扩张程度的患者还应准备好脂肪餐。

| 知识点 2：胆道系统超声检查时的体位 | 副高：掌握　正高：掌握 |

胆道系统的超声检查根据患者情况的差别、病变部位的不同随时调整体位，以清晰显示病灶为目的。通常包括仰卧位、左侧卧位、右侧卧位、半坐卧位或立位、膝胸卧位。

| 知识点 3：胆道系统超声检查时仪器的选用 | 副高：掌握　正高：掌握 |

实时超声诊断仪都可以用于胆道系统检查，仪器的调节与肝检查相似，以能清晰显示观察部位的胆道系统结构为原则，探头选择凸阵、线阵、扇扫探头，凸阵探头效果更好，探头频率一般选用 3~5MHz，小儿可选用 5~7MHz。

| 知识点 4：胆道系统超声检查时仪器的调节 | 副高：掌握　正高：掌握 |

观察胆囊血流信号时需要随时调节聚焦区、彩色显示范围、灵敏度、滤波频率等，并设法消除伪像。

| 知识点 5：胆囊的超声检查方法 | 副高：掌握　正高：掌握 |

胆囊多选用右肋间斜向扫查，结合经右肋缘下斜断面扫查及多个短轴切面扫查，充分显示胆囊全貌，并注意胆囊颈及胆囊管的扫查。观测胆囊大小、壁的厚度及完整性，以及胆囊内病变的数目、大小、部位、形态、回声、血供等特点。

| 知识点 6：胆管的超声检查方法 | 副高：掌握　正高：掌握 |

利用肝显示充盈的胆囊及肝外胆管，在患者深吸气后屏气的状态下，用探头加压推及

气体可清晰显示肝外胆管。探头从肋缘下向膈肌斜切扫查,患者深吸气后屏气,显示胆囊位于右肾前方,向左上移动可见胆囊颈管部及肝外胆管截面位于下腔静脉横断面的前外侧,并可见门静脉左支和右支及其腹侧伴行的肝左管、肝右管。

患者右前斜位 45°,探头置于右上腹正中肋缘下纵切面下段稍侧向右外侧扫查以及患者取胸膝卧位扫查,可较清晰地显示胆囊颈部和肝外胆管的病变。

知识点 7: 脂肪餐试验的方法	副高: 掌握 正高: 掌握

脂肪餐试验多用于胆囊功能的估计和生理性与病理性胆管扩张的鉴别。试验前先测量并记录胆囊的大小和肝外胆管的内径,进食油煎鸡蛋后 45~60 分钟,再在同一切面、同一部位重复测量。

第三节 正常超声表现

知识点 1: 胆囊的正常超声表现	副高: 掌握 正高: 掌握

正常胆囊纵切面呈梨形、长茄形,横断面呈圆形或椭圆形,颈部可呈分隔状。整个胆囊轮廓清晰,壁薄而光滑,厚度 0.1~0.3cm。胆囊内为无回声区,后方回声增强。胆囊管纤细,常不能显示。正常胆囊超声测值,长径不超过 9cm,前后径不超过 3cm。

知识点 2: 胆管的正常超声表现	副高: 掌握 正高: 掌握

肝内胆管分为近端和外周两部分,一般均与门静脉伴行,正常肝内胆管内径多为并行门静脉内径的 1/3 左右,除肝左管和肝右管外,二级以上的分支一般不易显示。肝外胆管上段与门静脉伴行,有肝作透声窗易于显示,内径为伴行门静脉内径的 1/3~1/2。横断面位于门静脉右前方,与门静脉和位于门静脉左前方的肝固有动脉组成"米老鼠"征,肝外胆管上段与肝固有动脉分别为"米老鼠"的右耳和左耳。肝外胆管下段与下腔静脉平行,常因为气体干扰难于显示。

知识点 3: 脂肪餐试验的正常超声表现	副高: 掌握 正高: 掌握

脂肪餐后测量,胆囊体积减小 1/3 以上、肝外胆管内径不增加或减少至正常且无临床症状者为阴性。胆囊体积减小不足 1/3、肝外胆管内径增大 2mm 以上为异常。

第四节 胆囊结石

知识点 1: 胆囊结石的病理与临床表现	副高: 掌握 正高: 掌握

胆囊结石是最常见的胆囊疾病，是引起急腹症的常见病因之一，发病率仅次于阑尾炎。
较大的结石不易引起胆囊的梗阻，可长期不出现症状，患者无任何不适感觉，仅在 B
超体检时发现。当结石嵌顿于胆囊颈部或胆囊管时，则出现典型的胆绞痛发作，表现为突
然发生的右上腹绞痛，呈阵发性加剧，同时向右肩或胸背部放射，可伴有恶心及呕吐。

胆囊结石按化学成分不同分为胆固醇结石、胆色素结石、混合性结石等。

| 知识点 2：典型胆囊结石的超声声像图表现 | 副高：掌握　正高：掌握 |

典型胆囊结石有 3 个特征：①胆囊腔无回声区内的强回声。②强回声后方伴有"干净"
的声影。③强回声可随体位改变而移动。

| 知识点 3：不典型胆囊结石的超声声像图表现 | 副高：掌握　正高：掌握 |

（1）充满型胆囊结石：①胆囊无回声区不显示，胆囊区内出现一条弧形光带，其后带
有一条宽而明晰的声影。②胆囊无回声区不显示，可见胆囊前壁弧形强回声，其厚度和回
声强度变化不大或比正常增厚、回声减弱。在其后方出现多个团状及斑点状强回声，相互
聚集在一起，其后方有一条宽的声影带。③胆囊轮廓缩小，增厚的胆囊壁低回声带包绕着
结石的强回声团，其后方带有声影，构成囊壁-结石-声影三联征，即"WES"征。

（2）胆囊颈部结石：①横断面可见"靶环征"，有胆汁衬托时典型。②结石嵌顿于颈
部时，强回声团不明显，可表现为胆囊肿大伴颈部声影。

（3）泥沙样结石：①胆囊内出现沿胆囊后壁分布的强回声带，内为点状及斑点状强回
声，回声强弱不等，直径多<5mm。②随体位改变强回声可沿胆囊后壁移动，且强回声带的
形状和大小均有改变。③层状回声较厚或回声光点、光斑粗大时常伴有声影。

| 知识点 4：与胆囊内正常结构的鉴别诊断 | 副高：掌握　正高：掌握 |

胆囊内正常结构主要是胆囊颈部粗大的黏膜皱襞，多切面观察可见皱襞来源于囊壁。

| 知识点 5：与胆囊内非结石性高回声的鉴别诊断 | 副高：掌握　正高：掌握 |

非结石性高回声病变包括软组织肿瘤、凝血块、胆泥、陈旧性胆汁、黏稠的脓性分泌
物等，其后方均无声影，肿瘤随体位改变不移动。

| 知识点 6：与胆囊内回声伪像的鉴别诊断 | 副高：掌握　正高：掌握 |

多重混响、部分容积效应及肠气旁瓣伪像均可于胆囊内见高回声，但应用适当的检查
技术及多切面观察，可排除此类伪像。

第五节 急性胆囊炎

知识点1：急性胆囊炎的病理与临床表现　　　　　　副高：掌握　正高：掌握

急性胆囊炎是胆囊管的阻塞合并细菌感染而引起的炎症病变。主要病因是胆汁滞留和细菌感染，90%以上是结石所致，大肠杆菌、葡萄球菌、链球菌、伤寒杆菌、产气杆菌和厌氧杆菌等为主要致病菌。病理改变为胆囊壁充血、水肿、糜烂和出血，或胆囊壁血供障碍、缺血、坏疽、穿孔，造成胆汁性腹膜炎和内胆瘘。临床表现为突然发作的上腹绞痛，绞痛后右上腹痛持续加重，可向右肩背部放射，常伴恶心、呕吐、发热或寒战。少数患者出现轻度黄疸。可反复发作，胆囊结石引起者，夜间发病是一特点。体检时可有右上腹压痛、肌紧张及反跳痛，墨菲征（Murphy征）阳性，部分患者可触及肿大的胆囊。

知识点2：急性胆囊炎的超声表现　　　　　　　　　副高：掌握　正高：掌握

（1）单纯性急性胆囊炎：声像图上仅表现为胆囊轻度增大、胆囊张力增高、壁轻度增厚、内壁粗糙或模糊。

（2）急性化脓性胆囊炎：胆囊显著肿大，前后内径可达4cm，壁弥漫性增厚>3mm，因浆膜下水肿而呈"双边征"，内外缘轮廓线都比较模糊，胆汁透声性减低，出现较多的回声。探头稍加压力时，患者疼痛反应大。

（3）急性坏疽性胆囊炎：胆囊体积增大，壁明显增厚>5mm，且囊壁厚薄不规则，回声强弱不均匀或呈多层弱回声带，气性坏疽时胆囊内可伴气体多重反射。

（4）胆囊穿孔：扩张的胆囊缩小，胆囊内回声增多，胆囊周围出现无回声区或胆囊周围炎症改变与透声性减低的胆囊形成一模糊的炎性肿块，整个胆囊轮廓模糊不清，若穿孔合并形成十二指肠内瘘时胆囊腔内可有积气。

（5）胆囊腔内出现稀疏或粗大的絮状回声，后方无声影，也可以出现沉积性回声带。

（6）常伴有胆囊结石，包括结石嵌顿于胆囊颈部。

（7）胆囊收缩功能差或丧失。

（8）超声Murphy征阳性。

知识点3：与胆囊体积增大的鉴别诊断　　　　　　　副高：掌握　正高：掌握

胆道梗阻及胆囊颈部结石均可致胆囊体积增大，但可发现颈部有结石或肝外胆管结石或肿瘤等征象。长期空腹和胃切除术后也可导致胆囊增大，胆囊内可见点状强回声沉积物，但其囊壁一般无增厚，进食后改善。

知识点4：与胆囊壁水肿、增厚的鉴别诊断　　　　　副高：掌握　正高：掌握多种疾病均可导致胆囊壁增厚，甚至呈"双边征"，如肝硬化、低蛋白血症、急性肝炎、右心衰竭、腹水等，但这些疾病引起的胆囊壁水肿，胆囊大小正常，临床上有相应的临床表现和实验室检查结果，易于鉴别。

知识点 5：与胆汁内异常回声的鉴别诊断 　　　　　　副高：掌握　正高：掌握

胆汁内异常回声包括沉积物、胆泥、凝血块以及胆固醇结晶，这些回声可移动但多切面、多体位观察后方无声影。

第六节　慢性胆囊炎

知识点 1：慢性胆囊炎的病理 　　　　　　　　　　副高：掌握　正高：掌握

慢性胆囊炎是急性胆囊炎反复发作的结果，与急性胆囊炎是同一疾病的不同阶段的表现。由于炎症、结石的反复刺激，胆囊壁纤维结缔组织增生，胆囊黏膜萎缩，囊壁增厚，以致胆囊收缩及胆汁浓缩功能逐渐减低或消失。慢性炎症的长期刺激可使胆囊内出现结石或使其内有形成分增加。胆囊管因炎症狭窄或梗阻，可使胆汁淤积，胆色素被吸收，而胆囊黏膜仍有一定量的黏液分泌，形成胆囊积水，即所谓的"白胆汁"。

知识点 2：慢性胆囊炎的临床表现 　　　　　　　　副高：掌握　正高：掌握

不同病程阶段的患者临床表现差别很大，通常其病史中有多次急性胆囊炎发作的症状。一般症状不典型，可有右上腹胀、隐痛、反酸、厌油腻等消化不良的症状，常被误认为"胃病"。部分患者右上腹胆囊区有轻压痛或不适感，少数患者可触及肿大的胆囊。

知识点 3：慢性胆囊炎的超声表现 　　　　　　　　副高：掌握　正高：掌握

（1）轻症或早期慢性胆囊炎，声像图并无特异改变，或仅有壁稍厚，胆囊内可见结石。

（2）炎症严重时胆囊外形有不同程度的增大，壁增厚，回声不光滑，壁内可出现弱回声带，胆囊内结石增多并出现沉积物。

（3）长期炎症刺激使胆囊严重萎缩，外形显著缩小、变形，囊腔小，囊壁明显增厚，合并结石时可出现"囊壁-结石-声影"三联征（"WES"征）。

知识点 4：慢性胆囊炎与胆囊腺肌症的鉴别诊断 　　副高：掌握　正高：掌握

慢性胆囊炎与胆囊腺肌症鉴别时，后者胆囊壁内可有小囊腔，且脂肪餐试验提示胆囊收缩功能亢进。

知识点5：慢性胆囊炎囊壁增厚与胆囊癌的鉴别诊断　　副高：掌握　正高：掌握

慢性胆囊炎囊壁增厚需与胆囊癌鉴别。前者囊壁增厚呈弥漫性，且连续性好，后者囊壁呈局限性明显增厚，可同时伴有弥漫性浸润，内表面不规整，彩色多普勒超声检查可显示其内血流信号丰富。超声造影可准确区分两者。炎性水肿的囊壁各层次结构清晰，呈"双轨征"，囊壁无中断，囊内实性团块，如胆泥无增强。胆囊癌超声造影表现为囊壁中断、破坏、层次不清，造影剂可见"快进快出"的特征。

第七节　胆　囊　癌

知识点1：胆囊癌的病理与临床　　副高：掌握　正高：掌握

胆囊癌是胆道系统最常见的恶性肿瘤，早期无临床表现，肿瘤浸润周围组织可引起胆囊区疼痛、黄疸、厌食和体重下降，发现时多为晚期。大多数肿瘤呈浸润性生长，好发于胆囊颈部和体部。

知识点2：胆囊癌的病理分型　　副高：掌握　正高：掌握

根据肿瘤大体病理可分为结节型、肿块型、厚壁型3种类型。组织学类型有腺癌和鳞状细胞癌2种，以前者居多。

知识点3：胆囊癌的超声分型　　副高：掌握　正高：掌握

根据胆囊癌大体病理的不同，声像图表现略有差异，可分5种类型。①厚壁型，胆囊壁呈局限性或弥漫性不均匀增厚，以颈部、体部显著，外壁不光滑，内壁线不规则，胆囊腔不均匀性狭窄或扩张。②结节型，为早期表现，病灶一般较小，呈乳头状中等回声，呈乳头状突入囊腔，基底较宽，表面不光整。③蕈伞型，肿块呈低回声或中等回声，似蕈块状突入囊腔，基底宽而不规则，囊壁连续性破坏，可单发，也可多发或相互融合呈不规则团块状。④混合型，胆囊壁增厚，同时伴有结节状或乳头状肿块突入腔内。⑤实块型，正常胆囊腔消失，整个胆囊表现为低回声或回声粗而不均匀的实性肿块，边缘不规则，常伴有结石强回声。

知识点4：胆囊癌的彩色多普勒超声表现　　副高：掌握　正高：掌握

彩色多普勒超声检查于胆囊壁或肿块内探及丰富的动脉血流信号，阻力指数多<0.4。

知识点5：胆囊癌的声学造影表现　　副高：掌握　正高：掌握

声学造影显示绝大多数肿块增强，早期呈迅速高增强，并迅速减低为低增强，胆囊壁连续性及完整性破坏，各层次结构显示不清。

知识点 6：胆囊癌间接征象的超声表现　　　　　副高：掌握　　正高：掌握

胆囊癌易侵犯肝，发生早期转移，表现为肝内转移灶、肝门部胆管梗阻、肝胆管扩张、胆囊颈或胰头等部位淋巴结肿大。

知识点 7：肿块型或结节型胆囊癌与胆囊腔内异常回声的鉴别诊断

副高：掌握　　正高：掌握

肿块型或结节型胆囊癌与胆囊腔内异常回声的鉴别要点：胆囊癌肿块内多可显示动脉血流信号，胆囊腔内异常回声包括胆泥、沉积物、凝血块均无血流信号显示，与囊壁间界限清晰，可移动。

知识点 8：小结节型胆囊癌与胆囊隆起样病变的鉴别诊断　　副高：掌握　　正高：掌握

小结节型胆囊癌与胆囊隆起样病变的鉴别要点：较小的胆囊癌不易与胆囊息肉样病变鉴别，但前者结节基底部宽，结节周围可有囊壁增厚，结节内显示动脉血流。

知识点 9：实块型胆囊癌与肝实性肿瘤的鉴别诊断　　副高：掌握　　正高：掌握

实块型胆囊癌与肝实性肿瘤的鉴别要点：肝门部肿块常可显示正常或移位的胆囊回声，容易鉴别。但如果肝门肿块合并胆囊不显示时，需注意鉴别，此时可根据肝主裂强回声线判断是否为胆囊肿块，正常肝主裂强回声线由门静脉右支根部指向胆囊颈部。

第八节　胆囊息肉样病变

知识点 1：胆囊息肉样病变的病理与临床　　　　副高：掌握　　正高：掌握

胆囊息肉样病变是超声检查发现直径<15mm 的胆囊壁局限性增厚突入胆囊腔内的小结节样病变的总称。包括肿瘤性息肉（如腺瘤及腺癌）和非肿瘤性息肉（如胆固醇息肉、炎性息肉、腺瘤样增生等）。由于病变小，一般无临床症状，多于体检时发现。

知识点 2：胆囊息肉样病变的超声表现　　　　　副高：掌握　　正高：掌握

（1）单发或多发，自囊壁向囊内突起的乳头状或桑椹状结节。

（2）附着于囊壁，多数有蒂，不随体位改变而移动。

（3）回声强弱不等，可为中等回声、高回声、低回声，后方不伴声影。

（4）体积较小，直径通常<1cm。

（5）可同时合并胆囊结石。

（6）胆囊大小和形态一般正常，囊壁厚度正常或轻度增厚。

知识点3：胆囊息肉样病变与胆囊颈粗大皱襞的鉴别诊断　　副高：掌握　正高：掌握

胆囊息肉样病变主要需与胆囊颈粗大皱襞鉴别，多切面、多体位从不同方位观察，粗大皱襞呈对称性改变。

知识点4：胆囊息肉样病变与堆积的无声影结石、凝血块、浓稠的胆汁、胆泥、异物的鉴别诊断　　副高：掌握　正高：掌握

胆囊息肉样病变需与堆积的无声影结石、凝血块、浓稠的胆汁、胆泥、异物鉴别，息肉样病变不随体位改变而移动，形态也不发生改变，因此，改变体位观察多可以鉴别。

第九节　胆道蛔虫病

知识点1：胆道蛔虫病的病理与临床　　副高：掌握　正高：掌握

胆道蛔虫病是肠蛔虫的并发症，蛔虫成虫寄生于小肠中下段，人体全身及消化道功能紊乱、驱虫不当、手术刺激等，均可激惹虫体异常活动，加之蛔虫有喜碱厌酸、钻孔习性，胆管炎、结石及括约肌松弛等情况更易引起成虫钻入胆道。钻入胆道者80%在胆管内，其机械刺激可引起括约肌强烈痉挛收缩，出现胆绞痛。蛔虫所引起的胆管阻塞是不完全的，故极少发生黄疸，主要是蛔虫带入的细菌导致胆管炎症，严重者出现胆管炎、胰腺炎症状。

知识点2：胆道蛔虫病的超声表现　　副高：掌握　正高：掌握

（1）肝内外胆管不同程度的扩张。

（2）扩张的肝外胆管内出现均匀的中等回声或高回声条索，边缘光滑，形态自然，与胆管壁分界清晰。典型者可见到蛔虫假体腔的低回声带或无回声带，呈"等号状"，表现为两条光滑的平行线。

（3）位于胆囊内的蛔虫多为弧形或卷曲样管状回声。

（4）蛔虫死后萎缩、碎裂成段后，呈片状或团粒状高回声。

（5）多条蛔虫显示为重叠的、线状强回声带。

（6）实时扫查观察到虫体蠕动，具有特异性诊断意义。

知识点 3：胆道蛔虫病的鉴别诊断　　　　　　　　副高：掌握　正高：掌握

　　胆道蛔虫病需与胆道结石鉴别。胆道蛔虫病的临床症状典型，表现为疼痛剧烈而体征轻微，声像图表现为特有的"等号状"改变，且可发现虫体蠕动，容易鉴别，但虫体坏死破碎后与结石不易鉴别。

第十节　先天性胆管囊性扩张

知识点 1：先天性胆管囊性扩张的病理　　　　　　副高：掌握　正高：掌握

　　胆管先天性疾病主要为胆管囊性扩张。先天性胆管囊性扩张可发生于除胆囊外的肝内胆管和肝外胆管的任何部位，胆管末端狭窄或闭锁以及胆管壁先天性发育不良是本病的基本因素。

知识点 2：先天性胆管囊性扩张的分类　　　　　　副高：掌握　正高：掌握

　　目前国内临床上仍沿用 1975 年日本学者的分类方法，将其分为 5 种类型。Ⅰ型：胆总管囊性扩张型；Ⅱ型：胆总管憩室型；Ⅲ型：胆总管囊肿脱垂型；Ⅳ型：多发性的肝内或肝外的胆管扩张；Ⅴ型：肝内胆管扩张（Caroli 病）。

　　但无论如何分型，声像图按发病部位可大致分为 3 类：肝外胆管囊性扩张、肝内胆管囊性扩张以及肝内胆管和肝外胆管均囊性扩张。

知识点 3：先天性胆管囊性扩张的临床表现　　　　副高：掌握　正高：掌握

　　本病的典型临床表现为腹痛、黄疸和腹部包块三联征，但临床上具有典型的三联征者非常少见。大多数患者无特异性的临床表现。

知识点 4：肝外胆管囊性扩张的超声表现　　　　　副高：掌握　正高：掌握

　　（1）在胆总管部位出现单发或多发囊性无回声区，呈球形或梭形。
　　（2）囊性无回声区与近侧胆管相连通。
　　（3）囊性无回声区边界清晰，囊壁薄，合并感染后囊内可见点状回声，囊壁也可增厚。
　　（4）囊性无回声区近侧胆管不扩张或轻度扩张，但与肝外胆管扩张不成比例。
　　（5）胆囊或胆管部囊性无回声区内可合并结石。
　　（6）并发胆管癌时无回声区内可见实性回声或仅表现为囊壁增厚。

知识点 5：肝内胆管囊性扩张的超声表现　　　　　副高：掌握　正高：掌握

（1）肝内出现多个圆形或梭形无回声区。

（2）无回声区沿胆管系统分布并与之相通。

（3）无回声区边界清晰，壁光滑。

（4）可同时合并肝外胆管囊性扩张。

（5）合并感染时可于其内出现胆泥或脓栓回声，合并结石时可见胆管内强回声伴声影。

知识点6：先天性胆管囊性扩张与上腹部囊肿的鉴别诊断　　副高：掌握　正高：掌握

先天性胆管囊性扩张需与上腹部囊肿鉴别，上腹部囊肿如肝囊肿、胰头囊肿、右肾囊肿、小网膜囊囊肿等与胆总管紧邻，较大的囊肿易误诊为先天性胆管囊性扩张。观察囊肿与胆管的解剖位置关系以及囊肿与胆管是否有交通非常重要，先天性胆管囊性扩张与近端胆管可见交通。

知识点7：先天性肝内胆管扩张（Caroli病）与多发性肝囊肿的鉴别诊断

**　　　　　　　　　　　　　　　　　　　　　　　　　　副高：掌握　正高：掌握**

先天性肝内胆管扩张症（Caroli病）需与多发性肝囊肿鉴别，前者可见与肝内胆管相通，后者多位于肝实质内，囊腔与肝管、囊腔与囊腔之间不交通。

第十一节　肝外胆管癌

知识点1：肝外胆管癌的概念　　　　　　　　　　　副高：掌握　正高：掌握

肝外胆管癌指原发于肝左管与肝右管汇合部至胆总管下端的肝外胆管恶性肿瘤。

知识点2：肝外胆管癌的类型　　　　　　　　　　　副高：掌握　正高：掌握

在大体形态上可分为3型：①管壁浸润型。②肿块型。③腔内乳头状型。

胆管癌组织学类型包括乳头状腺癌、管状腺癌、黏液腺癌、腺鳞癌、鳞状细胞癌、平滑肌肉瘤、纤维肉瘤，其中以乳头状腺癌最常见。

知识点3：肝外胆管癌的临床表现　　　　　　　　　副高：掌握　正高：掌握

肝外胆管癌的临床表现主要为伴有上腹部不适的进行性黄疸、食欲缺乏、消瘦、瘙痒等，如合并胆结石及胆道感染可有畏寒、发热等，且伴有阵发性腹痛及隐痛。胆管中部癌不伴有胆结石及感染，多为无痛性进行性阻塞性黄疸。黄疸一般进展较快，不呈波动性。癌肿发生于胆总管下端，则可扪及肿大的胆囊，如肿瘤破溃出血，可有黑粪或大便隐血试验阳性、贫血等表现。

知识点4：肝外胆管癌直接征象的超声表现　　　　　　副高：掌握　正高：掌握

（1）乳头型：肿块呈乳头状突向管腔，呈中等偏高回声，边缘不齐，无声影，其形态和位置在餐前、餐后相对固定。

（2）团块型：肿块呈圆形或分叶状堵塞于胆管内，管腔突然截断，肿块多为高回声，较大时可以呈低回声，与管壁无分界，胆管壁亮线残缺不齐。

（3）管壁增厚型：管壁不均匀性增厚，管腔逐渐变细，呈锥形狭窄或完全阻断。

（4）超声造影：各型肿瘤强化与周围肝实质或胆管壁同步增强，呈高或中等增强，小肿瘤均匀性增强，较大者增强不均匀，动脉相晚期消退，呈"快进快退"的特点；门脉相消退为边界清晰的明显低增强病灶，胆管壁连续性中断，侵犯周围组织时边界不清；延迟相或晚期亦呈低增强。

知识点5：肝外胆管癌间接征象的超声表现　　　　　　副高：掌握　正高：掌握

（1）病灶以上胆管系统不同程度地扩张。
（2）肝体积弥漫性增大，回声增粗。
（3）肝门部淋巴结及肝内可有转移。

知识点6：肝外胆管癌与十二指肠乳头癌和胰头癌的鉴别诊断

副高：掌握　正高：掌握

肝外胆管癌与十二指肠乳头癌和胰头癌的鉴别要点：胰头癌可见胰头体积增大，胰头内可见低回声团块，同时伴有胰管扩张等征象，特别是胰管扩张而胆管扩张不明显者诊断更明确；十二指肠乳头癌等壶腹周围肿瘤与肝外胆管癌的鉴别比较困难，需要通过病理学检查才能完全区分。

知识点7：肝外胆管癌与非肿瘤性原因所致的胆管扩张的鉴别诊断

副高：掌握　正高：掌握

肝外胆管癌与非肿瘤性原因所致的胆管扩张的鉴别要点：胆管结石、胆管炎、胆泥等均可导致胆管扩张，但结石和胆泥的回声特点与肿瘤不同，超声造影有助于鉴别；胆管炎特别是硬化性胆管炎需要借助胆道造影及病理学检查才能完全鉴别。

知识点8：胆管癌与肝肿瘤及肝门部肿大淋巴结的鉴别诊断

副高：掌握　正高：掌握

胆管癌与肝肿瘤及肝门部肿大淋巴结的鉴别要点：肝肿瘤及肝门部肿大淋巴结与胆管壁分界清晰，胆管壁连续性好，胆管呈外压性改变；胆管癌呈浸润性生长，侵犯胆管壁及周围组织，边界可不清晰，胆管壁连续性中断，超声不难鉴别。

第十二节　胆囊胆固醇沉着症

知识点 1：胆囊胆固醇沉着症的病理及临床	副高：掌握　正高：掌握

本症是由于胆固醇代谢的局部紊乱，胆汁中胆固醇含量增高，而沉积于胆囊黏膜固有层的巨噬细胞内，逐渐形成了膜表面突出的黄色小结节，称之为胆固醇沉着症。常呈息肉样改变，故又称之为胆固醇性息肉。这是最常见的胆囊瘤样病变，其临床表现往往与慢性胆囊炎和胆囊结石相似。

知识点 2：胆囊胆固醇沉着症的声像图表现	副高：掌握　正高：掌握

胆囊的形态大小一般正常，囊壁可轻度增厚。息肉常多发，体积较小，表现为胆囊内较强回声的结节附着于囊壁，较小的仅呈现为强回声点，直径常小于1cm，多数有蒂，或基底窄，不随体位改变而移动，无声影，其内无彩色血流信号，可合并胆囊结石。

知识点 3：胆囊胆固醇沉着症的鉴别诊断	副高：掌握　正高：掌握

胆囊胆固醇沉着症主要与胆囊良性肿瘤鉴别，后者体积较大，直径常大于1cm，基底部有彩色血流信号。胆囊胆固醇沉着症还需与胆囊结石相鉴别，根据增强回声后方是否有声影及是否随体位改变而移动这两个特点不难鉴别。

第十三节　胆囊腺肌增生症

知识点 1：胆囊腺肌增生症的病理与临床	副高：掌握　正高：掌握

本症是胆囊壁的一种非炎症、非肿瘤性的良性病变。病理上表现为囊壁增厚，可达正常的 3~5 倍，胆囊腔缩小、黏膜上皮增生，罗-阿窦增多和肌层增厚，罗-阿窦扩大成囊，穿入肌层，一般不超过浆膜面，内可形成结石。根据病变范围的不同可分为 3 型：弥漫型、节段型和局限型。其中以局限型较多见，常发生于胆囊底部，呈肿块样增厚。

本病好发于成年女性，通常症状不明显，可有餐后右上腹不适。

知识点 2：胆囊腺肌增生症的声像图表现	副高：掌握　正高：掌握

胆囊壁可呈弥漫型、节段型增厚，或是底部的局限增厚。增厚的胆囊壁内有小的圆形液性囊腔。可合并胆囊壁内小结石，显示为强回声斑后方的彗星尾征。脂肪餐试验显示胆囊收缩功能亢进。

知识点 3：胆囊腺肌增生症的鉴别诊断　　　　　　　　　副高：掌握　　正高：掌握

　　本病需与慢性胆囊炎相鉴别，一般胆囊腺肌增生症有其典型的表现。鉴别有困难时，则可观察脂肪餐后的胆囊收缩状态。胆囊腺肌增生症表现为收缩功能亢进，而慢性胆囊炎和胆囊癌则表现为收缩功能减低，由此可鉴别。局限型腺肌增生症有时难以与息肉和腺瘤相鉴别。

第四章　胰　　腺

第一节　胰腺解剖概要

| 知识点 1：胰腺的解剖 | 副高：掌握　正高：掌握 |

胰腺是腹膜后位器官，质软，无纤维包膜，除胰尾被浆膜包绕外，其余大部分位于腹膜后。胰腺分为头、颈、体、尾 4 部分，各部无明显界限，头部在腹中线右侧，居于十二指肠弯内，胰腺段胆总管从十二指肠上部的后方略向右行。胰颈为胰头和胰体之间的狭窄部，其后有肠系膜动脉和肠系膜静脉。肠系膜上静脉常于此与脾静脉汇合成门静脉。胰体向脊柱左侧延伸，向后、向上行至左肾上腺和左肾上部的前方，延续为胰尾而终止于脾门处。胰体周围的血管，有位于后方的腹主动脉和脾静脉，脾静脉的走向与胰腺长轴一致。胰体上方有腹腔干和脾动脉，胰腺下方有左肾动脉。胰腺分泌的胰液通过胰腺导管输入十二指肠。胰腺导管分主胰管和副胰管，主胰管直径为 0.2~0.3cm，从胰尾起始，贯穿整个胰腺至胰头右侧，开口于十二指肠降部左后壁处的十二指肠乳头，约 70% 的胰管在肠壁入口处与胆总管末端汇合成 Vater 壶腹。副胰管通过胰头部，在 Vater 壶腹上方进入十二指肠。

| 知识点 2：胰腺的功能 | 副高：掌握　正高：掌握 |

胰腺具有外分泌和内分泌两种功能。胰腺的外分泌功能指分泌胰液，每日分泌 750~1500ml。胰腺的内分泌功能来源于胰岛，主要分泌胰岛素、胰高血糖素、生长抑素等。

第二节　超声检查技术

| 知识点 1：胰腺超声检查前患者的准备 | 副高：掌握　正高：掌握 |

检查前常规禁食 8~12 小时，清晨空腹检查效果较好，胃肠道胀气明显的患者检查前需做胃肠道准备，服用消胀药物、清洁灌肠等，部分胰腺显示不清晰者可饮水充盈胃后检查。

| 知识点 2：胰腺超声检查前患者的体位 | 副高：掌握　正高：掌握 |

仰卧位是检查胰腺最常用的体位，嘱患者深吸气后以肝左叶作透声窗，可清晰显示胰腺。根据患者病情和检查需要，也可行坐位、左侧卧位、右侧卧位以及俯卧位检查。

知识点3：胰腺超声检查时对仪器的要求　　　　副高：掌握　正高：掌握

（1）胰腺位于腹膜后，位置较深，尽管对仪器无特殊要求，但最好选用高分辨率超声仪器检查。

（2）探头频率一般选用中心频率3.5MHz凸阵探头，消瘦者及儿童选用5~10MHz凸阵或线阵探头。

（3）仪器选取及调节取决于患者个体情况及探查部位。

知识点4：胰腺超声检查的方法　　　　副高：掌握　正高：掌握

患者常规选仰卧位，探头从剑突向下移动，在相当于第1~2腰椎平面做连续横断面扫查，以显示胰腺长轴切面，观察胰腺形态、轮廓、大小等。胰尾扫查时探头应向左上适当倾斜15°~30°，沿胰腺长轴斜断扫查，可清晰显示胰尾，在感兴趣节段可做纵切面扫查。常规体位胰腺显示不清时可根据患者个体情况采用左侧卧位、右侧卧位或坐位扫查，也可饮水充盈胃后，以胃作透声窗扫查。

第三节　正常超声表现

知识点1：胰腺的正常二维声像图表现　　　　副高：掌握　正高：掌握

（1）超声测量胰腺大小一般测量各部分的厚度，胰头测量不包括钩突，胰体测量以腹主动脉或肠系膜上动脉前方为准，胰尾测量以脊柱左侧为准。正常值为胰头<2.5cm，胰体、胰尾<2.0cm。

（2）胰腺形态有3种类型：哑铃型、蝌蚪型、腊肠型。哑铃型胰头和胰尾粗，胰体较细；蝌蚪型胰头部大，体尾部逐渐变细；腊肠型胰腺头、体、尾粗细大致相等。

（3）胰腺回声分布均匀，实质为中等回声或中等偏高回声，略高于肝实质。胰腺的主胰管贯穿整个胰腺，呈单条或两条线状回声，高分辨率超声可清晰显示管腔，内径通常约为2mm。

知识点2：胰腺的正常彩色多普勒及频谱多普勒声像图表现

　　　　副高：掌握　正高：掌握

对正常胰腺的评估临床价值不大，对胰腺肿瘤的诊断与鉴别诊断有一定参考意义。

知识点3：胰腺的正常超声造影表现　　　　副高：掌握　正高：掌握

正常胰腺10~20秒开始强化，实质期增强水平达峰值，60秒后强化逐渐减低，实质期强化水平均一。

第四节　急性胰腺炎

知识点 1：急性胰腺炎的病理　　　　　　　　　　　　副高：掌握　正高：掌握

急性胰腺炎是一种常见急腹症，病理分为急性水肿型（轻型）胰腺炎和急性出血坏死型（重型）胰腺炎两种。轻型主要变化为胰腺局限或弥漫性水肿、肿大变硬、表面充血。重型者变化为胰腺高度充血水肿，呈深红、紫黑色。镜下见胰腺组织结构破坏，有大片出血坏死灶、大量炎细胞浸润。晚期坏死胰腺组织可合并感染，形成胰腺脓肿。两型间无根本差异，仅代表不同的病理阶段。

知识点 2：急性胰腺炎的临床表现　　　　　　　　　　副高：掌握　正高：掌握

急性胰腺炎多数为突然发病，表现为剧烈的上腹痛，并多向肩背部放射，同时伴有恶心、呕吐、发热、黄疸等，实验室检查血清、尿液或腹腔穿刺液胰淀粉酶含量增加。

知识点 3：急性胰腺炎的超声表现　　　　　　　　　　副高：掌握　正高：掌握

（1）胰腺体积弥漫性肿大，以胰头及胰尾部明显，也可局部明显肿大。

（2）轻型者胰腺形态只是略显饱满，重型者胰腺形态变化显著，形态不规则，甚至呈球形，胰腺与周围组织分界不清。

（3）肿大的胰腺回声明显减低，后方回声增强。急性水肿型胰腺实质回声尚均一，出血坏死型内部回声不均，呈混合高回声，可有液化无回声及钙化强回声。

（4）慢性胰腺炎急性发作时，胰腺呈不规则肿大，回声不均匀增强。

（5）胰管内径轻度扩张或正常，存在胰液外漏时胰管扩张可减轻。

（6）胰腺周围、小网膜囊及各间膜腔积液。

（7）胰腺周围出现假性囊肿。

（8）胰腺内脓肿形成时胰腺结构不清晰，胰腺内呈不均匀混合回声。

（9）下腔静脉、肠系膜上静脉及脾静脉受压，管腔变形。

（10）彩色多普勒超声更难显示胰腺内血流，出血坏死区及脓肿形成区血流信号完全消失。

（11）超声造影：①水肿型强化均匀，边界清晰。②出血坏死型强化不均匀，坏死区不增强，胰腺形态失常，边界不清，胰周可见假性囊肿形成的不规则不强化区。

知识点 4：急性胰腺炎的鉴别诊断　　　　　　　　　　副高：掌握　正高：掌握

急性胰腺炎需与胰腺癌鉴别。胰腺局限性增大的急性胰腺炎与胰腺癌声像图均可表现为低回声，但前者胰腺形态饱满肿胀，边缘规则，探头按压上腹部疼痛明显，动态观察其大小回声短期内可有变化；后者边缘不规则，向外突起或向周围浸润。有时两者鉴别困难，需结合临床资料及实验室检查和病理才能鉴别。

第五节　慢性胰腺炎

| 知识点 1：慢性胰腺炎的病理 | 副高：掌握　正高：掌握 |

慢性胰腺炎是各种因素造成的胰腺组织和功能的持续性损害。胰腺出现不同程度的腺泡和胰岛组织萎缩、胰管变形、胰腺实质纤维化、钙化及假性囊肿形成，导致不同程度的胰腺内分泌、外分泌功能障碍。

| 知识点 2：慢性胰腺炎的临床表现 | 副高：掌握　正高：掌握 |

慢性胰腺炎临床上主要表现为腹痛、腹泻或脂肪泻，以及消瘦及营养不良等胰腺功能不全的症候。

| 知识点 3：慢性胰腺炎的超声表现 | 副高：掌握　正高：掌握 |

（1）胰腺体积正常或不同程度萎缩。
（2）胰腺实质局灶性或弥漫性回声增粗、增强，并可见钙化灶。
（3）胰腺形态不规则，边缘不整齐。
（4）胰腺导管不同程度扩张，呈串珠状。
（5）胰腺导管内结石，可单发或多发。
（6）胰周可见假性囊肿形成。
（7）可合并门静脉和（或）脾静脉栓塞。
（8）胆囊或胆管内可见结石，胆结石和胆管炎与慢性胰腺炎共存或互为因果。

| 知识点 4：慢性胰腺炎与正常老年胰腺的鉴别诊断 | 副高：掌握　正高：掌握 |

慢性胰腺炎与正常老年胰腺鉴别时，后者回声均匀性增强，体积小，但并无胰腺钙化和胰管结石等。

| 知识点 5：慢性胰腺炎与胰腺癌的鉴别诊断 | 副高：掌握　正高：掌握 |

慢性胰腺炎与胰腺癌鉴别：慢性胰腺炎局限性肿块和胰腺癌肿块声像图很相似，但癌性肿块致局部形态明显失常，内为低回声，边界不清晰，胰管扩张均匀，管壁光滑，可见截断征象，肿块内无胰管回声，肿块周围可见淋巴结转移；慢性胰腺炎肿块多为高回声，急性发作为低回声，胰管扩张不均匀，呈串珠状，无胰管中断征象，肿块周围无淋巴结

转移。

第六节 胰腺囊肿

知识点1：胰腺囊肿的种类 副高：掌握 正高：掌握

胰腺囊肿包括真性囊肿、假性囊肿2类。前者由胰腺组织发生，囊壁内层为上皮细胞。按病因可分为先天性囊肿、潴留性囊肿、退行性囊肿、赘生性囊肿与寄生虫性囊肿。后者系外伤、炎症后胰液外渗被邻近组织包裹而成，囊壁由纤维组织构成，囊壁内无胰腺上皮细胞。

知识点2：真性胰腺囊肿的超声表现 副高：掌握 正高：掌握

（1）囊肿单发或多发，体积较小，呈圆形或椭圆形。

（2）囊肿壁薄、回声清晰，边界光滑、完整。

（3）囊肿内无回声透声良好，伴有出血或感染可出现沉积物样回声。

知识点3：假性胰腺囊肿的超声表现 副高：掌握 正高：掌握

（1）胰周可探及圆形或椭圆形无回声区，边界清晰，少数内部可见散在点状回声或不规则低回声。

（2）相邻胰腺无正常结构回声。

（3）不典型假性囊肿可表现为囊内分隔，感染、出血、凝血块可使内部回声明显增多、囊肿壁钙化等。

（4）囊肿破裂可出现腹腔或腹膜后积液。

知识点4：真性胰腺囊肿与假性胰腺囊肿的鉴别诊断 副高：掌握 正高：掌握

真性囊肿与假性囊肿鉴别：真性囊肿较少见，女性居多，体积小，常在体检中发现，囊肿壁薄而光滑；假性囊肿较多，常见于男性，体积大，有上腹外伤史或急性胰腺炎病史，声像图显示囊肿形态多不规则，囊内可见点状低回声堆积或漂浮。

知识点5：胰腺囊肿与囊腺瘤或囊腺癌的鉴别诊断 副高：掌握 正高：掌握

胰腺囊肿与囊腺瘤或囊腺癌鉴别：真性囊肿囊壁薄，囊内透声好；假性囊肿囊内可见沉积物回声，彩色多普勒检查囊内及囊壁均不能探及血流信号；囊腺瘤或囊腺癌囊壁可增厚，囊内可见分隔样回声或乳头状低回声，彩色多普勒可于其内探及动脉血流信号。

第七节 胰腺囊腺瘤和囊腺癌

知识点1：胰腺囊腺瘤和囊腺癌的病理与临床表现　　　　副高：掌握　　正高：掌握

胰腺囊性肿瘤包括胰腺囊腺瘤和胰腺囊腺癌，可发生于胰腺的任何部位，但以胰腺体尾部多见。两者大体外观基本相似，瘤体大小不一，常呈不规则圆形，表面光滑，包膜完整，与正常胰腺组织有较明确的分界，与毗邻脏器和周围组织无明显粘连，肿瘤的囊壁薄厚不均。囊腺癌晚期可累及周围组织和器官，出现局部淋巴结或肝转移。

胰腺囊腺瘤生长缓慢，主要临床表现为上腹胀痛或隐痛、上腹部肿块，其次有体重减轻、黄疸、消化道出血、各种胃肠道症状和肝转移。

知识点2：胰腺囊腺瘤和囊腺癌的超声表现　　　　副高：掌握　　正高：掌握

（1）胰腺局部出现分叶状多房囊性包块及混合性包块，以体尾部多见。

（2）包块后壁及后方回声增强，边缘不规则，可见乳头状实性回声自囊壁突入腔内。

（3）囊腺癌呈不规则分叶状囊性肿块，囊壁较厚，晚期胰腺周围淋巴结肿大，肝内出现转移灶。

（4）包块周边及内部实质可探及血流信号，囊腺癌尤为明显。

（5）超声造影瘤体内部实质与周围胰腺组织同时均匀增强，早期等于或高于胰腺实质，囊腺瘤消退较慢，晚期略低于胰腺实质，囊腺癌消退较快，晚期增强程度低于周围胰腺实质。

知识点3：囊腺瘤与囊腺癌的鉴别诊断　　　　副高：掌握　　正高：掌握

囊腺瘤与囊腺癌鉴别：两者声像图类似，鉴别较为困难，如间隔较厚、实性部分较多、生长较快应考虑有恶性可能，其次超声造影时囊腺癌瘤体增强消退较快，增强晚期低于周围腺体组织。

第八节　胰　腺　癌

知识点1：胰腺癌的病理　　　　副高：掌握　　正高：掌握

胰腺癌是消化道常见的恶性肿瘤之一，多发于胰头部，其次为体尾部，弥漫性胰腺癌可累及整个胰腺，较为少见。胰腺癌绝大部分是胰腺导管癌，占80%以上，其次为腺泡细胞癌，其他类型还有腺鳞状细胞癌、黏液囊腺癌、黏液性腺癌、多形性癌和胰岛细胞癌等，但均较少见。

知识点 2：胰腺癌的临床表现	副高：掌握　正高：掌握

胰腺癌的临床表现与肿瘤发生部位、病程早晚等相关，胰头癌出现症状较早，体尾部癌出现症状较晚，一旦有症状，已属晚期。腹痛及进行性黄疸为胰头癌的常见症状，90% 胰腺癌有迅速而显著发展的体重减轻，晚期常伴恶病质，乏力与食欲缺乏亦甚为常见。体格检查早期无特异，晚期可触及结节状质硬肿块。

知识点 3：胰腺癌的超声表现	副高：掌握　正高：掌握

（1）胰腺局部局限性肿大，呈结节状、团块状、不规则局部隆起，弥漫型表现为胰腺弥漫性肿大而失去正常形态。

（2）胰腺轮廓多有改变，较小肿块可见局部向外突起，轮廓略显不规则，较大肿块轮廓不规则，呈蟹足状向周围浸润。

（3）胰腺内出现肿块，肿块多为低回声，回声分布不均匀，表现为高回声者少见，肿瘤内出血则表现为不规则无回声。

（4）胰管不同程度扩张，内壁光滑，肿瘤侵犯胰管可致胰管闭塞。

（5）胆管由于癌肿或肿大淋巴结浸润或压迫而发生梗阻，导致远端胆管扩张。

（6）周围血管受压、移位、梗阻，也可直接侵犯血管壁，致血管壁局部连续性中断。

（7）晚期出现转移征象，腹膜后淋巴结肿大，肝内出现转移灶，胰腺后方软组织增厚，出现腹水等。

（8）彩色多普勒超声表现为较大肿块内可录及点状、线状血流信号，肿块较小时很少能检出血流信号。

（9）超声造影早期增强速度较胰腺实质晚，瘤内可见不规则瘤血管缓慢向心灌注，达峰时间及加速时间较长，其强度也小于周围胰腺实质。晚期增强水平均低于周围胰腺实质。

知识点 4：胰腺癌与胰岛细胞瘤的鉴别诊断	副高：掌握　正高：掌握

胰腺癌与胰岛细胞瘤鉴别：功能性胰岛细胞瘤体积较小，呈均匀性低回声，临床伴发低血糖症状，比较容易鉴别；无功能性胰岛细胞瘤体积通常较大，包膜完整，与周围组织分界清晰，其生长缓慢，病程较长，一般可以鉴别。超声造影可以鉴别二者，胰岛细胞瘤增强早于周围胰腺实质，达峰时间短，增强速度快，增强水平较周围实质高。

知识点 5：胰腺癌与胰腺囊肿的鉴别诊断	副高：掌握　正高：掌握

胰腺癌与胰腺囊肿的鉴别：液化范围较大的胰腺癌有时与胰腺囊肿相似，但前者除液腔外还可见实性成分和不规则边缘以及周围浸润、转移等征象，一般可以鉴别。

第九节　壶腹部癌

| 知识点1：壶腹部癌的病理 | 副高：掌握　正高：掌握 |

壶腹部癌包括壶腹癌、十二指肠乳头癌和胆总管下端癌3种。组织学类型以腺癌多见，其次为乳头状癌，大体形态有肿瘤型和溃疡型两种。肿瘤生长首先阻塞胆管和（或）胰管开口，引起黄疸和消化不良。癌肿浸润肠壁可引起十二指肠梗阻和上消化道出血，晚期患者可累及周围大血管和脏器，或出现淋巴结转移或肝转移。

| 知识点2：壶腹部癌的临床表现 | 副高：掌握　正高：掌握 |

壶腹部癌的临床表现为较早出现的黄疸，有时伴随有胆囊肿大、肝大、粪便呈陶土色等。早期即可因胆总管扩张而发生上腹疼痛，进食后较明显，随着癌瘤浸润范围增大或并发炎症，疼痛加重，并可出现脊背痛。还可出现发热、食欲缺乏、饱胀、消化不良、腹泻、贫血、消瘦等。

| 知识点3：壶腹部癌的超声表现 | 副高：掌握　正高：掌握 |

（1）癌肿位于扩张的胆总管末端，内以低回声为主，少数表现为高回声或混合回声，部分表现为管壁增厚，肿瘤较胰头癌更小，轮廓更清晰。

（2）肿块体积较小，边缘多不规则。

（3）较早出现胆管、胰管扩张，胆管扩张程度较胰管显著。

第十节　胰腺内分泌肿瘤

| 知识点1：胰岛细胞瘤的临床与病理 | 副高：掌握　正高：掌握 |

胰岛细胞瘤是最常见的胰腺内分泌肿瘤，分为功能性和无功能性2种，好发部位依次为胰尾、胰体、胰头部。功能性胰岛细胞瘤有6种：胰岛素瘤、胃泌素瘤、高血糖素瘤、生长抑素瘤、血管活性肠肽瘤和胰多肽瘤，以胰岛素瘤常见。

功能性胰岛素瘤临床常出现低血糖发作及Whipple三联征。随病程延长低血糖症状逐渐加重，发作时间延长，发病次数增多，甚至餐后也可诱发低血糖。身体逐渐肥胖，记忆力、反应力下降。

| 知识点2：胰岛细胞瘤的超声表现 | 副高：掌握　正高：掌握 |

（1）功能性胰岛细胞瘤：单发或多发，以单发多见。瘤体回声均匀，以低或无回声为主，边界清晰、规整，有时可见包膜，瘤体体积一般较小，为 1~2cm。较大者内部回声不均匀，可见粗大的斑点状高回声或液化坏死无回声。

（2）无功能性胰岛细胞瘤：体积一般较大，边界清晰，内部回声较低，不均匀，可伴有无回声区及后方回声增强效应，压迫周围血管时可出现相应压迫症状。

第五章 脾

第一节 脾解剖概要

| 知识点1：脾的解剖 | 副高：掌握　正高：掌握 |

　　正常脾位于左季肋部稍靠后方的横膈下，脾的外形似蚕豆或较扁的半球状。分为膈、脏两面，贴靠横膈的膨隆部分为脾膈面，脏面呈略凹陷状，脏面中央为脾门，其间有脾动静脉和神经、淋巴管出入，脾动脉多为1条，而脾静脉有多条。脏面上前方和胃邻接，下方自前向后分别是结肠脾曲和左肾上极。脾长轴自左后向前斜行，大致与第10肋平行。脾前缘有2~3个切迹。正常脾长10~12cm，宽6~8cm，厚3~4cm。内脏转位者脾和肝位置置换，甚至脾可以位于腹腔其他部位，为异位脾。脾先天发育不良者形态小，超声不易查见。

第二节 超声诊断

| 知识点1：脾的超声检查方法 | 副高：掌握　正高：掌握 |

　　受检者一般采用平仰卧位或右侧卧位，探头顺着腋前线至腋后线于第7~11肋间斜切，通过脾门显示脾静脉时，测量其厚度，并在脾显示范围最长时测量其最长径（最大斜径）。探头垂直于脾长轴，显示横断面图像，可测量其横径。脾增大超过左肋弓者需要增加左侧肋弓下及左侧腹的检查范围。

| 知识点2：正常脾超声声像图的表现 | 副高：掌握　正高：掌握 |

　　长轴断面呈类三角形，表面平滑，外侧缘弧形向外突，内侧缘中部内凹，为脾门，有脾动脉、脾静脉出入。正常脾实质呈低回声，分布均匀，回声强度一般稍低于正常肝组织。

| 知识点3：脾大的诊断标准 | 副高：掌握　正高：掌握 |

　　（1）成人脾门部厚径>4cm，左肋缘下能容易地探及脾边缘。

　　（2）最大长径>11cm。

　　（3）面积测量：最大长径×脾门厚径≥40cm²。

第三节　游　走　脾

知识点1：游走脾的概念　　　　　　　　　　　　　副高：掌握　正高：掌握

　　游走脾又称异位脾，是指由于脾韧带松弛，脾蒂过长，脾不在正常脾窝内，或位置不固定，脾脏位置可随体位的改变发生变化、游走，多见于中年经产妇。

知识点2：游走脾的临床表现　　　　　　　　　　　副高：掌握　正高：掌握

　　患者可有与体位有关的腹部不适，其表现形式多样，表现程度不一，但多在立位时出现或加重，而在平卧时减轻或消失。体检时发现腹部游走性肿块，其活动度较大，质地中等。

知识点3：游走脾的超声表现　　　　　　　　　　　副高：掌握　正高：掌握

　　（1）多在腹腔左侧或盆腔内发现实性肿物，其轮廓形状和内部均匀回声与脾脏相似。

　　（2）努力寻找脾脏前缘切迹和脾门血管回声。用彩色多普勒超声检查有助于确认脾血管及其分布特点。合并扭转时脾门血管信号消失。

　　（3）在脾区探不到脾的图像。

第四节　脾　囊　肿

知识点1：脾囊肿的分类及病理　　　　　　　　　　副高：掌握　正高：掌握

　　（1）真性囊肿：真性脾囊肿囊壁有细胞层，是一类原因不明的疾病，可能是先天发育异常或组织迷入所致，包括表皮样囊肿、皮样囊肿、血管和淋巴管囊肿等。其中表皮样囊肿多见于青年，常为单发性，最大直径可达30cm，色质浓稠，为淡红色或褐色，可有胆固醇结晶；皮样囊肿病理所见囊壁内衬鳞状上皮及附属器，为皮肤全层结构，可有神经组织和骨组织等，囊内可有白细胞、脂肪小体和胆固醇结晶。

　　（2）假性囊肿：较真性囊肿多见，约占非寄生虫囊肿的80%，囊肿多为单房性，可有外伤或脾梗死史，囊肿可以很大，囊壁无内皮细胞被覆，多由纤维结缔组织或仅由脾包膜本身构成。纤维化的囊壁常发生透明变性，可有广泛钙化，称为钙化囊肿。

知识点2：脾囊肿的临床表现　　　　　　　　　　　副高：掌握　正高：掌握

　　小的囊肿常无临床症状，当囊肿增大压迫和刺激邻近脏器时，才产生器官受压症状，以左上腹不适或隐痛最多见，有时亦可累及脐周或放射至右肩及左腰背部；如果压迫胃肠道，可有腹胀或消化不良、便秘等。

知识点3：脾囊肿的超声表现　　　　　　　　　副高：掌握　正高：掌握

脾内可见大小不等的圆形无回声区，合并出血、感染时，内部可有弥漫性低、中强度回声。囊壁锐利清晰，若囊壁钙化，可显示斑块状强回声伴声影，其后壁及后方组织回声增强。脾外形可不规则或明显畸变，囊肿周围的正常脾组织被挤压变形。

知识点4：脾假性囊肿与脾包膜下血肿的鉴别诊断　　　　　副高：掌握　正高：掌握

脾假性囊肿与脾包膜下血肿鉴别：后者多呈新月形，内部有细点状回声；同时结合临床病史，后者有新近外伤史，脾区疼痛和叩击痛较明显。

知识点5：脾囊肿与脾脓肿的鉴别诊断　　　　　　　副高：掌握　正高：掌握

脾囊肿与脾脓肿鉴别：后者边缘回声较强、模糊，内部常有云雾样点状及带状回声；同时需结合临床病史，后者有全身感染及脾区疼痛和叩击痛。

知识点6：脾囊肿与脾肉瘤的鉴别诊断　　　　　　　副高：掌握　正高：掌握

脾囊肿与脾肉瘤鉴别：后者加大增益后，可见点状回声出现，而且边缘缺少囊肿的明亮囊壁回声及侧壁声影；结合临床病史，有时可显示脾门处淋巴结及肝转移灶。

知识点7：脾囊肿与多囊脾的鉴别诊断　　　　　　　副高：掌握　正高：掌握

脾囊肿与多囊脾鉴别：后者是一种先天性疾病，脾明显增大，脾内布满大小不一的囊性无回声区，囊肿之间无正常脾组织回声为其特征，可伴有多囊肝及多囊肾。

知识点8：脾囊肿与胰腺假性囊肿、肾积水及腹膜后囊肿的鉴别诊断
　　　　　　　　　　　　　　　　　　　　　　　副高：掌握　正高：掌握

脾囊肿与胰腺假性囊肿、肾积水及腹膜后囊肿的鉴别要点是仔细探查无回声区与脾的关系可获得诊断依据。

第五节　脾　破　裂

知识点1：脾破裂的种类　　　　　　　　　　　　副高：掌握　正高：掌握

脾破裂可分为自发性和外伤性2种，自发性脾破裂可见于血友病患者或接受抗凝治疗

者。外伤性脾破裂为常见腹部损伤之一。

知识点2：脾破裂分型 副高：掌握 正高：掌握

根据损伤的范围和程度，脾破裂可分为3种类型。

（1）真性破裂：为脾实质和包膜同时破裂，发生腹腔内大出血。

（2）中央破裂：为脾实质内部破裂。可在脾实质内形成血肿，致脾在短期内明显增大，临床上可没有明显的出血症状。

（3）包膜下破裂：为脾包膜下脾实质出血。

知识点3：脾破裂的临床表现 副高：掌握 正高：掌握

脾破裂的临床表现与破裂类型、失血量和速度有关。患者可有不同程度的腹痛、左肩胛牵涉痛、左上腹压痛和腹肌紧张。亦可表现为贫血貌、心率加快、腹腔移动性浊音等。脾周围血肿偶被网膜包绕时，左上腹可叩出固定浊音区（Balance 征），若存在多发性损伤，易受其他脏器损伤症状所掩盖而难以确诊。

知识点4：脾破裂的超声声像图表现 副高：掌握 正高：掌握

（1）真性破裂：声像图表现与破裂程度有关。多数表现为脾包膜连续性中断，局部回声模糊，或有局限性无回声区。实质内有不均匀性回声增强或减低区。脾外或腹腔内显示异常无回声区。

（2）中央破裂：脾外形不同程度增大，轮廓清楚、包膜光整。实质内回声不均匀，可见不规则的回声增强或减低区。有血肿形成者，脾实质内可见不规则无回声区。

（3）包膜下破裂：脾大、变形。包膜光整。包膜下血肿部位可见局限性无回声区，多为月牙形，其内可见细小点状回声，出血时间较长者，可见血凝块形成的强回声团，或机化形成的高回声条索。当血肿较大或内部压力较高时，脾实质可有凹状压痕。

如无合并其他脏器（如肝、肾）破裂，中央型和包膜下破裂，脾外均无异常无回声区。

由于脾破裂属于腹部脏器闭合性损伤，超声检查除应注意脾及其周围外，还应检查肝、胆囊、胰、双肾、腹膜间隙及腹膜后区，甚至还应观察有无胸腔积血。

知识点5：脾破裂与脾囊肿性疾病的鉴别诊断 副高：掌握 正高：掌握

脾破裂与脾囊肿性疾病鉴别：后者表现为脾实质内出现圆形或椭圆形无回声区，边缘清晰，后方回声增强；结合临床病史，前者有外伤史，随诊可见动态变化。

知识点6：脾破裂与脾分叶畸形的鉴别诊断 副高：掌握 正高：掌握

脾破裂与脾分叶畸形鉴别：后者由于深陷的脾切迹可表现为自脾表面向内延伸的裂缝状回声带，脾呈分叶状，内部回声正常；如有腹部外伤史时，可被误诊为脾破裂或左上腹肿瘤；结合临床病史，前者有外伤史，后者腹腔、盆腔无积血表现。

第六节　脾　　大

知识点 1：脾大的临床表现　　　　　　　　副高：掌握　正高：掌握

脾增大多数是全身性疾病的一部分，因此临床表现除有不同程度的脾大外，主要是全身性疾病的表现。

知识点 2：脾大的病因　　　　　　　　　　副高：掌握　正高：掌握

脾大常见的病因分为：①感染性脾大，可分为急性感染和慢性感染。②充血性脾大。③血液病及其他原因致脾大。④脾肿瘤及脾囊肿。

知识点 3：脾大的异常超声声像图表现　　　副高：掌握　正高：掌握

脾大主要表现为超声测值增加。有以下异常声像图表现之一者，可考虑脾大。
（1）成人脾厚径超过 4cm 或传统长径超过 8cm，最大长径超过 11cm。
（2）面积指数超过 20cm^2。
（3）在无脾下垂的情况下，脾下极超过肋下，或脾上极达到腹主动脉前缘。
（4）仰卧位时脾容易显示，而且能清楚显示 2 个以上切迹。

知识点 4：声像图对脾大程度的估测　　　　副高：掌握　正高：掌握

（1）轻度脾大：脾测值超过正常值，但仰卧位检查，深吸气时声像图显示脾下极不超过肋弓下缘 3cm。
（2）中度脾大：声像图显示脾明显增大，但下极不超过脐水平线。
（3）重度脾大：声像图显示脾下极超过脐水平线以下，并可显示脾周围器官受压移位或变形。

知识点 5：脾大时脾的内部回声的超声表现　　副高：掌握　正高：掌握

脾大时，脾内部回声通常无明显改变，或轻度均匀性增强。CDFI 示脾血管增宽。

知识点 6：脾内 Gamma-Gandy 结节与脾结核钙化灶的鉴别诊断

　　　　　　　　　　　　　　　　　　　　　　副高：掌握　正高：掌握

脾内 Gamma-Gandy 结节与脾结核的钙化灶鉴别：后者回声更强，常伴声影，分布更不均匀；同时需结合临床病史，后者可合并其他脏器的结核或有结核病史。

知识点 7：脾弥漫性增大与腹膜后巨大肿瘤、肝左叶巨大肿瘤的鉴别诊断

副高：掌握　正高：掌握

腹膜后巨大肿瘤多具有"越峰"征、"悬吊"征；肝左叶巨大肿瘤与肝相延续，如探及正常或受压脾脏回声可与脾弥漫性增大相鉴别。

第七节　副　脾

知识点 1：副脾的病理与临床表现　　　　　　　副高：掌握　正高：掌握

副脾是指在正常的脾以外存在的与正常脾结构相似、功能相同的组织。是较为常见的先天变异。副脾发生率为 10%～35%。它可与正常脾完全分离或由结缔组织相连，多呈球形，并具有单独的动脉和静脉；常为单个，也可多达 4～5 个。常见于脾门，其次发生于脾蒂血管和胰尾周围；也可发生于脾胃韧带、脾结肠韧带、大网膜、小肠或结肠系膜、骶前、左侧附件或左侧睾丸周围等。副脾无特殊临床表现。

知识点 2：副脾的超声表现　　　　　　　　　　副高：掌握　正高：掌握

脾门处一个或多个圆形或椭圆形的等回声结节，边缘清晰，包膜光整，回声强度与正常脾相似，但与正常脾的分界清楚。约半数副脾有与脾门处动静脉相同的血管分支。CDFI 示副脾血管门及反向走行的动静脉。

知识点 3：副脾与多脾综合征的鉴别诊断　　　　副高：掌握　正高：掌握

副脾与多脾综合征的鉴别：后者是一种罕见的先天畸形，声像图上可显示两个或两个以上的脾回声聚合在一起，同时合并先天性心脏畸形，有助于与副脾鉴别。

知识点 4：副脾与脾门淋巴结肿大的鉴别诊断　　副高：掌握　正高：掌握

副脾与脾门淋巴结肿大的鉴别：后者常为继发改变，多发常见，声像图上表现为大小不等、边缘光整的低回声结节，CDFI 示无与脾门相通的血管分支；若脾门淋巴结为单发时则鉴别困难，应该紧密结合临床病史，如为转移性淋巴结，随诊观察结节大小的变化有助于鉴别，后者在短期内增长迅速。

知识点 5：副脾与肾上腺肿瘤的鉴别诊断　　　　副高：掌握　正高：掌握

副脾与肾上腺肿瘤鉴别：CDFI 示后者无脾门血管进入；同时需结合临床病史，后者可伴有肾上腺功能异常。

知识点6：副脾与腹膜后肿瘤的鉴别诊断	副高：掌握　正高：掌握

副脾与腹膜后肿瘤鉴别：CDFI 示后者无脾门血管进入。

第八节　脾淋巴瘤

知识点1：脾淋巴瘤的病理	副高：掌握　正高：掌握

脾是淋巴瘤最易累及的实质脏器，原发性脾淋巴瘤虽远比继发性脾淋巴瘤少见，但仍是最常见的脾原发肿瘤之一。原发性脾淋巴瘤为 Hodgkin 和 non-Hodgkin 淋巴瘤，以后者多见，多发生在脾动脉分支周围的淋巴样组织。

知识点2：脾淋巴瘤的病理诊断标准	副高：掌握　正高：掌握

（1）脾（包括脾门淋巴结）受累。
（2）无浅表淋巴结淋巴瘤。
（3）无骨髓受累。

知识点3：脾淋巴瘤的临床表现	副高：掌握　正高：掌握

左上腹疼痛及肿块是最常见的症状，部分患者伴有发热，体检脾明显增大，浅表淋巴结多无异常，可有脾功能亢进和外周血细胞减少，个别病例有鼻出血、牙龈出血、皮肤紫癜等。

知识点4：脾淋巴瘤的超声表现	副高：掌握　正高：掌握

超声声像图表现可分为4型。

Ⅰ型：脾正常或增大，内部回声减低，无占位性病变特征。

Ⅱ型：粟粒样病变，脾实质内可见密布的小的弱回声区，间以较厚的高回声分隔，呈筛孔样。

Ⅲ型：多灶病变，脾实质内多发低或极低回声病灶，无包膜，内部回声均匀。当肿瘤融合时，可呈分叶状。CDFI 示肿瘤内动脉血流信号。

Ⅳ型：孤立性病变，脾实质内单发低回声肿物，形态不规则，边界清晰，肿瘤内部可发生液化坏死，可见无回声区，CDFI 示肿瘤内动脉血流信号。

知识点 5：脾淋巴瘤与脾大的鉴别诊断　　　副高：掌握　正高：掌握

脾淋巴瘤与脾大鉴别：前者常伴脾门淋巴结肿大，结合临床，后者常有原发病史有助于鉴别诊断。

知识点 6：脾淋巴瘤与脾转移瘤的鉴别诊断　　　副高：掌握　正高：掌握

脾淋巴瘤与脾转移瘤鉴别：主要与低回声转移瘤相鉴别，仅从声像图鉴别困难，结合临床病史，后者有原发肿瘤病史有助于鉴别诊断。

知识点 7：脾淋巴瘤与脾囊肿的鉴别诊断　　　副高：掌握　正高：掌握

脾淋巴瘤与脾囊肿鉴别：主要是脾淋巴瘤孤立性病变表现为极低回声时与后者鉴别，前者加大增益后，内见细小点状回声，CDFI 示前者可见动脉血流信号。

第九节　脾转移瘤

知识点 1：脾转移瘤的病理与临床表现　　　副高：掌握　正高：掌握

脾转移瘤是指起源于上皮系统的恶性肿瘤，不包括起源于造血系统的恶性肿瘤。可来源于卵巢癌、胃肠道恶性肿瘤、肺癌、乳腺癌，少数也可来源于生殖系统的恶性肿瘤、恶性黑色素瘤等。原发肿瘤细胞可通过血行、淋巴途径转移至脾。转移灶肉眼常表现为多个结节或单个结节，结节界限清楚，病灶中央可有液化坏死。亦可表现为多个微小结节和弥漫性浸润。少数情况可转移到副脾。脾转移瘤早期多无特殊症状，或仅表现为原发病灶引起的症状。在脾明显增大时，可产生类似原发性脾肿瘤的症状。部分患者还伴有脾功能亢进、恶性贫血、胸腔积液、恶病质等。

知识点 2：脾转移瘤的超声表现　　　副高：掌握　正高：掌握

脾转移瘤的声像图表现较复杂，共同表现为不同程度的脾大和脾实质内团块状回声，内部回声水平与肿瘤的病理结构有关。组织界面多的肿瘤呈高回声或混合性回声；组织界面少的肿瘤呈弱回声，甚至无回声；肿瘤内部有坏死、液化时可类似囊肿表现。肿瘤形态可不规则，周围水肿或有较多血管者，可出现低回声晕环。

第十节　脾血管瘤

知识点 1：脾血管瘤的病理与临床表现　　　副高：掌握　正高：掌握

脾血管瘤是脾最常见的良性肿瘤，可以是全身性血管瘤病的一部分。根据其组织学表现分为毛细血管性、海绵状和混合型血管瘤，成人以海绵状血管瘤多见，儿童多为毛细血管瘤。海绵状和混合型血管瘤可伴有大小不同的囊变区。病变单发或多发，可位于脾实质内或向表面突出，通常无包膜，大多数病变的直径在2cm以下，直径>2cm的病变中有20%可发生破裂出血。肿瘤生长缓慢，病史长达数年以上。一般无临床症状，最常见的临床表现是左上腹无痛性包块。

| 知识点2：脾血管瘤的超声表现 | 副高：掌握 正高：掌握 |

脾血管瘤的超声声像图特征与肝血管瘤相似，大部分表现为较有特征的、边界清晰的高回声结节，有时可见周围血管进入病灶，使边缘出现裂隙现象。当有大的血窦或囊变存在时，相应区域呈无回声区，少数脾血管瘤呈低回声。瘤体血管窦腔隙显著扩大者，多有显著脾大。脾静脉若发生栓塞或合并血液在窦腔内凝固则往往会加速脾大进程。CDFI示病灶内未显示血流。

| 知识点3：脾血管瘤与脾错构瘤的鉴别诊断 | 副高：掌握 正高：掌握 |

脾血管瘤与脾错构瘤鉴别：CDFI示前者病灶内未显示血流，后者病灶内血流信号丰富，频谱分析可探及动脉和静脉血流。

| 知识点4：脾血管瘤与脾转移瘤的鉴别诊断 | 副高：掌握 正高：掌握 |

脾血管瘤与脾转移瘤鉴别：后者为低回声或混合回声者易于鉴别，两者均为高回声时鉴别困难，结合临床病史，后者有原发肿瘤病史有助于鉴别诊断。

第十一节 脾 梗 死

| 知识点1：脾梗死的病理与临床表现 | 副高：掌握 正高：掌握 |

脾梗死是脾内的动脉分支梗死，形成脾局部组织的缺血坏死。脾梗死多由左心附壁血栓及瓣膜赘生物脱落引起。还可见于腹腔动脉内血栓、动脉插管术等导致动脉分支阻塞。也可以是红细胞增多症、恶性肿瘤、淤血性脾大等使脾局部缺血坏死而形成。左季肋部突发性疼痛并进行性加重是本病的症状特征。某些病例临床表现不明显。梗死范围较大或合并感染者可有发热。

| 知识点2：脾梗死的超声表现 | 副高：掌握 正高：掌握 |

脾梗死的超声声像图表现为典型的尖端朝向脾门部的楔形或不规则形回声异常区，边

界清楚。内部回声因病程长短不同，梗死早期为均质性低回声或弱回声，周缘为回声更低的晕环，随着病程的延长，内部回声逐渐增强而且不均匀，因纤维和瘢痕形成，病变体积趋于缩小。当梗死区坏死液化时，形成不规则无回声区，可能发展为假性囊肿。局部钙化后，出现伴有声影的强回声斑。由脾淤血、白血病等引起的脾实质局部坏死，多数发生液化，形成不规则无回声区，无回声区内可见细点状回声，少数未液化的坏死灶，形成高回声区。

知识点3：脾梗死的鉴别诊断	副高：掌握　正高：掌握

脾梗死与其他脾占位性病变鉴别：前者属于坏死性病变，占位效应不明显。依据其尖端指向脾门的楔形异常回声区，结合突然发生脾区疼痛的病史，密切动态观察有助于与脾占位性病变鉴别。

第六章　泌尿系统

第一节　解剖概要

知识点 1：肾的解剖　　　　　　　　　　　　　　　　副高：掌握　正高：掌握

　　肾的外形似蚕豆，上宽下窄，前凸后平，位于腰部脊柱两侧，紧贴于腹后壁。右肾位置略低于左肾，右肾的前方有右肝、十二指肠及结肠肝曲，左肾的前方有胃、脾、胰尾及结肠脾曲。肾门位于肾中部内侧，是肾动脉、肾静脉、输尿管、神经及淋巴管的出入之处。肾门内前三者的位置关系为肾静脉在前、肾动脉居中、输尿管在后，三者合称为肾蒂。肾门向肾内延续为肾窦，肾窦内含有肾动脉、肾静脉以及肾小盏、肾大盏、肾盂和脂肪组织等。肾盂在肾窦内向肾实质展开，形成 2~3 个肾大盏和 8~12 个肾小盏。肾实质由皮质及髓质组成，其厚度为 1.5~2.5cm。肾皮质位于外层，厚度为 0.8~1.0cm，髓质位于内层，由 10~12 个肾锥体组成。皮质伸入锥体间的部分称为肾柱。肾锥体的尖端与肾小盏的相接处称为肾乳头。肾包膜是位于肾表面的一层纤维膜；肾周筋膜则呈囊状包裹肾，内含有丰富的脂肪组织。

知识点 2：肾动脉的解剖　　　　　　　　　　　　　　副高：掌握　正高：掌握

　　肾动脉起源于腹主动脉，在肠系膜上动脉分支下方的两侧分出右肾动脉和左肾动脉。左肾动脉行经左肾静脉、胰体尾部后方进入左肾门；右肾动脉走行于下腔静脉、胰腺头部和肾静脉之后，在肾静脉水平进入右肾门。双侧肾动脉到达肾门附近处分为前后两支，经肾门进入肾窦。前支较粗，后支较细。前支进入前部的肾实质，后支进入后部的肾实质。根据其分布的区域，可将肾实质分为上段、上前段、下前段、下段和后段，除后段血液由后支供应外，其余各段的血液均由前支供应。

　　由肾动脉前支和后支分出大叶间动脉进入肾柱，沿肾锥体周围向肾表面伸展，达到髓质与皮质交界处时，大叶间动脉呈弓状转弯称为弓状动脉。弓状动脉呈直角向肾皮质分出小叶间动脉，再从小叶间动脉分出入球小动脉进入肾小球。

　　不经肾门直接入肾实质的动脉称为迷走肾动脉或副肾动脉，其发生率约为 20%。迷走肾动脉多起源于腹主动脉或肾上腺动脉。

知识点 3：肾静脉的解剖　　　　　　　　　　　　　　副高：掌握　正高：掌握

出球小动脉在肾实质内形成毛细血管网，由毛细血管网合成肾静脉，肾内静脉与其同名动脉伴行，在肾门附近合成左肾静脉、右肾静脉。左肾静脉则向右行经肾动脉和腹主动脉前方，于肠系膜上动脉后方注入下腔静脉。当肠系膜上动脉压迫左肾静脉时，左肾静脉回流受阻，形成扩张，临床上称之为"胡桃夹"现象。右肾静脉向左行经肾动脉前方，注入下腔静脉。

知识点4：输尿管的解剖	副高：掌握 正高：掌握

输尿管是一对肌性黏膜组成的管道状结构，连接肾盂与膀胱。成人的输尿管长度为24~32cm，内径为5~7mm。临床上将输尿管分为上、中、下3段，又称为腹段、盆段及壁间段。由肾盂输尿管连接部至髂血管处为上段；髂血管至膀胱壁外层为中段；由膀胱壁外层至输尿管膀胱开口处为下段。

知识点5：输尿管腹段的解剖	副高：掌握 正高：掌握

输尿管腹段位于腹膜后，沿腰大肌前面斜行向外下走行，周围有疏松结缔组织包绕，在腰大肌中点的稍下方处，男性的输尿管经过睾丸血管的后方，而女性的输尿管则与卵巢血管交叉。输尿管进入骨盆时，经过髂外动脉的前方。

知识点6：输尿管盆段的解剖	副高：掌握 正高：掌握

输尿管盆段较腹段短，沿盆腔侧壁向下、后、外方走行，经过髂内血管、腰骶干和骶髂关节的前方或前内侧，在坐骨棘平面，转向前内方，经盆底上方的结缔组织直达膀胱底。

知识点7：输尿管壁间段的解剖	副高：掌握 正高：掌握

输尿管壁间段指斜行在膀胱壁内的输尿管，长约1.5cm。当膀胱充盈时，壁内部的管腔闭合，有阻止尿液反流至输尿管的作用，如输尿管壁内部过短或肌组织发育不良，则可能发生尿液反流。儿童该段输尿管较短，易发生膀胱输尿管反流现象，但随着生长发育，壁内部输尿管延长，肌层不断增厚，大部分儿童其膀胱输尿管反流现象会逐渐消失。

知识点8：输尿管的生理性狭窄	副高：掌握 正高：掌握

在解剖因素的影响下，输尿管有3个生理性狭窄，第1个狭窄在肾盂输尿管连接部；第2个狭窄在输尿管跨越髂血管处；第3个狭窄在输尿管膀胱连接部。

知识点9：膀胱的解剖	副高：掌握 正高：掌握

膀胱是储存尿液的器官，其形状、大小、位置及壁的厚度随尿液充盈的程度而异。正

常成年人的膀胱容量为 350~500ml。膀胱空虚时呈三棱锥体形，充盈时呈椭圆形，膀胱分尖、体、底、颈 4 部分，膀胱尖部朝向前上方，膀胱底部朝向后下方，尖部与底部之间为膀胱体部，膀胱颈部位于膀胱的最下方，与男性前列腺及女性盆膈相连。男性的膀胱位于直肠、精囊和输尿管的前方，女性的膀胱位于子宫的前下方和阴道上部的前方。

膀胱是一个肌性的囊状结构，膀胱内壁覆有黏膜，正常膀胱排空时壁厚约 3mm，充盈时壁厚约 1mm。膀胱底部内面有一个三角形区域，位于两侧输尿管开口及尿道内口之间，此处位置固定，厚度不会改变，称为膀胱三角区。

知识点 10：前列腺的解剖	副高：掌握　正高：掌握

前列腺是由腺组织和平滑肌组成的实质性器官，呈前后稍扁的板栗形，位于尿生殖膈上，上端宽大称为前列腺底部，邻接膀胱颈，下端尖细称为前列腺尖部，底与尖之间的部分称为前列腺体部。正常前列腺重 8~20g，上端横径约 4cm，上下径约 3cm，前后径约 2cm。前列腺的体积与性激素密切相关，小儿前列腺较小，腺组织不明显，性成熟期腺组织迅速生长，中年后腺体逐渐退化。前列腺内有 30~50 个管状腺埋藏于肌肉组织中，形成 15~30 个排泄管，开口在尿道前列腺部精阜两侧的隐窝中，前列腺分泌的前列腺液即由此排出，腺泡腔内的分泌物浓缩凝固后形成淀粉样小体，可发生钙化而形成前列腺结石。前列腺位于盆腔的底部，其上方是膀胱，下方是尿道，前方是耻骨，后方是直肠。前列腺的左右由许多韧带和筋膜固定。前列腺与输精管、精囊紧密相邻，射精管由上部进入前列腺，并开口于尿道前列腺部精阜部。前列腺包膜坚韧，但在射精管、神经及血管束穿入前列腺处和前列腺与膀胱连接处以及前列腺尖部存在薄弱，不利于对癌肿和炎症的限制。

知识点 11：前列腺的分区	副高：掌握　正高：掌握

（1）五叶分法：前列腺传统上分为左右侧叶、后叶、中叶和前叶。两侧叶紧贴尿道侧壁，位于后叶侧部前方、前叶和中叶的两侧；后叶位于射精管、中叶和两侧叶的后方；中叶位于尿道后方、两侧射精管及尿道之间；前叶很小，位于尿道前方、两侧叶之间，临床上无重要意义。

（2）内外腺分法：从病理生理角度将前列腺分为内腺和外腺。内腺为前列腺增生好发部位，外腺为肿瘤好发部位。

（3）区带分法：由 Mc Neal 提出，他把前列腺划分为前基质区、中央区、周缘区、移行区和尿道旁腺。

知识点 12：前列腺的血管分组	副高：掌握　正高：掌握

前列腺的血供主要来源于髂内动脉的膀胱下动脉，血供较丰富，分支到前列腺可分为 2 组：前列腺包膜组和前列腺尿道组。彩色血流图上可显示两组动脉分支，尤其是左右尿道支动脉和包膜组动脉。

第二节 超声检查技术

知识点1：泌尿系统超声检查前患者的准备　　　　副高：掌握　正高：掌握

肾超声检查一般不需做特殊的准备，若同时检查输尿管和膀胱，可让受检者在检查前60分钟饮水500ml，并保持膀胱适度充盈，以使肾盂、肾盏显示更加清晰。

经腹壁探测前列腺需充盈膀胱，但应避免过度充盈。经直肠探测前列腺需做探头清洁、消毒，是否充盈膀胱根据检查需要而定。经会阴探测前列腺一般无需特殊准备。

知识点2：泌尿系统超声检查时的体位　　　　副高：掌握　正高：掌握

肾、输尿管和膀胱超声探测的常用体位为仰卧位和侧卧位，由于肾的位置靠后，故探测时还可采取俯卧位。经腹壁探测前列腺最常采用仰卧位，也可根据检查需要采用侧卧位或截石位。

知识点3：肾、输尿管和膀胱超声探测仪器的选用　　　　副高：掌握　正高：掌握

探头类型首选凸阵探头，成人常用的探头频率为3.0~3.5MHz，儿童常用的探头频率为5.0MHz，其优点是视野广阔，容易获得整个肾的切面图像。

知识点4：前列腺超声探测仪器的选用　　　　副高：掌握　正高：掌握

（1）经腹壁探测：探头首选凸阵探头，成年人常用的探头频率为3.5MHz，儿童常用的探头频率为5.0MHz。

（2）经会阴探测：首选小凸阵或扇形超声探头，成年人常用的探头频率为3.5MHz，儿童常用的探头频率为5.0MHz。

（3）经直肠探测：选用双平面直肠探头或端射式直肠探头，探头频率为4.0~9.0MHz。

知识点5：微探头导管超声的探测方法　　　　副高：掌握　正高：掌握

微探头导管超声的探测方法包括导丝引导和直接插入两种。对于尿道、膀胱可以采用直接插入法，将导管直接从尿道外口插入，进行探测。而肾盂、输尿管的探测可借助膀胱镜，用导丝引导插入或直接插入，探头插入后对尿路进行逐层横断面扫描。

知识点6：肾的超声检查方法　　　　副高：掌握　正高：掌握

（1）仰卧位冠状切面扫查：此体位较常用，扫查右肾以肝为声窗，扫查左肾以脾为声

窗，透声好，声像图清晰，同时还能清晰显示肾内血流情况；但当腹部胃肠气体干扰时，此切面观察肾上极欠满意。

（2）侧卧位经侧腰部扫查：左侧卧位时检查右肾，右侧卧位时检查左肾。侧卧位检查可使肠管移向对侧，有利于肠道气体较多的患者肾的显示，扫查时也可利用肝或脾作为声窗，对肾进行冠状切面及横切面的扫查。

（3）俯卧位经背部扫查：嘱受检者取俯卧位并暴露两侧腰背部，对肾进行纵切面及横切面的扫查。这个途径受肋骨影响少，易获得整个肾的声像图，但对于背肌发达的受检者，声衰减明显，图像不够清晰。

| 知识点 7：输尿管的超声检查方法 | 副高：掌握　正高：掌握 |

（1）侧卧位经侧腰部探测：探头在侧腰部沿着肾盂、肾盂输尿管连接部探测到输尿管腹段。

（2）俯卧位经背部探测：探头沿着肾盂、肾盂输尿管连接部探测到髂嵴以上的腹段输尿管。

（3）仰卧位经腹壁探测：探头置于下腹部，先找到髂动脉，在髂动脉的前方寻找扩张的输尿管，再沿着输尿管长轴向下探测至盆腔段输尿管及膀胱壁内段输尿管，或先找到膀胱输尿管出口处，再沿输尿管走行向上探测。

| 知识点 8：膀胱的超声检查方法 | 副高：掌握　正高：掌握 |

（1）经腹壁扫查：患者取仰卧位，探头置于耻骨联合上方，做多切面的扫查。

（2）经直肠扫查：检查前排净粪便，检查时患者取膝胸位、截石位或左侧卧位。检查时在探头表面涂以少量耦合剂，然后外裹一个消毒隔离套，外涂以耦合剂，插入肛门即可检查。经直肠探测，主要观察膀胱三角区。

| 知识点 9：前列腺的超声检查方法 | 副高：掌握　正高：掌握 |

（1）经腹壁探测：经腹壁探测最常采用仰卧位，也可根据检查需要采用侧卧位或截石位。探头放置于耻骨上，利用充盈的膀胱作为声窗，对前列腺做多切面的扫查。

（2）经直肠探测：方法同经直肠探测膀胱，该方法可清晰显示前列腺的形态、大小及内部结构，径线测量准确，是探测前列腺的最佳径路。检查前应常规行肛指检查，在了解直肠、肛门有无异常的同时，可事先了解前列腺的情况，以便有重点地进行之后的超声探测。前列腺检查无论使用哪种类型的探头，都必须系统、全面地探测，以免漏诊。扫查范围包括整个前列腺及周围静脉丛、精囊、膀胱底部及邻近组织结构。做横断面扫查时可自下往上或自上往下进行扫查，做纵断面扫查时可先显示尿道轴向结构，然后做顺时针或逆时针旋转，做旁正中切面系列扫查。

（3）经会阴部探测：患者取膝胸位或左侧卧位。局部涂以耦合剂，在会阴部或肛门前缘加压扫查，探测前列腺。

第三节 正常超声表现

知识点1：肾的正常超声声像图表现	副高：掌握 正高：掌握

正常肾的二维声像图，从外向内分别为周边的肾轮廓线、肾实质和中央的肾窦回声。肾包膜光滑、清晰，呈高回声。肾窦回声位于肾中央，宽度一般占肾的 $1/3 \sim 1/2$，通常表现为长椭圆形的高回声区，其回声强度高于胰腺回声。肾窦回声是肾窦内各种结构的回声综合，它包括肾盂、肾盏、血管、脂肪组织等的回声，边界毛糙、不整齐，中间可出现无回声区，当大量饮水或膀胱过度充盈时，可略增宽，但<1.0cm，排尿后此种现象可消失。肾包膜和肾窦之间为肾实质回声，呈低回声，包含肾皮质和肾髓质（肾锥体）回声，肾锥体回声较肾皮质回声低。正常情况下彩色多普勒诊断仪能清晰显示主肾动脉、段动脉、大叶间动脉、弓状动脉直至小叶间动脉及各段伴行静脉。

知识点2：肾的正常超声测量值	副高：掌握 正高：掌握

（1）正常肾大小：男性肾的正常超声测量值为长径 $10 \sim 12$cm，宽径 $4.5 \sim 5.5$cm，厚径 $4 \sim 5$cm。女性肾的正常超声测量值略小于男性。

（2）正常肾动脉血流速度测量值：肾动脉主干及分支的收缩期峰值流速（PSV）通常<60cm/s；阻力指数（RI）$0.56 \sim 0.70$，搏动指数（PI）$0.70 \sim 1.40$；加速度 (11 ± 8)m/s^2；加速时间<0.07s。

知识点3：输尿管的正常超声表现	副高：掌握 正高：掌握

正常输尿管在超声检查时一般不能显示，当大量饮水使膀胱充盈时，输尿管才能显示，表现为中间呈无回声的两条平行、明亮的条带状回声且有蠕动，正常输尿管回声分离一般为 $0.1 \sim 0.3$cm。输尿管开口处位于膀胱三角的左、右两上角，稍向膀胱内隆起，彩色多普勒可显示输尿管开口处向膀胱内喷尿的彩色信号。

知识点4：正常肾、输尿管腔内超声声像图表现	副高：掌握 正高：掌握

使用微探头超声探测肾盂、肾盏，其正常声像图表现为肾盂内腔面光滑，肾盂腔呈无回声液性区，黏膜层呈带状高回声，黏膜下层呈带状低回声，黏膜及黏膜下层连续、完整。肾锥体呈三角形低回声，肾实质呈中等偏低回声，肾包膜呈带状高回声，肾盂与输尿管连接部是一个重要的解剖标志，该处声像图表现为输尿管腔突然变大。

| 知识点 5：膀胱的正常超声声像图表现 | 副高：掌握 正高：掌握 |

正常膀胱充盈时，膀胱壁呈光滑带状回声，厚度 0.1~0.3cm，膀胱内尿液呈无回声，膀胱形态随尿液充盈情况而变化。

| 知识点 6：膀胱容量测定 | 副高：掌握 正高：掌握 |

膀胱容量指受检者有尿意、急于排尿时，膀胱所能容纳的尿量。一般在腹中线处取膀胱的纵断面，测其上下径（d_1）与前后径（d_2），然后将探头横置，取膀胱的最大横断面，测量左右径（d_3），通常按容积公式计算：V（ml）$= 0.52d_1 \cdot d_2 \cdot d_3$（cm）。正常人膀胱容量为 350~400ml。

| 知识点 7：残余尿量测定 | 副高：掌握 正高：掌握 |

残余尿量指排尿后未能排出而存留在膀胱内的尿量。残余尿量应在排尿后立即测量。正常情况下残余尿量少于 10ml。

| 知识点 8：前列腺的正常超声声像图表现 | 副高：掌握 正高：掌握 |

经腹部探测前列腺，正常前列腺横切面呈栗子状，包膜完整、光滑，内部呈低回声，分布均匀。前列腺纵切面呈椭圆形或慈姑形，尖端向后下方，正中矢状面可见稍凹入的尿道内口，在前列腺的后上方两侧可见对称的长条状低回声，为精囊。

| 知识点 9：经直肠探测前列腺的正常超声声像图表现 | 副高：掌握 正高：掌握 |

纵切图可显示膀胱颈部、前列腺底部、体部、尖部、尿道前列腺部和射精管。尿道内口距精阜的距离可在超声图像上测量。以射精管、尿道、膀胱颈部为标志，可较明确地定位中叶、后叶和侧叶。两侧精囊在横切图上呈"八"字形，对称分布于前列腺底部上方，形态自然，底部较大，颈部较小，精囊内可见纤细、扭曲的条状回声，囊壁厚度<1mm。

| 知识点 10：前列腺的正常超声测值 | 副高：掌握 正高：掌握 |

（1）上下斜径（长径）：须在经直肠正中矢状断面上测量，因经腹扫查常不能完整显示其下缘，所以测值通常不准确。

（2）左右径（宽径）：在经直肠最大横断面或经腹壁最大斜断面上测量。

（3）前后径（厚径）：在经直肠正中矢状断面或横断面上测量。

正常前列腺的宽径、长径、厚径大致分别为 4cm、3cm、2cm。

知识点11：前列腺体积的计算　　　　　　　副高：掌握　正高：掌握

前列腺体积的计算：通常使用椭球体公式计算，即 $V=0.52\,d_1\cdot d_2\cdot d_3$。$d_1$、$d_2$、$d_3$ 为前列腺的3个径线。前列腺形态越接近椭球体则计算值越精确。由于前列腺的比重接近1.05，所以体积数大致等于质量的数值。正常前列腺质量随年龄变化，儿童期前列腺在10g以下，青春期前列腺开始迅速增大，20岁后可达到20g，当前列腺增生时体积增大。

第四节　肾　疾　病

一、肾先天变异和发育异常

知识点1：肾脏先天畸形的种类　　　　　　　副高：掌握　正高：掌握

肾脏先天性畸形包括肾脏数目、大小、形态及位置异常等，如孤立肾、重复肾、肾发育不全、马蹄肾、异位肾等。

知识点2：肾脏先天畸形的声像图特点　　　　副高：掌握　正高：掌握

（1）孤立肾：一侧肾区未探及肾脏图像，另一侧肾脏大小正常或代偿性增大，肾脏回声正常。

（2）肾发育不全：一侧肾脏小，肾脏回声正常，

（3）马蹄肾：中腹部腹主动脉与下腔静脉前方可见椭圆形低回声区，回声强度与肾实质相似，其两侧与双肾下极相连。双肾下极均靠近中线，相距较近。

（4）重复肾：肾集合系统强回声呈上部及下部两组，互不融合，若伴肾盂积水，可见上、下两个肾盂及输尿管。

（5）异位肾：正常肾区不能探及肾脏图像。在腹腔其他部位探及肾脏结构图像且不能还纳到肾窝，较常见在盆腔。

二、肾结石

知识点3：肾结石的病理与临床表现　　　　　副高：掌握　正高：掌握

泌尿系统结石是泌尿系统的常见病，结石可发生在肾、膀胱、输尿管和尿道的任何部位，但以肾与输尿管结石最为常见。肾结石的临床症状主要表现为腰痛、血尿及尿中沙石排出，结石梗阻时可引起肾积水。

知识点4：肾结石的超声表现　　　　　　　　副高：掌握　正高：掌握

肾结石的典型声像图表现是肾内强回声，其后方伴声影。小结石及一些结构疏松的结

石后方可无声影或有较淡的声影。根据结石的大小、成分及形态的不同，强回声可以呈点状、团状或带状。小结石常呈点状强回声；中等大小的结石或结构疏松的结石常呈团状强回声；大结石或质地坚硬的结石常呈带状强回声。如果结石引起梗阻会出现肾盏或肾盂积水的声像图改变。

知识点 5：肾结石的鉴别诊断　　　　　　　　　　　　副高：掌握　正高：掌握

超声诊断肾结石需与以下肾内强回声病变的声像图进行鉴别诊断。

（1）肾窦内灶性纤维化或管壁回声增强：肾窦内点状或短线状强回声，改变探头的探测角度后可转变成长线状或等号状。

（2）肾内钙化灶：肾皮质或肾包膜下，呈不规则斑片状强回声，后方伴声影或彗星尾征。

（3）海绵肾：为先天性髓质囊性疾病，肾内强回声位于肾锥体的乳头部，呈放射状排列，可见扩张的小管。

（4）肾钙质沉积症：早期表现为肾锥体周边强回声，随着钙质沉积的增多，整个锥体都表现为强回声。

三、肾积水

知识点 6：肾积水的概念　　　　　　　　　　　　　　副高：掌握　正高：掌握

肾积水是指尿路梗阻使肾内尿液不能正常排出，引起肾盂、肾盏尿液滞留，肾盂内压力增高，从而导致肾盂、肾盏扩张及肾萎缩的病理改变。

知识点 7：肾积水的病因　　　　　　　　　　　　　　副高：掌握　正高：掌握

肾积水的病因包括上尿路先天性的梗阻，如输尿管节段性的无功能及输尿管狭窄、扭曲、粘连、束带或瓣膜结构、迷走血管压迫、先天性输尿管异位或囊肿、双输尿管等；上尿路后天性的梗阻，如输尿管结石、肿瘤、瘢痕、纤维化、扭转等；下尿路的各种疾病造成的梗阻，如前列腺增生、膀胱颈部挛缩、尿道狭窄、肿瘤、结石甚至包茎等；外源性疾病造成的梗阻，如盆腔的肿瘤、炎症、胃肠道病变、腹膜后病变等。

知识点 8：肾积水的临床表现　　　　　　　　　　　　副高：掌握　正高：掌握

肾积水临床表现为腰部或下腹部的疼痛，根据梗阻发生的快慢可以表现为剧烈的绞痛、胀痛或隐痛。泌尿系统结石引起的肾积水表现为剧烈的肾绞痛，而泌尿系统肿瘤引起的肾积水往往是逐渐出现的隐痛，有时却没有任何症状。如果泌尿系统梗阻的部位在膀胱以下，可以出现排尿困难，若为前列腺增生症常表现为排尿费力、夜尿增多等症状。此外，由于泌尿系统梗阻的存在，可以反复出现泌尿系统感染。少数患者在双侧肾积水发生后很长时间，甚至出现肾功能不全、无尿时才被发现。

| 知识点 9：肾积水程度的种类 | 副高：掌握 正高：掌握 |

肾积水在声像图上的表现分为轻、中、重度 3 种程度。

| 知识点 10：轻度肾积水的超声声像图表现 | 副高：掌握 正高：掌握 |

肾的大小、形态没有改变，在声像图上出现肾窦分离超过 1.5cm，肾盂、肾盏均有轻度扩张，但肾实质厚度和肾内彩色血流不受影响。

| 知识点 11：中度肾积水的超声声像图表现 | 副高：掌握 正高：掌握 |

肾盂、肾盏分离，肾盏扩张较为明显，积水的各个肾盏彼此分开，因各人肾盂、肾盏原有形态不同，表现为形态各异的肾积水声像图。例如，花朵样或烟斗样无回声区，肾实质回声正常。

| 知识点 12：重度肾积水的超声声像图表现 | 副高：掌握 正高：掌握 |

肾体积增大，形态失常，肾盂、肾盏明显扩大，肾窦回声被调色板样或巨大囊肿样的无回声区所取代，肾实质厚度明显变薄，肾实质内彩色血流明显减少或消失，同侧输尿管扩张并与肾盂相连，输尿管也可不扩张。

| 知识点 13：中度或重度肾积水与多囊肾或多发性肾囊肿的鉴别诊断 | |
| | 副高：掌握 正高：掌握 |

中度或重度肾积水与多囊肾或多发性肾囊肿的鉴别：中度或重度肾积水易与多囊肾或多发性肾囊肿混淆，鉴别要点是多囊肾表现为双侧发病，肾内充满大小不等的囊肿且彼此不相通；多发性肾囊肿表现为单侧或双侧肾内多个囊肿，囊肿之间彼此不相通；而肾积水的无回声区则彼此相通，同时可伴有同侧输尿管扩张。

| 知识点 14：生理性肾窦回声分离与病理性肾积水的鉴别诊断 | |
| | 副高：掌握 正高：掌握 |

生理性肾窦回声分离与病理性肾积水的鉴别：在生理情况下，膀胱过分充盈、大量饮水或利尿药、解痉药的应用，可使肾盂内存有少量尿液，声像图出现肾窦回声分离。不同于尿路梗阻而引起的肾积水，在排尿后或利尿期过后，肾窦回声分离现象可消失。妊娠妇女常因激素作用出现双侧对称性轻度肾窦回声分离的生理现象。一般 1.5cm 以上的肾窦分

离可确定为肾积水，而 1.0cm 以下的肾窦分离可能为生理性肾窦分离。

四、肾囊性病变

| 知识点 15：肾囊性病变的病理 | 副高：掌握　正高：掌握 |

肾囊性病变种类较多，多数是先天性的，也有后天发生的，其囊性占位的大小、形态、部位、数目各不相同。根据囊肿数目的多少可分为孤立性肾囊肿、多发性肾囊肿和多囊肾；根据病变的部位可分为肾皮质囊肿和肾髓质囊肿。

| 知识点 16：肾囊性病变的临床表现 | 副高：掌握　正高：掌握 |

临床上较常见的类型有单纯性肾囊肿、多囊肾、肾盂旁囊肿和肾钙乳症等，其中发病率最高的是单纯性肾囊肿，此病发展缓慢，多无症状，当囊肿感染或出血时可出现腰痛或腹痛。肾盂源性囊肿是指位于肾实质内、与肾盂或肾盏相通的囊肿，肾盂源性囊肿内有结石形成时称为肾钙乳症。肾盂旁囊肿又称肾盂周围囊肿，一般是指肾窦内或位于肾盂旁、向肾窦内扩展的肾囊肿。多囊肾是一种先天性遗传病，有成人型与婴儿型两种。成人型多囊肾表现为双肾受累，肾体积增大，肾内皮质与髓质布满大小不等的囊肿，肾实质受囊肿压迫而萎缩，逐渐丧失功能，临床上可出现恶心、呕吐、水肿、高血压等肾衰竭的症状。婴儿型多囊肾发病早，预后较差，囊肿小而数量极多。

| 知识点 17：单纯性肾囊肿的超声表现 | 副高：掌握　正高：掌握 |

单纯性肾囊肿的超声表现为圆形或椭圆形的无回声区，边界清晰，囊壁薄而光滑，内部回声均匀，后方回声增强，可伴有侧壁声影，囊肿常向肾表面凸出，巨大的囊肿直径可超过 10cm。

| 知识点 18：多房性肾囊肿的超声表现 | 副高：掌握　正高：掌握 |

多房性肾囊肿的超声表现为肾内圆形或椭圆形无回声区，边界清晰，表面光滑，在无回声区内有菲薄的分隔，呈条带状高回声，后方回声增强，可伴有侧壁声影，肾体积可增大。

| 知识点 19：肾盂旁囊肿的超声表现 | 副高：掌握　正高：掌握 |

肾盂旁囊肿的超声表现为位于肾窦或紧贴肾窦的囊性无回声区，超声表现同肾囊肿，由于囊肿位于肾窦回声内，容易压迫肾盂、肾盏，造成肾积水。

| 知识点 20：肾盂源性囊肿的超声表现 | 副高：掌握　正高：掌握 |

肾盂源性囊肿的超声表现为囊壁光滑的无回声区，后方回声增强，一般体积不大，不向肾表面凸起。肾钙乳症的超声表现为囊性无回声区内伴强回声和声影，随着受检者体位改变，强回声朝重力方向移动；微小的肾钙乳症也可表现为肾实质内小的无回声囊肿，伴有彗星尾征。

知识点21：多囊肾的超声表现	副高：掌握 正高：掌握

多囊肾的超声表现为两肾增大，随病情轻重不同，肾增大的程度各异，囊肿的多少和大小也各不相同，囊肿少而大者病情轻；囊肿多而小者病情反而严重。声像图所见往往是全肾布满大小不等的囊肿，肾内结构紊乱，不能显示正常肾结构，肾实质回声与肾窦回声分界不清。囊肿随年龄的增大而逐渐增多、增大，囊肿出现得越早，预后越不佳。肾体积增大，形态失常；双侧肾发病，可伴发多囊肝、多囊脾、多囊胰等病变。

婴儿型多囊肾因囊肿小而数量极多，超声多不能显示出囊肿的无回声特征，而仅表现为肾体积增大、肾内回声增强、肾内结构欠清、肾实质呈蜂窝状小囊性结构或弥漫性强回声改变的声像图特征。

知识点22：肾囊性病变的鉴别诊断	副高：掌握 正高：掌握

多囊肾与肾多发性囊肿的鉴别：多囊肾为双肾发病，双肾体积增大，表面不规则，全肾布满大小不等的囊肿，甚至肾实质回声与肾窦回声都分不清楚；而肾多发性囊肿多为单侧，囊肿的数目较多囊肾少，囊肿以外的肾实质回声正常，如果囊肿较大，则可对局部肾实质造成挤压。

五、肾肿瘤（肾癌、肾盂癌、肾母细胞瘤、肾脏错构瘤）

知识点23：肾实质性占位的种类	副高：掌握 正高：掌握

肾实质性占位按肿瘤发生的部位可分为肾肿瘤和肾盂肿瘤，按病理类型可分为良性肿瘤和恶性肿瘤两大类。肾恶性肿瘤主要包括肾癌、肾盂癌、肾母细胞瘤、肾淋巴瘤、平滑肌肉瘤、脂肪肉瘤及转移性肿瘤，其中以肾癌最为多见。而肾良性肿瘤中以血管平滑肌脂肪瘤最为多见，肾脂肪瘤、嗜酸细胞瘤、纤维瘤、血管瘤等良性肿瘤则发病率较低。

知识点24：肾癌的病理与临床表现	副高：掌握 正高：掌握

肾癌病理上又称为肾细胞癌，是成人肾恶性肿瘤中最多见的一种，占肾恶性肿瘤的85%左右。肾癌的肿瘤组织一般分布比较均匀，但随着肿瘤的生长也会出现出血、坏死等变化。肾癌的转移途径多经血液循环转移至肺、肝、脑及骨骼等器官。肿瘤也会转移到肾门淋巴结及腹膜后淋巴结。肿瘤向周围生长会直接侵犯肾盂、肾盏、肾周筋膜及肾外脏器。

肾癌的临床表现主要包括血尿、腹部包块和疼痛。

知识点 25：肾癌的分期 　　　　　　　　　　　　　　副高：掌握　正高：掌握

肾癌的分期主要有 Robson 分期法和 TNM 分期法。Robson 分期法中，Ⅰ期：肿瘤位于肾包膜内；Ⅱ期：肿瘤侵入肾周围脂肪，但仍局限于肾周围筋膜内；Ⅲ期分为Ⅲa、Ⅲb 和Ⅲc 期，Ⅲa 期肿瘤侵犯肾静脉或下腔静脉，Ⅲb 期区域性淋巴结受累，Ⅲc 期同时累及肾静脉、下腔静脉、淋巴结；Ⅳ期分为Ⅳa 和Ⅳb 期，Ⅳa 期肿瘤侵犯除肾上腺外的邻近器官，Ⅳb 期肿瘤发生远处转移。

知识点 26：肾癌的二维超声表现 　　　　　　　　　　　副高：掌握　正高：掌握

肾癌的二维超声表现为肾内实质性占位性病灶，呈圆形或椭圆形，少数肿块也可呈不规则形。较小的肿块多呈高回声，而较大的肿块多呈低回声，其内部回声可均匀，也可不均匀或出现多个等回声结节。回声不均匀的肾癌，常为肿瘤内出血或液化所致，多见于5cm 以上的肾癌。

知识点 27：肾癌的彩色血流图表现 　　　　　　　　　　副高：掌握　正高：掌握

肾癌的彩色血流图表现多样，肿瘤内部彩色血流信号可以丰富，也可以稀少，甚至没有血流信号，还有一些肿瘤表现为周边血流信号丰富的抱球形彩色血流信号。

知识点 28：肿瘤侵犯周围结构时的表现 　　　　　　　　副高：掌握　正高：掌握

肿瘤侵犯周围结构时可表现为肾包膜连续性中断，肾活动度受限；肾癌向内侵犯肾盂、肾盏可造成肾盂积水；肿瘤发生血行转移时，肾静脉与下腔静脉会出现低回声栓子，肾门或腹主动脉旁出现低回声肿块则可能为肾癌淋巴结转移。

知识点 29：肾母细胞瘤的病理与临床表现 　　　　　　　副高：掌握　正高：掌握

肾母细胞瘤是儿童最常见的肾实质性肿瘤，肿瘤的发生与先天性畸形有一定的关系。进行性增大的腹部肿块是肾母细胞瘤最常见的症状。肾母细胞瘤早期临床上可无任何明显的症状，发现时往往已很大，侵占肾的大部分，巨大肿块的下缘可达盆腔，对周围器官产生压迫症状，并伴有气促、食欲缺乏、消瘦、烦躁不安等表现。肿瘤侵入肾盂可出现血尿，肾血管栓塞或肾动脉受压缺血会导致高血压。部分病例可出现腹痛，程度从局部不适、轻微疼痛到绞痛、剧烈疼痛伴有发热。

知识点 30：肾母细胞瘤的超声表现 　　　　　　　　　　副高：掌握　正高：掌握

肾母细胞瘤的超声表现为肾实质内圆形或椭圆形肿块，有球体感，内部回声中等稍强，一般回声均匀，肿块边界清晰，肿瘤内坏死液化时可出现无回声区。较大的肿瘤会压迫肾窦引起肾积水的表现，较大的肿块向周围侵犯会引起肾被膜及周围结构破坏的征象。CDFI可在肿瘤周边或内部发现点状或条状血流信号。脉冲多普勒多显示为高速、高阻血流频谱。有肾门淋巴结转移者在肾门附近可探及低回声肿块，并可伴有患肾在呼吸时活动度受限。肾静脉及分支有瘤栓时，可见下腔静脉内等回声的瘤栓随心搏来回活动。严重者，瘤栓阻塞下腔静脉，导致下腔静脉增粗，彩色血流消失。

知识点 31：肾癌与肾柱肥大的鉴别诊断　　　　　　　　副高：掌握　正高：掌握

（1）肾柱是肾皮质向肾髓质锥体间延伸的部分，其回声强度与肾皮质相同，且与肾皮质相延续。

（2）肾柱肥大多发生于肾中上部的单个肾柱，左侧发生率高于右侧。

（3）肾柱肥大呈圆形或类圆形，但没有球体感。

（4）肾柱肥大不会引起肾形态改变或压迫肾盂引起积水。

（5）肾柱肥大的增强超声造影显示其灌注与肾皮质一致。

知识点 32：肾癌与肾脓肿的鉴别诊断　　　　　　　　　　副高：掌握　正高：掌握

（1）肾癌的超声表现为肾实质内肿块，边界清晰，一般来说肾的活动度不受限；而肾脓肿边界不如肾癌清晰，肾活动度一般明显受限。

（2）肾脓肿有高热、寒战、乏力的感染症状和腰部叩击痛的体征，而肾癌多没有这些症状和体征。

（3）肾脓肿经过抗炎治疗后体积会逐渐缩小，而肾癌不会有这种动态变化。

知识点 33：肾癌与肾上腺肿瘤或肝肿瘤的鉴别诊断　　　副高：掌握　正高：掌握

（1）肾上腺肿瘤易与肾上极肿瘤混淆，鉴别要点是肾上腺肿瘤位于肾上方、肾包膜外，与肾有较明显的界限，肿块与肾内部结构没有关系，不会引起肾内结构变形等改变。

（2）肝肿瘤易与右肾肿瘤混淆，鉴别要点是肝肿瘤位于肝包膜内，向肾凸出，呼吸时随肝一起运动；而肾肿瘤则相反，位于肾包膜内，向肝凸出，呼吸时随肾一起运动。

知识点 34：肾盂肿瘤与肾盂内凝血块的鉴别诊断　　　　副高：掌握　正高：掌握

肾盂内凝血块有时与肾盂肿瘤的回声十分相似，但凝血块一般会随体位改变而移动或排出后消失，而肾盂肿瘤没有这种现象，动态观察可以鉴别。

第五节　输尿管疾病

一、输尿管结石

| 知识点 1：输尿管结石的病理与临床表现 | 副高：掌握　正高：掌握 |

　　输尿管结石多数来源于肾，但如有输尿管狭窄、憩室等诱发因素时，尿液滞留和感染会促使发生输尿管结石。输尿管结石大多为单发，临床上多见于青壮年，男性发病率明显比女性要高。输尿管结石能引起尿路梗阻和肾积水，并危及患肾，在双侧输尿管梗阻、孤立肾的输尿管结石梗阻或一侧输尿管结石梗阻使对侧肾发生反射性无尿等情况时，可发生急性肾功能不全，严重时可使肾功能逐渐丧失。输尿管结石的大小与梗阻、血尿和疼痛的程度不一定成正比。在输尿管中、上段部位的结石嵌顿、堵塞或结石在下移的过程中，常引起典型的患侧肾绞痛和镜下血尿，疼痛可向大腿内侧、睾丸或阴唇放射，常伴有恶心、呕吐及血尿症状。输尿管膀胱壁间段最为狭小，结石容易停留。由于输尿管下段的肌肉和膀胱三角区相连，故常伴发尿频、尿急和尿痛的特有症状。

| 知识点 2：输尿管结石的超声表现 | 副高：掌握　正高：掌握 |

　　输尿管结石的声像图表现为扩张的输尿管远端团状强回声，伴后方声影。同侧的输尿管、肾盂、肾盏可伴有积水的表现。

| 知识点 3：输尿管结石的鉴别诊断 | 副高：掌握　正高：掌握 |

　　输尿管结石与输尿管肿瘤都可引起上尿路梗阻，当输尿管结石较为疏松或输尿管肿瘤伴有钙化时，两者需要鉴别。输尿管结石多见于 40 岁以下的青壮年，临床特点为绞痛，多为间歇性镜下血尿与肾绞痛并存，而输尿管肿瘤的临床表现多为无痛性肉眼血尿，病变处输尿管有增宽、饱满的改变，此外输尿管肿瘤在膀胱内也可能会发现肿瘤种植转移病灶。

二、输尿管肿瘤

| 知识点 4：输尿管肿瘤的病理与临床表现 | 副高：掌握　正高：掌握 |

　　输尿管肿瘤按肿瘤性质可分为良性和恶性。良性输尿管肿瘤包括输尿管息肉、乳头状瘤等，恶性肿瘤包括输尿管移行细胞癌、鳞状上皮癌、黏液癌等。血尿及腰痛是输尿管癌常见的症状。其中，血尿为最常见的初发症状，多数患者常为无痛性肉眼血尿，且间歇发生。疼痛可以是轻微的，少数患者由于凝血块梗阻输尿管而发生肾绞痛。如扩散至盆腔部或腹部器官，可引起相应部位持续的疼痛。

知识点 5：输尿管肿瘤的超声表现　　　　　　　　副高：掌握　　正高：掌握

输尿管内低回声肿块，肿块处的输尿管增宽、饱满，肿块以上的输尿管及肾盂多有积水的表现，位于输尿管膀胱开口处的肿瘤可表现为向膀胱内突出的低回声肿块。输尿管肿瘤早期不易被发现，微探头导管超声能够发现上尿路早期的微小肿瘤，声像图表现为输尿管管壁乳头状低回声或管壁不规则增厚，肿块向外侵犯时外壁可显示不光整，肿块可累及输尿管旁的血管，声像图上还可以显示输尿管旁淋巴结肿大的低回声结构。

第六节　膀 胱 疾 病

一、膀胱结石

知识点 1：膀胱结石的病理与临床表现　　　　　　副高：掌握　　正高：掌握

膀胱结石多由尿路梗阻继发形成，梗阻病因如前列腺增生、尿道狭窄、膀胱憩室等；也可由肾或输尿管结石排入膀胱所致，膀胱结石的临床表现为尿痛、尿急、尿频、血尿、排尿困难等。

知识点 2：膀胱结石的超声表现　　　　　　　　　副高：掌握　　正高：掌握

膀胱结石的超声表现为膀胱内多发或单发的弧形强回声，后方伴声影，转动身体时，结石会随体位改变而向重力方向移动或滚动。

知识点 3：与膀胱内凝血块的鉴别诊断　　　　　　副高：掌握　　正高：掌握

膀胱内凝血块呈片状或无特定形态的强回声，后方无声影，变换体位时形态会改变，而膀胱结石除了泥沙样结石，形态不会发生改变。

二、膀胱肿瘤

知识点 4：膀胱肿瘤的病理　　　　　　　　　　　副高：掌握　　正高：掌握

膀胱肿瘤是泌尿系统中最常见的肿瘤，发病率在男性泌尿生殖器肿瘤中仅次于前列腺癌。男性发病率明显较女性高，多见于 40 岁以上的成年人。病理上膀胱肿瘤分为上皮细胞性和非上皮细胞性 2 类。上皮细胞性肿瘤中又以移行上皮乳头状癌最多见，其余为鳞状细胞癌和腺癌。非上皮性肿瘤较少见，包括肉瘤、血管瘤、纤维瘤、嗜铬细胞瘤和畸胎瘤等。膀胱肿瘤的发病部位在膀胱侧壁及后壁最多，其次为三角区和顶部，其发生可为多中心。膀胱肿瘤可先后或同时伴有肾盂、输尿管、尿道肿瘤。

知识点 5：膀胱肿瘤的临床表现　　　　　　　　　　　　副高：掌握　正高：掌握

　　血尿为膀胱癌最常见的首发症状，85%的患者可出现反复发作的无痛性、间歇性肉眼血尿。出血量可多可少，严重时带有血块。肿瘤组织脱落、肿瘤本身以及血块阻塞膀胱内口处可引起排尿困难，甚至出现尿潴留。癌肿浸润、坏死及感染和凝血块可导致尿频、尿急、尿痛的刺激症状。膀胱肿瘤侵及输尿管口时，会引起肾盂及输尿管积水，甚至感染，而引起不同程度的腰酸、腰痛症状，如双侧输尿管口受累，可发生急性肾衰竭症状。此外，膀胱肿瘤晚期可出现恶心、食欲缺乏、发热、消瘦、贫血等恶病质表现，如转移到盆腔、腹膜后腔或直肠，可引起腰痛、下腹痛伴有向会阴部或大腿放射、直肠刺激等症状。

知识点 6：膀胱肿瘤的超声表现　　　　　　　　　　　　副高：掌握　正高：掌握

　　常见的膀胱肿瘤的超声表现多为向膀胱腔内凸出的膀胱壁肿块，呈乳头状或菜花状，中等回声或高回声，肿块基底部与膀胱壁相连，基底部可宽可窄。彩色血流图显示肿瘤的基底部有彩色动脉血流进入肿瘤。膀胱移行上皮乳头状瘤或分化较好的移行上皮乳头状癌呈中高回声的乳头状或菜花状肿块，肿块向膀胱腔内突起，膀胱肌层回声未受破坏。分化较差的乳头状癌、膀胱鳞状细胞癌及腺癌则基底较宽，肿块向肌层侵犯，肿块附着处膀胱壁层次不清。

知识点 7：膀胱肿瘤的分期　　　　　　　　　　　　　　副高：掌握　正高：掌握

　　根据声像图中移行上皮乳头状癌向膀胱壁侵犯的深度和肿瘤基底部宽阔的程度，可估计肿瘤的性质并作出分期。T_1期的肿块偏小，呈乳头状，多有蒂，边界清楚，膀胱壁局部增厚，黏膜连续性破坏，肌层回声无中断。T_2期的肿块较大，形态不规则，呈菜花样或乳头状，基底部较宽，与肌层界限不清。T_3期的肿块侵犯肌层深部，膀胱充盈时肿块多向膀胱外隆起。T_4期的肿块膀胱外界膜界限不清。

知识点 8：膀胱肿瘤与膀胱结石的鉴别诊断　　　　　　　副高：掌握　正高：掌握

　　膀胱肿瘤与膀胱结石的鉴别：膀胱肿瘤呈中低回声，当表面坏死伴钙化时也可表现为强回声后伴声影，此时要与膀胱结石鉴别，鉴别要点是改变体位时，肿瘤钙化灶不能沿重力方向移动，而膀胱结石会沿重力方向移动；此外，膀胱肿瘤内可有血流信号。

知识点 9：膀胱肿瘤与凝血块的鉴别诊断　　　　　　　　副高：掌握　正高：掌握

　　膀胱肿瘤与凝血块的鉴别：膀胱内凝血块可随着体位的变化而移动，内部没有血流信号，而膀胱肿瘤不会随体位变化移动，内部可有血流信号。

第七节 前列腺疾病

一、前列腺增生

知识点 1：前列腺增生的病理	副高：掌握 正高：掌握

良性前列腺增生（BPH），又称前列腺肥大，是老年男性的常见疾病之一，病因与性激素平衡失调有关，病理表现为腺体组织、平滑肌组织及纤维组织的增生，形成增生结节，增生的腺体压迫尿道，使尿道阻力增加。

知识点 2：前列腺增生的临床表现	副高：掌握 正高：掌握

前列腺增生的症状可以分为 2 类，一类是因前列腺增生阻塞尿路产生的梗阻性症状，如尿频、排尿无力、尿流变细、排尿缓慢、尿潴留等；另一类是尿路梗阻引起的并发症，如肾积水、尿毒症等。

知识点 3：前列腺增生时前列腺的质量及体积	副高：掌握 正高：掌握

增生的前列腺体积增大，尤以前列腺前后径增大最为重要。临床上多用前列腺的质量来确定是否存在 BPH，由于前列腺的比密为 1.00~1.05，故前列腺的质量基本等于其体积。

知识点 4：前列腺增生显著者的表现	副高：掌握 正高：掌握

前列腺增生显著者腺体呈球形增大，可向膀胱凸出。在前列腺各部位增生程度不一致时，腺体可呈不对称改变。

知识点 5：前列腺内出现增生结节的超声表现	副高：掌握 正高：掌握

前列腺内回声不均，可呈结节样改变，增生结节多呈等回声或高回声。尿道受增生结节压迫而走行扭曲。

知识点 6：前列腺内外腺比例失调的超声表现	副高：掌握 正高：掌握

前列腺增生主要是内腺增大，外腺受压变薄，内外腺比例在 2.5:1 以上。

知识点 7：前列腺内外腺之间出现结石的超声表现	副高：掌握 正高：掌握

增生前列腺的内腺、外腺之间常出现点状或斑状强回声，可呈弧形排列，后方伴声影，

也可表现为散在的点状强回声，后方不伴声影。前列腺结石多和良性前列腺增生同时发生，通常没有症状及较大的危害，但靠近尿道的结石如果较大，会对后尿道产生压迫。

知识点 8：前列腺增生的彩色血流图表现	副高：掌握　正高：掌握

彩色血流图表现为内腺血流信号增多，前列腺增生是良性病变，与正常腺体组织比较，增生组织的血供增加，因此，内腺可以见到较丰富的血流信号，在增生结节周围可见血流信号环绕。

知识点 9：前列腺增生与前列腺癌的鉴别诊断	副高：掌握　正高：掌握

前列腺增生与前列腺癌的鉴别：前列腺增生的发病部位主要位于内腺（移行区），前列腺增生结节呈圆形或类圆形，形状规则，多呈中等回声；前列腺癌的发病部位主要位于外腺（周缘区），多呈不规则低回声区。早期前列腺癌及前列腺增生合并前列腺癌鉴别较困难，可行超声引导下穿刺活检。

知识点 10：前列腺增生与膀胱颈部肿瘤的鉴别诊断	副高：掌握　正高：掌握

前列腺增生与膀胱颈部肿瘤的鉴别，关键要注意观察前列腺内部结构情况以及膀胱壁是否遭到破坏，必要时经直肠探测能更清晰地显示病变。

知识点 11：前列腺增生与慢性前列腺炎的鉴别诊断	副高：掌握　正高：掌握

前列腺增生与慢性前列腺炎的鉴别：慢性前列腺炎时前列腺大小正常或稍大，内部回声不均匀，包膜可增厚，结合临床症状或直肠指检及前列腺液化验可与前列腺增生鉴别。

二、前列腺癌

知识点 12：前列腺癌的起源	副高：掌握　正高：掌握

前列腺癌的起源有明显的区带特征，位于周缘区者约占 70%，移行区者占 20%～40%，中央区者占 8%～10%。发生于周缘区者多距包膜 3mm 内，常见于前列腺尖部、底部及侧方血管和神经穿入包膜处，这些部位较易用指尖扪及，但仍有少部分的肿瘤位于前部，距包膜较远，不易触及。前列腺癌中 95% 为腺癌，仅有 5% 的癌肿为移行上皮癌、鳞癌及未分化癌。

知识点 13：前列腺癌肿的生长方式	副高：掌握　正高：掌握

前列腺癌肿的生长方式有结节型、结节浸润型及浸润型，其比例分别为 40%、30%

及 30%。

知识点 14：前列腺癌的类型   副高：掌握   正高：掌握

根据前列腺癌被发现的方式不同，可将其分为潜伏型、偶发型、隐匿型及临床型。

知识点 15：前列腺癌的临床表现   副高：掌握   正高：掌握

前列腺癌早期无明显症状。随着病情的发展，当癌肿引起膀胱颈及后尿道梗阻时可出现尿频、尿急、尿潴留、血尿及排尿疼痛等症状。前列腺癌发生转移时，表现为腰背痛、消瘦、无力、贫血等。

知识点 16：前列腺癌的组织学类型   副高：掌握   正高：掌握

（1）小腺泡型：癌细胞表现为形态一致的小圆形细胞或立方细胞，排列为单层、小腺泡状，密集分布。

（2）大腺泡型：癌细胞体积较前者大，呈立方状或矮柱状，多数具有透明的胞质，细胞的异型性不明显，排列成与良性前列腺增生相似的腺样结构，但是呈单层排列，无基底细胞，缺乏正常的扭曲和锯齿状结构特点。

（3）筛状型：癌细胞的异型性较前者明显，排列成不规则的上皮细胞团块，其中出现多数圆形或卵圆形的小囊腔，呈筛孔状。

（4）实体型：癌细胞异型性明显，呈实性巢、索状排列，浸润于间质中。

知识点 17：前列腺癌的分级   副高：掌握   正高：掌握

当前列腺癌诊断确立后，就必须从癌的分级及分期中寻找影响预后的因素。一种好的分级方法对于判断预后有很大帮助。前列腺癌的分级方法很多，但大多数的分级方法很难广泛被接受。目前临床上使用较多的有 Gleason 分级和 Mostofi 分级系统等。

知识点 18：前列腺癌的分期   副高：掌握   正高：掌握

前列腺癌的临床分期方法较多，目前尚不统一，目前国内外公认的前列腺癌分期标准是 2003 年修改的国际抗癌联盟（UICC）和美国肿瘤联合会（AJCC）联合制定的 TNM 分期法。

知识点 19：前列腺癌的二维超声表现   副高：掌握   正高：掌握

前列腺癌 70% 发生于周缘区。早期前列腺癌的声像图往往仅显示周缘区的低回声结节或等回声结节，边界清晰或不清晰，形态欠整齐。病灶向外生长，可超过包膜，进入前列腺周围脂肪组织。部分前列腺癌灶内有钙化征象。由于经腹壁、经会阴前列腺检查的探头频率低，难以发现较早期的前列腺癌，因此，以上表现主要是通过经直肠超声获得的。中、晚期前列腺癌的声像图容易识别，表现为前列腺内部回声不均匀，边界不整齐、高低不平，甚至包膜不完整，左右不对称。晚期前列腺癌可侵犯精囊、膀胱、直肠等。

知识点 20：前列腺癌的彩色多普勒表现	副高：掌握　正高：掌握

彩色血流图在一部分前列腺癌显示为低回声结节处彩色血流信号明显增加，当患者前列腺特异抗原（PSA）增高，而声像图正常时，如果彩色多普勒检查发现非对称性和异常血流则提示有前列腺癌的可能性，进一步做前列腺穿刺活检能帮助确诊。

知识点 21：与膀胱颈部肿瘤的鉴别诊断	副高：掌握　正高：掌握

膀胱颈部癌可侵入前列腺，前列腺癌也可侵犯膀胱，向膀胱内生长，此时两者须鉴别。鉴别要点是膀胱癌自膀胱向腺体内侵犯，而前列腺癌自腺体外后侧向前延伸；膀胱颈部肿瘤 CDFI 多能发现一支滋养血管，而前列腺癌少有这种典型的图像；此外血清 PSA 检查也有助于两者的鉴别。

第七章 胃 肠

第一节 解剖概要

| 知识点1：食管的解剖 | 副高：掌握 正高：掌握 |

食管位于脊柱前方，上起自第 6 颈椎下缘平面与咽相续，下接胃的贲门，全长约 25cm，依其行程可分为颈部、胸部和腹部 3 段。食管全程有 3 处狭窄：第一狭窄位于食管和咽的连接处；第二狭窄位于食管与左主支气管交叉处；第三狭窄为穿经膈肌处。食管壁具有消化道典型的 4 层结构，即黏膜层、黏膜下层、肌层和外膜组成，厚度仅为 0.3~0.6cm。

| 知识点2：胃的解剖 | 副高：掌握 正高：掌握 |

胃是消化道最膨大的部分，有强有力的伸缩力，其容量大小随内容物的多少而不同。当特别充盈时，可下垂达脐或脐以下，在极度收缩时（饥饿时）可缩成管状。胃有两壁（前壁和后壁）、两缘（上缘为凹缘，较短，朝向右上方，称为胃小弯，其最低点有较明显的弯角称为角切迹；下缘为凸缘，较长，朝向左下方，称为胃大弯）和两个口（胃与食管连接处的入口为贲门，食管左缘与胃大弯所成的锐角称为贲门切迹；胃的下端连接十二指肠的出口称为幽门）。胃大部分位于上腹部的左季肋区，靠近贲门的部分称为贲门部，贲门平面以上向左上方膨出的部分称为胃底，角切迹右侧至幽门的部分称为幽门部，临床上常称为胃窦。在幽门部的胃大弯侧有一个不太明显的浅沟，称为中间沟，此沟将幽门部分为左侧的幽门窦和右侧更为缩窄的幽门管。胃底和幽门部之间的部分称为胃体。胃壁由黏膜层、黏膜肌层、黏膜下层、肌层和浆膜层 5 层构成。肌层由 3 层平滑肌构成，外层纵行，中层环行，内层斜行，其中环行肌最发达，在幽门处增厚形成幽门括约肌。

| 知识点3：小肠的解剖 | 副高：掌握 正高：掌握 |

小肠是消化道中最长的一段，成人全长 5~7m，是食物消化、吸收的主要部位。上起自幽门，下至右髂窝，并与大肠相接，分为十二指肠、空肠和回肠 3 部分。十二指肠是幽门和十二指肠悬韧带之间的小肠，长 25~30cm，呈"C"形，包绕胰头，是小肠最粗和最固定的部分，分为 4 部分：球部、降部、水平部及升部。在十二指肠降部的后内侧壁上有胆总管和胰管的共同开口，胆汁和胰液由此流入小肠。空肠约占空回肠全长的 2/5，主要占据腹膜腔的左上部；回肠占空回肠全长远侧 3/5，一般位于腹膜腔的右下部。空肠和回肠之间

并无明显的界限，在形态和结构上的变化是逐渐改变的，并借助于小肠系膜固定于腹膜后壁。

知识点 4：大肠的解剖   副高：掌握   正高：掌握

大肠全长约 1.5m，起自右髂窝，止于肛门，分为盲肠、阑尾、结肠和直肠，主要功能是吸收水分，将不消化的残渣以粪便的形式排出体外。

知识点 5：盲肠的解剖   副高：掌握   正高：掌握

盲肠长 6~8cm，是大肠的起始部，位于右髂窝内，下端游离呈囊袋状，左接回肠，上通升结肠。盲肠与回肠交界处，有突向盲肠腔内的上、下两片唇状瓣，称为回盲瓣。

知识点 6：阑尾的解剖   副高：掌握   正高：掌握

阑尾开口于回盲瓣下方的盲肠内后壁，末端游离，呈细长蚯蚓状盲管，长 7~9cm，位置多变异，常见位置有回肠前或后位、盲肠下位、盲肠后位及盆腔后位等。

知识点 7：结肠和直肠的解剖   副高：掌握   正高：掌握

结肠分为升结肠、横结肠、降结肠、乙状结肠 4 部分，围绕在腹腔边缘形成方框，空肠和回肠盘踞其内。升结肠是盲肠向上延续的部分，至肝右叶下方转向左侧形成横结肠。横结肠左端行至脾下后，折向下行至左髂嵴处的部分称为降结肠。左髂嵴平面以下至第 3 骶椎上缘的一段结肠称为乙状结肠，位于下腹部和小骨盆腔内，借助乙状结肠系膜连于后腹壁，肠管弯曲，有一定的活动度。直肠接续乙状结肠，走行于骶骨和尾骨前方，穿盆膈而终于肛门，全长 15~16cm。盆膈以上部分称为直肠盆部，以下部分称为直肠肛门部或肛管。男性直肠前方与膀胱、精囊、输精管及前列腺相邻；女性直肠前方与子宫及阴道后壁相邻，直肠后方与骶骨、尾骨相邻。直肠由外纵、内环两层平滑肌构成。环行肌在肛管处特别增厚，形成肛门内括约肌。围绕肛门内括约肌的周围有横纹肌构成的肛门外括约肌，括约肌收缩可阻止粪便的排出。

第二节 超声检查技术

知识点 1：胃肠超声检查前患者的准备   副高：掌握   正高：掌握

检查前一日晚餐进清淡软食，不宜食动物油脂类及易产气的食物。禁食 8~12 小时，必要时采取洗胃或服用缓泻药的方法清理胃肠道。超声检查宜在 X 线胃肠造影或纤维镜检查之前进行。急腹症患者不必受以上限制。

知识点2：胃超声扫查（经腹壁胃充盈扫查）前患者的准备

副高：掌握 正高：掌握

胃超声扫查（经腹壁胃充盈扫查）前，需空腹饮水 500~800ml 或服用胃肠口服声学造影剂 400~600ml。临床怀疑胃肠梗阻、穿孔、胰腺炎者禁忌口服造影剂。

知识点3：结肠超声检查（经腹壁/结肠充盈扫查）前患者的准备

副高：掌握 正高：掌握

（1）检查前排便。

（2）乙状结肠及直肠上段检查可嘱受检者充盈膀胱。

（3）需保留灌肠者，检查前一日晚餐进流食，睡前服轻泻药，晨起排便，清洁灌肠。

（4）灌肠用 38℃生理盐水 800~1500ml，或采用按比例稀释的胃肠声学造影剂。液体量可根据病变部位、体型、梗阻程度增减。

知识点4：胃肠超声检查时的体位

副高：掌握 正高：掌握

一般取仰卧位、左侧卧位、右侧卧位、半坐卧位。

知识点5：胃肠超声检查时的仪器选用

副高：掌握 正高：掌握

选用高分辨力实时超声诊断仪。探头一般选用凸阵、线阵式，经腹超声频率一般用 3~5MHz，小儿、瘦长体型或浅表区域扫查可选用 5~7MHz 或更高频率的探头。消化道内镜超声需要特殊的设备和探头。

知识点6：食管的超声检查方法

副高：掌握 正高：掌握

（1）颈段：经颈部于左叶甲状腺的深方、气管旁横断找到食管短轴，旋转探头 90°探查。

（2）下段：剑突下探头纵切探查肝左叶深方，于膈下观察食管与胃的连接处。

知识点7：胃肠超声的空腹常规筛选检查方法

副高：掌握 正高：掌握

按照胃肠在腹壁的体表投影，经腹壁对胃、小肠和大肠区域做空腹常规探查。扫查时可按解剖分区行"割草坪"式扫查，然后对可疑区域进行重点检查。

知识点8：胃肠超声的胃充盈检查方法

副高：掌握 正高：掌握

嘱患者饮水或口服超声造影剂 500~600ml。然后，依次采用左侧卧位、仰卧位、坐位

（或站立位）、右前斜位、右侧卧位，对贲门、胃底、胃体、胃窦、幽门和十二指肠做系统观察。

知识点9：胃肠超声的结肠灌肠经腹检查方法　　副高：掌握　正高：掌握

结肠灌肠经腹检查（少用）：清洁灌肠后，患者取右侧卧位，经肛门置管；然后取仰卧位，灌注 37.5~38.0℃生理盐水 1500ml，沿直肠、乙状结肠向上直至盲肠按逆行顺序做结肠的经腹超声检查。液体量可根据部位、体型适当增减。

知识点10：胃肠超声直肠扫查法的检查方法　　副高：掌握　正高：掌握

（1）旋转式直肠内超声检查：采用旋转式带水囊的直肠探头，自上而下地进行直肠腔内扫查，主要适用于整个直肠和肛管的黏膜、黏膜下组织及周围结构的扫查，可用于观察肿瘤对直肠壁的浸润程度，准确判断肿瘤侵犯的部位及大小。

（2）端扫式超声检查：直肠探头和双平面直肠探头也可用于直肠壁及直肠周围结构扫查，但观察范围不够全面，一般重点用于前列腺检查。

（3）直肠内放置水囊经腹超声检查：从肛门放入连接胶管的乳胶囊，经胶管向囊内注水，同时排净气体，将水囊充盈后持探头在小腹区对直肠及周围结构进行扫查，主要用于检查直肠癌和黏膜下或周围的病变以及前列腺病变，患者检查前应充盈膀胱。

知识点11：胃肠超声检查的注意事项　　副高：掌握　正高：掌握

（1）采用"边扫查观察、边适当加压"的胃肠扫查技巧。根据正常胃肠具有管壁柔软、层次结构清晰、管腔张力低（含气液）、可压闭等诸多特点，采用这种特殊技巧，比较容易发现胃肠道包括阑尾的炎症、肿瘤、梗阻等许多种疾病。

（2）注意对肠管长轴和短轴的不同方向进行扫查，避免遗漏较小的病变。

（3）不时地嘱患者吸气鼓腹配合，目的在于判断该段肠腔内气液流动、肠管之间或肠管与腹膜间有无粘连，鉴别肿物位于腹膜腔内抑或腹膜后（腹膜后肿物出现"越峰征"）。

第三节　正常超声表现

知识点1：正常胃肠声像图的共同特征　　副高：掌握　正高：掌握

（1）胃肠层次结构：正常胃肠壁层次结构清晰、连续性良好，厚度均匀，管壁无异常增厚、结节或肿物隆起，表面不应出现异常凹陷，如溃疡，且管壁回声无异常减低或增强。

（2）可压缩性：正常管壁柔软，管腔张力低，管腔可以压闭而无压痛，管腔无扩张、局部狭窄、变形或移位，腔内无潴留。

（3）胃肠蠕动：正常胃肠有生理性蠕动。

知识点2：胃的正常超声声像图表现 　　　　副高：掌握　正高：掌握

空腹时胃的声像图随其潴留液多少、收缩状态及断面部位的不同而各异，可表现为"月牙形""马鞍形"及椭圆形，其中心部强回声为腔内气体、黏液及内容物的混合回声，若胃内有大量气体时，后方常伴有"不清洁"声影。中心强回声与周围强回声之间的低回声带是正常胃壁回声。

造影剂充盈后的胃壁层次结构完整，5层结构清晰可见：3条强回声线和两条低回声线呈平行相间排列。从黏膜面起，第1层强回声线为黏膜层与腔内液体产生的界面回声；第2层低回声线是黏膜肌层；第3层强回声线是黏膜下层；第4层低回声线是肌层；第5层强回声线为浆膜层与周围组织之间产生的界面回声。

自黏膜面第1层强回声线至浆膜面第5层强回声线之间的距离代表了胃壁的厚度。正常充盈时胃壁厚度3~5mm。成人胃幽门部胃壁厚度<6.0mm，小儿或新生儿<4.0mm。

知识点3：十二指肠的正常超声声像图表现 　　　　副高：掌握　正高：掌握

（1）球部：位于胆囊左后方、胰头部的头侧。幽门开放时可见液体充盈，呈三角形或椭圆形。

（2）降部：位于胰头外侧。当肠管充盈时，有时可见胆总管末端开口的乳头部。

（3）水平部：腹部正中或正中旁纵断面上位于腹主动脉和下腔静脉的腹侧、胰头的足侧，通过肠系膜上动脉与腹主动脉的夹角。

（4）升部：较短，不易获得较理想的充盈图像。

知识点4：充盈状态下正常空肠、回肠管腔的表现 　　　　副高：掌握　正高：掌握

充盈状态下，正常空肠、回肠管腔<3cm，管壁厚度<2mm。肠管张力低，蠕动活跃。肠管无蠕动、蠕动亢进伴有逆蠕动均属异常。

知识点5：空肠的正常超声声像图表现 　　　　副高：掌握　正高：掌握

空肠体表投影分布在左上腹和中腹部。液体充盈时，空肠长轴断面可见黏膜的环状皱襞呈密集的梳形排列。当肠梗阻时，肠管扩张、皱襞水肿，出现"琴键征"。

知识点6：回肠的正常超声声像图表现 　　　　副高：掌握　正高：掌握

回肠体表投影主要位于中下腹和右下腹，靠近盲肠（回盲部）和乙状结肠。黏膜面环状皱襞稀少，长轴断面相对平坦，与空肠有所区别。

知识点 7：结肠的正常超声声像图表现　　　　副高：掌握　正高：掌握

升结肠、横结肠、降结肠、乙状结肠在腹壁的体表投影大致呈"门框样"分布。将探头沿结肠长轴方向滑动扫查，很容易找到特征性的结肠声像图，即成串排列的强回声团并伴有声影。每个强回声团代表了结肠袋内含气的肠内容物。结肠袋内也可为有回声的液体充盈。结肠袋之间的低回声细小间隔代表着半月襞。结肠壁很薄且柔软、回声较低，不易清晰显示，充盈状态下其厚度一般<3mm，空虚时<5mm。黏膜面光滑，这一点与小肠不同。结肠管腔张力低，有较大的可压缩性，腔径一般<3.5cm。

第四节　胃　溃　疡

知识点 1：胃溃疡的病理　　　　副高：掌握　正高：掌握

胃溃疡是消化道最常见的疾病之一。溃疡多位于胃小弯或胃窦部，多为单发，直径多在 2cm 以内。发病年龄多在 20~50 岁，男性多于女性。

知识点 2：胃溃疡的临床表现　　　　副高：掌握　正高：掌握

胃溃疡的临床表现为进食后上腹部疼痛、反酸、嗳气等症状。病情呈慢性经过，易反复发作，可并发呕血、便血、幽门梗阻及急性胃穿孔等。

知识点 3：胃溃疡的超声表现　　　　副高：掌握　正高：掌握

（1）胃壁局限性轻度增厚，厚度一般不超过 1.0cm，范围<5.0cm。其黏膜面局限性中断，出现凹陷，形态规则，底部光滑，呈"陷坑"样。除凹陷处局部层次可消失外，其余胃壁层次清晰。

（2）增厚的胃壁呈低回声，表面或凹陷内可附着点状强回声，不随蠕动波影响而消失。

（3）较大溃疡的凹陷可突出胃壁。部分凹陷边缘可见黏膜皱襞隆起、聚集，称"黏膜纠集征"，此征具有诊断意义。

（4）胃蠕动多较正常，仅在巨型溃疡时局部胃壁蠕动减弱。

（5）当连续超声观察发现溃疡凹陷不规则扩大、进展迅速或凹陷缩小，而周围隆起明显增厚、范围扩大、形态不规则时，应高度警惕溃疡恶变。

知识点 4：胃溃疡与溃疡型胃癌的鉴别诊断　　　　副高：掌握　正高：掌握

良性胃溃疡与溃疡型胃癌的超声鉴别

	良性胃溃疡	溃疡型胃癌
溃疡形状	陷坑状	火山口状
溃疡特点	腔外型、规则	腔内型、不规则
溃疡口	光滑、口底一致	口小、底大
溃疡底部	回声强、平滑	回声低、不平整
周缘形态	城墙状、匀称	堤坡状、不匀称
周缘壁厚	一般<15mm	多数>15mm
隆起壁回声	较强、均质	较低、不均质
黏膜纠集征	有	无
桥征	有	无
蠕动跳跃	一般没有	均有
周围浸润	少	多见
远处转移	无	有

知识点5：胃溃疡与糜烂性胃炎的鉴别诊断 副高：掌握 正高：掌握

胃溃疡与糜烂性胃炎鉴别：前者胃壁局限性增厚，黏膜面不完整、凹陷，呈"陷坑"样；后者病变广泛，胃壁结构完整，故容易鉴别。

第五节 肠道肿瘤

一、小肠肿瘤

知识点1：小肠肿瘤的病理 副高：掌握 正高：掌握

小肠肿瘤是指从十二指肠起到回盲瓣止的小肠肠管所发生的肿瘤。其中恶性肿瘤主要有腺癌、恶性淋巴瘤、类癌及间质肉瘤等，良性肿瘤主要有间质瘤、脂肪瘤及腺瘤等。小肠越向远端，肿瘤的发生率越高，以回肠最多见，其次为空肠，十二指肠最少。但是就单位小肠黏膜面积发生率而言，十二指肠肿瘤的发生率最高。

知识点2：小肠肿瘤的临床表现 副高：掌握 正高：掌握

小肠肿瘤的临床表现为不同程度的腹痛、腹部包块、肠梗阻等，部分患者大便潜血阳性或排黑粪。如转移至腹膜则有腹水。超声检查一般用于出现高位梗阻症状，如呕吐、腹痛的患者，饮水或口服造影剂有助于超声观察。

知识点 3：小肠肿瘤直接征象的超声表现	副高：掌握 正高：掌握

小肠肿瘤的直接征象主要表现为可移动性腹部包块，以低回声多见，亦可为中强水平回声，内部回声与组织学类型无明显关系。若为恶性淋巴瘤则表现为小肠壁全周性增厚，呈低回声或弱回声，类似"假肾征"或"靶环征"；间质瘤横断面多为圆形或不规则形，包膜完整，边界清楚，内部呈均匀性低回声或等回声；间质肉瘤体积多>5cm，内部回声不均匀或坏死液化表现为无回声区。

知识点 4：小肠肿瘤间接征象的超声表现	副高：掌握 正高：掌握

（1）肠道梗阻征象：肿物所在部位以上肠道扩张、液体和内容物滞留及肠道积气现象。

（2）胆道梗阻征象：其特点为胰管和胆总管下段明显扩张，胆囊增大而肝内胆管仅轻度扩张或无扩张。

（3）肠系膜上动静脉推移现象：见于十二指肠水平部肿瘤。

（4）周围淋巴结和远隔脏器转移征象。

知识点 5：小肠肿瘤的鉴别诊断	副高：掌握 正高：掌握

小肠肿瘤需与肠系膜和大网膜的肿瘤鉴别，单凭声像图既不能定位，也不能定性。小肠 X 线造影和血管造影有助于肿瘤定位，诊断肿瘤的组织来源和良恶性可在超声引导下穿刺活检。

二、大肠肿瘤

知识点 6：大肠肿瘤的病理	副高：掌握 正高：掌握

大肠癌是大肠黏膜上皮起源的恶性肿瘤，可发生于结肠的任何部位，以直肠、乙状结肠和直肠与乙状结肠交界处最为常见。从流行病学观点来看，结肠癌的发病可能与环境、遗传有关，肠道的其他慢性炎症也有癌变的可能，如溃疡性结肠炎，有 3%~5% 癌变。经腹超声发现的大肠癌多属中、晚期。

知识点 7：结肠癌的种类	副高：掌握 正高：掌握

根据肉眼所见，结肠癌可分为：①巨块型，呈菜花样肿物，突向肠腔内，表面伴有溃烂、出血、继发感染及坏死。②溃疡型，多为周围隆起而中央凹陷的溃疡，此型出现梗阻症状较晚。③狭窄型，癌肿沿黏膜生长蔓延，使肠腔呈环状狭窄，此型易导致肠梗阻。实际上临床以混合型多见，但以其中一种类型为主。

知识点 8：结肠癌的临床表现	副高：掌握 正高：掌握

结肠癌的浸润和转移有直接扩散、淋巴转移、血行转移及腹腔种植等途径。临床表现为便血、排便习惯改变、腹部包块等。较晚期的患者可合并梗阻症状，如腹痛、便秘、腹胀、呕吐和肠蠕动亢进等，有时可见肠型。严重者可出现腹水、肝大、黄疸、左锁骨上窝淋巴结肿大等，均属晚期表现。

知识点9：大肠肿瘤超声声像图的基本特征 　　　　副高：掌握　正高：掌握

（1）肠壁增厚：表现为肠壁不均匀增厚或向腔内、腔外生长的不规则肿块，多呈"假肾征"或"靶环征"表现。

（2）肠腔狭窄：由于癌肿在肠壁呈环形浸润生长，致肠腔狭窄、变形，其肠腔显示如"线条状"改变。

（3）肿瘤回声：肿瘤一般呈低回声或强弱不均的实质性回声，多伴有较丰富的血流信号。

（4）梗阻征象：肿物部位近端肠管扩张、内容物滞留。根据肿瘤浸润生长方式以及狭窄程度的不同，分为不完全性或完全性肠梗阻。

（5）其他征象：肿瘤部位肠管僵硬，肠蠕动消失。

（6）肿瘤转移征象：局部系膜淋巴结肿大和（或）肝等器官内转移灶。

知识点10：大肠肿瘤超声声像图的分型 　　　　副高：掌握　正高：掌握

（1）肠内肿块型：肿瘤呈局限性隆起，向腔内突起，表面不规则或呈菜花状，肿块与肠壁相连，周围肠壁多正常。

（2）肠壁增厚型：不均匀增厚的肠壁呈低回声，包绕肠腔含气内容物，即显示为"靶环征"。斜断面扫查呈"假肾征"。

（3）肠外肿块型：肿瘤向管腔外生长浸润，管腔受压、狭窄、变形不明显。

（4）混合型：肿瘤向腔内凸出，并侵犯肠壁全层，向浆膜外生长浸润，无包膜，边界不清。

知识点11：与结肠间质肉瘤的鉴别诊断 　　　　副高：掌握　正高：掌握

肿瘤可向肠腔内或肠腔外生长。肿物一般较大，直径多>5.0cm，形态规则或不规则的瘤体内可见大片液化坏死区，溃疡深大而不规则，肿瘤内可发生假腔。结肠间质肉瘤易发生肝和周围淋巴结转移。

知识点12：与结肠恶性淋巴瘤的鉴别诊断 　　　　副高：掌握　正高：掌握

结肠恶性淋巴瘤以回盲部最多见，表现为肠壁增厚或形成肿块，呈弱回声，透声性较好。

肠结核好发部位在回盲部。增殖型肠结核由于极度增生的结核性肉芽肿和纤维组织使肠壁呈瘤样肿块，声像图显示为肠壁局限性增厚、边缘僵硬、管腔狭窄及变形，与结肠肿瘤容易混淆。鉴别诊断除结合病史、体征以及其他检查资料进行分析外，X 线钡剂灌肠对肠结核的诊断具有重要价值。

第六节　急性阑尾炎

急性阑尾炎是外科最常见的急腹症之一。诊断主要依靠临床症状（发热、转移性右下腹痛、呕吐等）、体征（右下腹/麦氏点压痛、反跳痛、肌紧张）及实验室检查（白细胞计数、中性粒细胞计数增高）。依据其病理改变分为单纯性阑尾炎、化脓性阑尾炎和坏疽性阑尾炎。

正常阑尾超声不易显示。正常阑尾纵断面呈盲管状结构，横断面呈同心圆形，管壁层次清晰，柔软并可压缩。外径<7mm［平均（4.5±1.0mm）］。

阑尾炎的声像图表现：

（1）阑尾肿胀，外径成人≥7mm，儿童≥6mm，阑尾壁厚≥3mm。加压时管腔不可压缩，局部压痛明显。

（2）纵断面呈盲管状结构，盲管另一端与盲肠相连，横断面呈圆形或同心圆形，中央无回声区代表积液或积脓。

（3）单纯性阑尾炎时，阑尾层次结构比较清晰、完整；黏膜界面回声或其他层次中断或消失以及阑尾形状不规则、不对称，代表溃疡、坏死甚至穿孔；阑尾周围可以伴有低-无回声区，代表积液或积脓。

（4）阑尾腔内可伴有粪石样强回声，后方伴声影。粪石嵌顿于阑尾根部时阑尾根部增粗伴有腔内积液（脓）征象。偶见阑尾腔内积气。

（5）间接征象：①阑尾系膜脂肪增厚或阑尾周围覆盖厚层网膜脂肪组织，不可压缩并伴有压痛，为感染引起的炎性脂肪组织。②患儿常伴有肠系膜淋巴结肿大。③相邻回肠/盲肠黏膜增厚。

（6）CDFI：多普勒能量图可以发现位于浅表的阑尾和炎性脂肪血流信号增加而有助于诊断，腔内张力过高、坏疽性阑尾炎和深部阑尾炎可无血流信号出现。

发炎的阑尾与含液的肠管进行鉴别：肠管管腔内径较大，可压闭，动态观察可见蠕动及环状皱襞，并与上、下端肠管连通。

知识点 4：阑尾穿孔时与各种急腹症的鉴别诊断	副高：掌握　正高：掌握

（1）右侧异位妊娠或黄体囊肿破裂：患者为育龄女性，异位妊娠者多有停经史，无转移性右下腹痛；无回声或混合回声包块以盆腔内为主，液体较多时无回声区出现在右结肠外侧沟及其他部位；穿刺可吸出不凝血液。

（2）胆囊或上消化道穿孔：主要表现为穿孔部位有不规则的囊性或囊实性包块，压痛明显，而阑尾部位无明显包块；前者有胆囊结石病史，后者超声检查或立位 X 线透视均可见右膈下游离气体。

第七节　肠　套　叠

知识点 1：肠套叠的病理	副高：掌握　正高：掌握

一段肠管套入相连接的另一段肠管内称为肠套叠。本病是常见的小儿外科急症，其发病率在儿童肠梗阻中占首位，多在 2 岁之内发生，成人较少见。一般为近侧肠管套入远侧肠管。远侧套入近侧者罕见。套叠处形成 3 层肠壁：外壁称为鞘部；套入部由反折壁与最内壁组成。鞘部的开口处为颈部，套入部前端为顶部。套入的肠管常因血管受压而发生充血、水肿、肠壁增厚，甚至坏死。肠套叠的类型最多见的是回盲型；其次为回结型；回回型、结结型较少。无论哪种类型，几乎都导致肠梗阻。

知识点 2：肠套叠的临床表现	副高：掌握　正高：掌握

腹痛、呕吐、血便、腹部包块是肠套叠的主要临床表现。腹痛为突然发生，间歇性反复发作，发作时常呕吐。发作数小时内多数患者排果酱样黏液便。体检时腹部可扪及活动性包块。肠套叠发病 1 日后多数患者出现完全性肠梗阻的表现。

知识点 3：肠套叠的超声表现	副高：掌握　正高：掌握

声像图表现为沿肠管长轴见局部呈多层低回声和中等回声相间的结构，即"套筒征"，短轴切面呈"同心圆征"或"靶环征"。在成年人应注意套入的肠管壁有无肿瘤等异常回声。CDFI 有助于显示套叠肠管壁和系膜的血流信号及改变。完全缺乏血流信号提示肠壁缺血坏死。

知识点 4：肠套叠的鉴别诊断	副高：掌握　正高：掌握

肠套叠主要应与肠道肿瘤鉴别。后者起病慢，病程相对较长，声像图多数表现为"假肾征"，边缘欠规整，很少有"同心圆征"。对成年人肠套叠，要特别注意是否合并肿瘤。

此外，有时排空的胃窦部也可呈现为"同心圆征"，但是这种征象多为暂时性的，不固定，动态观察可随蠕动消失。

第八节 肠 梗 阻

知识点1：肠梗阻的病理与临床表现	副高：掌握　正高：掌握

肠梗阻是指肠腔内容物由于病理因素不能正常运行或通过肠道时发生障碍，是常见而严重的急腹症之一。肠粘连是小肠梗阻最常见的原因，肿瘤是导致结肠梗阻最常见的原因。其典型临床表现为腹痛、呕吐、腹胀、停止排气、排便。腹痛特点多为间歇性、发作性绞痛，麻痹性肠梗阻可以无腹痛。由发作性转为持续性腹痛，应考虑绞窄性。持续性疼痛多为血管因素所致，由持续性转为"缓解"应考虑肠坏死。

知识点2：肠梗阻的种类	副高：掌握　正高：掌握

肠梗阻可分为机械性肠梗阻（非绞窄性、绞窄性）和麻痹性肠梗阻两类，还可分为完全性肠梗阻和不完全性肠梗阻。

知识点3：肠梗阻的超声表现	副高：掌握　正高：掌握

（1）梗阻近端肠管显著扩张，其内大量液体充盈。小肠梗阻时，小肠内径多>3.0cm；结肠梗阻时，结肠内径多>5.0cm。立位或坐位纵行扫查时可见"气液分层征"。

（2）梗阻近端肠管蠕动频繁、亢进，蠕动波幅度增大，伴有肠内液体往复流动以及"气过水征"。梗阻局部肠蠕动减弱或消失，麻痹性肠梗阻肠蠕动亦减弱或消失。

（3）肠壁改变：肠襻纵断面黏膜皱襞清晰，可伴有水肿增厚，表现为"琴键征"或"鱼刺征"。肠襻弯曲扭转可形成"咖啡豆征"。

（4）绞窄性肠梗阻的动态变化：①肠蠕动由增强迅速减弱，以至完全消失。②由肠间无或少量积液征象，逐渐转为肠间大量积液。

（5）提示肠梗阻原因的特殊声像图征象：①梗阻末端强回声团提示巨大结石、各类粪石引起的梗阻或蛔虫性肠梗阻。②梗阻末端低回声团块提示肠管病变，如肿瘤、克罗恩病等。③沿肠管长轴呈多层低回声和中等回声相间的结构即"套袖征"，短轴切面呈"同心圆征"，提示肠套叠。④肠壁均匀性显著增厚，回声减低，内部血流信号明显减低且发病急速者，提示肠系膜血管阻塞。⑤阴囊内、腹壁内见到肠管回声是肠管疝出或嵌顿的佐证。⑥腹腔内见到闭襻状肠管扩张，提示肠扭转或粘连。

知识点4：肠梗阻的鉴别诊断　　　　　　　　　　　　　　副高：掌握　正高：掌握

超声检查一般不易诊断肠梗阻的病因，但肠套叠或肠肿瘤等导致肠梗阻时有特殊征象。例如，肠套叠时横断面声像图呈多层"同心圆征"。当肿瘤导致梗阻时，可见肠壁增厚，肠腔回声偏离中心或呈"假肾征"。蛔虫如扭结成团可以堵塞肠腔，患者以少年和儿童居多，有蛔虫病史，声像图上小肠扩张可不严重，但可显示线团状的蛔虫征象。

第八章 肾 上 腺

第一节 解 剖 概 要

| 知识点1：肾上腺的位置 | 副高：掌握 正高：掌握 |

肾上腺是腹膜后器官，位于双侧肾的内上方，左右各一，相当于第1腰椎椎体与第11肋水平，左侧略低于右侧。正常肾上腺长4.0~6.0cm，宽2.0~3.0cm，厚0.2~0.8cm。右侧肾上腺呈三角形，部分位于下腔静脉后方、膈肌脚前方、肝右叶内侧。左侧肾上腺呈半月形，位于主动脉外侧、胰尾后上方。肾上腺表面被覆一层薄的包膜，周围为脂肪组织。

| 知识点2：肾上腺的解剖 | 副高：掌握 正高：掌握 |

肾上腺是人体内重要的内分泌器官。在显微镜下，肾上腺组织由外向内分为被膜、皮质和髓质3层。肾上腺皮质和髓质在发生、结构与功能上均不相同，实际上是两种内分泌腺。皮质来自体腔上皮（中胚层），髓质与交感神经系统相同，来源于神经冠（外胚层）。在胎儿期皮质和髓质相互靠近，形成肾上腺。肾上腺皮质较厚，位于表层，约占成人肾上腺的90%，皮质的外层呈鲜黄色，内层为红棕色，髓质呈灰色。肾上腺皮质由外向内分为球状带、束状带和网状带。其中，球状带细胞分泌盐皮质激素，主要是醛固酮，调节电解质和水盐代谢；束状带细胞则分泌糖皮质激素，主要是皮质醇，调节糖、脂肪和蛋白质的代谢；网状带细胞分泌性激素。肾上腺髓质由交感神经细胞和嗜铬细胞组成，分泌去甲肾上腺素和肾上腺素。

| 知识点3：肾上腺的血供方式 | 副高：掌握 正高：掌握 |

肾上腺的血供非常丰富，肾上腺上动脉、肾上腺中动脉、肾上腺下动脉分别来自膈下动脉、腹主动脉和肾动脉。肾上腺动脉进入被膜后，分支形成动脉性血管丛，其中大部分分支进入皮质，形成窦状毛细血管网，并与髓质毛细血管沟通。少数小动脉分支穿过皮质直接进入髓质。肾上腺静脉不与动脉伴行，主要以静脉窦的形式分布于肾上腺皮质和髓质，回流的小静脉注入中央静脉。右侧肾上腺中央静脉直接注入下腔静脉，左侧肾上腺中央静脉则注入左肾静脉。

第二节　超声检查技术

知识点 1：肾上腺超声检查前患者的准备　　　　副高：掌握　正高：掌握

晨起空腹检查最宜，以减少胃内容物引起的过多气体干扰；对于腹部胀气或便秘患者，检查前一日晚还应进食清淡饮食，睡前服用缓泻药，当日晨起空腹并排便后进行超声检查。

知识点 2：肾上腺超声检查时患者的体位　　　　副高：掌握　正高：掌握

正常肾上腺由于位置深、组织薄，一般在声像图上不易显示，不同的探测体位，需要使用不同的探测手法。肾上腺的探测体位常采取仰卧位、侧卧位和俯卧位。

知识点 3：肾上腺超声检查时仪器的选用　　　　副高：掌握　正高：掌握

应用腹部超声诊断仪。成人常用 3.5MHz 探头；肥胖者可适当降低探头频率，选用 2.5MHz 探头；体瘦或少年儿童，可选用 5MHz 探头；新生儿可选用 7.5MHz 探头。弧形凸阵探头因具有较宽阔的深部视野，常被用于肾上腺的探测。

知识点 4：肾上腺超声检查时仪器的调节　　　　副高：掌握　正高：掌握

超声探测时为获取满意的图像质量需进行仪器设置调节。二维超声探测时应注意扫描深度、深度（时间）增益补偿、增益等的调节，并调整聚焦数及聚焦深度，以获得清晰的二维声像图。由于肾上腺位置较深，彩色多普勒血流图较难显示，检查时应注意调节彩色总增益、滤波范围、血流速度范围、多普勒取样容积、多普勒取样角度等，以提高彩色血流显示的灵敏度。

知识点 5：肾上腺超声检查的方法　　　　副高：掌握　正高：掌握

肾上腺可采用多种体位及途径探测，通过不同的途径探测，可减少对肾上腺病变的遗漏。探测体位包括仰卧位、侧卧位及俯卧位，探测途径包括肋间、肋下、上腹部、背部及侧腰部。探测时嘱患者保持躯体放松，指导患者做适当的呼吸动作以获取满意的显示。

知识点 6：肾上腺超声检查的常用探测体位与途径　　　　副高：掌握　正高：掌握

右侧肾上腺较常用的探测体位和途径是仰卧位经肋间斜切探测，以腋前线为中心，在第 7、8、9 肋间向内后方做斜行扫查，探测时以肝为声窗，在右肾上极上方及下腔静脉附近可见锲形的高回声区，为肾上腺区域，其内出现条状或"Y"形低回声带为皮质回声。

左侧肾上腺较常用仰卧位或侧卧位经侧腰部做冠状面探测，在左侧第9、10肋间沿腋后线以脾和左肾为声窗做纵向扫查，在腹主动脉、左肾上极可探测到左侧肾上腺。

知识点7：仰卧位或侧卧位经腰部探测右侧肾上腺的超声检查方法

副高：掌握　正高：掌握

仰卧位或侧卧位经腰部探测右侧肾上腺：将探头置于腋后线或更后方，在肾内侧探及下腔静脉，在肾上极、肝与膈肌脚之间可探及右侧肾上腺。

知识点8：仰卧位经肋间斜切面探测左侧肾上腺的超声检查方法

副高：掌握　正高：掌握

仰卧位经肋间斜切面探测左侧肾上腺：将探头置于腋前线第7、8、9肋间，以脾为声窗向后方扫查，在脾、腹主动脉和膈肌脚之间可探及左侧肾上腺。

知识点9：仰卧位经肋间横切面探测肾上腺的超声检查方法

副高：掌握　正高：掌握

仰卧位经肋间横切面探测肾上腺：将探头置于第9、10肋间，右侧于腋前线和腋中线、左侧于腋后线或更后方做横切面扫查，在腹主动脉外侧与下腔静脉后外侧可探及肾上腺。

知识点10：俯卧位经背部纵切面探测肾上腺的超声检查方法

副高：掌握　正高：掌握

俯卧位经背部纵切面探测肾上腺：俯卧位将探头沿着肾长轴纵切扫查，显示肾上极内上方，在左肾上极内上方与腹主动脉前外侧之间可探及左侧肾上腺，在右肾上极内上方与下腔静脉前外侧之间可探及右侧肾上腺。

知识点11：仰卧位右肋缘下斜切探测右侧肾上腺的超声检查方法

副高：掌握　正高：掌握

仰卧位右肋缘下斜切探测右侧肾上腺：将探头置于右肋缘下，以肝为声窗在右肾上极与其内侧的下腔静脉之间可探及紧贴右肾上极的右侧肾上腺。

知识点12：仰卧位右肋缘下纵切探测右侧肾上腺的超声检查方法

副高：掌握　正高：掌握

仰卧位右肋缘下纵切探测右侧肾上腺：将探头置于右肋缘下沿锁骨中线纵切，显示右肾纵轴切面，右肾上方内侧可探及右肾上腺。

知识点 13：仰卧位上腹部横切探测肾上腺的超声检查方法
副高：掌握 正高：掌握

仰卧位上腹部横切探测肾上腺：将探头置于上腹部胰腺水平做横切扫查，在胰腺后方探测肾上腺，右侧肾上腺可以右肝为声窗，左侧肾上腺可以充盈的胃腔作声窗，显示肾上腺。

第三节 正常超声表现

知识点 1：肾上腺的正常超声表现
副高：掌握 正高：掌握

正常肾上腺儿童显示率高于成人。儿童肾上腺声像图上的形态较多，可呈"一"字形、"Y"形、"V"形或三角形等，声像图上中间为较薄的强回声带，周围为较厚的低回声带。成人右侧肾上腺可以肝为声窗，而左侧肾上腺由于胃肠积气等原因相对较难显示。成人肾上腺声像图多呈三角形或带状低回声，外周部则是较低的皮质回声，中央为较强的髓质回声。

第四节 皮质醇增多症

知识点 1：皮质醇增多症的病理
副高：掌握 正高：掌握

皮质醇增多症，又称库欣综合征，是指各种原因引起肾上腺皮质分泌过多的糖皮质激素所致疾病的总称。肾上腺皮质腺瘤及腺癌是库欣综合征的两大病因，属于非促肾上腺皮质激素（ACTH）依赖性库欣综合征，而由于垂体分泌 ACTH 过多引起的库欣综合征称为库欣病，其中 80% 的患者垂体内有微腺瘤，分泌过量的 ACTH 而引起双侧肾上腺皮质增生。

知识点 2：皮质醇增多症的临床表现
副高：掌握 正高：掌握

皮质醇增多症的临床表现为向心性肥胖、"满月脸""水牛背"（脂肪代谢异常）；因蛋白质过度消耗造成皮肤菲薄，毛细血管脆性增加，呈现典型的皮肤紫纹（蛋白质代谢异常）；血糖升高，糖耐量降低（糖代谢异常）；轻度水肿或低钾血症（电解质代谢异常）；除此之外，还会有月经紊乱、性功能减退、高血压、骨质疏松、溢乳、烦躁、失眠等临床改变。

知识点 3：皮质醇增多症肾上腺内改变的超声表现
副高：掌握 正高：掌握

肾上腺皮质增生常为双侧弥漫性，少数为结节性增生。双侧肾上腺皮质弥漫性增生可表现为肾上腺皮质低回声带增厚，部分病例超声图像无明显改变；肾上腺结节状增生表现为肾上腺区直径约1cm的结节，较大的结节直径可达到2~3cm。肾上腺皮质腺瘤超声表现为肾上腺区圆形或类圆形低回声肿块，直径2~3cm，边界清楚，内部回声多为均匀分布，少部分肿块也可呈分叶状，内部回声不均匀。肾上腺皮质腺癌超声表现为体积较大的肾上腺区肿块，多呈圆形或椭圆形，内部回声均匀或不均匀，肿块较大时会推挤肾，肿瘤生长迅速，直径6~8cm。对于大量使用糖皮质激素造成的肾上腺皮质萎缩，超声较难做出诊断。

| 知识点4：皮质醇增多症肾上腺外改变的超声表现 | 副高：掌握　正高：掌握 |

肾上腺皮质醇增多症在肾上腺外的改变为皮下脂肪层增厚，肾周脂肪层或肾上腺周围脂肪回声也明显增厚。

| 知识点5：肾上腺库欣瘤与醛固酮瘤的鉴别诊断 | 副高：掌握　正高：掌握 |

肾上腺库欣瘤与醛固酮瘤的鉴别：肾上腺库欣瘤一般大小在2~3cm，而醛固酮瘤相比之下要小一些，为1~2cm，此外两者临床表现和生化指标也有差异，可资鉴别。

| 知识点6：肾上腺库欣瘤与嗜铬细胞瘤的鉴别诊断 | 副高：掌握　正高：掌握 |

肾上腺库欣瘤与嗜铬细胞瘤鉴别：嗜铬细胞瘤一般较库欣瘤大，直径在3~5cm，嗜铬细胞瘤内部一般呈中等回声，可伴有无回声区，彩色多普勒血流图显示嗜铬细胞瘤内可见星点状血流信号，而库欣瘤多没有血流信号，此外两者临床表现和生化指标也有差异，可加以鉴别。

第五节　原发性醛固酮增多症

| 知识点1：原发性醛固酮增多症的病理 | 副高：掌握　正高：掌握 |

原发性醛固酮增多症（原醛症）是由肾上腺的皮质肿瘤或皮质增生，导致醛固酮分泌增多所致。醛固酮瘤是原醛症最多见的原因。醛固酮瘤大多数为肾上腺单个腺瘤，左侧肾上腺较为多见。双侧肾上腺皮质增生是原醛症的第2大病因。原醛症的其他原因还有醛固酮癌、异位分泌醛固酮的肿瘤以及地塞米松可抑制性醛固酮增多症等。

| 知识点2：原发性醛固酮增多症的临床表现 | 副高：掌握　正高：掌握 |

原醛症的临床主要表现为高血压、低钾血症及碱中毒症状。

知识点3：原发性醛固酮增多症的超声表现　副高：掌握　正高：掌握

原发性醛固酮增多症的病变发生在肾上腺皮质球状带，病变分为肾上腺皮质腺瘤、肾上腺皮质腺癌和原发性肾上腺皮质增生。肾上腺皮质球状带的腺瘤又称为醛固酮瘤，是原发性醛固酮增多症最多的一种类型，超声表现为肾上腺内1~2cm大小的低回声肿块，呈圆形或类圆形，边界明亮、清晰，肿瘤内一般没有明显的血流信号。肾上腺皮质增生的声像图可表现为皮质增厚，但大多数情况下皮质没有明显改变，如果是皮质结节状增生，其结节可达1cm左右。肾上腺皮质腺癌的超声表现为体积较大的肾上腺肿块，呈圆形、椭圆形或分叶状，可同时伴有皮质醇增多症的临床表现。

知识点4：原发性醛固酮增多症的鉴别诊断　副高：掌握　正高：掌握

肾上腺醛固酮腺瘤与肾上腺结节样增生鉴别：醛固酮腺瘤体积多较小，因此，有时与肾上腺结节样增生鉴别存在一定困难；若仔细观察可见结节样增生无明显包膜，与其周围的肾上腺组织亦无明显分界，内部回声多比较高，而腺瘤有较明显的包膜，内部多呈低回声，与周围腺体组织的高回声差别较大，以上声像图表现有助于两者的鉴别。

第六节　肾上腺皮质腺瘤

知识点1：肾上腺肿瘤的种类　副高：掌握　正高：掌握

肾上腺肿瘤可分为功能性和无功能性2类，功能性肾上腺肿瘤指具有内分泌功能的肾上腺肿瘤；无功能性肾上腺肿瘤指无明显激素活性的肾上腺肿瘤。肾上腺功能性肿瘤主要有库欣瘤、醛固酮瘤和嗜铬细胞瘤；无功能性肿瘤主要有非功能性皮质腺瘤和腺癌、神经母细胞瘤、神经节细胞瘤；另外还包括转移性肿瘤、囊肿、脂肪瘤等。

知识点2：肾上腺皮质腺瘤的病理与临床表现　副高：掌握　正高：掌握

肾上腺皮质腺瘤常为单侧单发性，有薄层包膜，大小为1~3cm，镜下多为类似束状带的泡沫状透明细胞，富含类脂质，瘤细胞排列成团，由含有毛细血管的少量间质分隔。部分腺瘤为功能性，可引起醛固酮增多症或库欣综合征，无功能性腺瘤往往无明显临床表现，在形态上与功能性腺瘤没有明显区别。

知识点3：肾上腺皮质腺瘤的超声表现　副高：掌握　正高：掌握

肾上腺功能性腺瘤和无功能性腺瘤在形态上无明显差异，前者发现时瘤体一般较小，呈圆形或类圆形肿块，直径为1~3cm，边界清楚，内部回声均匀；后者体积较大。

知识点 4：肾上腺皮质腺癌的鉴别诊断　　　　　副高：掌握　正高：掌握

（1）肾上腺腺瘤与腺癌鉴别：肾上腺腺瘤瘤体一般较小，呈圆形或类圆形肿块，直径为 1~3cm，边界清楚，内部回声均匀；腺癌一般体积较大，往往有 5~8cm，肿块呈圆形或椭圆形，也可为分叶状，内部回声不均匀，CDFI 可发现腺癌内部血流信号较丰富。

（2）右侧肾上腺腺瘤与肝右叶肿瘤鉴别：前者边界清楚，肿瘤与肾和肝之间的分界线形成"海鸥征"，呼吸运动时肿瘤与肝之间出现不同步运动，肝肿瘤没有以上特点。

第七节　肾上腺皮质腺癌

知识点 1：肾上腺皮质腺癌的病理与临床表现　　　　副高：掌握　正高：掌握

肾上腺皮质腺癌较少见，多为功能性，发现时一般体积较大，直径可达 5~8cm。肿瘤内常见出血、坏死及囊性变。镜下可见瘤细胞大小不等，分化差异性高，核分裂象多见。肿瘤呈浸润性生长，破坏正常肾上腺组织，并可侵犯周围脂肪组织甚至肾。肿瘤可转移到腹膜后淋巴结或肺、肝等处。腺癌的临床表现主要有腰部肿块、腰痛以及肿瘤转移症状。

知识点 2：肾上腺皮质腺癌的超声表现　　　　　　副高：掌握　正高：掌握

肾上腺腺癌一般体积较大，肿块呈圆形或椭圆形，也可为分叶状，内部回声不均匀，可伴有液性暗区。CDFI 可发现肿瘤内部血流信号较丰富。当肿瘤出现肝转移时，肝内可见圆形或类圆形低回声肿块。

知识点 3：肾上腺皮质腺癌的鉴别诊断　　　　　　副高：掌握　正高：掌握

肾上腺腺癌与肾上腺嗜铬细胞瘤鉴别：两者体积一般都较大，内部都可伴有出血或钙化，肿块内都可发现彩色血流信号，故超声较难鉴别，此时可依靠临床表现、生化检查及其他影像学检查进行鉴别。

第八节　嗜铬细胞瘤

知识点 1：嗜铬细胞瘤的病理与临床表现　　　　　副高：掌握　正高：掌握

嗜铬细胞在胚胎期的分布与身体的交感神经节有关，随着胚胎的发育成熟，绝大部分嗜铬细胞发生退化，其残余部分形成肾上腺髓质。嗜铬细胞瘤好发于青壮年。肾上腺外的嗜铬细胞瘤一般为多发性，位于主动脉两侧交感节或嗜铬体处，也可见于膀胱壁、卵巢、睾丸等处。由于肿瘤细胞可分泌去甲肾上腺素和肾上腺素，以去甲肾上腺素为主，偶尔也分泌多巴胺及其他激素，故临床主要有儿茶酚胺水平过高的症状，表现为血压增高，但也有10%的患者不伴有高血压。

嗜铬细胞瘤患者的高血压多呈间歇性或持续性发作，发病时症状剧烈，血压骤升并伴有头痛、出汗、末梢血管收缩、脉搏加快、血糖增高及基础代谢率上升等症状。90%以上的肿瘤为良性，大小不一，有包膜，呈灰红色、灰褐色，常见出血、囊性变及坏死灶。3%~6%的嗜铬细胞瘤为恶性，可转移到肝、肺、骨骼、淋巴结等处。

知识点2：嗜铬细胞瘤的超声表现	副高：掌握　正高：掌握

肾上腺嗜铬细胞瘤的声像图表现为肾上腺区圆形或椭圆形肿块，边界清楚，球体感明显。肿块直径多为4~5cm，也有直径10cm的肿瘤。肿块内部回声多呈中等回声，当肿瘤出血或囊性变时，内部可出现无回声区。CDFI有时可在肿瘤内发现点状血流信号。肾上腺外的嗜铬细胞瘤多位于肾门附近，较大的肿瘤会推挤肾向外侧移位。此外，腹主动脉旁、髂血管旁、膀胱壁也可发现等回声的肿瘤。膀胱壁的嗜铬细胞瘤位于膀胱壁层，肿块处膀胱黏膜光滑，一般不向膀胱内突出。恶性嗜铬细胞瘤的瘤体一般较大，转移到肝内表现为圆形或类圆形的低回声肿块，边界清楚。

知识点3：肾上腺嗜铬细胞瘤与肾上腺醛固酮瘤的鉴别诊断	
	副高：掌握　正高：掌握

肾上腺嗜铬细胞瘤与肾上腺醛固酮瘤鉴别：体积小的嗜铬细胞瘤需与醛固酮瘤鉴别，嗜铬细胞瘤内部回声多为等回声，而醛固酮瘤多为低回声；嗜铬细胞瘤内部回声常因出血或坏死而表现不均匀并有液性区，而醛固酮瘤很少出现类似改变；此外，两者的临床表现和生化指标也有不同。

第九节　肾上腺神经母细胞瘤

知识点1：肾上腺神经母细胞瘤的病理与临床表现	副高：掌握　正高：掌握

肾上腺神经母细胞瘤多见于儿童，肿瘤的恶性程度很高，常为多发性，转移范围广，以眼部和肝较多。婴幼儿肾上腺神经母细胞瘤的临床表现多为腹部包块。

知识点2：肾上腺神经母细胞瘤的超声表现	副高：掌握　正高：掌握

肾上腺神经母细胞瘤多表现为体积较大的实质性肿块，形态不规则，可呈分叶状，肿块内部回声不均匀，内部如有出血或坏死则可形成斑片状强回声伴声影。由于肿块较大，会对周围脏器造成挤压。

知识点 3：肾上腺神经母细胞瘤的鉴别诊断　　　　　　副高：掌握　　正高：掌握

肾上腺神经母细胞瘤要与肾母细胞瘤鉴别，两者均为婴幼儿腹部恶性肿瘤，早期都不出现临床症状，发现腹部包块时肿瘤都较大，两者的不同之处是肾上腺神经母细胞瘤来源于肾上腺，肿瘤虽对肾有挤压，但仍能探及完整的肾结构，而肾母细胞瘤不能探及完整的肾结构。

第九章　腹膜后间隙

第一节　解剖和生理概要

| 知识点 1：腹膜后间隙的位置 | 副高：掌握　正高：掌握 |

腹膜后间隙位于腹后壁的壁层腹膜与其后方的腹内筋膜之间，上自横膈，下至盆膈膜，两侧续腹膜外脂肪，前面为后腹膜、肝右叶裸区和肠系膜根部、十二指肠、升结肠、降结肠和直肠，后面为椎体、骶骨及腰肌等。

| 知识点 2：腹膜后间隙的分类 | 副高：掌握　正高：掌握 |

腹膜后间隙由前向后可分为肾旁前间隙、肾周间隙、肾旁后间隙 3 层。①肾旁前间隙：位于腹后壁壁层腹膜与肾前筋膜、侧椎筋膜（侧椎筋膜由肾前筋膜和肾后筋膜于外侧方相互融合而成）之间，向上延伸至肝裸区，向下至髂窝。②肾周间隙：位于肾前筋膜和肾后筋膜之间。③肾旁后间隙：位于肾后筋膜、侧椎筋膜和腹内筋膜之间，两侧续腹膜外脂肪，内侧界为肾后筋膜后层与腰方肌筋膜融合部，上抵膈下，下达盆腔。

| 知识点 3：腹膜后间隙的内容物 | 副高：掌握　正高：掌握 |

腹膜后间隙内容物大多来自中胚层，主要的组织器官除各间隙内的脏器外，还有淋巴网状组织、腹腔神经丛、交感神经干、血管、结缔组织、胚胎残留组织及原始泌尿生殖嵴残留成分等。

| 知识点 4：腹膜后间隙内的血管组成 | 副高：掌握　正高：掌握 |

腹膜后间隙内的血管主要有腹主动脉、下腔静脉及其分支或属支。腹主动脉沿脊柱下行至约第 4 腰椎处分为左髂总动脉和右髂总动脉。下腔静脉由左髂总静脉和右髂总静脉在第 4~5 腰椎处汇合而成，紧贴于腹主动脉的右侧上行。

| 知识点 5：腹膜后间隙的淋巴组织的存在形式 | 副高：掌握　正高：掌握 |

腹膜后间隙的淋巴组织主要走行于腹部大血管周围，沿途收纳腹后壁和腹腔内成对脏器的淋巴组织，并向上形成左腰干和右腰干后注入乳糜池。

知识点 6：腹膜后间隙的神经组成　　　　副高：掌握　正高：掌握

　　腹膜后间隙的神经主要由交感神经的周围部和一些内脏神经丛组成。交感神经的周围部由脊柱两旁的椎旁神经节及节间支组成的交感神经干、位于脊柱前方的椎前神经节及其发出的分支和交感神经丛等共同构成。内脏神经丛由交感神经、副交感神经和内脏感觉神经在分布至脏器的过程中相互交织形成。

第二节　超声检查技术

知识点 1：腹膜后间隙超声检查前患者的准备　　　　副高：掌握　正高：掌握

　　患者在检查前需禁食 8 小时以上，以减少胃肠道内气体及内容物对腹膜后显示的干扰。若禁食后检查但胃肠道积气仍较多，患者可先行排便、服缓泻药或清洁灌肠，也可以在检查时大量饮水或口服胃肠声学显影剂，以扩大声窗，减少或避免胃肠内容物的影响。

知识点 2：腹膜后间隙超声检查时患者的体位　　　　副高：掌握　正高：掌握

　　患者一般取仰卧位，充分暴露腹部，必要时也可行侧卧位、半坐卧位、站立位或胸膝卧位等相结合。为避开胃肠气体的干扰，还可采用俯卧位经背部扫查。需要经直肠超声检查盆腔内包块时可选取截石位。

知识点 3：腹膜后间隙超声检查时仪器的选用　　　　副高：掌握　正高：掌握

　　实时超声诊断仪都可以用于腹膜后间隙的检查，仪器的调节以能清晰显示观察部位的腹膜后间隙为原则，多采用扫查角度大的凸阵探头（3.5～5.0MHz）对腹膜后间隙进行扫查，其声束能通过消化道管腔间或管腔内较小的透声窗观察腹膜后间隙。也可选择线阵、扇形扫描探头，扇形探头体积小，扫描角度大，高频线阵探头对位置表浅的腹膜后间隙显示较清晰，可对一些细节进行显像。

知识点 4：腹膜后间隙超声检查的方法　　　　副高：掌握　正高：掌握

　　（1）从上至下、从外向内做一系列横切、纵切和斜切连续扫查，避开肠腔气体，必要时采用经背部扫查。

　　（2）多普勒超声检查，观察病变血流信号的起源、分布和丰富程度，观察病变内血流的频谱特点，必要时，测量病变内血流的峰值流速和阻力指数。

　　（3）超声造影检查，观察超声造影后的灰阶图像特点、时间-强度曲线及动态血管模式曲线，获取峰值强度、上升支斜率、下降支斜率、不同强度内斜率、不同水平跨峰时间等指标，用于腹膜后良性、恶性疾病的诊断和鉴别诊断。

第三节　正常超声表现

知识点1：腹膜后间隙的正常超声表现　　　　　副高：掌握　正高：掌握

正常状态下腹膜及腹内筋膜呈线样强回声，两者之间的脏器组织即为腹膜后间隙的脏器组织。菲薄的后腹膜及狭窄的腹膜后间隙，由于胃肠道内气体强烈反射，常难以清晰显示；由于腹膜后脏器组织的存在，可通过显示腹膜后脏器组织和病变肿块的关系，对腹膜后病变肿块进行诊断。

第四节　腹膜后肿瘤

一、腹膜后囊性肿瘤

知识点1：腹膜后囊性肿瘤的病理与临床表现　　　　副高：掌握　正高：掌握

腹膜后囊性肿瘤较少见，但其种类颇多，常见者为囊状淋巴管瘤和囊性畸胎瘤等。

腹膜后囊性肿瘤增大后，周围脏器受肿物的挤压，常可发生形态、位置和病理生理学的改变，如压迫输尿管可引起输尿管积水及肾积水、压迫肠管可引起肠梗阻等。

知识点2：腹膜后囊性肿瘤的二维超声表现　　　　副高：掌握　正高：掌握

（1）肿物为椭圆形、分叶状或不规则管状等，壁薄，表面光滑，境界清楚。

（2）肿块内部一般显示为无回声区，可有分隔，呈多房样，囊性畸胎瘤等无回声区中可探及密集、细小的光点回声；改变体位时可显示暗区内光点漂浮移动征象，有时尚可见毛发样细条状强回声移动。

（3）由于腹膜后肿瘤位置深，随呼吸和体位的变换，肿瘤活动幅度一般比腹腔内脏器和腹腔内脏器肿瘤小。

知识点3：腹膜后囊性肿瘤的多普勒超声表现　　　　副高：掌握　正高：掌握

肿瘤内一般无明显血流信号。当囊内伴有分隔时，需注意分隔中有无血流信号。

知识点4：腹膜后囊性肿瘤与输尿管囊肿的鉴别诊断　　　副高：掌握　正高：掌握

腹膜后囊性肿瘤与输尿管囊肿的鉴别：前者发生于腹膜后间隙，后者常发生在输尿管末端，突入膀胱；输尿管囊肿随输尿管的喷尿活动其形态可有变化，输尿管囊肿可有增大或缩小的改变；合并结石时，输尿管内可见结石样强回声等；由于输尿管囊肿的存在，同侧或双侧的输尿管可有全程积水声像和肾积水声像，而腹膜后囊性肿瘤压迫引起的输尿管积水和肾积水常可观察到肿瘤压迫处以上部位的输尿管积水和肾积水的声像。

知识点 5：腹膜后囊性肿瘤与腹膜后间隙脓肿的鉴别诊断   副高：掌握   正高：掌握

腹膜后囊性肿瘤与腹膜后间隙脓肿的鉴别：腹膜后囊性肿瘤在临床上多表现为病变对周围脏器的压迫症状，而腹膜后脓肿多源于腹膜后脏器的炎性病变播散，患者常有寒战、发热、白细胞增多、腰痛等临床症状；腹膜后间隙脓肿患者在超声检查中还可发现相应原发脏器病变的声像图表现。

知识点 6：腹膜后囊性肿瘤与腰大肌寒性脓肿的鉴别诊断   副高：掌握   正高：掌握

腹膜后囊性肿瘤与腰大肌寒性脓肿的鉴别：腰大肌寒性脓肿表现为患侧腰大肌肿胀，病变的肌纤维内可显示坏死的无回声区，该病常伴有腰椎结核的临床症状及超声表现，主要表现在受侵椎体骨质破坏，脊柱椎体前缘强回声线中断，椎体变小，回声减弱、不完整，局部骨质及其周围出现不规则低回声区。

知识点 7：腹膜后囊性肿瘤与腰大肌血肿的鉴别诊断   副高：掌握   正高：掌握

腹膜后囊性肿瘤与腰大肌血肿鉴别：腰大肌血肿患者常有明显的外伤史，受伤的腰大肌纤维部分中断，局部结构不清，因出血可发现局部无回声区，血液向周围渗透可使局部肌纤维之间间距加大；腹膜后囊性肿瘤多无明显的外伤史，超声表现一般为壁薄、表面光滑、境界清楚的囊性包块。

知识点 8：腹膜后囊性肿瘤与创伤性及炎症后腹膜后囊肿的鉴别诊断 副高：掌握   正高：掌握

腹膜后囊性肿瘤与创伤性及炎症后腹膜后囊肿鉴别：创伤性及炎症后腹膜后囊肿常有典型的临床病史及症状、体征等，超声检查可发现相应组织、脏器的创伤或炎症病变存在。

二、腹膜后实性肿瘤

知识点 9：原发性腹膜后实性肿瘤的病理与临床表现   副高：掌握   正高：掌握

原发性腹膜后实性肿瘤是指发生在腹膜后各间隙的肿瘤。原发性腹膜后实性肿瘤的病理类型较多。原发性腹膜后实性肿瘤以恶性者居多，其中又以脂肪肉瘤最多。良性肿瘤则以神经纤维瘤、神经鞘瘤等神经源性肿瘤常见。除恶性淋巴瘤外，原发性腹膜后实性肿瘤通常不发生远处淋巴结转移，仅在局部浸润。

由于腹膜后间隙较大、肿瘤位置较深，临床症状大多出现较晚，发现时肿瘤常较大，肿瘤内部可能已发生坏死、出血、囊性变、纤维化或钙化。除少数有功能性化学感受器瘤患者早期可出现高血压或糖尿病等症状外，大部分患者在肿瘤生长至相当大的体积后才引起注意。患者可表现为腰背部隐痛或胀痛，当肿瘤增大压迫胃肠道、胆道或刺激直肠等，可出现食欲缺乏、恶心、呕吐、黄疸、里急后重和排便次数增多等症状；压迫下腔静脉、髂静脉、淋巴管可出现下肢、阴囊水肿；累及输尿管、膀胱可出现肾积水和尿急、尿频、排尿困难；压迫腹主动脉和腰丛、骶丛神经根可引起腰背痛、下肢痛或下肢酸胀无力等。

知识点 10：原发性腹膜后实性肿瘤的超声表现　　　　副高：掌握　正高：掌握

（1）肿瘤形态多样，可圆或扁，可呈哑铃状、长条状、结节状、分叶状或大块状；生长速度慢、体积小的良性肿瘤多包膜完整、轮廓清晰、境界清楚；体积较大、呈膨胀性生长的良性肿瘤，还可见到侧方声影；体积较大、呈浸润生长的恶性肿瘤多无完整包膜或包膜厚薄不均，轮廓或境界不清；呈浸润性生长、体积较大的恶性肿瘤对邻近器官有挤压、浸润时，肿瘤与邻近器官的界面常难以分辨。

（2）肿瘤内部多呈均匀或不均匀的低回声或中等强度回声，肿瘤发生坏死、出血、囊性变、纤维化或钙化时，可相应地出现不规则低回声、无回声或强回声区。畸胎瘤内还可出现牙齿和骨骼的强回声。

（3）有的肿瘤包绕、挤压腹膜后的大血管，声像图上显示血管在肿瘤中穿行或大血管受压向前及对侧移位。

（4）富含血管和淋巴管的肿瘤、脂肪瘤或脂肪肉瘤等质地柔软，对肿瘤加压时，可有一定的形变或移动。

（5）不同的肿瘤其好发部位不同。脂肪肉瘤好发于肾周围脂肪组织，很少发生于盆腔；神经源性肿瘤及异位的嗜铬细胞瘤多见于脊柱两侧；位于盆腔骶骨前的肿块以畸胎瘤、骶椎脊索瘤及神经纤维瘤为常见。

（6）腹膜后良性肿瘤内血流信号常稀疏，恶性者血流较丰富，内部更易找出动脉血流信号。但是，有些病变二维彩色多普勒超声不能显示肿瘤血流，必须叠加立体的三维血流成像才能显示，此时需借助三维血流或者灰阶血流显示病变的血供。

（7）超声造影表现：腹膜后恶性肿瘤病灶内的血流灌注量大、流速快，恶性肿瘤内超声造影剂充盈表现为进入快，衰减时间较长，肿瘤的最大强化程度远大于良性肿瘤；恶性腹膜后肿瘤其造影剂进入方式以从内部开始向周边扩展的中央型较多，良性腹膜后肿瘤其造影剂进入方式以从病灶周边开始向内部扩展的周边型较多；恶性腹膜后肿瘤的造影剂灌注缺损发生率较良性腹膜后肿瘤高。

知识点 11：原发性腹膜后肿瘤与腹腔内脏器肿瘤的鉴别诊断

　　　　　　　　　　　　　　　　　　　　　　　　　　　副高：掌握　正高：掌握

原发性腹膜后肿瘤与腹腔内脏器肿瘤的鉴别：原发性腹膜后肿瘤表现为腹膜后固定的

占位性异常回声，与腹腔内脏器有分界，深呼吸运动或改变体位观察可见二者之间的相对位置有变化；腹腔内脏器肿瘤，原发脏器会有相应的声像图变化，如脏器增大、轮廓变形、内部结构紊乱等；超声显示的腹主动脉及其分支的走行、分布和形态改变以及肿瘤的血供来源，也可用于鉴别腹腔内或腹膜后肿瘤。

知识点 12：原发性腹膜后肿瘤与腹膜后脏器内的肿瘤的鉴别诊断

副高：掌握　　正高：掌握

原发性腹膜后肿瘤与腹膜后脏器内的肿瘤鉴别：对此必须熟悉腹膜后间隙的解剖层次，了解胰腺、十二指肠、肾及肾上腺等腹膜后脏器的形态和邻接关系及声像图特征，从多方位扫查，观察肿块与这些脏器的关系。

知识点 13：腹膜后恶性淋巴瘤与肿瘤转移性淋巴结肿大的鉴别诊断

副高：掌握　　正高：掌握

腹膜后恶性淋巴瘤与肿瘤转移性淋巴结肿大鉴别：单凭声像图所见有时很难对二者进行鉴别，除结合病史资料分析外，恶性淋巴瘤可合并表浅淋巴结肿大，而发生肠粘连或腹水者甚少；肿瘤转移性淋巴结肿大如合并腹膜转移，往往伴发肠粘连和腹水。必要时可行超声引导下的穿刺活检鉴别。

知识点 14：原发性腹膜后肿瘤与腹膜后纤维化的鉴别诊断

副高：掌握　　正高：掌握

原发性腹膜后肿瘤与腹膜后纤维化的鉴别：腹膜后纤维化病变可表现为一个回声较均匀、形态较规则、范围较广泛的包块或肿块，而腹膜后肿瘤常呈结节状或分叶状包块；腹膜后纤维化时腹主动脉、下腔静脉等血管常无明显移位，病变内不会有明显的血流信号，而腹膜后肿瘤对腹主动脉、下腔静脉和输尿管主要是压迫、推移，常使腹主动脉抬高并使之远离椎体，病变内有丰富的血流信号，并可侵蚀破坏周围的骨质结构，甚至可在血管内形成癌栓。

知识点 15：继发性腹膜后实性肿瘤的病理与临床诊断　　副高：掌握　　正高：掌握

人体内其他部分的肿瘤可以通过直接蔓延、淋巴转移等方式侵犯腹膜后间隙，该种类型的肿瘤大部分以肿大淋巴结的形式存在。肿瘤合并腹膜后转移时，患者除有原发肿瘤的症状及肠梗阻、肾积水、胆道梗阻等肿瘤周围脏器受侵、受压的症状外，患者还可有消瘦、恶病质、腹水等晚期肿瘤的临床表现。

知识点 16：继发性腹膜后实性肿瘤的超声表现　　　副高：掌握　正高：掌握

（1）转移到腹膜后的肿瘤主要侵犯的目标是淋巴结，其声像图主要表现为低回声型肿块。较小的肿块内部一般回声均匀，无明显衰减。较大的肿块内部可发生坏死、纤维化等改变，表现为肿大淋巴结髓质消失或变形，内部回声不均匀，见片状稍高回声区或低回声中见点状稍强回声。

（2）孤立性转移的淋巴结呈散在的圆形或卵圆形结节，边界清楚，多个肿大的淋巴结丛集时，可见蜂窝状或分叶状低回声肿块，与周围组织分界不清。

（3）肿瘤对腹部大血管及其分支造成挤压、推移或浸润时，可出现血管受压、抬高及血管被包绕的征象。

（4）腹腔内脏器肿瘤直接侵犯腹膜后间隙时可出现相应的超声改变。

（5）通过直接蔓延的方式侵犯腹膜后间隙的癌肿多与原发肿瘤连为一体，其后缘贴近脊柱或腰大肌，移动性甚小。

（6）肿瘤较小者不易探及血流信号，较大者其内可探及点状、杂乱不规则的条状血流信号。

知识点 17：继发性腹膜后实性肿瘤的鉴别诊断　　　副高：掌握　正高：掌握

与腹膜后原发性肿瘤的鉴别：腹膜后转移癌的患者多有原发性肿瘤的病史或有肿瘤切除病史，超声检查除发现腹膜后淋巴结肿大外，未行手术切除的病例有时能发现腹腔内原发病变的超声特征；超声扫查发现腹膜转移引起的肠粘连和腹水时有助于腹膜后继发性肿瘤的判断；对原发病灶不明的，必要时可在超声引导下穿刺活组织做病理检查，以确定肿瘤的组织学来源。

第十章　腹膜后大血管

第一节　解剖概要

| 知识点1：腹主动脉的位置 | 副高：掌握　正高：掌握 |

腹主动脉为主动脉穿过膈肌的主动脉裂孔（相当于第12胸椎下缘高度）至脐平面（相当于第4腰椎平面）分出左髂总动脉和右髂总动脉之前的一段，位于脊柱前方并稍偏中线左侧。

| 知识点2：腹主动脉的主要分支 | 副高：掌握　正高：掌握 |

腹主动脉的主要分支包括腹腔干、肠系膜上动脉、肾动脉、睾丸（或卵巢）动脉、肠系膜下动脉和髂总动脉。

| 知识点3：下腔静脉的组成 | 副高：掌握　正高：掌握 |

下腔静脉由左髂总静脉和右髂总静脉在第5腰椎前方稍偏右侧汇合而成。然后沿脊柱前方在主动脉的右侧上行，到达肝的下方，通过肝的右纵沟后部的腔静脉沟，再穿过膈肌的腔静脉孔和心包，最后进入右心房。

| 知识点4：下腔静脉的主要属支 | 副高：掌握　正高：掌握 |

下腔静脉的主要属支有肝静脉、肾静脉、右肾上腺静脉、右睾丸（或卵巢）静脉和髂总静脉。

| 知识点5：下腔静脉的分段 | 副高：掌握　正高：掌握 |

根据下腔静脉主要属支的起始位置将其分为3段：肾静脉开口以下为下段；肾静脉开口以上至肝静脉开口以下为中段；肝静脉开口以上至右心房为上段。

第二节　超声检查技术

| 知识点1：患者进行腹膜后大血管超声检查的准备 | 副高：掌握　正高：掌握 |

除患者病情危急需立即行超声检查外，应常规嘱患者禁食 8 小时以上。

知识点2：患者进行腹膜后大血管超声检查时的体位　　副高：掌握　正高：掌握

根据不同的扫查部位和所针对的血管检查相应地取仰卧位、侧卧位或俯卧位。站立位利用下移的肝作透声窗有助于一些血管段的检查，也可使一些静脉扩张而方便检查。

知识点3：患者进行腹膜后大血管超声检查的仪器选用　　副高：掌握　正高：掌握

常规使用 3.5MHz 的凸型探头为宜，消瘦者可选用 5.0MHz 的探头，肥胖者和位置深的血管可采用 2.5MHz 探头。声束与血流方向之间的夹角<60°，取样门大小为所查血管管径的 1/3~1/2。

知识点4：腹主动脉及其主要分支的超声检查方法　　副高：掌握　正高：掌握

（1）腹主动脉：腹正中纵切和横切扫查是检查腹主动脉的常用切面，深吸气后屏气，利用下移的肝作透声窗，有助于腹主动脉上段的检查，探头加压可消除部分肠道气体的干扰，也有助于检查，注意动脉瘤处不宜加压。但肥胖、腹胀及大量腹水患者可导致该切面检查不满意甚至失败，此时，可采用右侧卧位左侧腰部冠状面扫查，利用脾、肾作透声窗来显示腹主动脉。

（2）肾动脉：首先在肠系膜上动脉起始部下方 1cm 处测量腹主动脉峰值流速；然后使用腹正中横切扫查、右前腹肋间或肋缘下横切扫查或侧腰部冠状面扫查，观察肾动脉主干血流充盈情况和有无紊乱血流，测量其收缩期峰值流速和舒张末期流速；最后，测量叶间动脉的峰值流速、收缩早期加速度、加速时间和阻力指数。过度肥胖、肠道气体干扰等影响因素可使肾动脉检查失败。

（3）肠系膜动脉：包括腹腔动脉、肠系膜上动脉和肠系膜下动脉。腹腔动脉恰位于肝尾状叶下方、肠系膜上动脉和胰腺的上方，纵切显示其与腹主动脉垂直或与腹主动脉形成向头侧的夹角，横切显示腹腔动脉及其分支呈"Y"或"T"形。纵切稍偏右显示肠系膜上动脉的长轴图，起始于腹主动脉前壁，经脾静脉和胰颈的后方下行，右侧有肠系膜上静脉伴行。在髂总动脉分叉处的上方 3~4cm 处，纵切稍偏左显示肠系膜下动脉起始于腹主动脉前壁，沿腹膜后方朝左下走行，肥胖或肠道气体干扰明显者常不易显示。

知识点5：下腔静脉及其属支的超声检查方法　　副高：掌握　正高：掌握

（1）下腔静脉：将探头置于剑突下腹正中线偏右约 2cm 处，自上向下纵切追踪观察下腔静脉的管壁和管腔内状况。横切下腔静脉位于腹主动脉右侧。或将探头置于右前腹肋间或右侧腰部，做冠状面扫查，利用肝和右肾做透声窗，能够显示呈平行排列的下腔静脉和腹主动脉的长轴图像。站立位或乏氏动作时，由于下腔静脉扩张，有助于观察。

（2）肝静脉：剑突下纵断和横断扫查3支肝静脉，观察其内有无异常回声、血流充盈情况和频谱形态。探头置于右肋缘下，声束指向右上方，进行右肋缘下斜断扫查，主要用于观察肝右静脉、肝中静脉以及它们之间的交通支。也可将探头置于右前腹肋间，做冠状面扫查肝右静脉。

| 知识点6：腹膜后大血管的主要观测内容 | 副高：掌握　正高：掌握 |

腹膜后大血管的主要观测内容：有无先天变异、管腔有无狭窄或扩张、有无移位和受压；管腔内有无异常回声、血流方向、管腔血流充盈情况和有无紊乱血流。静脉还应观察压迫后管腔的改变、静脉血流频谱的期相性。动脉经常测量的参数有收缩期峰值血流速度、舒张末期流速、血流速度比值、加速时间、加速度和阻力指数。

第三节　正常超声表现

| 知识点1：腹主动脉的正常超声表现 | 副高：掌握　正高：掌握 |

纵切腹主动脉呈管状无回声区，横切为一圆形无回声区，体瘦者可显示管壁的三层结构。动脉内径自上而下渐进性变小，随年龄增大而增宽，男性明显大于女性。正常腹主动脉近段内径2~3cm，中段1.5~2.5cm，远段1~2cm。CDFI显示血流为层流，流向足侧；近心段舒张期血流有一定程度的正向血流，而远心段舒张早期存在反向波。

| 知识点2：腹腔动脉和肠系膜上动脉的正常超声表现 | 副高：掌握　正高：掌握 |

正常腹腔动脉内径（0.66±0.17）cm，肠系膜上动脉内径（0.64±0.14）cm。禁食时，肠系膜上动脉血液循环阻力较高，为三相波型，由收缩期前向波、舒张早期反向波和舒张中晚期的低速前向血流组成；进食后，内径明显增宽，整个心动周期（尤其舒张期）流速明显升高，反向血流消失。禁食时腹腔动脉血流为低阻的二相波型，具有较高的舒张期血流流速，进食后流速仅轻微升高。

| 知识点3：肾动脉的正常超声表现 | 副高：掌握　正高：掌握 |

成人肾动脉内径为4~7mm，管腔内血流充盈，血流频谱为低阻型，收缩早期频谱上升陡直，而后缓慢下降，约50%肾动脉存在收缩早期切迹。正常肾动脉峰值流速<150cm/s，收缩早期加速时间<0.07秒，收缩早期加速度>3m/s^2，阻力指数0.5~0.7。

| 知识点4：下腔静脉及其属支的正常二维超声表现 | 副高：掌握　正高：掌握 |

下腔静脉及其属支，如肝静脉、肾静脉管壁呈薄而平整的细线状回声，有时不易辨认，

管腔内为无回声。下腔静脉表现为宽窄不均的管状结构,近右心房处可见明显的生理性狭窄。下腔静脉内径明显受呼吸的影响,吸气时前后径变窄呈扁平状,呼气时前后径增宽呈椭圆形。正常下腔静脉管腔前后径为上段 1.0~1.3cm,中段 0.9~1.2cm,下段0.9~1.1cm。

知识点 5:下腔静脉及其属支的正常彩色多普勒表现　　副高:掌握　正高:掌握

清晰显示者,管腔内充满血流信号,但肠气干扰和肥胖等影响因素可使静脉管腔内血流信号充盈不满意。下腔静脉近心段和肝静脉随心脏舒缩血流颜色发生变化,但无湍流出现。

知识点 6:下腔静脉及其属支的正常频谱多普勒表现　　副高:掌握　正高:掌握

房室舒缩致血流频谱呈多相型,每一心动周期依次由 S 波、V 波、D 波和 A 波组成,偶尔在 A 波之后还有一个 C 波。S 波和 D 波为前向波,S 波波峰常高于 D 波波峰;V 波、A 波及 C 波为反向波。这种多相型频谱常见于下腔静脉近心段和 3 支肝静脉,很少见于右肾静脉,而下腔静脉远心段、左肾静脉和髂静脉血流受心脏舒缩的影响很小,常表现为连续的前向血流。血流频谱也受呼吸的影响,通常吸气时 S 波流速减低,D 波流速升高,而呼气时波形流速改变则正好相反。乏氏试验(深吸气后憋气)时,反向血流消失。

第四节　腹主动脉瘤

知识点 1:腹主动脉瘤的种类　　副高:掌握　正高:掌握

腹主动脉瘤分为真性、假性和夹层 3 种。

知识点 2:真性腹主动脉瘤的病理与临床表现　　副高:掌握　正高:掌握

真性腹主动脉瘤常由管壁粥样硬化引起,也可因感染所致,管壁变薄,受管腔内压力的影响,局部血管逐渐扩大而成。好发于肾动脉水平以下的腹主动脉。上段腹主动脉瘤很少发生,一旦发生,有可能与胸主动脉瘤并存。本病多数患者无临床症状,体型较瘦者可发现腹部出现搏动性包块。

知识点 3:真性腹主动脉瘤的超声表现　　副高:掌握　正高:掌握

(1)病变段腹主动脉失去正常形态,局限性扩张,多呈梭形或纺锤形,瘤壁仍表现为动脉壁的各层结构,瘤体内常见附壁血栓。CDFI 显示瘤腔内出现涡流,呈杂色血流信号。

(2)诊断标准:最大径>3.0cm;腹主动脉最宽处外径较相邻正常段外径增大 1.5 倍以上。符合二者之一即可诊断。

知识点 4：真性腹主动脉瘤的鉴别诊断　　　　副高：掌握　正高：掌握

（1）真性腹主动脉瘤应与假性腹主动脉瘤和腹主动脉夹层鉴别。假性腹主动脉瘤多为外伤所致，瘤壁无动脉壁的 3 层结构，在瘤颈部或破裂口处引出"双期双向征"频谱。腹主动脉夹层可显示分离的内膜、破裂口和真假腔血流。

（2）应与腹膜后血肿、胰腺囊肿、腹膜后囊性占位、椎旁脓肿及腹膜后淋巴瘤等鉴别。

知识点 5：腹主动脉夹层的概念　　　　副高：掌握　正高：掌握

腹主动脉夹层是指动脉内膜撕裂，血液从破裂口流入中层，使内膜和中层分离，并向周围和其远端动脉扩展，可累及腹腔动脉、肠系膜上动脉或肾动脉，引起有关脏器供血不足和缺血症状。

知识点 6：腹主动脉夹层的病因及临床表现　　　　副高：掌握　正高：掌握

本病常由胸主动脉夹层蔓延而来，也有原发于腹主动脉的夹层。其病因多样，如遗传性、先天性、损伤、动脉硬化等。症状常为突发腹部剧痛。

知识点 7：腹主动脉夹层的超声表现　　　　副高：掌握　正高：掌握

（1）直接征象：受累动脉内膜分离，分离的内膜呈线状回声，将血管分隔成真、假两腔。急性期常见分离的内膜随心动周期不停地摆动，收缩期向真腔摆动；慢性期分离的内膜较固定。仔细寻找可探及分离内膜的破裂口，破裂口处血流紊乱，流速明显升高。上端动脉内膜破裂口为夹层血流的入口，而下端动脉内膜破裂口为夹层血流的出口。

（2）间接征象：①管腔内血流分隔现象，是指在彩色血流成像上同一条动脉管腔内血流（实为真腔与假腔内血流）被剥离的内膜和血栓隔开，同一条动脉同一水平存在两种不同性质的血流，分别代表真、假腔血流，多普勒频谱可显示真、假腔血流的不同血流动力学表现。当分离的内膜无远端破裂口时，则无此现象。如果病变较轻，真腔血流表现正常或轻度紊乱。病变严重时，假腔内较多的血流通过和较大范围的血栓导致真腔狭窄甚至完全闭塞。②夹层段动脉扩张，假腔的外侧动脉壁无内膜层回声，当假腔内有血栓形成时，内部有实性回声，内膜贴附于血栓表面。③真腔狭窄，收缩期假腔膨胀、挤压真腔或假腔内大量血栓形成均可导致真腔狭窄，频谱多普勒显示真腔内收缩期流速增高。

第五篇
妇科超声诊断

第一章　解剖与生理概要

第一节　女性内生殖器官解剖概要

知识点1：女性内生殖器官的构成	副高：掌握　正高：掌握

女性内生殖器官包括阴道、子宫、输卵管及卵巢，其中输卵管和卵巢又称为附件。

知识点2：阴道的位置	副高：掌握　正高：掌握

阴道位于小骨盆下部的中央，上端包绕宫颈，下端开口于阴道前庭后部。

知识点3：阴道的解剖	副高：掌握　正高：掌握

阴道分前壁、后壁、上下两端；阴道壁由黏膜、肌层和纤维层构成，有很多横向皱襞称阴道皱襞，具有较大的伸展性；阴道黏膜色淡红，表面为复层鳞状细胞所覆盖；阴道黏膜受性激素影响而出现周期性变化。

知识点4：阴道穹隆的解剖	副高：掌握　正高：掌握

环绕子宫颈周围的腔隙称阴道穹隆，后穹隆顶端与直肠子宫陷凹紧邻，为腹腔最低的部分。当直肠子宫陷凹有积液时，可经阴道后穹隆穿刺或引流。

知识点5：子宫的位置、形状及大小	副高：掌握　正高：掌握

子宫位于下腹小骨盆腔中央、膀胱与直肠之间。正常成人子宫呈倒置的梨形，长7~8cm，宽4~5cm，厚2~3cm，质量40~50g；子宫腔容量约为5ml。

知识点6：子宫的构成	副高：掌握　正高：掌握

子宫分为子宫体、峡部及子宫颈。子宫位于两侧输卵管口之间的部分称为子宫底，子宫底两侧为子宫角；子宫下部呈圆柱状的结构即为子宫颈，子宫颈部与子宫体相连部分稍狭细，称子宫峡部，在非妊娠期长约1cm。

知识点7：子宫壁的构成	副高：掌握　正高：掌握

子宫壁由内向外依次为内膜、肌层及浆膜层。内膜自青春期开始随卵巢激素发生周期性地增殖与脱落，形成月经；肌层由平滑肌构成；浆膜层即覆盖于子宫的腹膜脏层。腹膜脏层沿子宫壁下行至阴道后穹隆上部时，折向后上方覆盖直肠，形成一腹膜凹陷，即直肠子宫陷凹。

知识点8：子宫腔的解剖	副高：掌握　正高：掌握

子宫腔呈上宽下窄的三角形。子宫峡部上端为解剖学内口，下端为组织学内口，即宫颈内口，因黏膜组织在此处由内膜转变为宫颈黏膜。宫颈管黏膜上皮细胞呈高柱状，黏膜层内有许多腺体，能分泌碱性黏液，形成宫颈管内黏液栓。宫颈阴道部则为鳞状上皮覆盖，表面光滑。

知识点9：子宫血供的主要来源	副高：掌握　正高：掌握

子宫血供主要来自子宫动脉。子宫动脉起自髂内动脉，于腹膜后沿盆腔侧壁下行，距宫颈约2cm处从前上方横行穿越输尿管到达子宫外侧缘，分支供应子宫。

知识点10：卵巢的位置	副高：掌握　正高：掌握

卵巢为女性生殖腺，产生卵子和激素。卵巢左右各一，位于子宫底后外侧、盆腔侧壁髂内动脉和髂外动脉分叉处的下方。

知识点11：卵巢的大小	副高：掌握　正高：掌握

卵巢呈扁椭圆形，正常成年妇女卵巢大小约为4cm×3cm×1cm，重5~6g。绝经后卵巢可缩小至生育期卵巢体积的1/2。

知识点 12：卵巢的构成　　　　　　　　　　　　副高：掌握　正高：掌握

卵巢由卵巢皮质及髓质构成，皮质位于外层，是卵泡所在区域，由数以万计的始基卵泡及致密结缔组织构成；卵巢髓质为卵巢中心部位，内含疏松结缔组织及丰富的血管。卵巢表面并无腹膜覆盖，而由一层纤维组织构成的白膜覆盖。

知识点 13：卵巢的血供来源　　　　　　　　　　副高：掌握　正高：掌握

卵巢血供来自卵巢动脉及子宫动脉卵巢支。卵巢动脉于肾动脉起点稍下方起自腹主动脉，沿腰大肌前方下行至骨盆腔，越过输尿管进入卵巢门供应卵巢。子宫动脉上行至子宫角处分出卵巢支供应卵巢。

知识点 14：输卵管的位置　　　　　　　　　　　副高：掌握　正高：掌握

输卵管为一对细长而弯曲的管腔，左右各一，是卵子与精子受精的场所。输卵管位于子宫底两侧，走行于阔韧带上缘，其位置的移动度较大。

知识点 15：输卵管的解剖　　　　　　　　　　　副高：掌握　正高：掌握

输卵管全长 8~14cm，由内向外分为间质部、峡部、壶腹部及伞部。间质部又称壁内部，位于子宫壁内，长约 1cm，管腔狭小；峡部位于间质部外侧，长 2~3cm，管壁较厚、管腔也较狭小；壶腹部长 5~8cm，管腔较宽大，卵细胞常在此受精；伞部是输卵管末端，长约 1.5cm，开口于腹腔，呈漏斗状，漏斗周缘有许多指状突起称为输卵管伞，有"拾卵"作用。

第二节　女性内生殖器官生理概要

知识点 1：卵泡的生长发育过程　　　　　　　　副高：掌握　正高：掌握

卵泡生长发育过程经历了始基卵泡、窦前卵泡、窦状卵泡和成熟卵泡 4 个阶段。

始基卵泡形成于胚胎 4 个月至生后 6 个月，为最基本的生殖单位；其发育至形成窦前卵泡需要约 9 个月；窦前卵泡继续生长发育主要受卵泡刺激素（FSH）调控，其发育至窦状卵泡需要约 70 日；必须在促性腺激素的刺激下，窦状卵泡才能继续发育成为排卵前卵泡，即成熟卵泡，需时约 15 天。

知识点 2：育龄期妇女卵巢的生理功能　　　　　副高：掌握　正高：掌握

卵巢为女性的生殖腺，育龄期妇女卵巢的生理功能主要包括：①每个月排出一个有受精能力的卵细胞，卵巢结构和功能发生周期性变化，即卵巢周期。②分泌性激素，维持早期胚胎发育。

知识点3：卵巢周期的构成	副高：掌握　正高：掌握

（1）卵泡期：指卵泡发育至成熟的阶段（月经周期第1~14日）。

（2）排卵期：在垂体释放的促性腺激素黄体生成素（LH）的刺激及卵泡内各种水解酶、纤溶酶、前列腺素等共同作用下，卵泡破裂，卵母细胞及包绕它的卵丘颗粒细胞一起被排出，称为排卵，多发生在月经周期第14日。

（3）黄体期：排卵后至月经来潮前为黄体期（月经周期第15~28日）。

知识点4：月经周期的概念	副高：掌握　正高：掌握

正常育龄期妇女生殖系统呈周期性变化，以子宫内膜的变化最为突出。每月子宫内膜脱落一次，即为月经周期，平均时间为28日。月经周期是下丘脑-垂体-卵巢轴功能的反复作用及生殖道靶器官——子宫内膜结构和功能周期性变化的结果。

知识点5：子宫内膜在结构上的分类	副高：掌握　正高：掌握

子宫内膜在结构上分为基底层和功能层。基底层与子宫肌层相连，对月经周期中的激素变化无反应；功能层靠近宫腔，由基底层增生而来，随卵巢激素的变化而呈现周期性变化。

知识点6：子宫内膜的周期性变化	副高：掌握　正高：掌握

（1）增殖期：月经周期第5~14日，月经期后子宫内膜仅余基底层，在卵巢卵泡雌激素的作用下，内膜逐渐开始修复，内膜腺体和间质细胞呈增生状态。

（2）分泌期：月经周期第15~28日，与卵巢黄体期相对应。排卵后卵巢黄体继续分泌雌激素及孕激素，在孕激素作用下，子宫内膜呈分泌反应。

（3）月经期：月经周期第1~4日，由于雌、孕激素撤退，螺旋动脉阵发性痉挛及扩张，远端血管及组织缺血、坏死，内膜功能层崩解、脱落、出血，形成月经。

第二章 超声检查技术

第一节 经腹超声检查法

知识点1：经腹超声检查法的适用范围	副高：掌握 正高：掌握

经腹超声扫查范围广泛、切面及角度灵活，能够完整显示盆腔器官的全貌，是最常用的妇科超声检查方法之一，适用于所有要求盆腔超声检查的妇女。

知识点2：经腹超声检查法的局限性	副高：掌握 正高：掌握

其局限性包括易受腹壁厚度、膀胱充盈程度及肠道胀气等因素影响。

知识点3：经腹超声检查法检查前的准备	副高：掌握 正高：掌握

受检者需饮水500~1000ml，使膀胱充盈。膀胱充盈以中度为适宜（即充盈的膀胱达子宫底部或宫底上方1~2cm处）。

知识点4：经腹超声检查法的检查体位	副高：掌握 正高：掌握

受检者常规取平卧位。

知识点5：经腹超声检查法对仪器的选用	副高：掌握 正高：掌握

选用凸阵探头，探头中心频率多为3.5MHz。对于较瘦的患者或儿童患者，也可应用高频的腔内探头或线阵探头直接置于腹壁进行扫查。

知识点6：经腹超声检查法的具体检查方法	副高：掌握 正高：掌握

（1）暴露下腹部，涂抹适量耦合剂，将探头直接置于腹壁皮肤进行扫查。

（2）首先进行子宫矢状切面扫查，于子宫矢状切面上测量子宫长径、前后径及内膜厚度。

（3）将探头旋转90°进行横切面扫查，测量子宫横径；观察子宫及两侧附件情况，并测量卵巢大小。注意卵巢位置变化较大，卵巢最大切面多在盆腔斜切面上获得。

（4）扫查过程中根据病灶或感兴趣区域灵活移动探头，改变扫查方向与角度，以获得病灶及感兴趣区域的最佳图像。

知识点7：经腹超声检查法的检查技巧	副高：掌握　正高：掌握

（1）强调膀胱充盈要适度。膀胱过度充盈时，盆腔正常器官被向后推移，不在最佳观察区域内，且可使子宫受压变形；同时患者因膀胱过度充盈而非常不适。膀胱充盈不佳时，无法推开肠管，导致盆腔脏器因肠气干扰不能清楚显示。

（2）扫查范围要大，以避免漏诊位置较高的病变。

（3）观察肿物与周围脏器关系时，应充分利用探头加压、移动连续扫查、嘱患者改变体位等手法进行观察，以了解肿物与周围脏器间的活动情况。

第二节　经阴道超声检查法

知识点1：经阴道超声检查法的适用范围	副高：掌握　正高：掌握

经阴道超声检查（TVUS）适用于能进行经阴道检查的所有患者，特别是对后位子宫、宫腔内病变（如内膜病变、黏膜下肌瘤、妊娠物残留等）、异位妊娠、辅助生育技术监测卵泡以及对老年患者、肥胖患者等，TVUS均明显优于经腹超声检查；此外，TVUS引导下穿刺也是目前介入性超声最常用的方法。

知识点2：经阴道超声检查法的局限性	副高：掌握　正高：掌握

其局限性包括经阴道探头频率高，穿透力有限，聚焦深度<10cm，对较大的盆腔肿块或位置较高的卵巢难以显示，需结合经腹超声检查观察。

知识点3：不应进行TVUS的情况	副高：掌握　正高：掌握

对无性生活者、阴道畸形患者、阴道炎症患者、老年性阴道明显萎缩患者及月经期不应进行TVUS。

知识点4：经阴道超声检查法检查前的准备	副高：掌握　正高：掌握

受检者检查前需排空膀胱。检查者备好阴道探头及避孕套。对阴道出血患者，确因诊断需要必须进行TVUS时，检查者应准备好消毒避孕套。

知识点5：经阴道超声检查法的检查体位	副高：掌握　正高：掌握

受检者常规取截石位。必要时用枕头垫高臀部或嘱受检者将手置于臀部下方以抬高臀部。

知识点 6：经阴道超声检查法对仪器的选用	副高：掌握　正高：掌握

选择经阴道腔内探头，探头中心频率多为 7.5MHz。

知识点 7：经阴道超声检查法的具体检查方法	副高：掌握　正高：掌握

（1）阴道探头顶端涂适量耦合剂，套上一次性乳胶避孕套，并检查避孕套与探头间有无气泡存在。

（2）操作者右手持探头，左手轻轻分开阴唇，将探头缓慢置入阴道内，探头顶端抵达阴道穹隆部。子宫后位时探头置于后穹隆，前位时置于前穹隆。

（3）扫查时利用旋转、倾斜、抽送等基本手法对盆腔内结构进行矢状切面、横切面及斜切面扫查。于子宫矢状切面上测量子宫长径、前后径及子宫内膜厚度；将探头旋转 90°，于横切面测量子宫横径。

（4）然后将探头移向子宫左侧或右侧，扫查左、右附件区，观察双侧卵巢及周围附件区情况。卵巢位置变化较大，应转动探头多切面寻找，并于卵巢最大切面上测量卵巢大小。

（5）扫查过程中根据病灶或感兴趣区域灵活移动探头，改变扫查方向与角度，进行多切面扫查，以获得病灶及感兴趣区域的最佳图像。同时要注意直肠子宫陷凹及附件区有无积液。

知识点 8：经阴道超声检查法的检查技巧	副高：掌握　正高：掌握

（1）探头置入阴道后，可以参照膀胱位置进行定位，通过子宫与膀胱的位置关系判断子宫为前位、中位或后位。

（2）检查过程中，可采用推拉、移动探头的方式推开肠管，并可利用探头推动或加压观察肿物的质地、与周围组织结构间的相互移动性等。

（3）病灶或脏器位置较高时，可用左手在腹壁加压，使病灶更接近阴道探头。

知识点 9：经阴道超声检查法的注意事项	副高：掌握　正高：掌握

（1）月经期一般应避免进行 TVUS，如确因诊断需要必须对子宫出血或月经期妇女进行经阴道超声检查时，应注意无菌操作。

（2）阴道探头应定期消毒。

第三节　经直肠超声检查法

| 知识点 1：经直肠超声检查法的适用范围 | 副高：掌握　正高：掌握 |

经直肠超声检查法是指将腔内探头置于直肠内进行超声检查的方法。主要用于男性前列腺疾病的诊断。妇科方面用于经腹超声检查图像显示不清、但又不能进行经阴道检查的患者，如处女膜未破、阴道畸形或老年性阴道萎缩等。

| 知识点 2：经直肠超声检查法检查前的准备 | 副高：掌握　正高：掌握 |

检查前受检者需排空大小便。一般采用检查前一日晚服用泻药的方法（如服用酚酞 2 片），检查当日早上空腹，必要时还可于检查前加用 2 支开塞露。

| 知识点 3：经直肠超声检查法的检查体位 | 副高：掌握　正高：掌握 |

受检者取左侧卧位，左腿伸直、右腿屈曲。有时也可采用截石位。

| 知识点 4：经直肠超声检查法对仪器的选用 | 副高：掌握　正高：掌握 |

采用经直肠探头，多数仪器经直肠探头与经阴道探头为同一探头。探头频率与经阴道探头一致。

| 知识点 5：经直肠超声检查法的具体检查方法 | 副高：掌握　正高：掌握 |

探头套好乳胶避孕套后，应在避孕套上加适量耦合剂作为润滑剂，以方便将探头置入直肠内。扫查方法和观察顺序与经阴道扫查相似。

第四节　经阴道介入性超声检查法

| 知识点 1：经阴道介入性超声的作用 | 副高：掌握　正高：掌握 |

经阴道超声引导下进行盆腔穿刺可增加定位的准确性，避免损伤。

| 知识点 2：治疗性穿刺的适用范围 | 副高：掌握　正高：掌握 |

治疗性穿刺适用于卵巢子宫内膜异位囊肿（巧克力囊肿）治疗、辅助生殖中穿刺取卵、未破裂型异位妊娠局部药物治疗、卵巢单纯性囊肿穿刺治疗及盆腔脓肿、输卵管积水治疗等。

知识点 3：穿刺的并发症　　　　　　　　　　　　　副高：掌握　　正高：掌握

穿刺并发症包括误穿大血管形成血肿、肠管损伤，如慢性盆腔炎或子宫内膜异位症常与肠管粘连，穿刺不慎时可能损伤肠管；操作者应严格掌握 TVUS 引导下盆腔穿刺术的适应证与禁忌证，严格遵守操作规程，防止并发症发生。

第三章　正常超声表现

第一节　子宫正常超声表现

| 知识点 1：正常超声表现下，子宫的形态、位置 | 副高：掌握　正高：掌握 |

子宫位于膀胱后方，矢状切面呈倒置梨形，宫底横切面近似三角形，体部横切面呈椭圆形。

根据长轴切面上宫体与宫颈、宫颈与阴道的相对位置关系判断子宫的倾、屈角度。正常子宫呈前倾前屈位，即宫颈与阴道、宫体与宫颈均形成向前的倾斜角度。过度前屈子宫指宫体与宫颈间向前夹角<90°。后位子宫的后倾后屈子宫指宫颈倾斜向后、宫体与宫颈角度亦向后。若宫体与宫颈向后的纵轴角度<90°，则为过度后屈子宫。

| 知识点 2：子宫体的正常超声声像图表现 | 副高：掌握　正高：掌握 |

子宫体为均质实性结构，肌层呈均匀低回声。矢状切面上呈倒置梨形，宫底横切面呈倒三角形，两侧为宫角，宫体横切面呈椭圆形。

| 知识点 3：子宫内膜的正常超声声像图表现 | 副高：掌握　正高：掌握 |

宫腔居中，呈线状强回声，宫腔线周围为内膜回声层。内膜回声随月经周期改变。①月经期，内膜厚度 1~4mm，回声不均，宫腔内可见无回声区。②增殖期，内膜受雌激素作用增生变厚，厚度 4~8mm，呈中等回声；有时可见内膜基底层呈线状强回声而功能层呈低回声，与宫腔线的强回声一起形成"三线征"。③分泌期，内膜在孕激素作用下继续增厚，厚度 7~14mm，血管增殖、腺体分泌，内膜功能层回声增强，使内膜全层呈较均匀一致的强回声。

由于子宫肌层的收缩，增殖期和分泌期 TVUS 检查时常见内膜涌动现象。

| 知识点 4：子宫颈的正常超声声像图表现 | 副高：掌握　正高：掌握 |

宫颈肌层也呈均匀低回声，但回声水平一般较宫体肌层强。宫颈管位于宫颈中央、纵切呈梭形，回声常偏低。前位、中位子宫的宫颈在宫体的下方，而后位子宫的宫颈则位于宫体的上方，此时容易将子宫颈误诊为子宫前壁肌瘤等，应注意识别图像。

知识点 5：子宫的 CDFI 表现　　　　　　　　副高：掌握　正高：掌握

（1）TVUS 时多可见子宫外 1/3 肌层内的弓形动脉和弓形静脉。放射状动脉在生育年龄的妇女可能显示，而内膜的螺旋动脉生理情况下仅在分泌晚期或早孕时显示。

（2）宫颈水平两侧可显示子宫动脉和子宫静脉，子宫动脉沿子宫体侧缘上行，同时向子宫肌层发出第一级分支弓形动脉，弓形动脉发出垂直于子宫长轴、辐射状分布的放射状动脉，放射状动脉进入子宫内膜，弯曲呈螺旋状称螺旋动脉。子宫动脉的血流频谱特征在非妊娠期表现为高速高阻型血流，妊娠期血流阻力随孕周增加逐渐下降。

知识点 6：子宫大小的测量　　　　　　　　　副高：掌握　正高：掌握

以清楚显示子宫轮廓及宫腔线为标准矢状切面，测量子宫长径和前后径；测量子宫横径时应先找到宫底最大切面（呈三角形，左右为宫角），然后将探头稍向下移，即两侧宫角处横切面的稍下方（呈椭圆形），显示子宫底内膜后，测量子宫最大横径。

育龄期妇女子宫大小的正常参考值：子宫长径为 6.0~8.5cm，横径为 3.0~5.0cm，前后径为 2.0~4.0cm；经产妇子宫各径线均较未产妇及初产妇大约 1cm。

知识点 7：绝经后子宫的超声表现　　　　　　　副高：掌握　正高：掌握

绝经后子宫体萎缩变小，但宫颈缩小不明显；子宫肌层回声可不均或回声减低，浆膜下肌层内有时可见斑点状或短条状强回声，为弓形动脉钙化所致。绝经后子宫内膜萎缩变薄，呈线状，内膜正常参考值为<5mm。

第二节　卵巢正常超声表现

知识点 1：正常超声表现下，卵巢的形态、位置　　　副高：掌握　正高：掌握

矢状切面上卵巢位于充盈膀胱的后外侧。卵巢位置变化较多，一般采用经阴道扫查时在髂内动脉前方容易寻找到卵巢，辨认卵巢最主要的结构特征是卵巢实质内有卵泡回声；但绝经后妇女的卵巢无卵泡，辨别较困难。

知识点 2：卵巢的超声扫查技巧　　　　　　　　副高：掌握　正高：掌握

（1）经腹超声检查时，可将探头置于检查侧的对侧，以充盈膀胱作透声窗检查卵巢。若经腹超声不能显示卵巢，应进行 TVUS，一般可以清晰显示卵巢。

（2）TVUS 时，将探头侧向盆壁，于髂血管附近容易获得卵巢斜冠状切面的图像；双侧卵巢往往不在同一平面上，需移动探头分别观察。

（3）子宫不在中线而偏于一侧时，同侧卵巢也往往向上移位，应在较高的位置寻找。

后位子宫时卵巢往往偏于腹侧并与宫体同一水平，需改变探头方向多角度扫查方可显示。

| 知识点 3：卵巢的正常超声声像图表现 | 副高：掌握　正高：掌握 |

卵巢呈扁椭圆形，周围皮质呈低回声，皮质内可见大小不等、边界清楚、壁薄的圆形无回声区，为卵泡回声；卵巢中央部为髓质，因不含卵泡而回声略高。由于卵泡内含有卵泡液，有一定张力，成熟卵泡可突向卵巢表面，有时成熟卵泡内可见一小而薄壁的无回声区，为卵丘回声。

| 知识点 4：卵泡大小的变化规律 | 副高：掌握　正高：掌握 |

卵泡大小随月经周期而发生变化，月经第 5 日起超声图像可显示卵泡，于一侧或两侧卵巢内见 1~2 个或数个小卵泡；随着月经周期推移，卵泡逐渐增大，当一侧卵巢内出现直径达 1.3cm 以上的卵泡并迅速发育者，为优势卵泡，而其他小卵泡则逐渐萎缩。优势卵泡的生长速度为 1~2mm/d，直径达 1.8~2.5cm 时即成为成熟卵泡。

| 知识点 5：间接征象判断是否排卵 | 副高：掌握　正高：掌握 |

排卵为一瞬间的过程，超声难以直接观察到卵泡破裂的过程，但可根据间接征象判断是否排卵。①优势卵泡消失。②血体形成。卵泡破裂后迅速缩小，并由于血液充盈形成血体结构，内为不凝血，表现为卵巢皮质内边界不清、壁稍厚的混合回声区。③CDFI 显示卵巢血体周围环状血流信号，为低阻型血流频谱。④盆腔积液：由于卵泡液流出，一侧卵巢周围或直肠子宫陷凹可见少量积液。

| 知识点 6：黄体的超声声像图表现 | 副高：掌握　正高：掌握 |

黄体的声像图表现根据排卵后血体内出血量和时间等有较大的变化，超声常见为壁稍厚的无回声区，无回声区内部有点状或网状回声，CDFI 特点为无回声区周边见环绕的低阻血流；有时因为出血量较多可表现为类实性结构，应注意鉴别。月经后期若无妊娠，黄体萎缩、体积缩小。若黄体增大，直径>2.5cm 时即为黄体囊肿，黄体囊肿直径有时可达到6.0cm 甚或更大。

| 知识点 7：卵巢的 CDFI 特点 | 副高：掌握　正高：掌握 |

正常卵巢内血流随卵巢处于不同功能期而呈周期性改变，TVUS 可较准确地评价卵巢的血供情况。月经周期第 1~7 日，双侧卵巢内血流很少；从第 9 日开始进入卵巢活动期，优势卵泡发育，卵巢血流开始丰富；黄体形成后黄体周围血管增生，囊壁上血管明显扩张，形成环绕黄体的低阻血流。

知识点8：卵巢大小的测量　　　　　　　　　　　　　副高：掌握　正高：掌握

卵巢测量应包括3个径线，即长径、横径、前后径。找到卵巢最大长轴切面，测量卵巢长径及前后径；将探头旋转90°，获得卵巢最大横切面，测量卵巢横径。正常卵巢体积在生育年龄最大，绝经后逐渐缩小。育龄期妇女卵巢大小的正常参考值约为4cm×3cm×1cm。

第三节　输卵管正常超声表现

知识点1：输卵管的正常超声表现　　　　　　　　　　副高：掌握　正高：掌握

由于输卵管细而弯曲，位置不固定，周围被肠管遮盖，正常情况下不能清楚显示。当盆腔积液或腹水时，输卵管被无回声的液体所衬托，可以清晰地显示，表现为边界回声稍强的弯曲管状结构，下方常可见卵巢回声。

第四章 子宫疾病

第一节 子宫先天发育异常

一、子宫未发育或发育不全

| 知识点1：先天性无子宫的病理与临床表现 | 副高：掌握　正高：掌握 |

两侧副中肾管向中线融合形成子宫，如未到中线即停止发育，则无子宫形成；先天性无子宫常伴不同程度的阴道发育不全，但输卵管和卵巢可能正常。临床表现为原发闭经，但第二性征正常。

| 知识点2：始基子宫的病理与临床表现 | 副高：掌握　正高：掌握 |

两侧副中肾管向中线融合后不久即停止发育，导致子宫发育停留在胎儿期，子宫很小且多数无宫腔，或虽有子宫腔但无子宫内膜，故患者无月经。有的可能有宫腔及子宫内膜，而子宫颈不通，青春期出现宫腔积血。

| 知识点3：幼稚子宫的病理与临床表现 | 副高：掌握　正高：掌握 |

青春期以前的任何时期，子宫停止发育，导致青春期后子宫仍为幼儿时期的大小。幼稚子宫临床表现为原发闭经、痛经、月经量过少、不孕等。

| 知识点4：单角子宫的病理与临床表现 | 副高：掌握　正高：掌握 |

一侧副中肾管发育完好，一侧未发育所致。发育完好的一侧形成单角子宫，该侧有一发育正常的输卵管。约65%病例合并残角子宫畸形，常伴有同侧肾发育异常。

临床表现包括痛经或原发不孕等；妊娠时可能引起流产或难产。

| 知识点5：残角子宫的病理与临床表现 | 副高：掌握　正高：掌握 |

一侧副中肾管发育正常（发育侧子宫），另一侧副中肾管中下段在发育过程中停滞，形成不同程度的残角子宫。表现为发育侧子宫旁有一小子宫及其附件，小子宫有纤维组织束与发育侧的单角子宫相连。

残角子宫类型：残角子宫可分为无内膜型及有内膜型，后者根据其内膜腔与发育侧宫腔是否相通分为有内膜相通型与有内膜不相通型。当内膜有功能的残角子宫与发育侧子宫腔不相通时，月经来潮后即出现周期性下腹疼痛的症状，经血逆流至腹腔可发生子宫内膜异位症。

残角子宫妊娠：残角子宫妊娠早期多无症状，有症状时表现与输卵管间质部妊娠相似。由于残角子宫壁肌层发育不良，肌壁较薄，不能随胎儿生长而相应增长；如未能及时发现和诊断，随着胚胎生长发育，常在妊娠 3~4 个月时自然破裂，引起大出血而危及孕妇生命，因此，及时诊治非常重要。

知识点 6：先天性无子宫的超声表现	副高：掌握　正高：掌握

纵切或横切扫查时下腹部均探查不到膀胱后方的子宫图像。常合并无阴道，在充盈的膀胱后方两侧多可显示卵巢回声。

知识点 7：始基子宫的超声表现	副高：掌握　正高：掌握

子宫表现为一很小的条索状低回声结构，子宫长径<2.0cm，宫体、宫颈分界不清；无宫腔回声线及内膜回声。双侧卵巢表现可正常。

知识点 8：幼稚子宫的超声表现	副高：掌握　正高：掌握

子宫各径线均明显小于正常，前后径（即子宫厚径）<2.0cm，宫颈相对较长，宫体与宫颈之比为 1:2；内膜薄。双侧卵巢表现可正常。

知识点 9：单角子宫的超声表现	副高：掌握　正高：掌握

子宫外形呈梭形，横径较小，宫腔内膜呈管状，向一侧稍弯曲，同侧可见正常卵巢。当二维超声上子宫横径小或位置偏于一侧时应怀疑为单角子宫。事实上，二维超声上较难诊断单角子宫，而必须依靠三维超声才能做出较明确的诊断。

知识点 10：残角子宫的超声表现	副高：掌握　正高：掌握

（1）盆腔内见一发育正常的子宫，其一侧可见一低回声包块，回声与子宫肌层相似，但与宫颈不相连。易与浆膜下肌瘤混淆。

（2）内膜不相通型残角子宫，月经初潮后即形成残角子宫腔积血，表现为一相对正常子宫的一侧有中心为无回声的囊实性包块。

（3）残角子宫妊娠：正常子宫一侧上方见圆形包块，内见胎囊及胎芽，周围可见肌层回声；较大时见成形胎儿，但宫壁较薄。因此，超声特点为发现偏向一侧盆腔的妊娠包块，另一侧见相对正常的子宫。妊娠囊周围内膜层与正常宫颈管不相通。正常子宫腔内可见厚的蜕膜回声（内膜增厚）或假孕囊回声。

二、两侧副中肾管会合受阻

知识点 11：双子宫的病理与临床	副高：掌握 正高：掌握

两侧副中肾管发育后未完全会合，形成两个分离的子宫体和宫颈，附有各自的输卵管。常伴有阴道纵隔或斜隔。双子宫的宫颈可分开或相连。

双子宫可无临床症状，月经正常，妊娠期分娩过程可无并发症。有症状者表现为月经过多、痛经、易流产、胎儿宫内发育迟缓（IUGR）等。

知识点 12：双角子宫的病理与临床	副高：掌握 正高：掌握

两侧副中肾管已大部分会合，但子宫体仍有部分会合不全，子宫体在宫颈内口水平以上的某一部位分开，导致子宫两侧各有一角突出，称双角子宫。

双角子宫妊娠结局较差，有较高的流产率、早产率。

知识点 13：弓状子宫的病理	副高：掌握 正高：掌握

为子宫底部未完全会合，宫底部中央区有轻度凹陷的宫壁向宫底、宫腔轻微突出，是最轻的一种子宫发育异常。

知识点 14：双子宫的超声表现	副高：掌握 正高：掌握

典型双子宫的两侧单角子宫均发育正常时，声像图表现为左、右两个对称的子宫，横切面观察尤为清楚，两子宫间有深的凹陷，均有内膜、肌层和浆膜层；多可见横径较宽的双宫颈。两个宫颈管回声彼此相邻但完全分开。偶也可为双子宫、单宫颈。

知识点 15：双角子宫的超声表现	副高：掌握 正高：掌握

子宫外形异常，上段分开、下段仍为一体，横切面上可见两个分开的宫角，中间凹陷呈"Y"形或"马鞍形"；宫腔内膜回声也呈"Y"形。三维超声表现：三维超声冠状切面可以直观显示子宫底中央的凹陷及两侧的子宫角，整个子宫外形呈"Y"形或呈蝶状、分叶状；宫腔内膜也呈"Y"形或蝶状。

知识点 16：弓状子宫的超声表现	副高：掌握 正高：掌握

子宫外形、轮廓正常或仅宫底处略凹陷；子宫横切面见宫底部肌层增厚，此特点在三

维超声冠状面上显示更清楚，可见宫底部内膜呈弧形内凹；若在三维超声冠状面上于两侧宫角内膜处做一连线，计算宫底处子宫内膜弧形内凹的垂直距离（内凹的深度），弓状子宫时此深度≤1cm；这一点有助于与部分纵隔子宫相鉴别。

三、两侧副中肾管会合后中隔吸收受阻

知识点17：纵隔子宫的病理与临床表现	副高：掌握 正高：掌握

两侧副中肾管会合后，中隔吸收的某一过程受阻，使中隔完全性或部分性未吸收，即形成不同程度的子宫纵隔，称纵隔子宫，是最常见的子宫发育异常。子宫外形、轮廓正常。

纵隔子宫可导致不孕、自然流产、习惯性流产、宫颈功能不全、早产、IUGR等。

知识点18：纵隔子宫的类型	副高：掌握 正高：掌握

纵隔子宫分为2种类型：①完全纵隔子宫，纵隔由子宫底直至子宫颈内口或外口，未吸收的中隔将子宫腔完全分为两半，即有2个子宫腔；此型常伴有阴道纵隔。②不全纵隔子宫，纵隔终止于子宫颈内口以上任何部位。

知识点19：两侧副中肾管会合后中隔吸收受阻的二维超声表现	
	副高：掌握 正高：掌握

①子宫外形、轮廓正常，但宫底横径较宽。②横切面时见2个宫腔内膜回声，间以一带状低回声，即中隔回声。③若纵隔延续至宫颈，见2个完整的宫腔内膜回声，为完全纵隔子宫；若两侧内膜回声在宫腔中部或下部汇合，则为不完全纵隔子宫。

知识点20：两侧副中肾管会合后中隔吸收受阻的三维超声表现	
	副高：掌握 正高：掌握

（1）纵隔（中隔）：三维超声成像的冠状面图像上，子宫体中央可见一清晰的与子宫肌壁回声相似的低回声带（纵隔），自子宫底部向下延伸达到（完全纵隔子宫）或未达到宫颈（不完全纵隔子宫）。三维超声不仅可以清晰显示宫腔中的纵隔长度，鉴别完全性与不完全性纵隔子宫，还可以显示纵隔的形态、厚度等。

（2）内膜：由于完全纵隔子宫的纵隔达到宫颈，因此，宫腔内膜回声呈很深的"V"形或彼此平行；不完全纵隔子宫的纵隔未达到宫颈，宫腔下段为一个宫腔，因此，宫腔内膜回声呈"Y"形，两内膜所成夹角常<90°。

知识点21：子宫发育异常与子宫肌瘤的鉴别诊断	副高：掌握 正高：掌握

（1）双子宫可能误诊为子宫肌瘤，子宫肌瘤向外突出使子宫外形改变也可能误诊为双

子宫。鉴别要点是子宫肌瘤结节内无宫腔内膜回声，回声水平通常较正常子宫肌层回声低。

（2）残角子宫时，由于有一相对正常的子宫回声，可能将残角子宫误诊为子宫浆膜下肌瘤或阔韧带肌瘤，应仔细观察其回声水平与子宫肌层的一致性、与子宫相连的情况及有无内膜回声。

知识点 22：双角子宫与双子宫的鉴别诊断　　　副高：掌握　正高：掌握

双角子宫表现为子宫底中央凹陷，呈两个形状完整的宫角（常呈锐角，有时膀胱可见"V"形切迹），宫体仍有部分是融合的；而双子宫则见两个完全分开的完整宫体，两宫体间常见肠管回声。

知识点 23：双子宫与纵隔子宫的鉴别诊断　　　副高：掌握　正高：掌握

双子宫与纵隔子宫的鉴别：前者外形为两个完全分离的子宫，后者外形正常或仅宫底处略凹陷，易于鉴别。

知识点 24：双角子宫与纵隔子宫的鉴别诊断　　　副高：掌握　正高：掌握

双角子宫的内膜形态与部分纵隔子宫很相似，尤其需要仔细鉴别。双角子宫外形异常，子宫底中央明显凹陷，呈双角表现，而纵隔子宫宫底形态正常或略凹陷，可资鉴别。

知识点 25：弓状子宫与部分纵隔子宫的鉴别诊断　　　副高：掌握　正高：掌握

弓状子宫与部分纵隔子宫的鉴别：二者的子宫外形、轮廓均呈正常表现或宫底轻度凹陷，二者的鉴别诊断需依靠三维超声成像。三维超声冠状面上于两侧宫角内膜处做一连线，计算宫底处子宫内膜弧形内凹的垂直距离（内凹的深度），弓状子宫此深度≤1cm，而部分纵隔子宫此深度>1cm。

四、先天性阴道斜隔综合征

知识点 26：先天性阴道斜隔综合征的病理与临床　　　副高：掌握　正高：掌握

阴道斜隔综合征指双子宫、双宫颈时，阴道内隔膜自宫颈一侧斜行附着于阴道壁一侧（阴道斜隔），影响该侧宫腔、宫颈通畅性；多伴有斜隔侧的泌尿系畸形（如肾缺如）。

临床表现为初潮后痛经、下腹部坠痛、白带多、白带有异味或经期延长等。

知识点 27：先天性阴道斜隔综合征的超声表现　　　副高：掌握　正高：掌握

（1）横切面显示两个完全分离的子宫体回声，两侧子宫可对称或大小不一；两宫腔内均见宫腔内膜回声；一侧宫腔（斜隔侧）常伴有明显积液（即积血）。

（2）一侧（斜隔侧）子宫下方见一边界清楚的无回声区，内见稀疏至密集的点状回声，其上方可见与之相连的宫颈及宫体回声，有时可见包块与宫颈管及宫腔内积血的相连关系，该包块即为阴道内斜隔上方积血所致的囊性包块。

（3）腹部检查见一侧肾缺如，多为宫腔积血侧（斜隔侧）肾缺如。

（4）经阴道超声检查可观察阴道内斜隔走行及距宫颈外口的距离等。

知识点28：先天性阴道斜隔综合征的鉴别诊断	副高：掌握　正高：掌握

处女膜闭锁：也可表现为宫颈下方囊性包块，但阴道斜隔综合征有双子宫畸形，并伴有一侧宫腔积液、一侧肾缺如。经阴道超声有助于明确阴道内斜隔的诊断。

五、三维超声在子宫发育异常中的诊断作用

知识点29：三维超声在子宫发育异常中的诊断作用	副高：掌握　正高：掌握

二维超声，特别是经阴道二维超声可以提供子宫、宫颈、附件区域及部分阴道的清晰图像，在女性生殖道发育异常中的诊断价值是不容置疑的，但由于二维超声无法显示子宫冠状切面，在一定程度上限制了其对子宫发育异常的诊断能力。三维超声成像是对二维超声的一个很好的补充。

三维超声成像的子宫冠状切面可显示整个子宫外形轮廓、宫腔内膜回声及宫腔形态，操作可重复性强，能更清晰、直观、立体地观察子宫及内膜的空间位置关系，较准确地对子宫先天性发育异常进行分类及鉴别诊断。

第二节　子宫肌层病变

一、子宫肌瘤

知识点1：子宫肌瘤的病理	副高：掌握　正高：掌握

子宫肌瘤是女性生殖器官中最常见的良性肿瘤，子宫肌瘤发生原因尚不清楚，多数学者认为与长期和过度雌激素刺激有关。

肌瘤大小不一，大者可达10cm以上，使子宫明显增大、变形；小者仅黄豆大小，不改变子宫形态；数目上，子宫肌瘤常多发，甚至可多达几十、上百个。

病理上，子宫肌瘤为实性肿瘤，质地较子宫硬，表面并无包膜，但有肌瘤压迫周围肌纤维所形成的假包膜；肌瘤供血主要来自假包膜；肌瘤切面可见瘤内平滑肌组织排列致密，呈旋涡样或编织样结构。

知识点 2：根据子宫肌瘤与子宫肌壁的关系划分的种类 　　副高：掌握　　正高：掌握

根据子宫肌瘤与子宫肌壁的关系，子宫肌瘤可分为 3 类：①肌壁间肌瘤，最多见，肿瘤位于子宫肌层内，周围有正常肌层受压形成的假包膜包绕。②浆膜下肌瘤，肌壁间肌瘤向子宫表面方向发展，大部分突出于子宫表面，肌瘤表面仅覆盖一层浆膜；当肌瘤向外生长，形成仅有一蒂与子宫相连时，称带蒂浆膜下肌瘤。③黏膜下肌瘤，靠近宫腔的肌壁间肌瘤向宫腔方向生长，使肌瘤大部分或完全突向宫腔内，肌瘤表面覆以子宫内膜。

知识点 3：子宫肌瘤的临床症状 　　副高：掌握　　正高：掌握

临床症状与肌瘤生长部位、大小、数目及并发症相关。①小的肌瘤多无症状，由超声检查发现。②经量增多、经期延长是子宫肌瘤最常见的症状，最易发生于黏膜下肌瘤和多发肌壁间肌瘤。③腹部包块多见于较大的浆膜下肌瘤或肌壁间肌瘤较大时。④肌瘤恶性变时，表现为短期内迅速增大，伴有阴道不规则出血，若绝经期后肌瘤不缩小，反而继续增大时，尤应警惕。

知识点 4：妊娠期子宫肌瘤的症状 　　副高：掌握　　正高：掌握

妊娠时肌瘤常见增大（少部分肌瘤妊娠期可无明显变化）；肌瘤变性也常见于妊娠合并的肌瘤，妊娠期特别要注意肌瘤的红色样变性，这是一种特殊类型的肌瘤坏死，发生在 6cm 以上的妊娠期肌瘤，患者可有发热、腹痛并伴有呕吐，局部明显压痛及白细胞增多。

知识点 5：子宫肌瘤的超声声像图特点 　　副高：掌握　　正高：掌握

（1）子宫肌瘤以低回声为主，回声可不均匀，有时可见肌瘤特有的螺旋样回声排列；部分肌瘤后方回声有衰减或伴声影，使瘤体后边界显示欠清；肌瘤较大发生坏死、囊性变时，出现明显回声不均区域或无回声区。

（2）肌瘤伴钙化时，于肌瘤内见灶状、团块状、半环状或环状强回声区，后方伴声影，有时整个肌瘤呈中强回声为弥漫性钙化的表现。肌瘤钙化更多见于绝经后。

（3）肌壁间小肌瘤并不引起子宫形态与大小的明显变化；较大的肌壁间肌瘤使子宫体积增大，宫腔线可因肌瘤受压、变形、移位；较大的肌瘤及多发肌瘤常向子宫表面突出，使子宫形态失常，表面凹凸不平。

知识点 6：子宫肌瘤的 CDFI 表现 　　副高：掌握　　正高：掌握

肌瘤病灶周边的假包膜区域常可见半环状、环状或条状血流；肌瘤内部的彩色血流信号多分布在病灶周边区域，表现为病灶周边区域内条状或星点状散在分布的血流信号。

知识点 7：黏膜下肌瘤的超声特点　　　　　　　　副高：掌握　正高：掌握

宫腔内见低回声或中等回声区，使宫腔内膜回声受压、移位；完全突向宫腔内的黏膜下肌瘤表现为宫腔内实性低回声病灶，内膜回声则包绕在病灶周围。最好用经阴道超声观察，以鉴别黏膜下肌瘤与内膜息肉等。

知识点 8：浆膜下肌瘤的超声特点　　　　　　　　副高：掌握　正高：掌握

浆膜下肌瘤的超声特点表现为向子宫表面明显突出的低回声区，边界清、形态规则；或表现为完全位于子宫外但有蒂与子宫相连的低回声包块，多数情况下可通过经腹或 TVUS 的仔细观察找到肌瘤与子宫相连的蒂部，且 CDFI 下可发现肌瘤的血供来自子宫。

知识点 9：妊娠期肌瘤红色样变性的超声特点　　　　副高：掌握　正高：掌握

妊娠期肌瘤红色样变性的超声特点是以低回声为主、间以不规则无回声的混合回声区，为囊实性包块。

知识点 10：绝经后肌瘤的超声表现　　　　　　　　副高：掌握　正高：掌握

多数肌瘤在绝经后趋于稳定或缩小，但较常见钙化。这种钙化多是由于肌瘤营养缺乏，钙化有时可仅表现为肌瘤回声弥漫性增强，并无声影。

知识点 11：子宫肌瘤与子宫腺肌瘤的鉴别诊断　　　　副高：掌握　正高：掌握

（1）包膜回声：子宫肌瘤有假包膜，边界较清楚，占位效应较明显；而腺肌瘤无包膜，无明显占位效应，病灶与周围肌层分界不清。

（2）部位、数目和大小：子宫肌瘤可发生于子宫各部位，多发、数目不等，大小不一，小者仅数毫米，大者可达 10cm 以上；而腺肌瘤多发生于子宫后壁，以单发为主，平均大小一般在 4cm。

（3）内部回声：肌瘤以低回声、等回声为多见，多数回声较均匀，可伴钙化；而腺肌瘤多以稍强回声多见，内部回声明显不均，见条索状或短线状强回声，有时可见小囊性区域，不伴钙化。

（4）子宫形态：肌瘤因部位及数目不同，常致子宫表面形态不规则或凹凸不平，腺肌瘤多数不突出于子宫表面或仅轻度突出。

（5）CDFI：肌瘤周边可见环绕或部分环绕的血流信号，而腺肌瘤并非真正的肿瘤，周边血供不丰富，内部血供可稍丰富，有时可见正常血管穿行。值得注意的是约有半数子宫腺肌症患者同时合并子宫肌瘤，这两种疾病常同时存在，增加了鉴别诊断的难度。

知识点 12：与卵巢肿瘤的鉴别诊断　　　　副高：掌握　正高：掌握

鉴别要点是明确肿块与子宫的关系，如能找到浆膜下肌瘤与子宫相连的蒂，则可明确诊断；TVUS 对蒂的观察优于经腹超声，仔细观察肿物内的血流情况及血供的来源，尽量寻找蒂部血流，有助于二者的鉴别；但 TVUS 观察范围有限，必须结合经腹超声以避免漏诊远离子宫的带蒂浆膜下肌瘤。当然，找到同侧正常的卵巢结构也是鉴别诊断的要点。

知识点 13：黏膜下肌瘤与内膜息肉的鉴别诊断　　副高：掌握　正高：掌握

黏膜下肌瘤多为低回声区，内膜受压、移位；而内膜息肉回声多为中强回声，若在月经周期的增殖期观察，内膜息肉的中强回声周边有低回声的增殖期内膜包绕，易于鉴别；此外，CDFI 也有助于二者的鉴别，息肉常见滋养血管自蒂部伸入病灶中央，而黏膜下肌瘤则以周边血流为主。

知识点 14：与子宫畸形的鉴别诊断　　　　副高：掌握　正高：掌握

鉴别要点是双角子宫或残角子宫回声与子宫肌层回声一致，且可见宫腔内膜回声，而子宫肌瘤的回声较正常子宫肌层回声低，且无宫腔内回声。

二、子宫腺肌症

知识点 15：子宫内膜异位症的概念　　　　副高：掌握　正高：掌握

正常情况下，子宫内膜覆盖于子宫体腔面，如某些原因使子宫内膜在子宫内膜区域以外的其他部位生长，即称为子宫内膜异位症。根据其发生的部位不同，可分为子宫内膜异位症（包括腹膜子宫内膜异位症、卵巢子宫内膜异位症、肠子宫内膜异位症、肺子宫内膜异位症等）和子宫腺肌症。

知识点 16：子宫腺肌症的病理　　　　副高：掌握　正高：掌握

子宫腺肌症指子宫内膜组织（包括腺体和基质组织）弥漫性或局灶性侵入子宫肌层内形成的一种病症。这种异位的子宫内膜随雌激素水平变化产生周期性少量出血，形成弥漫性分布的局部微小囊腔。如入侵的子宫内膜仅局限于子宫肌层的某一处，形成一局灶性的内膜异位病灶，则称为子宫腺肌瘤。

大体病理上，子宫均匀性增大、质硬，但很少超过妊娠 12 周大小。一般为弥漫性生长，即弥漫型子宫腺肌症，多累及后壁；剖面上子宫肌壁明显增厚且质地硬，肌层组织内见增粗的肌纤维和微小囊腔，腔内可含有陈旧性积血。子宫腺肌瘤则表现为局灶性病灶，与子宫肌瘤易自肌层内剥出的特点相反，很难将腺肌瘤自肌层内剥出。

知识点 17：子宫腺肌症的临床表现　　　　　副高：掌握　正高：掌握

子宫肌腺症多见于 30~45 岁的妇女，主要临床症状包括进行性痛经、月经量增多、经期延长及不孕。妇科检查时发现子宫均匀性增大、质地较硬，有时有压痛。子宫腺肌瘤的局部结节触诊也较硬。

知识点 18：弥漫型子宫腺肌症的超声表现　　　　副高：掌握　正高：掌握

（1）子宫呈球形弥漫性增大；前后壁肌层常呈不对称性增厚，多为后壁增厚更明显，或仅表现为后壁或前壁的明显增厚。

（2）受累肌层回声增强、明显不均，见紊乱的点状或条索状强回声，间以蜂窝样小的低回声区，有时也可见散在的小的无回声区，仅数毫米。

（3）后方常伴有放射状或栅栏状的细条淡声影。

知识点 19：子宫腺肌瘤的超声表现　　　　　副高：掌握　正高：掌握

子宫肌层内局灶性、不均质的中等回声区，边界不清，回声结构特点与弥漫性子宫腺肌症相似，病灶处子宫可有局限性隆起。

知识点 20：弥漫性子宫腺肌症与子宫多发肌瘤的鉴别诊断
　　　　　　　　　　　　　　　　　　　　副高：掌握　正高：掌握

子宫肌瘤表现为子宫内多个大小不等的低回声结节，与子宫肌层分界较清，且子宫增大伴形态、轮廓改变，可见多个突起；而子宫腺肌症时子宫呈弥漫性增大、饱满，外形、轮廓规则，肌层呈弥漫性不均质回声。根据这些超声特点不难鉴别弥漫性子宫腺肌症与子宫肌瘤。

三、子宫肉瘤

知识点 21：子宫肉瘤的病理　　　　　　　　副高：掌握　正高：掌握

子宫肉瘤是一组起源于子宫平滑肌组织或子宫肌层内结缔组织的子宫恶性肿瘤。大体病理上，肿瘤体积较大，多位于肌壁间，可有较清楚的假包膜，或呈弥漫性生长，与肌层完全分界不清；切面呈鱼肉样，肌瘤典型的漩涡样或编织样结构消失；瘤内常见出血、坏死。

知识点 22：子宫肉瘤的分类　　　　　　　　副高：掌握　正高：掌握

子宫肉瘤组织学成分复杂，包括子宫平滑肌、内膜间质、结缔组织、上皮或非上皮等成分。分类繁多，且分类仍未统一。有学者按发生部位分为子宫平滑肌肉瘤、子宫内膜间质肉瘤、淋巴肉瘤等；按组织来源又主要分为间质来源及上皮与间质混合来源的混合型两类。间质来源包括子宫平滑肌肉瘤及内膜间质肉瘤，上皮与间质混合来源常见的如恶性中胚叶混合瘤。

知识点 23：子宫肉瘤的临床表现	副高：掌握　正高：掌握

阴道不规则出血为其最常见的临床症状，表现为月经不规律或绝经后阴道出血；下腹疼痛也是较常见的症状，这是由于肿瘤增大迅速或瘤内出血、坏死或肿瘤穿透子宫壁；下腹部常可扪及腹部包块；其他症状包括压迫症状（如尿频、尿急或尿潴留、排便困难、下肢水肿）等。

知识点 24：子宫肉瘤的二维超声表现	副高：掌握　正高：掌握

（1）典型表现为子宫内形态不规则（或呈分叶状）、边界不清、回声不均的混合回声包块，内部回声为不规则无回声、低回声或中强回声相间分布，有时呈蜂窝样或网格样表现。

（2）病灶以单发多见，少数表现为多发病灶。

（3）病灶质地较软，探头加压可见变形。

（4）子宫正常肌层变薄或受侵犯。

知识点 25：子宫肉瘤的 CDFI 表现	副高：掌握　正高：掌握

典型表现为内部及周边较丰富的血流信号，不规则且方向紊乱（杂乱的彩色血流）；可探及高速低阻型动脉频谱。

知识点 26：子宫肉瘤与子宫肌瘤的鉴别诊断	副高：掌握　正高：掌握

（1）子宫肌瘤形态规则，呈圆形或椭圆形，而子宫肉瘤形态不规则。

（2）子宫肌瘤以实性为主，见旋涡样回声结构，而子宫肉瘤多以囊实性包块为主，呈蜂窝样。

（3）肌瘤边界清晰，肉瘤则边界模糊。

（4）肌瘤的 CDFI 呈周边分布，边缘可见环状或半环状血流，而肉瘤内部可见丰富血流，且多见杂色血流。

知识点 27：子宫肉瘤与子宫内膜癌的鉴别诊断	副高：掌握　正高：掌握

子宫内膜间质肉瘤可表现为位于黏膜下的病灶，需与子宫内膜癌进行鉴别。内膜癌多

呈宫腔内不均匀的中强回声，病灶内很少见无回声区。而黏膜下子宫内膜间质肉瘤一般多呈息肉状或实性肿物，回声不均匀，常见病变坏死、液化形成的无回声区。

第三节　子宫内膜病变

一、子宫内膜息肉

知识点1：子宫内膜息肉的病理	副高：掌握　　正高：掌握

子宫内膜息肉是妇科常见疾病，其形成可能与炎症、雌激素水平过高相关。

大体病理上，息肉可单发或多发，呈卵圆形或舌形向宫腔内突起；病灶小者仅1~2mm，一般直径多在1cm以下，最大者可达5cm，充满整个宫腔；息肉质地柔软，表面光滑，呈粉红色；有蒂，蒂粗细、长短不一，蒂较长时息肉可突向宫颈管或阴道内；息肉表面可有出血、坏死，亦可合并感染。子宫内膜息肉由子宫内膜腺体及间质组成，表面被覆一层立方上皮或低柱状上皮；息肉中央部分形成纤维性纵轴，内含血管。

知识点2：子宫内膜息肉的临床表现	副高：掌握　　正高：掌握

临床上，本病可发生于青春期后任何年龄，常见于35~50岁妇女。较小的息肉常无临床症状。较大者或多发者常见症状为：①月经改变，如月经过多、经期延长、月经淋漓不尽等。②阴道不规则出血，如经间出血或血性白带。③绝经后阴道出血。④息肉突入宫颈管或阴道内时，易发生坏死、感染等，引起不规则出血及脓性分泌物。

知识点3：子宫内膜息肉的二维超声表现	副高：掌握　　正高：掌握

（1）典型的单发内膜息肉表现为宫腔内中强回声或中等回声区，与肌层分界清楚，呈卵圆形或舌形，回声常不均。

（2）宫腔内膜线局部变形或消失。

（3）增殖期内膜呈低回声时观察，可见息肉的中等回声与正常内膜的低回声分界清楚。

（4）多发内膜息肉则更多表现为子宫内膜回声增厚、不均，见多个中强回声区，与正常内膜分界欠清。

（5）合并宫腔积液时，则形成自然的宫腔造影表现，内膜息肉显示清晰。

知识点4：子宫内膜息肉的超声检查时机	副高：掌握　　正高：掌握

由于增殖晚期与分泌期子宫内膜明显增生，声像图上表现为中强回声，与息肉回声相近，超声上难以清楚地显示内膜息肉；增生早期子宫内膜较薄且呈低回声，与内膜息肉回声差别较大，此时检查，内膜息肉易被超声检出。因此，超声检查较合适的时机是月经干

净后第 1~7 日。

| 知识点 5：子宫内膜息肉的腺体扩张囊性变的表现 | 副高：掌握　正高：掌握 |

少数息肉病灶内可见多个小的无回声区，为腺体扩张囊性变的表现，常见于绝经后妇女的内膜息肉。

| 知识点 6：子宫内膜息肉的 CDFI 表现 | 副高：掌握　正高：掌握 |

典型表现为自息肉蒂部伸入息肉中央区的短条状彩色血流信号。

| 知识点 7：子宫内膜息肉与黏膜下子宫肌瘤的鉴别诊断 | 副高：掌握　正高：掌握 |

（1）黏膜下子宫肌瘤多呈圆形，而息肉以椭圆形多见。

（2）肌瘤多以低回声为主，具有较明显的球体感，后方可伴衰减，而息肉呈中等或中强回声，不伴衰减。

（3）肌瘤致内膜基底层变形或中断，息肉时内膜基底层完整、无变形。生理盐水宫腔超声造影有助于明确诊断。

| 知识点 8：子宫内膜息肉与子宫内膜增生的鉴别诊断 | 副高：掌握　正高：掌握 |

子宫内膜增生多表现为内膜均匀性增厚，宫腔线居中，不难与息肉鉴别。但当内膜增生表现为内膜不均匀性增厚时，则较难与多发小息肉鉴别。内膜囊性增生也难以与内膜息肉的囊性变区分。

| 知识点 9：子宫内膜息肉与子宫内膜癌的鉴别诊断 | 副高：掌握　正高：掌握 |

内膜癌的内膜回声明显不均、与肌层分界不清，CDFI 可见内膜癌病灶内及受浸润肌层处有丰富的彩色血流信号。但息肉体积较大且形态不规则、回声不均匀时难以与内膜癌鉴别。

二、子宫内膜增生

| 知识点 10：子宫内膜增生的病理 | 副高：掌握　正高：掌握 |

子宫内膜增生指发生在子宫内膜的一组增生性病变，是内源性或外源性雌激素增高引起的子宫内膜腺体或间质增生。大体病理上，一般可见子宫内膜普遍增厚，可达 0.5~1cm 或更厚，表面光滑、柔软。

知识点 11：子宫内膜增生的分类　　　　　　　　副高：掌握　　正高：掌握

组织学上一般将子宫内膜增生分类为单纯增生、囊性增生、腺瘤样增生及不典型增生，按病变程度不同，不典型增生又可分为轻、中、重 3 度。

知识点 12：子宫内膜增生的临床表现　　　　　　　副高：掌握　　正高：掌握

子宫内膜增生可发生于任何年龄段，青春期、生育期、围绝经期或绝经期均可发生，以 40 岁以上妇女更多见。而子宫内膜不典型增生主要发生在生育年龄段的妇女。月经异常是本病突出症状之一，以不规则出血为最常见，一般为无排卵性功能失调性子宫出血；内分泌失调造成长期不排卵，使此类患者生育力低、不孕。

知识点 13：子宫内膜增厚的超声表现　　　　　　　副高：掌握　　正高：掌握

生育年龄段妇女内膜厚度>15mm；绝经后妇女的内膜厚度≥5mm。内膜增厚常为弥漫性，也可为局灶或不对称性增厚。

知识点 14：内膜回声的超声表现　　　　　　　　　副高：掌握　　正高：掌握

内膜呈均匀强回声，宫腔线清晰、居中；有时回声不均匀，见小囊性区域，为囊状扩张的腺体，又称内膜囊性增生。

知识点 15：与内膜息肉的鉴别诊断　　　　　　　　副高：掌握　　正高：掌握

（1）内膜息肉表现为宫腔内中强回声区，一个或多个，宫腔线不清或变形；内膜增厚则多表现为均匀强回声，宫腔线居中。

（2）可选择在月经干净后 1~7 日进行超声检查，此时内膜处于增殖期，易于识别息肉的中强回声；但对于月经异常、不规则出血的患者，有时则较难鉴别内膜增生与息肉。

（3）CDFI 上如可见滋养血管自蒂部伸入息肉内，则可能有一定帮助。

（4）绝经后妇女的内膜息肉较难与内膜增生鉴别。

（5）宫腔生理盐水超声造影检查可鉴别内膜增生与内膜息肉并明确诊断。

知识点 16：与子宫内膜癌的鉴别诊断　　　　　　　副高：掌握　　正高：掌握

子宫内膜癌多发生于绝经后妇女，常有阴道不规则出血。超声检查见宫腔内局部或弥漫性不均匀性中强回声区；但早期内膜癌可仅表现为内膜不均匀性增厚，与单纯内膜增生难以鉴别；诊断性刮宫是明确诊断的最佳检查方法。对于绝经后阴道出血的妇女，当内膜厚度≥5mm 时，应进行诊断性刮宫以避免漏诊内膜癌。

三、子宫内膜癌

知识点 17：子宫内膜癌的病理　　　　　　　　副高：掌握　　正高：掌握

子宫内膜癌是指来源于子宫内膜上皮的癌肿，又称为子宫体癌。可以肯定雌激素和内膜癌的发生有密切关系，雌激素长时间持续刺激，引起子宫内膜的过度增生、不典型增生，进而发生内膜癌。大体病理上，子宫内膜癌表现为癌组织局灶性或弥漫性侵犯子宫内膜组织，局灶性者病变多位于子宫底部和宫角，后壁较前壁多见。早期局部病灶表现为内膜表面粗糙，可无明确肿物表现；当肿块向宫腔内生长时，形成突向宫腔的菜花状或息肉状肿块。

知识点 18：子宫内膜癌的危险因素　　　　　　　副高：掌握　　正高：掌握

子宫内膜癌的危险因素包括肥胖、糖尿病、高血压，三者可能与高脂饮食有关，而高脂饮食与子宫内膜癌有直接关系。其他危险因素包括多囊卵巢综合征、月经失调、分泌雌激素的卵巢肿瘤如颗粒细胞瘤、卵泡膜细胞瘤等，以及外源性雌激素。

知识点 19：子宫内膜癌的临床表现　　　　　　　副高：掌握　　正高：掌握

子宫内膜癌主要表现为阴道不规则出血或绝经后出血。由于 50%~70%患者发病于绝经之后，因此，绝经后出血是最常见的症状；未绝经者，则表现为不规则出血或经量增多、经期延长等。其他症状还包括阴道异常分泌物。

知识点 20：子宫内膜增厚的超声表现　　　　　　副高：掌握　　正高：掌握

绝经后妇女未用激素替代疗法时，若子宫内膜厚度≥5mm，视为内膜增厚。子宫内膜癌的早期病灶可仅表现为内膜轻度增厚，且回声尚均匀，难与内膜增生鉴别，需行诊断性刮宫。若内膜厚度<5mm，内膜癌的可能性小。

知识点 21：子宫内膜癌病灶的超声表现　　　　　副高：掌握　　正高：掌握

子宫内膜癌病灶可局灶性或弥漫性累及宫腔，回声表现为局灶性或弥漫性不均匀的中强回声或低回声；中央出现坏死、出血时可呈低回声或无回声区。内膜癌病灶形态通常不规则。病灶较大时，子宫肌层受压变薄。

知识点 22：子宫内膜癌病灶边界的超声表现　　　副高：掌握　　正高：掌握

内膜癌病灶可以有清楚的边界。但当肿瘤浸润肌层时病灶与肌层分界不清，局部受累肌层呈低而不均匀回声，与周围正常肌层界限不清。

知识点 23：子宫内膜癌病灶 CDFI 的超声表现　　副高：掌握　正高：掌握

CDFI 显示病灶内可见较丰富的点状或短条状血流信号，有肌层浸润时，受累肌层的局部血流信号也可增加。

知识点 24：与内膜增生的鉴别诊断　　副高：掌握　正高：掌握

（1）内膜增生时内膜多呈较均匀性增厚，而内膜癌回声则不均匀、不规则。

（2）内膜增生时增厚内膜与肌层分界清，而内膜癌累及肌层时分界不清。

（3）内膜癌病灶及受浸润的肌层内有较丰富的血流信号，对鉴别诊断也有较大帮助。当然，早期子宫内膜癌与内膜增生在超声上是较难鉴别的。

知识点 25：晚期子宫内膜癌偶尔与多发性子宫肌瘤的鉴别诊断
副高：掌握　正高：掌握

多发性子宫肌瘤结节周边可见假包膜，子宫内膜回声正常，而晚期内膜癌内膜增厚明显，与肌层分界不清。

内膜癌的超声诊断与鉴别诊断应密切结合临床病史，对有不规则阴道出血的中老年妇女，尤其是绝经后妇女，超声发现内膜增厚、回声异常时应高度警惕子宫内膜癌的可能性。

第四节　子宫颈癌

知识点 1：子宫颈癌的危险因素　　副高：掌握　正高：掌握

早婚、性生活过早、性生活紊乱、多产等是宫颈癌的高危因素，也与患者的经济状况、种族及环境等因素有一定关系。近年研究发现，人乳头瘤病毒（HPV）感染与宫颈癌发病有密切关系，HPV 感染也成为宫颈癌的主要危险因素。

知识点 2：宫颈癌的病理　　副高：掌握　正高：掌握

病理学上，宫颈上皮内瘤变（CIN）是一组与宫颈浸润癌密切相关的癌前病变的统称，包括宫颈不典型增生及宫颈原位癌，反映了宫颈癌发生中连续发展的过程，即宫颈不典型增生（轻→中→重）→原位癌→早期浸润癌→浸润癌的一系列病理变化。

知识点 3：宫颈癌发生的部位　　副高：掌握　正高：掌握

宫颈癌好发部位在宫颈管单层柱状上皮与宫颈外口鳞状上皮间的移行区域。宫颈浸润癌中 90% 为鳞状细胞癌，约 5% 为腺癌，其余 5% 为混合癌。

知识点 4：宫颈浸润癌的类型　　　　　　　　副高：掌握　正高：掌握

宫颈浸润癌可分为 4 种类型：即外生型、内生型、溃疡型及宫颈管型，前 3 种类型常向阴道内生长，阴道窥器检查时容易观察到病灶。后一种类型病灶发生于宫颈管内，多为腺癌，可向上累及宫体。

知识点 5：宫颈浸润癌的临床症状　　　　　　　副高：掌握　正高：掌握

临床表现上，宫颈癌早期常无症状。宫颈浸润癌的主要症状：①接触性出血。②阴道排液，早期为稀薄水样液，晚期合并感染时可见脓性恶臭白带。③肿瘤侵犯周围器官时可出现尿道刺激症状、大便异常、肾盂积水等。妇科检查时可见宫颈肥大、质硬及宫颈口处肿物。

知识点 6：子宫颈癌的分期　　　　　　　　　　副高：掌握　正高：掌握

0 期：即原位癌（CIS），肿瘤仅局限于宫颈上皮内。

I 期：病变局限于子宫颈。依肿瘤侵犯程度分 I A 与 I B 两期。

II 期：病变超出宫颈，但未达盆壁。阴道浸润未达阴道下 1/3。

III 期：病变浸润达盆壁，阴道浸润达阴道下 1/3。

IV 期：病变浸润已超出真骨盆，或已浸润膀胱、直肠（IV A），甚至发生远处转移（IV B）。

知识点 7：宫颈浸润癌的超声表现　　　　　　　副高：掌握　正高：掌握

（1）宫颈增大，宫颈管回声线中断。

（2）宫颈区域可见实性肿物，外生型肿瘤表现为宫颈外口处呈不均质低回声的实性肿物；内生型肿瘤则表现为宫颈肌层内不规则低回声区，与周围组织分界不清，有时可见蟹足状表现；宫颈腺癌时可见宫颈管回声弥漫性增强（较宫颈肌层回声强），呈实性结构。

（3）侵犯周围组织的表现：宫颈癌侵犯阴道时，阴道与宫颈分界不清，阴道缩短；侵犯宫体时，子宫下段内膜和肌层与宫颈界限不清；侵犯膀胱时，可致膀胱后壁回声连续性中断或可见肿物向膀胱内突起，与宫颈分界不清；肿物压迫输尿管时，可致肾-输尿管积水；宫旁转移时则表现为子宫颈两侧混合回声包块。

需要注意的是对向阴道内生长的宫颈浸润癌，经阴道超声检查时可能出现接触性出血，应注意尽量小心操作、动作轻柔，避免接触性出血，特别是较大量的出血。

（4）CDFI：宫颈肿块内见丰富的血流信号，呈散在点状、条状或不规则状；可见低阻型动脉频谱，RI 可<0.40。

目前，临床有很好的辅助检查手段来诊断子宫颈癌，即子宫颈细胞学检查（TCT），因此，宫颈癌的诊断并不困难。超声上需要与宫颈浸润癌鉴别的主要是宫颈炎性改变，如慢性宫颈炎、宫颈肥大等。慢性宫颈炎可表现为宫颈增大、变硬，但无肿物的局灶性表现，可助鉴别。慢性宫颈炎与早期宫颈癌的鉴别仍主要依靠宫颈细胞学检查。

第五章 卵巢疾病

第一节 卵巢囊样病变

知识点 1：卵巢囊样病变的种类　　　　　　　　　　　　　副高：掌握　正高：掌握

卵巢囊样病变是指一组病因、病理、临床表现各异的疾病，多发生于生育年龄段的妇女。根据世界卫生组织（WHO）的分类，卵巢囊样病变主要包括滤泡囊肿、黄体囊肿、黄素囊肿、子宫内膜异位囊肿、多囊卵巢、卵巢冠囊肿等。

一、滤泡囊肿

知识点 2：滤泡囊肿的病理与临床表现　　　　　　　　　　副高：掌握　正高：掌握

滤泡囊肿是由于卵泡不破裂，滤泡液聚集所形成的卵巢单纯性囊肿，是最常见的卵巢生理性囊肿。正常生理情况下卵泡发育为成熟卵泡并排卵，若卵泡不破裂排卵，致卵泡液积聚则形成囊状卵泡，当其直径>2.5cm 时即称为滤泡囊肿。滤泡囊肿多发生于单侧且单发，表面光滑，向卵巢表面局部隆起，囊壁薄而光滑，内含清亮液体。滤泡囊肿直径多<5cm，少数达 7~8cm，甚至 10cm 以上。

患者一般无自觉症状，由妇科检查或超声检查偶尔发现。囊肿 4~6 周可自然吸收、消失。个别患者由于卵泡持续性分泌雌激素，可发生子宫内膜增生及功能性子宫出血，偶可见滤泡囊肿破裂或扭转所致急腹症。

知识点 3：滤泡囊肿的超声表现　　　　　　　　　　　　　副高：掌握　正高：掌握

（1）滤泡囊肿的声像图表现呈典型单纯性囊肿的特点。于一侧卵巢上可见无回声区，边界清楚、光滑、壁薄、后方回声增强，多数直径<5cm，但少数较大，甚至>10cm。

（2）生理性囊肿在生育年龄的妇女常见，尤其是年轻女性。多数在 1~2 个月经周期消失（最多 4~5 个月经周期），因此，随诊观察囊肿变化非常重要。常间隔 6 周复查，观察到囊肿缩小以至消失，可明确诊断。

（3）CDFI 显示内部无血流信号。

知识点 4：卵巢子宫内膜异位囊肿（巧克力囊肿）的鉴别诊断

　　　　　　　　　　　　　　　　　　　　　　　　　　　副高：掌握　正高：掌握

经阴道超声检查时卵巢子宫内膜异位囊肿内常见密集的点状回声，且卵巢子宫内膜异位囊肿不会在数月内自行消失，因此，随诊观察可资鉴别。

知识点 5：卵巢子宫内膜异位囊肿与卵巢冠囊肿的鉴别诊断

副高：掌握　正高：掌握

卵巢冠囊肿具有单纯性囊肿的特点，但其不是生理性囊肿，不会自行消失。

知识点 6：卵巢子宫内膜异位囊肿与黄素囊肿的鉴别诊断　副高：掌握　正高：掌握

黄素囊肿发生在妊娠期或滋养细胞肿瘤时，以及辅助生殖促排卵治疗时。

二、黄体囊肿

知识点 7：黄体囊肿的病理与临床表现　副高：掌握　正高：掌握

黄体囊肿也属于生理性囊肿，是由黄体吸收失败或黄体出血所致，较滤泡囊肿少见，也多单侧发生。正常或妊娠期黄体直径<2cm，若黄体直径达 2～3cm，称囊状黄体；直径>3cm 时则称黄体囊肿，囊肿直径很少>5cm，偶可达 10cm。黄体囊肿常伴有出血，因此，黄体腔内多为褐色液体或凝血块，多数在 1～2 个月经周期自行消失。

临床上，黄体囊肿多发生于生育年龄段的妇女，一般无明显的自觉症状，患者可能诉月经延迟，常在行妇科检查或超声检查时发现囊肿。

知识点 8：卵巢黄体或黄体囊肿破裂的原因与临床表现　副高：掌握　正高：掌握

卵巢黄体或黄体囊肿破裂可由性交、排便、腹部受撞击等外力引起，也可自发性破裂。其临床症状主要表现为月经中后期腹痛，疼痛程度不一，出血多者可伴休克，一般无阴道出血。

知识点 9：黄体囊肿的超声表现　副高：掌握　正高：掌握

（1）黄体囊肿的超声表现变化较大，取决于囊内出血量及出血时间。无出血的黄体囊肿声像图表现与滤泡囊肿相似；出血性黄体囊肿囊壁稍厚，囊内见网状中强回声及散在点状回声，或可见血凝块的团块状中等回声等各种血液不同时期的表现。于月经周期的不同时期（如 2 周后或 6 周后）随诊可明确诊断，随诊观察可见囊内回声改变、囊肿缩小以至消失。

（2）CDFI：囊壁可见环状血流信号，频谱呈低阻型；囊内无血流信号。

（3）黄体囊肿破裂时，早期可仍为黄体囊肿的回声表现，TVUS 可见卵巢包膜不完整；随之出现卵巢囊性或混合性包块，包块边界不清，或表现为附件区一囊实性包块，内见边界不清的卵巢及黄体回声。

知识点 10：黄体囊肿与卵巢肿瘤的鉴别诊断　　　　副高：掌握　正高：掌握

黄体囊肿出血时呈混合回声表现，需与卵巢肿瘤鉴别。鉴别要点：黄体囊肿出血时见网状、点状及团块状回声，随诊观察时可见囊内回声变化较大，囊肿大小也呈缩小趋势，且囊内无血流信号等，均有助于鉴别。

知识点 11：黄体囊肿破裂的鉴别诊断　　　　副高：掌握　正高：掌握

超声上黄体囊肿破裂应与异位妊娠、急性盆腔炎相鉴别。

（1）异位妊娠：卵巢黄体囊肿破裂所致的腹痛均发生于月经中后期且往往在性生活等外力作用后，血绒毛膜促性腺激素（HCG）阴性；而异位妊娠一般有停经史及不规则阴道出血，血绒毛膜促性腺激素（HCG）升高，经阴道超声上可见异位妊娠形成的附件包块与卵巢相邻但能分开，其内大多可探及低阻型血流。密切结合临床与超声表现，一般不难鉴别。

（2）急性盆腔炎：常有发热、腹痛、白带增多、血白细胞计数升高等急性感染表现，盆腔内混合回声包块形态不规则、边界不清，后穹隆穿刺为非血性液体，卵巢多未见明显异常等可资鉴别。

三、卵巢子宫内膜异位囊肿

知识点 12：卵巢子宫内膜异位症的概念　　　　副高：掌握　正高：掌握

卵巢子宫内膜异位症是指具有生长功能的子宫内膜组织异位到卵巢上，与子宫腔内膜一样发生周期性的增殖、分泌和出血而导致的囊肿。异位到卵巢的子宫内膜没有自然引流的途径，从而在局部形成一个内容物为经血的囊性包块，因其内容物似巧克力，又称巧克力囊肿。

知识点 13：卵巢子宫内膜异位症的病理　　　　副高：掌握　正高：掌握

卵巢子宫内膜异位囊肿可单侧发生，也常可双侧发生，大小从数毫米到十几厘米不等，多数大小在 5~8cm，囊壁厚薄不均。

近年来发现卵巢子宫内膜异位症与不孕的关系越来越密切，约有 1/3 不明原因的不孕患者腹腔镜检查到子宫内膜异位症病灶，而在子宫内膜异位症病例中则有半数左右合并不孕。

知识点 14：卵巢子宫内膜异位症的临床表现　　　　副高：掌握　正高：掌握

卵巢子宫内膜异位症的主要症状包括慢性盆腔痛、痛经、性交痛、月经量多以及不孕等，其中痛经是最常见的症状，病变侵及直肠子宫陷凹、宫骶韧带时，疼痛可放射到直肠、会阴及腰背部；囊肿破裂则导致急腹症。一部分患者的临床症状不甚明显或没有症状，由超声检查发现病灶。

知识点 15：卵巢子宫内膜异位症的超声表现　　　　　　副高：掌握　正高：掌握

（1）典型卵巢子宫内膜异位囊肿的超声表现为边界清楚的附件区囊性包块，包块内充满密集、均匀的点状回声，这一特征性表现在经阴道超声图像上显示率高，图像更清晰。少部分卵巢子宫内膜异位囊肿经腹部及经阴道超声均显示内部为完全性无回声，且壁薄而光滑，与单纯性囊肿（如滤泡囊肿）难以鉴别。

（2）卵巢子宫内膜异位囊肿的囊壁常较厚，壁上有时可见点状或条状中强回声，部分卵巢子宫内膜异位囊肿内可见分隔；卵巢子宫内膜异位囊肿内部也常可见局灶性中等或中强回声（为血凝块的实性回声，CDFI 无血流信号）。

（3）CDFI：卵巢子宫内膜异位囊肿内无血流信号，仅可在囊壁上见部分环状或条状血流信号。

（4）卵巢子宫内膜异位囊肿的大小、回声特性随月经周期可能有变化，诊断时应结合临床与声像图特征综合判断。

知识点 16：卵巢子宫内膜异位囊肿与其他病变的鉴别要点

　　　　　　　　　　　　　　　　　　　　　　　　　副高：掌握　正高：掌握

卵巢子宫内膜异位囊肿与其他病变的鉴别要点：①出血性黄体囊肿，出血性黄体囊肿内常见网状、条索状或较粗的点状低回声，不均匀；而卵巢子宫内膜异位囊肿内多为均匀、细腻的点状回声。随诊观察囊肿大小与回声的变化是鉴别出血性黄体囊肿与卵巢子宫内膜异位囊肿的关键，出血性黄体囊肿多发生于月经周期的中后期，间隔 2~6 周复查可见其大小与回声变化较大。②畸胎瘤，点状回声水平高于卵巢子宫内膜异位囊肿，并常伴有声影的团块状强回声可资鉴别。③卵巢上皮性肿瘤，为卵巢壁上的实性结节，CDFI 可见血流信号。④盆腔脓肿，不同时期的盆腔脓肿都可以有类似于卵巢子宫内膜异位囊肿的超声表现，但是二者临床表现完全不同，盆腔脓肿临床上常有发热、下腹疼痛与明显压痛等急性感染的症状。

知识点 17：卵巢子宫内膜异位囊肿与卵巢实性肿瘤的鉴别诊断

　　　　　　　　　　　　　　　　　　　　　　　　　副高：掌握　正高：掌握

卵巢子宫内膜异位囊肿有时呈类实性表现，需与卵巢实性肿瘤相鉴别，可以通过经阴道超声 CDFI 观察其内的血流信息。不能确诊时，进行超声造影将对诊断帮助很大，可以明确病灶内有无血供。超声造影上卵巢子宫内膜异位囊肿为内部完全无血供的囊性包块，而卵巢实性肿瘤则为内部有血供的实性肿物。

四、卵巢冠囊肿

知识点 18：卵巢冠囊肿的病理与临床表现　　副高：掌握　正高：掌握

卵巢冠囊肿属胚源性囊肿，是指位于输卵管系膜与卵巢门之间的囊肿，目前认为其组织来源包括间皮、副中肾管及中肾管来源。以生育年龄的妇女多见，为良性囊肿，但也偶有腺癌样恶变的报道。病理上，囊肿多为 5cm 左右，但也可大于 15cm，单发，壁薄光滑，内为清亮液体。临床上常无自觉症状，囊肿较大时可扪及包块。

知识点 19：卵巢冠囊肿的超声表现　　副高：掌握　正高：掌握

双侧卵巢回声正常，外上方显示椭圆形囊性肿块，活动度大，直径小于 6cm，壁薄、光滑，单房性，内为清晰的无回声区，偶发出血则伴散在点状回声。位于一侧卵巢旁，为典型单纯性囊肿的表现。囊肿偶可以扭转和破裂。

知识点 20：卵巢冠囊肿的鉴别诊断　　副高：掌握　正高：掌握

应与卵巢其他单纯性囊肿（如滤泡囊肿）鉴别：典型的卵巢冠囊肿表现为附件区圆形或椭圆形的单房囊肿，常可见完整卵巢的声像图，随诊观察时不会自行消失，经阴道超声检查时用探头推之可见囊肿与卵巢分开；而滤泡囊肿时卵巢图像不完整或显示不清，且随诊观察可见自行消失。

五、卵巢黄素囊肿

知识点 21：卵巢黄素囊肿的病理与临床表现　　副高：掌握　正高：掌握

卵巢黄素囊肿指卵泡壁上卵泡膜细胞在大量绒毛膜促性腺激素（hCG）刺激下黄素化、分泌大量液体而形成的囊肿。可见于：①滋养细胞疾病。②正常妊娠、双胎、糖尿病合并妊娠、妊娠期高血压疾病等产生过多 hCG 的情况。③促排卵治疗引起卵巢过度刺激，卵巢的多囊性改变同黄素囊肿。

卵巢黄素囊肿常为双侧性，数厘米大小。大多无临床症状，可自行消退。

知识点 22：卵巢黄素囊肿的超声表现　　副高：掌握　正高：掌握

卵巢黄素囊肿具有典型卵巢单纯性囊肿的回声特点，即圆形或椭圆形无回声区、壁薄、光滑、边界清；可表现为单侧或双侧，单房或多房。

六、多囊卵巢综合征

| 知识点 23：多囊卵巢综合征的概念 | 副高：掌握　正高：掌握 |

多囊卵巢综合征（PCOS）是以慢性无排卵、闭经或月经稀发、不孕、肥胖、多毛及双侧卵巢多囊性改变为特征的临床综合征，是育龄期妇女无排卵最常见的原因。

| 知识点 24：多囊卵巢综合征的病理 | 副高：掌握　正高：掌握 |

大体病理上，60%~70%PCOS 患者表现为双侧卵巢对称性增大，少数病例卵巢无增大或仅单侧增大，切面显示卵巢白膜明显增厚，白膜下可见一排囊性卵泡，数个至数十个不等，直径 0.2~0.6cm。镜下见白膜增厚、卵巢间质和卵泡膜细胞增生。

| 知识点 25：PCOS 患者的临床表现 | 副高：掌握　正高：掌握 |

PCOS 主要为青春期发病，临床表现包括：①月经失调。②不孕。③多毛。④肥胖。⑤双侧卵巢增大，呈对称性，比正常卵巢大 1~3 倍。⑥激素测定可有 LH/FSH>3、血清睾酮升高、高胰岛素血症等。

| 知识点 26：PCOS 的超声表现 | 副高：掌握　正高：掌握 |

（1）PCOS 的典型超声特点：①双侧卵巢增大（但约 30%PCOS 患者卵巢体积可正常）。②双侧卵巢内见多个小卵泡，沿卵巢周边部呈车轮状排列，卵泡大小 0.2~0.6cm，每侧卵巢最大切面卵泡数目≥10 个。③卵巢表面见强回声厚膜包绕。④卵巢中央的卵巢基质回声增强。

（2）经阴道超声可更好地观察小卵泡情况，若观察到卵巢基质回声增强也是一个较敏感而特异的诊断指标。

（3）少数 PCOS 患者上述卵巢的超声表现仅为单侧性。

第二节　卵巢上皮性肿瘤

| 知识点 1：卵巢肿瘤的分类 | 副高：掌握　正高：掌握 |

卵巢肿瘤组织类型繁多而复杂，以上皮性肿瘤最为多见。上皮性肿瘤又分为良性肿瘤、交界性肿瘤、恶性肿瘤；根据细胞类型，上皮性肿瘤分为浆液性肿瘤、黏液性肿瘤、子宫内膜样肿瘤、透明细胞瘤等。良性上皮性肿瘤包括囊腺瘤、乳头状囊腺瘤等；上皮恶性肿瘤包括囊腺癌、乳头状囊腺癌、腺癌等。

一、卵巢浆液性肿瘤

知识点2：卵巢浆液性肿瘤的构成	副高：掌握　正高：掌握

卵巢浆液性肿瘤包括：①良性浆液性肿瘤。②交界性浆液性肿瘤。③浆液性乳头状囊腺癌。其中良性约占70%。

知识点3：良性浆液性肿瘤的种类	副高：掌握　正高：掌握

良性浆液性肿瘤主要有囊腺瘤及乳头状囊腺瘤两种。

知识点4：良性浆液性肿瘤的病理与临床表现	副高：掌握　正高：掌握

大体病理上为囊性肿物，大多单侧发生，直径1~20cm，单房或多房；囊内壁无明显乳头或有简单乳头者为囊腺瘤；有较复杂乳头者为乳头状囊腺瘤。囊的内壁、外壁均光滑，多数囊内含清亮的浆液，少数也可能含黏液。

可发生于任何年龄，但以育龄期多见。小者无临床症状，大者可及下腹包块或有压迫症状、腹痛等。

知识点5：交界性浆液性肿瘤的病理与临床表现	副高：掌握　正高：掌握

9%~15%的浆液性肿瘤为交界性。肿瘤外观与良性浆液性囊腺瘤或乳头状囊腺瘤相似，唯乳头结构更多而细密、复杂，且体积较大，可伴腹水。镜下表现为交界性肿瘤的细胞核特点。

知识点6：良性浆液性肿瘤的超声表现	副高：掌握　正高：掌握

（1）单纯性浆液性囊腺瘤：肿块呈圆形或椭圆形无回声区，边界清楚，单房多见，囊壁薄而完整、内壁光滑，囊内含清亮、透明的浆液或略混浊的囊液；直径大小多在5~10cm，较黏液性囊腺瘤小。

（2）浆液性乳头状囊腺瘤：单房或多房囊性肿物，边界清楚，囊内见单个或多个内生性和（或）外生性乳头状突起；囊内液体多为完全性无回声区，当囊内为混浊囊液时，无回声区内可充满点状回声；CDFI显示乳头上可见少许血流信号。

（3）交界性浆液性乳头状囊腺瘤的乳头可能更多、更大，CDFI可能显示乳头上较丰富的血流信号。

知识点7：良性浆液性肿瘤的鉴别诊断	副高：掌握　正高：掌握

（1）单纯性浆液性囊腺瘤与其他单纯性卵巢囊肿表现相似，一次超声检查有时鉴别较困难，可结合临床并通过随诊观察大小变化等加以区别。滤泡囊肿属于生理性囊肿，多会自行消失；卵巢冠囊肿位于卵巢旁；黄素囊肿多与高 HCG 状态有关。

（2）浆液性乳头状囊腺瘤需与卵巢子宫内膜异位囊肿等鉴别，卵巢子宫内膜异位囊肿内或壁上的实性回声经 CDFI 显示无血流信号，乳头状囊腺瘤的乳头上可见血流信号，超声造影可帮助明确诊断。

知识点 8：浆液性乳头状囊腺癌的病理与临床表现　　副高：掌握　正高：掌握

浆液性乳头状囊腺癌是最常见的卵巢原发恶性肿瘤，好发于 40~60 岁。肿瘤直径 10~15cm，常以形成囊腔和乳头为特征，切面为囊实性，有多数糟脆的乳头和实性结节。囊内容物为浆液性或混浊血性液。

临床上，早期常无症状而不易被发现，后期随着肿瘤增大可扪及包块或出现腹水时才被发现。

知识点 9：浆液性乳头状囊腺癌的超声表现　　副高：掌握　正高：掌握

（1）常表现为多房性囊实性混合回声肿块，囊壁及分隔较厚且不规则、薄厚不均；内部回声呈多样性，实性回声不均质、不规则，囊内壁或分隔上可见较大的乳头状或不规则状实性回声团块向无回声区内突起。

（2）常合并腹水。

（3）CDFI 于囊壁、分隔及肿瘤实性部分均可探及丰富的低阻血流信号，RI 值常<0.5。

二、卵巢黏液性肿瘤

知识点 10：黏液性囊腺瘤的病理与临床　　副高：掌握　正高：掌握

（1）良性黏液性囊腺瘤：大体病理上，肿瘤为囊性，呈圆形，体积可巨大；表面光滑，切面常为多房性，囊壁薄而光滑，有时因房过密而呈实性；囊腔内充满胶冻样黏稠的黏液，乳头少，但少数囊内为浆液。

（2）交界性黏液性囊腺瘤：较交界性的浆液性肿瘤少见。大体病理与黏液性囊腺瘤或囊腺癌很难区别。一般体积较大，切面为多房性，有时囊壁较厚，有囊内乳头。

知识点 11：黏液性囊腺瘤的超声表现　　副高：掌握　正高：掌握

常为单侧性，囊肿较大，直径 15~30cm，多数为多房性，且分隔较多，囊壁及分隔光滑而均匀；囊内无回声区中充满较密或稀疏的点状回声（由黏液物质引起）。少数可见乳头状突起。

知识点 12：黏液性囊腺瘤与卵巢囊性畸胎瘤的鉴别诊断　　副高：掌握　正高：掌握

（1）肿瘤大小：卵巢畸胎瘤中等大小，黏液性囊腺瘤则多较大。

（2）肿瘤内部回声：畸胎瘤内可见团块状强回声区，后方有衰减或声影，囊内可见脂液分层；黏液性囊腺瘤的无回声区内多见充满较密或稀疏的点状回声（也可表现为单纯性无回声区），分隔较多，后方回声增强、无声影等，可资鉴别。

知识点 13：黏液性囊腺癌的病理　　副高：掌握　正高：掌握

大体病理上肿瘤切面呈多房性，囊腔多而密集，囊内壁可见乳头，囊内见实性区及实性壁内结节。囊液为黏稠的黏液或血性液，但有约 1/4 囊内含浆液性液。

知识点 14：黏液性囊腺癌的临床表现　　副高：掌握　正高：掌握

临床症状、表现与浆液性囊腺癌相似，一般表现为腹部肿物、腹胀、腹痛或压迫症状。晚期出现恶病质、消瘦等。

知识点 15：黏液性囊腺癌及部分黏液性囊腺瘤的超声表现　　副高：掌握　正高：掌握

（1）超声表现与浆液性囊腺癌相似，不同的是黏液性囊腺癌的无回声区内可充满密集或稀疏的点状回声（黏液）。

（2）部分黏液性囊腺瘤包膜穿透或破裂后，发生腹膜种植，形成腹腔内巨大囊肿，又称腹膜假性黏液瘤。超声表现为腹水，腹水内有特征性的点状回声和无数的小分隔，充满盆腹腔，这种情况也可发生在阑尾和结肠的黏液瘤。

三、卵巢子宫内膜样癌

知识点 16：卵巢子宫内膜样癌的病理　　副高：掌握　正高：掌握

子宫内膜样癌占卵巢癌的 16%～31%，约 1/3 为双侧性；大体上肿物为囊实性或大部分为实性，大多数为直径 10～20cm，囊内可有乳头状突起，但很少有表面乳头。如囊内含血性液，则应仔细检查是否有子宫内膜异位囊肿。其镜下组织结构与子宫内膜癌极相似。

知识点 17：卵巢子宫内膜样癌的临床表现　　副高：掌握　正高：掌握

临床表现包括盆腔包块、腹胀、腹痛、不规则阴道出血、腹水等。

知识点 18：卵巢子宫内膜样癌的超声表现　　副高：掌握　正高：掌握

声像图表现类似卵巢乳头状囊腺癌，是以实性为主的囊实性肿块，肿瘤内有许多乳头状突起和实性回声。

第三节　卵巢性索-间质肿瘤

知识点1：卵巢性索-间质肿瘤的构成	副高：掌握　正高：掌握

卵巢性索-间质肿瘤包括性腺间质来源的颗粒细胞、卵泡膜细胞、成纤维细胞、支持细胞或间质细胞发生的肿瘤，性索-间质肿瘤的很多类型能分泌类固醇激素，从而导致临床上出现相应的内分泌症状，如月经紊乱、绝经后出血等。

一、颗粒细胞瘤

知识点2：颗粒细胞瘤的病理	副高：掌握　正高：掌握

卵巢颗粒细胞瘤属于低度恶性的卵巢肿瘤，是性索-间质肿瘤的主要类型之一；约75%以上的肿瘤分泌雌激素。

大体病理上，肿瘤大小不等，呈圆形、卵圆形或分叶状，表面光滑；切面实性或囊实性，可有灶性出血或坏死；少数颗粒细胞瘤以囊性为主，其内充满淡黄色液体，大体病理上似囊腺瘤。

知识点3：颗粒细胞瘤的分类	副高：掌握　正高：掌握

颗粒细胞瘤可分为成人型及幼年型，成人型约占95%，而幼年型约占5%。幼年型患者可出现性早熟症状。

知识点4：颗粒细胞瘤的临床表现	副高：掌握　正高：掌握

成人型的好发人群为40~50岁的妇女及绝经后的妇女，主要临床症状包括月经紊乱、绝经后阴道不规则出血；其他临床症状包括盆腔包块、腹胀、腹痛等。其自然病程较长，有易复发的特点。

颗粒细胞瘤的临床症状与肿瘤分泌雌激素相关，幼女发病（幼年型）可出现性早熟；生育年龄段的妇女可出现月经紊乱、月经过多、经期延长或闭经等症状；而绝经后妇女表现为绝经后阴道出血，甚至出现月经周期；高水平雌激素的长期刺激使子宫内膜增生或出现息肉甚至癌变，还会出现子宫肌瘤等。

知识点5：颗粒细胞瘤的超声表现	副高：掌握　正高：掌握

（1）颗粒细胞瘤可以为实性、囊实性或囊性，因而声像图表现呈多样性。小者以实性

不均质低回声为主，后方无明显回声衰减。大者可因出血、坏死、囊性变而呈囊实性或囊性，可有多个分隔而呈多房、囊实性，有时表现为实性包块中见蜂窝状无回声区；囊性为主的包块可表现为多房性或大的单房性囊肿。

（2）CDFI：由于颗粒细胞瘤产生雌激素，瘤体内部血管扩张明显，多数肿瘤实性部分和分隔上可检出较丰富的血流信号。

知识点 6：实性卵巢颗粒细胞瘤与浆膜下子宫肌瘤的鉴别诊断
　　　　　　　　　　　　　　　　　　　　　　　　副高：掌握　　正高：掌握

肌瘤内部回声一般无囊腔，且多数情况下可发现蒂或通过 CDFI 观察发现浆膜下肌瘤与子宫间血流的密切关系；颗粒细胞瘤内部常见小囊腔回声，结合临床资料一般可以鉴别。

知识点 7：多房、囊实性的卵巢颗粒细胞瘤与浆液性囊腺癌、黏液性囊腺瘤/癌的鉴别诊断
　　　　　　　　　　　　　　　　　　　　　　　　副高：掌握　　正高：掌握

多房、囊实性的卵巢颗粒细胞瘤与其他卵巢肿瘤，如浆液性囊腺癌、黏液性囊腺瘤/癌等较难鉴别。典型浆液性囊腺癌的囊壁及分隔厚而不均，囊内实性回声不规则，常见乳头；黏液性囊腺瘤/癌囊内有含黏液的密集云雾状低回声；而颗粒细胞瘤囊内分隔有时呈蜂窝样或网络状，形态相对规则，囊壁及分隔尚光滑，无乳头状结节突入囊腔。需结合临床资料综合判断，但多数情况下鉴别仍困难。

知识点 8：囊肿型颗粒细胞瘤与囊腺瘤甚或卵巢单纯性囊肿的鉴别诊断
　　　　　　　　　　　　　　　　　　　　　　　　副高：掌握　　正高：掌握

囊肿型颗粒细胞瘤内含清亮液体回声且壁薄，需与囊腺瘤甚或卵巢单纯性囊肿鉴别，多数情况下鉴别较困难，需密切结合临床资料综合判断。

二、卵泡膜细胞瘤

知识点 9：卵泡膜细胞瘤的病理与临床表现
　　　　　　　　　　　　　　　　　　　　　　　　副高：掌握　　正高：掌握

卵泡膜细胞瘤基本为良性肿瘤，也有分泌雌激素的功能，多中等大且质实，瘤细胞含脂质使肿瘤切面呈黄色，间以灰白色的纤维组织。

卵泡膜细胞瘤好发于绝经前后，约 65% 发生在绝经后，几乎不发生在月经初潮之前。临床症状与颗粒细胞瘤非常相似，雌激素增高引起的功能性表现尤为明显，包括月经紊乱、绝经后阴道出血等。

需要注意的是，卵泡膜细胞瘤分泌雌激素的功能并不如颗粒细胞瘤明显，部分患者可无雌激素增高引起的症状。

知识点 10：卵泡膜细胞瘤的超声表现 副高：掌握 正高：掌握

（1）肿物以实性低回声或中等强回声为主，呈圆形或卵圆形，边界清楚；伴出血、坏死、囊性变时可见无回声区；偶可见钙化灶。

（2）卵泡膜细胞瘤中纤维组织成分较多时，实性包块后方常伴回声衰减；细胞成分多、纤维成分少时，以均匀低回声为主，后方不伴回声衰减；肿物囊性变时则后方回声呈增强效应。

（3）CDFI：肿瘤内部血流一般不丰富，但有时也可见血流较丰富者。

（4）少部分病例伴胸腔积液、腹水。

知识点 11：与子宫浆膜下肌瘤的鉴别诊断 副高：掌握 正高：掌握

子宫浆膜下肌瘤向子宫外生长，可仅有细蒂与子宫相连，可以通过经阴道彩色多普勒显示细蒂及肿块的血供来源，从而判定肿块来自子宫；如能探及卵巢，且肿物与卵巢分离，则浆膜下肌瘤可能性大。肌瘤的内部漩涡状回声表现也有助于鉴别诊断。

知识点 12：与卵巢纤维瘤的鉴别诊断 副高：掌握 正高：掌握

卵巢纤维瘤亦是性索-间质肿瘤常见的类型，与卵泡膜细胞瘤存在连续组织学谱系，故二者的声像图不易区分。由于二者纤维细胞的含量不同，声像图有一些区别，如卵泡膜细胞瘤后方回声衰减程度较轻，而纤维瘤则衰减更明显。

知识点 13：与卵巢恶性肿瘤的鉴别诊断 副高：掌握 正高：掌握

大量腹水、盆腔包块及 CA125 升高是卵巢癌的典型临床表现，但卵巢卵泡膜细胞瘤有时也有类似表现，这种情况下无论临床还是超声都难以与卵巢恶性肿瘤鉴别。超声上卵巢恶性肿瘤以囊实性为主、形态不规则、内部血流丰富的特点有助于鉴别诊断。

三、卵巢纤维瘤

知识点 14：卵巢纤维瘤的病理 副高：掌握 正高：掌握

卵巢纤维瘤的发生率明显高于卵泡膜细胞瘤，肿瘤呈圆形、肾形或分叶状；质实而硬，表面光滑，有包膜。切面呈白色、灰白或粉白色编织状。镜下形态与一般纤维瘤相同。

知识点 15：卵巢纤维瘤的临床表现 副高：掌握 正高：掌握

卵巢纤维瘤多发于中老年妇女。主要临床症状包括腹痛、腹部包块以及由肿瘤压迫引起的泌尿系症状等。特别是卵巢纤维瘤多为中等大小、光滑、可活动、质实而沉，易扭转而发生急性腹痛。有相当数量的病例并没有临床症状，于体检及其他手术时发现或因急性扭转始来就诊。

少部分卵巢纤维瘤可能合并腹水或胸腹水，称麦格综合征（Meig's 综合征，指卵巢肿瘤合并胸腹水），肿瘤切除后胸腹水消失。

知识点 16：卵巢纤维瘤的超声表现	副高：掌握　正高：掌握

（1）为圆形或椭圆形低回声区（回声水平常较子宫肌瘤更低），边界、轮廓清晰，常伴后方衰减，有时难与带蒂的子宫浆膜下肌瘤或阔韧带肌瘤鉴别。

（2）需指出的是卵泡膜细胞瘤与卵巢纤维瘤都起自卵巢基质，即使病理上都可能很难将二者鉴别开来。有大量泡膜细胞的肿瘤确定为卵泡膜细胞瘤，而泡膜组织很少但有大量纤维细胞时定义为泡膜纤维瘤或纤维瘤；泡膜细胞瘤可产生雌激素，而纤维瘤罕见产生雌激素，因此常无症状。纤维瘤较大时可合并胸腹水，即 Meig's 综合征。

（3）CDFI：卵巢纤维瘤内可见走行规则的条状血流。

知识点 17：与子宫浆膜下肌瘤的鉴别诊断	副高：掌握　正高：掌握

大多数情况下，可以发现浆膜下肌瘤与子宫相连的蒂，鉴别较易；不能观察到蒂时，若见双侧正常卵巢，也可以判断浆膜下子宫肌瘤的可能性大，若同侧的卵巢未显示则卵巢纤维瘤的可能性大。

知识点 18：与卵巢囊肿的鉴别诊断	副高：掌握　正高：掌握

少数质地致密的纤维瘤声像图上回声极低，尤其经腹扫查时可表现为无回声样包块，可能误诊为卵巢囊肿。经阴道超声仔细观察后方增强特征及病灶内有无血流信号可帮助明确诊断。

第四节　卵巢生殖细胞肿瘤

知识点 1：卵巢生殖细胞肿瘤的来源	副高：掌握　正高：掌握

大多数生殖细胞肿瘤来源于胚胎期性腺的原始生殖细胞，包括畸胎瘤、无性细胞瘤、卵黄囊瘤（内胚窦瘤）、胚胎癌等。

一、成熟性畸胎瘤

知识点 2：成熟性畸胎瘤的病理	副高：掌握　正高：掌握

成熟性畸胎瘤即良性畸胎瘤，肿瘤以外胚层来源的皮肤附件成分构成的囊性畸胎瘤为

多，故又称皮样囊肿。

大体病理上，肿瘤最小的仅1cm，最大者可达30cm或充满腹腔，双侧性占8%~24%；肿瘤为圆形或卵圆形，包膜完整、光滑；切面多为单房，亦可为多房性，囊内含黄色皮脂样物和毛发等，囊壁内常有一个或数个乳头或头结节。头结节常为脂肪、骨、软骨，可见到一个或数个完好的牙齿长出，偶可见部分肠、气管等结构。镜下头结节处可见多胚层组织，但以外胚层最多。

知识点3：成熟性畸胎瘤的临床表现　　　　　　　　副高：掌握　正高：掌握

成熟性畸胎瘤可发生在任何年龄，但80%~90%为生育年龄的妇女。通常无临床症状，多在盆腔检查或影像检查时发现。肿瘤大者可及腹部包块。合并症有扭转、破裂和继发感染。

知识点4：成熟性畸胎瘤的超声表现　　　　　　　　副高：掌握　正高：掌握

成熟性畸胎瘤的声像图表现多样，从完全无回声到完全强回声均有，特征性表现与其成分密切相关。

（1）皮脂部分表现为密集的细点状中强回声，而毛发多表现为短线状回声或团块状强回声。以皮脂和毛发为主要成分者表现为强回声区间以少部分无回声、或无回声区内团块状强回声、或整个肿物完全呈强回声。瘤内有时可见牙齿或骨骼的灶状强回声，后方伴声影，也是成熟性畸胎瘤的特征性表现。

（2）肿物多呈圆形或椭圆形，表面光滑，形态规则，但常见边界不清，特别是肿物后方伴衰减时，后壁很难显示。

（3）有时可见脂-液平面，为特征性表现之一。

（4）少数成熟性畸胎瘤表现为多房性，内壁或分隔上可见单个或多个低回声或强回声结节样突起，病理上称头节，可为牙齿、骨骼或其他组织的化生，因此结节突起后方可伴声影。

（5）CDFI：肿物内部无血流信号，偶可于壁或分隔上见规则的短条状血流。

（6）有时仍可见患侧的部分卵巢结构（卵巢组织）。

知识点5：成熟性畸胎瘤的鉴别诊断　　　　　　　　副高：掌握　正高：掌握

（1）卵巢子宫内膜异位囊肿：卵巢子宫内膜异位囊肿可能与良性囊性畸胎瘤混淆，需仔细观察。畸胎瘤内密集点状回声的回声水平常高于卵巢子宫内膜异位囊肿，且常见有后方声影的团状强回声。

（2）卵巢出血性囊肿：囊内回声水平较畸胎瘤低。

（3）盆腔脓肿：临床有腹痛、发热等急性感染症状，不难与畸胎瘤鉴别。

特别需要注意的是畸胎瘤可能被误认为肠道内气体回声而漏诊，应仔细观察肠管蠕动，必要时嘱患者排便后复查。

二、未成熟性畸胎瘤

知识点 6：未成熟性畸胎瘤的病理	副高：掌握　正高：掌握

卵巢未成熟性畸胎瘤即恶性畸胎瘤，较少见。未成熟性畸胎瘤中除三胚层来源的成熟组织外还有未成熟组织，最常见的成分是神经上皮。

大体病理上，大多数肿瘤为单侧性巨大肿物。肿瘤多数呈囊实性，实性部分质软，肿瘤可自行破裂或在手术中撕裂，可见毛发、骨、软骨、黑色脉络膜及脑组织等，但牙齿少见。

知识点 7：未成熟性畸胎瘤的临床表现	副高：掌握　正高：掌握

未成熟性畸胎瘤的常见症状为腹部包块、腹痛等；因腹腔种植率高，60%的患者有腹水。血清甲胎蛋白（AFP）可升高。

知识点 8：未成熟性畸胎瘤的超声表现	副高：掌握　正高：掌握

（1）常为囊实性包块，无回声区内可见呈"云雾样"或"破絮状"实性中等回声，有时可见伴声影的团状强回声（钙化）。

（2）部分型未成熟性畸胎瘤与成熟性囊性畸胎瘤并存，因此，可合并成熟性囊性畸胎瘤的特征性声像图表现，给鉴别带来困难。

（3）CDFI：肿瘤内实性区域可显示血流信号，可见低阻力血流，RI≤0.40。

知识点 9：未成熟性畸胎瘤的鉴别诊断	副高：掌握　正高：掌握

（1）成熟性畸胎瘤：未成熟性畸胎瘤肿物更大，且短期内增大明显，内部无毛发、皮脂、牙齿、骨骼等成熟性畸胎瘤常见组织结构的特征性声像图表现，且 CDFI 上常见血流信号；而成熟性畸胎瘤内无血流信号，有助于鉴别。对于年轻患者，包块迅速增大，超声上表现为囊实性肿物，实性成分呈"云雾样"表现等，应考虑到卵巢未成熟性畸胎瘤的可能性。

（2）其他卵巢恶性肿瘤：由于未成熟性畸胎瘤的超声表现特征性不强，鉴别较困难，需密切结合临床资料判断。

三、无性细胞瘤

知识点 10：无性细胞瘤的病理	副高：掌握　正高：掌握

卵巢无性细胞瘤来源于尚未分化的原始生殖细胞，其病理形态及组织来源与睾丸精原

细胞瘤很相似，为少见的肿瘤，但为儿童、青少年和妊娠妇女常见的卵巢恶性肿瘤，好发年龄为 10~30 岁，平均 20 岁，17% 的患者合并妊娠。

大体病理上，肿物呈圆形或卵圆形，切面实性，可有灶性出血、坏死，囊性变不常见。肿瘤的平均直径为 15cm。

| 知识点 11：无性细胞瘤的临床表现 | 副高：掌握　正高：掌握 |

常见症状包括盆腔包块、腹胀。肿瘤生长迅速，病程较短。

| 知识点 12：无性细胞瘤的超声表现 | 副高：掌握　正高：掌握 |

（1）以低回声为主的实性包块，回声较均匀，有时瘤内可见树枝状稍强回声分隔，将实性肿瘤组织分隔成小叶状低回声区；囊性变时可呈混合回声（囊实性）。

（2）肿物边界清楚，边缘规则，后方回声无衰减或呈后方回声增强效应。

（3）肿块大，且增长迅速，腹水常见。

（4）CDFI 显示瘤内散在血流信号，可为高速低阻血流。

| 知识点 13：无性细胞瘤的鉴别诊断 | 副高：掌握　正高：掌握 |

无性细胞瘤需与其他卵巢肿瘤鉴别，无性细胞瘤患者年轻、肿物大、呈实性回声、边界清、后方无衰减等特点可资鉴别。

第五节　卵巢转移瘤

| 知识点 1：卵巢转移瘤的病理 | 副高：掌握　正高：掌握 |

卵巢转移瘤指从其他脏器转移至卵巢的恶性肿瘤。不少原发于消化道的肿瘤及乳腺癌都可能转移到卵巢，以胃肠道肿瘤转移为多见，典型者为库肯勃瘤转移。

| 知识点 2：卵巢转移瘤的临床表现 | 副高：掌握　正高：掌握 |

卵巢转移瘤一般无自觉症状，原发于胃肠道的转移瘤可有腹痛、腹胀以及原发肿瘤的相应症状。腹水在卵巢转移瘤中相当常见。

| 知识点 3：卵巢转移瘤的超声表现 | 副高：掌握　正高：掌握 |

卵巢转移瘤常表现为双侧卵巢增大，但形态仍为肾形或卵圆形，呈双侧实性包块，表面可呈结节状改变；无明显的包膜回声，但边界清晰。常伴腹水，腹水既可为原发性，也

可为转移性。CDFI 显示瘤内血流丰富。

知识点 4：卵巢转移瘤的鉴别诊断　　　　　　　　　　副高：掌握　正高：掌握

卵巢转移瘤主要需要与原发性卵巢肿瘤鉴别。卵巢转移瘤患者常有卵巢以外部位的原发肿瘤病史，且多为双侧性；而原发性卵巢肿瘤无其他部位的肿瘤病史，单侧多见，可资鉴别。

第六章 盆腔炎性疾病

第一节 急性盆腔炎

知识点 1：急性盆腔炎的病理变化　　　　　　副高：掌握　正高：掌握

（1）急性子宫内膜炎、子宫体炎：最常见于产褥感染。产后致病菌经胎盘附着的创面入侵，感染的子宫蜕膜在数日内开始脱落，形成大量血性、有臭味的恶露。若感染深入肌层，也可形成肌壁间脓肿。子宫化脓性感染，轻者内膜充血、水肿和炎症渗出，重者可发生化脓、广泛坏死，并累及子宫肌层形成急性宫体炎，如宫腔内炎性渗出及脓肿外流不畅，积聚于子宫腔内则形成盆腔积脓。

（2）急性输卵管炎、卵巢炎：急性输卵管炎为生殖道黏膜上行感染波及输卵管而引起的输卵管内膜炎，黏膜炎性水肿，有浆液或脓性渗出。随着病程进展，炎症迅速累及输卵管各层，使输卵管充血、肿胀，伞端发生粘连或闭锁。输卵管两端粘连、阻塞，使输卵管内脓液积聚，形成输卵管脓肿。由于输卵管的肌层在壶腹部较薄，易于扩张，而峡部肌层较厚，较难胀大，故典型的输卵管化脓形似曲颈瓶，逐渐向壶腹部增大。输卵管积脓常与周围脏器如卵巢、乙状结肠、回肠等粘连，形成卵巢周围炎。炎症若通过卵巢排卵的破孔侵入卵巢实质内，可形成卵巢脓肿，若卵巢脓肿与积脓的输卵管粘连并相通，即形成输卵管-卵巢脓肿。

（3）盆腔炎及脓肿：盆腔炎及脓肿包括输卵管积脓、卵巢积脓、输卵管-卵巢脓肿，以及由急性盆腔结缔组织炎和急性盆腔腹膜炎所致的脓肿。

知识点 2：急性盆腔炎的临床表现　　　　　　副高：掌握　正高：掌握

急性盆腔炎的临床表现可因感染程度及范围的大小而有不同，主要表现为急性起病，如寒战、发热、腹痛、阴道内大量脓性分泌物等。

急性附件炎的主要症状为下腹痛伴发热，多为双侧下腹剧痛，少数患者可伴肠道及膀胱刺激症状，如腹泻、大便中带有黏液、尿频、尿急等。

盆腔脓肿则表现为高热、下腹疼痛、全身不适、白带增多、血象变化、下腹压痛，可在直肠子宫陷凹或直肠阴道隔的后上方扪及波动感、触痛明显的包块。

知识点 3：急性子宫内膜炎、子宫肌炎的超声表现　　副高：掌握　正高：掌握

（1）轻度炎症时可无明显改变，子宫呈正常大小或略增大，内膜回声增高，宫腔增大，

可见较小的不规则无回声区。

（2）炎症明显时，子宫增大，肌壁增厚，回声正常或减低；肌壁间脓肿形成时可见不规则的无回声区，其中可伴光点。

（3）宫腔积脓时，宫腔内出现裂隙状的无回声区，其中可见斑片状或弥散的点状回声。

知识点 4：急性输卵管炎的超声表现　　　　　　　　　副高：掌握　正高：掌握

（1）轻度炎症时，经腹部超声探测常无明显改变，采用阴道内探头检查，可见输卵管增粗、回声减低。

（2）炎症明显时，一侧或两侧输卵管壁回声增高、增厚，管径增大，内部回声粗糙杂乱，或伴不规则的积液无回声区，内见散在光点，以输卵管间质部容易显示。

（3）输卵管积脓时，子宫的一侧或两侧可见腊肠形、椭圆形或曲颈瓶状囊性肿块，壁薄而清晰，内部可见弥漫的点状或絮状回声，活动度差或不活动，通常贴于充盈的膀胱前方，有时见于直肠子宫陷凹内，呈囊壁较厚粘连型的无回声肿块。

（4）输卵管-卵巢脓肿时一般呈椭圆形多房性无回声区，其内可见点状回声，多伴少量或明显的盆腔积液。

第二节　慢性盆腔炎

知识点 1：慢性盆腔炎的病理变化　　　　　　　　　副高：掌握　正高：掌握

慢性盆腔炎是由急性期未能彻底治疗或患者体质较差、病程迁延所致。慢性输卵管炎常为双侧性，但可不对称。输卵管变硬，增粗呈索条状，伞端部分或完全闭锁并与周围组织粘连。浆液性渗出物积聚于管腔内形成输卵管积水；部分积水可因输卵管积脓经过治疗脓液被吸收后形成。输卵管伞端与卵巢粘连并相通时，渗出的液体积聚可形成输卵管-卵巢囊肿以及慢性盆腔结缔组织炎等。

知识点 2：慢性盆腔炎的临床表现　　　　　　　　　副高：掌握　正高：掌握

临床可表现为下腹隐痛或腰骶部坠胀感、疼痛、月经不调、白带增多及继发性不孕。

知识点 3：慢性盆腔炎的超声表现　　　　　　　　　副高：掌握　正高：掌握

（1）双侧输卵管增粗，呈条索状。输卵管积水呈腊肠形、纺锤形或曲颈瓶形无回声区，壁薄而光滑，周围有不规则回声增高的粘连组织。

（2）输卵管-卵巢囊肿呈椭圆形、哑铃形或葫芦形，体积较大，常为多房性，内有纤细的分隔，周围粘连较多。

（3）输卵管-卵巢粘连、固定，经阴道探测附件时推拉探头顶部观察，输卵管-卵巢移动性受限或消失，无滑行征象。

第三节　盆腔淤血综合征

知识点 1：盆腔淤血综合征的病理	副高：掌握　正高：掌握

妊娠期间，大量雄激素、孕激素的影响，再加上增大的子宫对子宫周围静脉的压迫，会引起子宫周围静脉扩张；产后便秘也会影响直肠的静脉回流，痔丛充血也会引起子宫阴道丛充血，从而引起盆腔淤血。

知识点 2：盆腔淤血综合征的临床表现	副高：掌握　正高：掌握

盆腔淤血综合征的主要症状是下腹部疼痛、腰骶部疼痛、疲劳感、痛经等。许多产妇在产后不久就出现上述症状，疼痛常常在经前加重，月经来潮后减轻。此外，白带多、便秘、性情烦躁等也是盆腔淤血综合征的表现。行妇科检查可发现宫颈、后穹隆、子宫体有触痛，附件区压痛、有增厚感。

知识点 3：盆腔淤血综合征的超声表现	副高：掌握　正高：掌握

（1）多普勒超声显示在卵巢和子宫周围有多个扩张的静脉回声。

（2）血流缓慢（3cm/s）或伴有末端反流。

（3）通过 Valsalva 方法可在多普勒超声下观察到静脉曲张程度的改善和多变的双血流峰，以及子宫增大、内膜增厚和卵巢多囊样改变。

第六篇
产科超声诊断

第一章　妊娠解剖及生理概要

第一节　受精卵的发育与着床

知识点 1：受精卵	副高：掌握　正高：掌握

排卵通常发生在下次月经前的第 14 日左右，在输卵管的壶腹部卵子和精子结合形成受精卵，又称孕卵。

知识点 2：桑椹胚	副高：掌握　正高：掌握

由于输卵管肌肉的收缩蠕动及输卵管管腔内膜纤毛的摆动，受精卵被送进宫腔。在其运行过程中不断进行有丝分裂，当它运行到宫角时，受精卵已成为一个实心细胞团，形状如桑椹，称为桑椹胚。

知识点 3：囊胚、囊胚腔、滋养层	副高：掌握　正高：掌握

约在末次月经后第 20 日，桑椹胚内出现囊腔，内有少量液体，称为囊胚，其腔称为囊胚腔或胚外体腔。胚外体腔周围的一层细胞称为滋养层，是胎盘的前身。

知识点 4：着床	副高：掌握　正高：掌握

囊胚在宫腔中呈游离状态 3~4 日后，滋养层与子宫内膜直接接触，滋养层能分泌细胞溶解酶和蛋白分解酶，将接触处的子宫内膜破坏，囊胚便渐渐侵入子宫内膜，这一过程称

为植入或着床。从卵子受精后至着床这一过程约需要 2 周（停经 4 周）。

第二节　胚　胎

知识点 1：胚胎　　　　　　　　　　　　　　　　副高：掌握　正高：掌握

受精后 3~5 周（妊娠 5~7 周）为胚胎，即受精卵着床后称为胚胎。

知识点 2：囊腔、胚盘　　　　　　　　　　　　　副高：掌握　正高：掌握

卵子受精 2 周后，胚外体腔附在滋养层上的内细胞群不断分裂、增生及分化，形成两个囊腔，其内充满液体，一个为羊膜腔，一个为卵黄囊，两囊壁相贴附的细胞层称为胚盘。胚盘是胎体发生的始基，以后分化为胎体。此时，羊膜囊、卵黄囊和胚盘均悬浮于囊胚腔的液体中，高分辨的超声诊断仪有时能够显示此期的胎囊，包括两个囊腔以及胚外体腔。以后卵黄囊逐渐进入胎体内部，囊腔萎缩，而羊膜腔扩大，胚胎悬浮于羊水之中。至第 5 周，体节全部发育完成。至第 6 周，胚胎已初具人形。至此，超声显像可以全部显示出妊娠囊的声像图。

第三节　胎　儿

知识点 1：胎儿的概念　　　　　　　　　　　　　副高：掌握　正高：掌握

卵子受精后 7 周（妊娠 9 周）胎头等已出现钙化，完全具备人形，直至分娩称胎儿。

知识点 2：胎儿发育过程　　　　　　　　　　　　副高：掌握　正高：掌握

7 周原始心脏功能发生作用，经阴道超声可探及心管搏动。

8 周胎头开始钙化。

10 周四肢可活动。

16 周末从外生殖器可分辨男女。

20 周末胎儿有呼吸、排尿及吞咽功能，临床上可听见胎心音。

24 周末，皮下脂肪开始沉积，全身有胎脂，皮下脂肪较少，皮肤呈红色，身长 35cm，体重约 1000g。

32 周末，身长约 40cm，体重 1500~1700g，眼睑已分开，面部毳毛已脱，皮下脂肪增多。

36 周末，身长约 45cm，体重约 2500g，皮下脂肪较丰满，面部皱纹消失，指（趾）甲已达指（趾）端，头发长 1~2cm。

40 周末，胎儿发育成熟，身长约 50cm，体重 3000g 以上，双顶径可达 9.5cm。皮下脂

肪丰满，皮肤呈粉红色，肩背部可仍有毳头，头发长 2~3cm，耳、鼻的软骨有一定硬度，指（趾）甲超过指（趾）端，男性睾丸已下降。出生后胎儿能高声啼哭，四肢运动活跃，吸吮力强。

| 知识点 3：胎儿的身长与体重计算方法 | 副高：掌握　正高：掌握 |

胎儿的身长与体重都是逐渐增长的，一般计算方法为：

（1）妊娠 20 周前

$$身长 = 妊娠月数的平方（cm）$$
$$体重 = 妊娠月数的平方 \times 2（g）$$

（2）妊娠 20 周后

$$身长 = 妊娠月数 \times 5（cm）$$
$$体重 = 妊娠月数的立方 \times 3（g）$$

第四节　羊膜腔及羊水

| 知识点 1：羊膜 | 副高：掌握　正高：掌握 |

羊膜是胎膜的一部分。一般认为羊膜是在正常受精卵发育至 7~8 日从细胞滋养层衍生而来。也有人认为羊膜是胎儿外胚层向外延伸而成。

| 知识点 2：羊水 | 副高：掌握　正高：掌握 |

至妊娠 4~5 周时有液体即羊水存在于羊膜腔内，以后羊膜腔中羊水逐渐增多，妊娠 12 周时约为 50ml，20 周约为 400ml，26~28 周时达最大量，约为 1000~1500ml，以后逐渐减少，足月妊娠时羊水量在 500~1000ml。妊娠早期及中期羊水澄清、透明，妊娠晚期羊水略混浊。

第五节　胎盘及脐带

| 知识点 1：胎盘 | 副高：掌握　正高：掌握 |

当受精卵植入子宫内膜后，附着于子宫壁的绒毛逐渐发育为叶状绒毛膜，与子宫底蜕膜相结合，发育成胎盘。胎盘是介于母体和胎儿之间的重要特殊器官。

知识点 2：脐带　　　　　　　　　　　　　　　　　*副高：掌握　正高：掌握*

　　脐带悬浮于羊水之中，由一条脐静脉、两条脐动脉组成。妊娠足月时脐带长约 50cm，直径 1.5~2.0cm，一端附着于胎盘的中央或稍偏于一侧，一端与胎儿腹壁脐轮相连。

第六节　妊娠子宫及卵巢的变化

知识点 1：妊娠期母体子宫的变化　　　　　　　　　*副高：掌握　正高：掌握*

　　子宫体于妊娠后逐渐增大、变软，妊娠早期宫体增大呈球形，妊娠 12 周后子宫增大超出盆腔，升入腹腔。妊娠后期子宫体积从非妊娠期 6cm×5cm×3.5cm 增加至足月的 35cm×25cm×22cm，宫体容积从非妊娠期时的 5ml 增加到足月的 5000ml。子宫肌壁非妊娠期时厚约 1cm，妊娠期可增厚达 2~2.5cm，至妊娠末期变薄，特别是子宫下段，但正常情况下，下段肌层亦≥0.3cm。妊娠期间宫颈管会出现逐渐变短，但一般≥3cm。妊娠中期子宫动脉直径可增加 40%~60%，舒张期流速增高、阻力降低，舒张早期切迹消失（一般在妊娠 17 周后）。

知识点 2：妊娠期母体卵巢的变化　　　　　　　　　*副高：掌握　正高：掌握*

　　母体卵巢妊娠期略增大，排卵和新卵泡发育停止。在孕妇的卵巢中一般仅能发现一个妊娠黄体，黄体功能一般于妊娠 10 周完全由胎盘取代，黄体开始萎缩。

第二章 超声检查技术

第一节 超声检查范围及适应证

| 知识点1：妊娠超声检查范围及适应证 | 副高：掌握 正高：掌握 |

（1）确定早期妊娠及状态（判断胚胎数、胎龄、存活与否）。

（2）诊断早期异常妊娠（流产、异位妊娠、葡萄胎、胎儿大体畸形）。

（3）判断中晚期妊娠胎儿宫内发育情况（胎儿、胎盘、羊水、性别及子宫壁）

（4）判断与监测中晚期妊娠胎儿畸形及异常情况。

（5）引导介入手术（如羊膜腔穿刺、脐带穿刺、绒毛活检、宫内注药及宫内手术等）。

第二节 检查前准备

| 知识点1：产科超声检查前患者的准备 | 副高：掌握 正高：掌握 |

检查前应告知孕妇产科超声检查的适应证、最佳检查时间、该次检查内容、检查的风险、检查所需时间、孕妇所需准备等。

经腹部超声检查：妊娠早期（妊娠11周前），患者需充盈膀胱，要求与妇科经腹部超声检查前一致；妊娠11周及之后检查胎儿无需特殊准备，但此期要检查孕妇宫颈情况时需充盈膀胱。

经会阴、阴道超声检查：排空膀胱后进行。

| 知识点2：产科超声检查时患者的体位 | 副高：掌握 正高：掌握 |

（1）经腹部超声检查：孕妇一般取仰卧位，患者充分暴露下腹部，妊娠中晚期为了更好地显示胎儿解剖结构，可根据胎儿体位调整孕妇体位，如左侧卧位、右侧卧位。为了更好地显示宫颈与宫颈内口，可垫高孕妇臀部。

（2）经会阴、阴道超声检查：孕妇取截石位。

| 知识点3：产科超声检查时仪器的选用 | 副高：掌握 正高：掌握 |

选用实时超声显像仪，常用凸阵探头，在探测深度内尽可能使用高频率探头，常用腹部探头频率为3.0~6.0MHz，阴道探头频率为7.0~10.0MHz。

第三节　检 查 方 法

知识点1：妊娠早期超声检查的方法　　　　　　　　　副高：掌握　正高：掌握

妊娠早期主要通过子宫系列纵切面、横切面观察妊娠囊、卵黄囊、胚胎/胎儿数目、胎心搏动、胚芽长或头臀长、绒毛膜囊数、羊膜囊数、孕妇子宫形态及肌层、宫腔情况；在宫底横切面上探头稍向左侧、右侧偏斜观察双侧附件情况。

颈部透明层：最佳检查时间在 $11^{+0} \sim 13^{+6}$ 周。此外，此期超声检查还可以观察胎儿大体解剖结构，但信息有限，仍不能替代妊娠中期超声检查。

知识点2：妊娠中晚期超声检查的方法　　　　　　　　副高：掌握　正高：掌握

妊娠中晚期超声检查内容包括某些解剖结构的测量，如双顶径、头围、腹围、股骨长等，预测孕周大小；其次是估计胎儿体重、判断胎位和胎儿数目、估测羊水量以及观察胎盘、脐带、孕妇子宫、宫颈等，最后也是在这个时期最重要的检查内容是对胎儿解剖结构的全面检查。

妊娠中期最佳检查时间是妊娠18~24周，此时期是检查胎儿解剖结构和筛查胎儿畸形的最佳时期，能对胎儿各个系统的重要解剖结构进行系统检查。目前已有多个产科超声检查指南发表，最详细的检查为胎儿系统超声检查，要求检查的胎儿解剖结构包括颅脑结构、颜面部、颈部、肺、心脏、腹腔脏器（肝、胆囊、胃肠道、肾、膀胱）、腹壁、脊柱、四肢（包括手和足）等。这些结构的观察与检查可以通过胎儿多个标准切面实现，常用的超声切面有32~36个切面。

第三章　正常妊娠的超声表现

第一节　妊娠早期超声表现

| 知识点 1：正常妊娠囊的超声表现 | 副高：掌握　正高：掌握 |

正常妊娠囊（GS）位于宫腔中上部，周边为一完整、厚度均匀的强回声环，厚度不小于 2mm，这一强回声壁由正在发育的绒毛与邻近的蜕膜组成。

| 知识点 2：妊娠早期妊娠囊的超声表现 | 副高：掌握　正高：掌握 |

妊娠早期时，妊娠囊的声像图特征为在宫体内见到圆形或椭圆形的光环，边界清楚，其内为无回声暗区，有人将此称为"蜕膜内征"。随着妊娠囊的增大，形成特征性的"双绒毛环征"或"双环征"。这一征象在妊娠囊平均内径为 10mm 或以上时能恒定显示。

| 知识点 3：妊娠囊与假妊娠囊的鉴别诊断 | 副高：掌握　正高：掌握 |

当妊娠囊内未见卵黄囊或胚胎时，需与假妊娠囊鉴别。假妊娠囊轮廓不规则或不清楚，形状与宫腔一致，囊壁回声低、厚度不一，无"双环征"，内无胚芽和卵黄囊，有时可见少许点状回声。

| 知识点 4：妊娠早期卵黄囊的超声表现 | 副高：掌握　正高：掌握 |

卵黄囊是妊娠囊内超声能发现的第一个解剖结构。正常妊娠时，卵黄囊呈球形，囊壁薄而呈细线状，中央为无回声，透声好，在妊娠 5~10 周，其大小稳步增长，最大不超过 6mm，至妊娠 12 周时卵黄囊囊腔消失。

| 知识点 5：妊娠早期胚芽及心管搏动的超声表现 | 副高：掌握　正高：掌握 |

一般来说，胚芽长为 4~5mm 时，常规能检出心管搏动，相应妊娠周数为 6~6.5 周，相应妊娠囊大小为 13~18mm。胚芽长≥5mm 仍未见胎心搏动时，提示胚胎停止发育。

| 知识点 6：妊娠早孕期羊膜囊的超声表现 | 副高：掌握　正高：掌握 |

早期羊膜囊（AS）囊壁菲薄（厚0.02～0.05mm），超声常不能显示。妊娠7周以后加大增益或用高频阴道探头检查，可以清楚显示薄层羊膜，在绒毛膜腔内形成一球形囊状结构即为羊膜囊，胚胎则位于羊膜囊内。在头臀长达7mm或以上时，正常妊娠常可显示弧形羊膜及羊膜囊，在超声束与羊膜垂直的部分更易显示出羊膜回声。一般在妊娠12～16周羊膜与绒毛膜全部融合，绒毛膜腔消失，羊膜不再显示。

知识点7：颈项透明层的概念	副高：掌握 正高：掌握

颈项透明层（NT）是指胎儿颈部皮下的无回声带，位于颈后皮肤高回声带与深部软组织高回声带之间。这是妊娠早期尤其在早孕晚期所有胎儿均可出现的一种超声征象。

知识点8：颈项透明层增厚的影响	副高：掌握 正高：掌握

妊娠早期NT增厚与唐氏综合征的危险性增高有关。增厚的NT可以逐渐发展成为大的水囊瘤，可伴有或不伴有胎儿水肿。绝大部分胎儿NT增厚没有明显的胎儿水肿。

知识点9：颈项透明层的应用	副高：掌握 正高：掌握

NT于20世纪90年代开始应用于临床后，现已广泛用于筛查胎儿染色体异常，特别是唐氏综合征。

知识点10：颈项透明层的检查时间	副高：掌握 正高：掌握

NT检查时间：在11～13^{+6}周，此时头臀长相当于45～84mm。

知识点11：颈项透明层的测量方法	副高：掌握 正高：掌握

NT测量方法：应取得胎儿正中矢状切面图，并在胎儿自然姿势时测量NT。应将图像尽量放大，使影像只显示胎儿头部和上胸部及令光标尺的轻微移动只会改变测量结果0.1mm。应在皮肤与颈椎上的软组织之间距离最宽的透明带位置测量，注意分辨胎儿皮肤及羊膜。

游标尺应放在定义NT厚度的界在线——横标尺不应放于颈部积水上，而应放置在强回声线的边界，直至两者融合而横标尺不易被察看到。应测量多次，并记录测量所得的最大数值。

有颈部脑脊膜膨出、颈部脐带时，注意辨认，避免误测。有颈部脐带时，应测值为上下端最宽距离，取两者的平均值。

知识点12：颈项透明层的判断标准	副高：掌握 正高：掌握

NT 判断标准：妊娠早期胎儿 NT 正常值范围随孕周的增加而增大，因此，在早孕晚期与中孕早期测量 NT，显然不能使用同一个标准来判断。目前多数学者认为不同孕周使用不同截断值来判断更敏感且更具特异性。但目前大部分研究仍使用 NT ≥ 3mm 为异常标准。Nicolaids 等研究结果表明随着头臀长的增大，NT 在第 5、第 25、第 75 和第 95 百分位数增大，第 99 百分位 NT 值为 3.5mm。

第二节　妊娠中晚期超声表现

| 知识点 1：妊娠中晚期胎儿头颅的超声表现 | 副高：掌握　正高：掌握 |

胎儿头颅主要采用横切面检查。最重要、最常用的横切面有丘脑水平横切面、侧脑室水平横切面和小脑横切面，通过这 3 个切面可以观察颅内重要结构，包括大脑、丘脑、透明隔腔、第三脑室、侧脑室、脉络丛、小脑、小脑蚓部、颅后窝池等，测量双顶径和头围、侧脑室宽度、小脑横径等。

| 知识点 2：妊娠中晚期胎儿脊柱的超声表现 | 副高：掌握　正高：掌握 |

胎儿脊柱的主要检查切面包括矢状切面、横切面及冠状切面。矢状切面上脊柱呈两行排列整齐的串珠状平行强回声带，从枕骨延续至骶尾部并略向后翘，最后融合在一起。胎儿脊柱矢状切面在腰段膨大，两强回声带略增宽，两强回声带之间为椎管，其内有脊髓、马尾等。横切面上脊椎呈 3 个分离的圆形或短棒状强回声，2 个后骨化中心较小且向后逐渐靠拢，呈 "∧" 字形排列，前方中央较大者为椎体骨化中心。冠状切面上可见整齐排列的 2 条或 3 条平行强回声带，中间一条反射回声来自椎体，两侧的来自椎弓骨化中心。

| 知识点 3：妊娠中晚期胎儿面部的超声表现 | 副高：掌握　正高：掌握 |

胎儿面部可通过矢状切面、冠状切面及横切面来检查，主要观察的结构有双眼球及眼眶、上唇等结构。

| 知识点 4：妊娠中晚期胎儿肢体骨骼的超声表现 | 副高：掌握　正高：掌握 |

妊娠中期时羊水量适中，胎动较活跃，四肢成像较好，此时期是检查胎儿四肢畸形的最好时期。四肢超声检查应遵循一定的检查顺序，对胎儿每条肢体从近段逐一追踪显示至远段，分别依次显示肱骨、尺骨、桡骨、手、股骨、胫骨、腓骨、足。

| 知识点 5：妊娠中晚期胎儿胸部的超声表现 | 副高：掌握　正高：掌握 |

观察胎儿的胸部最常用的切面是横切面，横切面上肺位于心脏两侧，两侧肺大小相近，

呈实质性均匀中等回声，随着妊娠进展，肺回声渐强。胎儿胸廓的大小与肺的大小有关，观察和测量胸廓的大小可以间接了解胎儿肺的发育情况。

| 知识点6：妊娠中晚期胎儿心脏的超声表现 | 副高：掌握　正高：掌握 |

检查胎儿心脏的主要切面有四腔心切面、左心室流出道切面、右心室流出道切面、三血管切面或三血管气管切面、主动脉弓切面、动脉导管弓切面、上下腔静脉长轴切面等。通过这些切面观察胎儿心脏各个结构，包括左心房、右心房、左心室、右心室、主动脉、肺动脉、动脉导管、房间隔、卵圆孔及卵圆孔瓣、室间隔、二尖瓣、三尖瓣等。

| 知识点7：妊娠中晚期胎儿腹部的超声表现 | 副高：掌握　正高：掌握 |

腹部脏器主要有肝、胆囊、胃、肠、双肾、膀胱。主要筛查切面有上腹部横切面、双肾横切面、脐孔切面、膀胱切面等。

| 知识点8：妊娠中晚期胎儿外生殖器的超声表现 | 副高：掌握　正高：掌握 |

男胎外生殖器较女胎易显示。胎儿生殖器在20周后94%~100%可正确辨认。男性可显示阴茎和阴囊，32周后睾丸下降，在阴囊内可显示双侧睾丸回声。女性可显示双侧大阴唇、小阴唇回声。

| 知识点9：妊娠中晚期胎盘的超声表现 | 副高：掌握　正高：掌握 |

超声观察的内容包括胎盘着床位置、大小、数目、内部回声、成熟度、与宫颈内口的关系、胎盘后方回声以及胎盘内多普勒血流情况等。一般情况下，胎盘厚度为2.0~4.0cm，超声测量胎盘厚度时应在近胎盘中心的横切面或纵切面上，垂直于胎盘内外缘测量最厚处的厚度。

| 知识点10：胎盘的分级 | 副高：掌握　正高：掌握 |

临床上通常用胎盘分级来估计胎盘功能和胎儿成熟度，胎盘分级主要根据绒毛膜板、胎盘实质、基底膜3个部分的回声特征进行判断，见下表。

胎盘声像分级

级别	绒毛膜板	胎盘实质	基底膜
0级	直而清晰，光滑平整	均匀分布，回声细微	分辨不清
I级	出现轻微波状起伏	出现散在点状强回声	似无回声

续　表

级别	绒毛膜板	胎盘实质	基底膜
Ⅱ级	出现切迹并伸入胎盘实质内，未达到基底膜	出现逗点状强回声	出现线状排列小点状强回声，其长轴与胎盘长轴平行
Ⅲ级	深达基底膜	出现环状回声和不规则点状和团状强回声，后方伴声影	点状强回声增大，可融合相连，后方伴声影

知识点 11：妊娠中晚期脐带的超声表现　　　副高：掌握　正高：掌握

脐带横切面可显示 2 条脐动脉和 1 条脐静脉的横断面呈"品"字形排列，纵切面上表现为 2 条脐动脉围绕脐静脉呈螺旋状排列。整个妊娠期脐带长度几乎和胎儿身长一致，但超声不能确定正常妊娠脐带长度。脐动脉多普勒血流成像可评估胎盘-胎儿循环。脐动脉搏动指数（PI）、阻力指数（RI）及收缩期最大血流速度（S）与舒张末期血流速度（D）比值（S/D）均是用来反映胎盘血管阻力，正常情况下 PI、RI、S/D 随孕周增加而降低，妊娠 7 周脐动脉阻力大，只可测到脐动脉收缩期血流信号，妊娠 14 周后，所有胎儿都应该出现舒张期血流，通常妊娠晚期 S/D 比值<3.0。

知识点 12：妊娠中晚期的羊水指数　　　副高：掌握　正高：掌握

以母体脐部为中心，划分出左上、左下、右上、右下 4 个象限，声束平面垂直于水平面，分别测量 4 个象限内羊水池的最大深度，4 个测值之和即为羊水指数（AFI）。AFI≥20.0cm 时为羊水过多，AFI<5.0cm 时为羊水过少。

知识点 13：妊娠中晚期的最大羊水池深度　　　副高：掌握　正高：掌握

羊膜腔内最大羊水池内不能有肢体或脐带。声束平面垂直于水平面，测量其最大垂直深度即为最大羊水池深度。最大羊水池深度<2.0cm 为羊水过少，最大羊水池深度>8.0cm 为羊水过多。

知识点 14：胎儿生物物理评分的主要应用　　　副高：掌握　正高：掌握

胎儿生物物理评分主要应用于妊娠晚期评估胎儿是否存在宫内缺氧，通过实时超声持续观察 30 分钟评价 4 项指标：胎儿呼吸样运动、胎动、肌张力及羊水量，总分 8 分，临床医生可根据评分作出相应的处理。8 分：无明显缺氧改变，可于 1 周内或 1 周后再重复监测 1 次；6 分：可能有缺氧，如胎肺成熟、宫颈条件好，予以引产；≤4 分：胎儿宫内情况不良，特别是 0~2 分需终止妊娠。

知识点 15：胎儿呼吸样运动的正常超声表现　　　　副高：掌握　正高：掌握

在实时超声观察下见胎儿胸廓或腹壁节律地运动为胎儿呼吸样运动，也可经矢状切面观察膈肌的上下节律运动。

知识点 16：胎动的概念　　　　副高：掌握　正高：掌握

胎动（FM）是指胎儿在宫内的活动，指躯体旋转及四肢运动。

知识点 17：正常的胎儿肌张力　　　　副高：掌握　正高：掌握

正常情况下胎儿在宫内有一定的张力，肌肉有一定的收缩性，肢体一般处于屈曲状态，胎体和肢体活动后又回复到原来的屈曲状态为正常的胎儿肌张力（FT）。

知识点 18：正常的羊水量　　　　副高：掌握　正高：掌握

羊水量（AFV）即羊膜腔内羊水容量，最大羊水池深度≥2cm 且不超过 8cm 为正常。

第四章　异常妊娠的超声表现

第一节　流　产

知识点 1：流产的概念　　　　　　　　　　　　　副高：掌握　正高：掌握

流产是指妊娠不足 28 周、胎儿体重不足 1000g 而终止者，发生在妊娠 12 周前称早期流产，发生在妊娠 12 周后称晚期流产。

知识点 2：流产的种类　　　　　　　　　　　　　副高：掌握　正高：掌握

临床上分为先兆流产、难免流产、不全流产、完全流产、稽留流产。

知识点 3：自然流产的病因　　　　　　　　　　　副高：掌握　正高：掌握

导致自然流产的病因很多，包括子宫畸形、染色体异常、孕妇内分泌失调、免疫因素、宫颈功能不全、母体传染性疾病、服用抗癌类药物、酗酒、外伤等，但有报道 68% 的自然流产病因不明。

知识点 4：流产的临床症状　　　　　　　　　　　副高：掌握　正高：掌握

流产的主要临床症状有停经史、妊娠试验阳性、阴道出血、腰背部酸痛、腹部阵发性疼痛。早期流产先出现阴道出血，而后出现腹痛。晚期流产先出现腹痛，后出现阴道出血。

知识点 5：流产物的构成　　　　　　　　　　　　副高：掌握　正高：掌握

大多数早期流产物由蜕膜和不成熟绒毛/胎盘组织混合，少数可同时见到胚胎/胎儿组织。晚期流产物可见胎儿及胎盘组织。

知识点 6：先兆流产的超声表现　　　　　　　　　副高：掌握　正高：掌握

子宫、妊娠囊、囊内胚芽或胎儿大小与停经孕周相符，有胎心搏动，宫颈内口紧闭。部分先兆流产患者可表现为妊娠囊一侧局限性新月形无回声区或云雾样低回声区。

知识点 7：难免流产的超声表现 　　　　　　　　　　副高：掌握　正高：掌握

宫颈内口已开，妊娠囊可部分下移至宫颈内口或宫颈管，妊娠囊变形呈"葫芦状"。胚胎停止发育后流产症状迟早会发生，也属于难免流产。胚胎停止发育的超声表现为妊娠囊变形，囊壁欠平滑；经腹部超声检查妊娠囊平均内径为 20mm 或以上，或经阴道超声检查妊娠囊平均内径为 8mm 或以上时，未显示卵黄囊；经腹部超声检查妊娠囊平均内径为 25mm 或以上时，未显示胚芽；经阴道扫查显示妊娠囊平均内径为 16mm 或以上时，未显示胎心搏动；胚芽长≥5mm 时，未显示胎心搏动。

知识点 8：不全流产的超声表现 　　　　　　　　　　副高：掌握　正高：掌握

妊娠囊塌陷或形态不整，囊内无胎儿回声。部分妊娠物排出宫腔，宫腔内见不规则的斑状、团状回声，CDFI 检查无明显血流信号，但相邻子宫肌层内可见局灶性血流信号。

知识点 9：完全流产的超声表现 　　　　　　　　　　副高：掌握　正高：掌握

妊娠物已全部排出，子宫内膜呈线状，宫腔内可有少许积血声像，无斑状或团块状回声。

知识点 10：稽留流产的超声表现 　　　　　　　　　　副高：掌握　正高：掌握

胚胎或胎儿已死亡，无胎心搏动；妊娠囊存在者，妊娠囊皱缩变形，囊壁回声减弱、变薄，内壁毛糙；妊娠囊消失者，宫腔内回声杂乱，不能分辨妊娠囊和胚胎结构，呈团块状实质性回声和低或无回声区杂乱分布。CDFI 检查团块状实性回声区及无回声区周边可见较丰富的血流信号。宫颈内口未开，子宫较停经孕周小。

知识点 11：先兆流产与双胎妊娠的鉴别诊断 　　　　　　副高：掌握　正高：掌握

先兆流产伴宫内积血时需与双胎妊娠鉴别。双绒毛膜双胎妊娠可见 2 个妊娠囊声像，呈强回声环，形态规则，每个妊娠囊内均可见卵黄囊、胚芽。先兆流产时宫腔内的积血多呈新月形分布，强回声壁不明显，无回声区内无卵黄囊及胚芽。

知识点 12：难免流产与宫颈妊娠的鉴别诊断 　　　　　　副高：掌握　正高：掌握

难免流产妊娠囊下移至宫颈时应与宫颈妊娠鉴别。宫颈妊娠时，宫颈膨大，与宫体比例近 1:1，甚至大于宫体，宫腔内膜增厚并蜕膜化，宫颈内口闭合，宫颈妊娠囊内可见胚芽和胎心搏动。

知识点 13：流产与异位妊娠的鉴别诊断　　　　副高：掌握　正高：掌握

异位妊娠宫腔内积血可表现为假妊娠囊，需与胚胎停育的空妊娠囊鉴别，特别是异位妊娠包块较小，经腹超声易将假妊娠囊误诊为胚胎停育。假妊娠囊周边为子宫内膜，无"双环征"，形态与宫腔一致。

知识点 14：稽留流产与葡萄胎的鉴别诊断　　　　副高：掌握　正高：掌握

稽留流产需与葡萄胎鉴别，葡萄胎子宫大于停经月份，质地软，呈蜂窝状回声，CDFI检查血流信号不明显。

第二节　异位妊娠

知识点 1：异位妊娠的概念　　　　副高：掌握　正高：掌握

异位妊娠是指受精卵在子宫腔以外着床、发育。

知识点 2：与异位妊娠有关的原因　　　　副高：掌握　正高：掌握

与异位妊娠有关的原因主要有盆腔炎症、输卵管结核、子宫内膜异位、输卵管手术、盆腔手术、宫内节育器、性激素与避孕药、血吸虫病、辅助生育技术、受精卵游走、输卵管发育异常、吸烟、多次流产史等。

知识点 3：异位妊娠的发生部位　　　　副高：掌握　正高：掌握

异位妊娠 95%～98%发生在输卵管，其中 80%发生在输卵管壶腹部，有时也可发生在腹腔、卵巢、宫颈等部位。

知识点 4：输卵管妊娠的临床表现　　　　副高：掌握　正高：掌握

输卵管妊娠的主要临床表现有停经史、腹痛、阴道出血、晕厥等；未破裂的输卵管妊娠无明显腹痛；流产型有腹痛但不剧烈；破裂型腹痛较剧烈，伴贫血；陈旧性输卵管妊娠不规则阴道出血时间较长，曾有剧烈腹痛，后呈持续性隐痛。

体检：腹部压痛或反跳痛、一侧髂窝压痛、宫颈举痛（包括阴道超声检查时）、宫体增大且柔软。后穹隆穿刺可抽出不凝血。

知识点 5：输卵管间质部妊娠的病理　　　　副高：掌握　正高：掌握

输卵管间质部妊娠是特殊、少见的输卵管妊娠，输卵管间质部肌层较厚，妊娠可维持至 14~16 周才发生破裂。

知识点 6：输卵管间质部妊娠的临床表现　　　　副高：掌握　正高：掌握

临床表现多为妊娠 14~16 周时突发性腹痛，伴有面色苍白、手脚冰冷、大汗淋漓等休克症状。

知识点 7：腹腔妊娠的病理与临床表现　　　　副高：掌握　正高：掌握

患者常呈贫血貌，有早期妊娠时突然腹部剧痛或伴有少量阴道出血病史。如存活至足月，检查时可较清楚地扪到胎儿肢体，却难以扪清子宫轮廓，胎心清晰。

知识点 8：宫颈妊娠的病理与临床表现　　　　副高：掌握　正高：掌握

宫颈妊娠多见于经产妇，有停经史及早孕反应、阴道出血，起初为血性分泌物或少量出血，继而出现大量阴道出血。出血多自妊娠 5 周开始，在妊娠 7~10 周出血常为大量出血。妇科三合诊检查可发现宫颈明显增大。

知识点 9：卵巢妊娠的病理与临床表现　　　　副高：掌握　正高：掌握

卵巢妊娠较罕见，与输卵管异位妊娠表现相似，同样有停经、腹痛、阴道出血、腹腔内出血、腹部压痛和反跳痛、后穹隆触痛等，临床上很难区分，但卵巢妊娠症状、体征出现较早。

异位妊娠时子宫内膜对异位妊娠产生的激素有反应，腺体呈分泌亢进、蜕膜样变和局灶阿斯反应（Arias Stella 反应）。

一、输卵管妊娠

知识点 10：输卵管妊娠的超声表现　　　　副高：掌握　正高：掌握

输卵管妊娠的共同声像图表现为子宫稍增大，子宫内膜明显增厚，但宫内无妊娠囊结构，有时可见宫腔内积液或积血，形成假妊娠囊声像图。

知识点 11：输卵管妊娠的类型　　　　副高：掌握　正高：掌握

（1）未破裂型：附件区可见一类妊娠囊的环状高回声结构，壁厚、回声强，中央呈无回声，似"甜面圈"，故称为"甜面圈征"（Donut 征）。在类妊娠囊周围可记录到类滋养层周围血流频谱。停经 6 周以上经阴道超声扫查常可以观察到卵黄囊、胚胎和原始心管搏动。此期盆腔和腹腔多无积液声像。

（2）流产型：附件区可观察到边界不清、形态不规则的混合回声包块，包块内有时可以辨认类妊娠囊结构，盆腔内可见积液，量较少。

（3）破裂型：附件区可见较大、形态不规则的混合回声包块，无明显边界，内部回声紊乱。难以辨认妊娠囊结构，盆腔、腹腔内大量游离液体，内有大量细密的点状回声或云雾样回声。

（4）陈旧型：附件区可见实质性不均匀的中、高回声包块，边界清楚，包块内不能辨认妊娠囊结构，可有少量盆腔积液。CDFI 显示包块内血流信号不丰富。

知识点 12：输卵管间质部妊娠的超声表现	副高：掌握　正高：掌握

输卵管间质部妊娠的超声表现为子宫内膜增厚，宫腔内无妊娠囊，宫底一侧向外突出一包块，内见妊娠囊结构，囊内可见胚芽或胎儿，妊娠囊周围有薄层肌组织围绕，但子宫内膜线在角部呈闭合状，子宫内膜与包块无连续关系。

知识点 13：输卵管妊娠与难免流产的鉴别诊断	副高：掌握　正高：掌握

难免流产时宫腔内妊娠囊变形，强回声环变薄，回声减低，与输卵管妊娠宫腔积血形成的假妊娠囊相似，但难免流产的妊娠囊内有时可见变形的卵黄囊（直径多>7mm）及胚芽，双侧附件区无包块表现。

二、腹腔妊娠

知识点 14：腹腔妊娠的超声表现	副高：掌握　正高：掌握

宫腔内无妊娠囊或妊娠中晚期宫颈纵切面难以显示宫颈与增大宫体肌壁组成的"倒喇叭口"声像。早期腹腔妊娠较难定位，因为妊娠囊可以异位到腹腔内任何部位。较大孕周的腹腔妊娠，妊娠囊或羊膜囊周围无光滑而较厚的低回声子宫肌壁包绕，胎儿与孕妇腹壁贴近。若胎儿死亡，胎体边界不清晰；由于羊水量不足，胎盘多处粘连及部分被肠管覆盖，胎盘呈境界不清的不均质性回声包块。

知识点 15：宫颈妊娠的超声表现	副高：掌握　正高：掌握

子宫体内无妊娠囊，宫颈增大，宫颈和宫体呈"葫芦样"改变，妊娠囊着床在宫颈管内。CDFI 显示宫颈肌层血管扩张，血流异常丰富。宫颈内口关闭。妊娠早期，宫颈可无明显增大而缺乏"葫芦样"特征。

知识点 16：与残角子宫妊娠的鉴别诊断	副高：掌握　正高：掌握

较大孕周的残角子宫妊娠由于妊娠囊周边的低回声肌层十分薄，难以与腹腔妊娠时妊

娠囊周边的腹膜、大网膜包裹鉴别，易误诊为腹腔妊娠。但残角子宫妊娠包块经多切面扫查能够显示其与子宫相连的某些特征，腹腔妊娠包块不与子宫相连。

知识点 17：与宫颈妊娠的鉴别诊断	副高：掌握　正高：掌握

宫颈妊娠容易与难免流产妊娠囊脱落至宫颈管内相混淆。难免流产时宫腔内妊娠囊变形、下移，胚胎无胎心搏动，宫颈大小正常，宫颈内口张开，宫颈肌层无低阻的滋养血流信号。

三、卵巢妊娠

知识点 18：卵巢妊娠的超声表现	副高：掌握　正高：掌握

卵巢妊娠未破裂时，超声扫查可见一侧卵巢增大、形态不规则，其内可见一小的环状强回声，卵巢周围无肿块。破裂后形成杂乱回声包块，与输卵管妊娠破裂难以鉴别。

知识点 19：卵巢妊娠的鉴别诊断	副高：掌握　正高：掌握

输卵管妊娠：未破裂型输卵管异位妊娠包块位于卵巢旁。卵巢妊娠破裂后与输卵管妊娠破裂难以鉴别，但输卵管妊娠破裂后经阴道超声可显示正常卵巢，卵巢妊娠破裂者则不能显示正常卵巢图像。

第三节　多胎妊娠

知识点 1：多胎妊娠的概念	副高：掌握　正高：掌握

多胎妊娠是指一次妊娠同时有 2 个或 2 个以上胎儿的妊娠。人类的多胎妊娠中以双胎多见，三胎少见，四胎或四胎以上罕见。

知识点 2：双胎妊娠的病理	副高：掌握　正高：掌握

双胎妊娠可以由 2 个独立的卵子或单个卵子受精而形成。大约 2/3 的双胎是双卵双胎，1/3 是单卵双胎。所有双卵双胎均是由 2 个胚泡种植而成，形成双绒毛膜囊双羊膜囊双胎妊娠。单卵双胎是在从卵裂到原条出现这一阶段，尚具有全能分化潜能的细胞群，每份都发育成一个完整胚胎的结果。根据 2 个全能细胞群分离时间的早晚不同，单卵双胎的绒毛膜、羊膜数目也不同，从而形成双绒毛膜囊双羊膜囊双胎、单绒毛膜囊双羊膜囊双胎、单绒毛膜囊单羊膜囊双胎。

一、双胎类型的确定

知识点 3：妊娠早期双胎类型的确定　　　　　　　　　　　　副高：掌握　正高：掌握

（1）绒毛膜囊的计数：于第 6~10 孕周，超声计数妊娠囊的数目很准确，此时期通过超声显示妊娠囊的数目可预测绒毛膜囊的数目。第 6 孕周以前超声可能会少计数妊娠囊的数目，这种情况大约出现在 15% 的病例中。

（2）羊膜囊的计数：①双绒毛膜囊双胎妊娠的羊膜计数。妊娠囊和胚芽的数目为1∶1，因此，如果 2 个妊娠囊各自有单个胚芽或胎心搏动则可诊断为双绒毛膜囊双羊膜囊双胎妊娠。②单绒毛膜囊双胎妊娠的羊膜囊计数。如果超声显示 1 个妊娠囊内含有 2 个胚芽，则可能为单绒毛膜囊双羊膜囊或单绒毛膜囊单羊膜囊双胎妊娠。通过清晰显示羊膜囊的数目或卵黄囊的数目来确定羊膜囊的数目。

知识点 4：中晚期妊娠绒毛膜囊、羊膜囊的确定　　　　　　　副高：掌握　正高：掌握

（1）胎儿生殖器：双胎性别的不同是由于 2 个不同的卵子受精，总是双绒毛膜囊双羊膜囊双胎妊娠，如果胎儿性别相同或外生殖器不能确定，则不能通过这个标准评估绒毛膜囊的个数。

（2）胎盘数目：如果超声显示 2 个独立的胎盘则可确定为双绒毛膜囊双胎妊娠。但当 2 个胚泡植入位置相互靠近，两胎盘边缘融合在一起时，则难以凭超声显示胎盘的数目来区分单绒毛膜囊双胎和双绒毛膜囊双胎。

（3）双胎之间的分隔膜：双绒毛膜囊双胎妊娠，两胎之间的分隔膜通常较厚，一般>1mm，或者显示为 3~4 层；单羊膜囊双胎妊娠，两者之间的分隔膜较薄，或者只能显示两层。但是继发于羊水过少的贴附胎儿则难显示两者之间的分隔膜。

（4）双胎峰：在胎盘融合的双绒毛膜囊双胎妊娠中，可见一个呈三角形与胎盘实质回声相等的滋养层组织，从胎盘表面突向间隔膜内。超声检查其横切面呈三角形，较宽的一面与绒毛膜表面相连接，尖部指向两胎分隔膜之间。这一特征也是中晚期妊娠区分双胎类型的一种有效的方法。

二、双胎及多胎妊娠的生长发育

知识点 5：双胎及多胎妊娠早期的生长特点　　　　　　　　　副高：掌握　正高：掌握

在多胎妊娠早期，头臀长（CRL）的增加和单胎妊娠相似。精确估计孕龄的办法是对所有胚胎的 CRL 进行平均，通过平均 CRL 估计孕龄。妊娠早期胚胎的生长主要受到遗传因素的影响。子宫内的种植位置也起到很重要的作用。正常情况下，在妊娠早期 CRL 之间存在的差异较小，但是如妊娠早期 CRL 存在明显的差别，提示可能存在异常，如与预计的孕周相差 5 周以上极可能存在生长不协调，Weissman 等发现较小的胎儿均存在较大的先天畸

形的可能性。

知识点6：双胎及多胎妊娠中、晚期的生长特点　　　　副高：掌握　正高：掌握

在妊娠27~30周双胎的生长速率与单胎相似，在之后的妊娠中，双胎体重增加的速率较单胎慢。

三、双胎妊娠与胎儿畸形

知识点7：双胎妊娠与胎儿畸形的情况　　　　副高：掌握　正高：掌握

双胎及多胎妊娠时，胎儿先天性畸形的发生率较单胎妊娠高。两胎儿可能均有畸形，所发生的畸形可以相同，也可以完全不同；可以出现一个胎儿完全正常，而另一个胎儿却有严重的畸形，即使是单卵双胎妊娠也不例外。双胎妊娠胎儿畸形除了存在一些与单胎妊娠相同的畸形外，还存在一些与双胎有关的特殊畸形。

知识点8：联体双胎的病理与临床　　　　副高：掌握　正高：掌握

联体双胎是罕见的畸形，发生率为（1~2）/10万。联体双胎只发生在单绒毛膜囊单羊膜囊（即单卵）双胎妊娠中。联体双胎可分为相等联胎（对称性联胎）和不相等联胎（不对称性联胎），后者两胎大小不一、排列不一，小的一胎又称为寄生胎。

知识点9：联体双胎的超声表现　　　　副高：掌握　正高：掌握

联体双胎的类型不同，超声表现亦不同，其超声特征有：①两胎胎体的某一部位相连在一起不能分开，相连处皮肤相互延续。②胎儿在宫内的相对位置无改变，总是处于同一相对位置，胎动时亦不会发生改变。③两胎头总是在同一水平，出现胎动后亦不会发生胎头相对位置的明显改变。④仅有1条脐带，但脐带内的血管数增多，有3条以上血管。⑤妊娠早期检查时，如果胚胎脊柱显示分叉时应高度怀疑联体双胎的可能，应在稍大孕周进行复查以确诊。⑥大多数联体双胎在腹侧融合，面部表现为面对面，颈部则各自向后仰伸。最常见的类型为胸部联胎、脐部联胎、胸脐联胎。⑦双头联胎时，常为侧侧融合，其融合范围广泛，可在颈部以下完全融合在一起。⑧寄生胎为不对称性联体双胎，表现为两胎大小不一、排列不一。一个胎儿各器官可正常发育，而另一个较小的寄生胎则未能发育成形，声像图上有时类似一肿物样图像。

知识点10：无心畸胎序列征的病理与临床　　　　副高：掌握　正高：掌握

无心畸胎序列征又称动脉反向灌注综合征，发生率在所有妊娠中约为1/35000，在单卵双胎中约为1%。无心畸胎对于双胎均是一种致死性的严重畸形。

无心畸胎序列征只发生在单卵双胎妊娠中。一胎发育正常，一胎为无心畸形或仅有心脏痕迹或为无功能的心脏。发育正常的胎儿称为"泵血儿"。

知识点 11：无心畸胎序列征的超声表现	副高：掌握　正高：掌握

（1）双胎中一胎形态、结构发育正常，另一胎出现严重畸形，以上部身体严重畸形为主，可有下部身体，如双下肢等结构。

（2）无心畸胎体内常无心脏及心脏搏动，如果无心畸胎存在心脏残腔或心脏遗迹，可有微弱的搏动。

（3）上部身体严重畸形，可表现为无头、无双上肢、胸腔发育极差。

（4）部分无心畸胎上部身体结构难辨，仅表现为一不规则的实质性团块组织回声，内部无内脏器官结构。

（5）无心畸胎常有广泛的皮下水肿声像改变，在上部身体常有明显的水囊瘤。

（6）频谱及彩色多普勒血流显像可显示无心畸胎脐动脉及脐静脉内血流方向与正常胎儿相反，无心畸胎脐动脉血流从胎盘流向胎儿髂内动脉达胎儿全身，脐静脉血流从胎儿脐部流向胎盘，正好与正常胎儿脐动脉、脐静脉血流方向相反。

知识点 12：无心畸胎序列征的鉴别诊断	副高：掌握　正高：掌握

双胎之一死亡：在妊娠的较早时期检查，无心畸胎的二维声像图与双胎之一死亡类似，彩色多普勒较容易鉴别两者，双胎之一死胎中无血流信号显示，无心畸胎可检查到血流信号；另外，动态追踪观察，也可以鉴别两者，无心畸胎会继续生长、增大。

四、双胎输血综合征（TTTS）

知识点 13：双胎输血综合征的病理与临床	副高：掌握　正高：掌握

双胎输血综合征（TTTS）是指 2 个胎儿循环之间通过胎盘的血管吻合进行血液输注，从而引起一系列病理生理变化及临床症状。TTTS 在单绒毛膜囊双胎妊娠中的发生率为4%～35%，在所有双胎妊娠中发生率约为 1.6%。

知识点 14：双胎输血综合征的超声表现	副高：掌握　正高：掌握

（1）两胎儿性别相同，只有一个胎盘，在双胎胎盘的连接处，见"T"字形征，两胎之间分隔膜薄。

（2）两个羊膜囊体积有差异，受血儿羊水过多，最大羊水深度≥8cm，膀胱增大；供血儿羊水过少，最大羊水深度≤2cm，不见膀胱，严重时出现胎儿"贴附"在子宫壁上。

（3）由于受血儿心排出量增加，严重时会出现胎儿水肿或充血性心力衰竭，表现为心脏增大、胸腔积液、腹水、心包积液、三尖瓣 A 峰<E 峰，并可出现三尖瓣反流等。

（4）胎儿各生长参数有明显不同。两胎儿间体重估计相差>20%或腹围相差>20mm。此外有学者认为，两胎股骨长相差>5mm。双胎之间生长参数的不同仅能作为参考，而不能作为诊断标准。

（5）Quintero 等根据双胎输血综合征的超声表现，将 TTTS 分为 I ~ V 级。

I 级：一胎羊水过多，一胎羊水过少，供血儿的膀胱仍然可以显示。

II 级：供血儿的膀胱不显示（经过 60 分钟后的再次复查确定），胎儿存在肾衰竭。

III 级：供血儿膀胱不显示，同时具有特征性的多普勒频谱异常，即脐动脉舒张末期血流消失或反向血流；受血儿膀胱增大，同时具有特征性的多普勒频谱异常，即脐静脉血流呈搏动性，静脉导管心房收缩期反流（A 波反向）。

IV 级：受血儿或 2 个胎儿均水肿。

V 级：双胎之一或 2 个胎儿均死亡。

知识点 15：双胎之一胎羊膜早破的鉴别诊断	副高：掌握　正高：掌握

羊水外漏时，该胎儿羊水少可表现为"贴附儿"，在双绒毛膜囊及单绒毛膜囊双胎中均可发生，应与双胎输血综合征鉴别。前者另一胎羊水正常，且不会出现 TTTS 受血儿的改变，如水肿、膀胱增大等。

知识点 16：双胎之一胎儿生长受限（FGR）的鉴别诊断	副高：掌握　正高：掌握

大胎儿羊水正常；TTTS 大胎儿（受血儿）羊水过多。如果鉴别有困难，可通过检测胎儿心排出量对两者进行鉴别，双胎之一 FGR 大胎儿的心排出量正常，TTTS 受血儿的心排出量增多。

第四节　胎死宫内

知识点 1：胎死宫内的概念	副高：掌握　正高：掌握

胎死宫内是指妊娠物从母体完全排出之前胎儿发生死亡，胎心停止搏动。

知识点 2：我国对胎死宫内的界定	副高：掌握　正高：掌握

我国对胎死宫内的定义为妊娠 20 周以后的胎儿死亡及分娩过程中的死产。

知识点 3：胎死宫内的病理与临床表现	副高：掌握　正高：掌握

胎儿严重畸形、脐带打结、胎盘早剥等可造成胎儿宫内死亡。孕妇自觉胎动消失、子宫不再增大。腹部检查：宫高与停经月份不相符，无胎动及胎心音。胎儿死亡时间长于 4 周，孕妇可感到乏力、食欲缺乏、下腹坠痛或有少量阴道出血。

知识点 4：胎死宫内的超声表现	副高：掌握　正高：掌握

胎死宫内时间较短者，胎儿形态结构无明显变化，实时二维、M 型、多普勒超声均显示胎儿无胎心搏动和胎动征象，CDFI 检测胎体、胎心均无血流信号，羊水、胎盘无明显变化。

胎死宫内时间较长者，除无胎心搏动和胎动外，可出现明显的形态学异常，包括胎儿全身水肿、皮肤呈双层回声；颅骨重叠、颅内结构模糊不清；脊柱弯曲度发生改变，甚至成角；胸腹腔内的结构模糊不清，可见胸腔积液或腹水；胎盘肿胀、内部回声减弱，绒毛膜板模糊不清，甚至胎盘轮廓难以分辨、呈片状或团状强回声；羊水无回声区内出现大量漂浮点状回声，羊水量减少。

第五节　胎儿生长受限

知识点 1：胎儿生长受限的概念	副高：掌握　正高：掌握

胎儿生长受限（FGR）是指妊娠 37 周后，胎儿出生体重<2500g；或胎儿体重小于正常值的第 10 百分位数或低于同孕龄平均体重的 2 个标准差。

知识点 2：胎儿生长受限的临床表现	副高：掌握　正高：掌握

临床表现为孕妇子宫大小与孕周不符，宫高低于正常宫高平均值的 2 个标准差，孕妇体重增加缓慢或停滞。

知识点 3：胎儿生长受限的分类	副高：掌握　正高：掌握

胎儿生长受限可分为匀称型和非匀称型：①匀称型生长受限是指妊娠早期暴露于化学物品、发生病毒感染或非整倍体引起遗传性细胞发育异常等而造成头部和身体成比例地减小。②非匀称型生长受限是指妊娠晚期高血压等引起的胎盘功能下降，从而使反映肝大小的胎儿腹围减小，而大脑和头部可正常发育。

知识点 4：FGR 的二维超声表现	副高：掌握　正高：掌握

（1）生长参数异常：头围（HC）、腹围（AC）、股骨长（FL）低于正常平均值的 2 个标准差（M-2SD），匀称型 FGR 的 HC/AC 比值正常；非匀称型 FGR 的 HC/AC（或 FL/AC）

比值异常增大。

（2）胎儿大小与生长：当胎儿体重低于均数的2个标准差或低于第10百分位数，可能为小于胎龄儿或FGR，但FGR者多次超声评价可见生长速度降低，小于胎龄儿者则稳定生长。

（3）FGR常合并羊水过少：当合并羊水增多时，胎儿染色体异常的风险明显增高。

知识点5：FGR的多普勒超声表现	副高：掌握　正高：掌握

（1）子宫动脉：在妊娠34周以前检查母体子宫动脉多普勒较有意义，主要表现为子宫动脉血管阻力增高，舒张早期出现明显切迹。

（2）脐动脉：正常情况下，妊娠晚期脐动脉S/D≤3。脐动脉多普勒频谱舒张期成分减少、缺如或逆向，提示胎盘功能不良、胎盘循环阻力增高。脐动脉舒张末期血流缺如或反向者，围生儿死亡率高，结局极差。

第六节　巨　大　胎　儿

知识点1：巨大胎儿的概念	副高：掌握　正高：掌握

新生儿体重达到或超过4000g者为巨大胎儿。

知识点2：巨大胎儿的病理	副高：掌握　正高：掌握

糖尿病孕妇、孕妇肥胖或身材高大的父母易导致巨大胎儿的发生。巨大胎儿可以是头和身体各部按比例生长，引起胎儿体重超过正常；也可以是胎儿骨组织发育正常，而软组织发育过度。巨大胎儿出生死亡率和患病率较正常儿为高。

知识点3：巨大胎儿的临床表现	副高：掌握　正高：掌握

巨大胎儿的临床表现：孕妇肥胖、妊娠期体重增加明显、腹部明显膨隆、子宫长度>35.0cm，孕妇自觉呼吸困难、腹部沉重。

知识点4：巨大胎儿的超声表现	副高：掌握　正高：掌握

胎儿生长指标超过正常范围，胎儿双顶径（BPD）、HC、AC、FL、体重均超过正常值上限。部分巨大胎儿BPD或HC不超过正常范围的上限，但AC、体重超过正常范围的上限。此外，巨大胎儿常合并羊水过多。

第七节　子宫颈功能不全

| 知识点 1：子宫颈功能不全的概念 | 副高：掌握　正高：掌握 |

子宫颈功能不全又称宫颈内口闭锁不全或子宫颈口松弛症，是指妊娠期宫颈过早地松弛、扩张，呈漏斗样变，剩余宫颈长度缩短，羊膜囊突入宫颈管内，到一定程度则发生羊膜破裂，是造成习惯性流产及早产的一个主要原因。

| 知识点 2：子宫颈功能不全的病理与临床 | 副高：掌握　正高：掌握 |

子宫颈功能不全患者的宫颈含纤维组织、弹性纤维及平滑肌等均较少，或由于宫颈内口纤维组织断裂、峡部括约肌功能降低，宫颈呈病理性扩张和松弛。

孕妇常有明确的反复妊娠中期自然流产病史，流产时往往无下腹痛而宫颈管消失，在非妊娠期宫颈内口可顺利通过 8 号宫颈扩张器。

| 知识点 3：子宫颈功能不全的病因 | 副高：掌握　正高：掌握 |

（1）分娩损伤、产时扩张宫颈均引起子宫颈口损伤。
（2）人工流产时扩张宫颈过快、过猛。
（3）宫颈楔形切除术后。
（4）子宫颈发育不良。

| 知识点 4：子宫颈功能不全的超声表现 | 副高：掌握　正高：掌握 |

当怀疑子宫颈功能不全时，常采用经会阴超声检查，也可采用经阴道超声检查。经会阴超声检查时探头用无菌手套包裹后置于左、右侧大阴唇之间，探头纵轴与阴唇平行。探头可前、后、左、右摆动，尽可能显示宫颈及宫颈内口情况。

正常情况下，孕妇宫颈长 ≥3.0cm。子宫颈功能不全表现为宫颈管长度缩短 ≤2.0cm，宫颈内口扩张，扩张的宫颈管呈"V"字形、"Y"字形、"U"字形或"T"字形，羊膜囊突入宫颈管内。

第八节　羊水过多与羊水过少

一、羊水过多

| 知识点 1：羊水过多的标准 | 副高：掌握　正高：掌握 |

妊娠晚期羊水量超过 2000ml 为羊水过多，分为慢性羊水过多和急性羊水过多，前者是指羊水量在妊娠中晚期即已超过 2000ml，呈缓慢增多的趋势，后者指羊水量在数日内急剧增加而使子宫明显膨胀。

知识点 2：羊水过多的病理与临床表现	副高：掌握 正高：掌握

任何导致胎儿尿液生成过多、吞咽受阻、羊膜与绒毛膜电解质转运异常的因素都可导致羊水过多。

羊水过多常出现于妊娠中期以后，伴有孕妇腹围大于孕周、腹部不适或子宫收缩等。90%的病例表现为缓慢发展的过程，10%的病例可表现为严重的急性羊水增多。急性羊水过多者，子宫迅速增大造成的机械性压迫导致孕妇出现一系列的症状，压迫膈肌导致呼吸急促，压迫盆腔血管导致外阴及下肢水肿，偶见压迫输尿管引起少尿。

知识点 3：羊水过多的超声表现	副高：掌握 正高：掌握

羊膜腔内可见多处羊水较深的区域，胎儿自由漂浮、活动频繁且幅度大，胎盘变薄，AFI≥20.0cm 或最大羊水池深度>8.0cm 为羊水过多。

羊水过多时，应仔细观察胎儿有无合并畸形。

二、羊水过少

知识点 4：羊水过少的标准	副高：掌握 正高：掌握

妊娠晚期羊水量<300ml 为羊水过少。

知识点 5：羊水过少的病因	副高：掌握 正高：掌握

导致羊水过少的原因有双肾缺如、双肾发育不全、多囊肾、双侧多发性囊性发育不良肾、尿道梗阻、严重的胎儿生长受限、胎膜早破、染色体异常等。

知识点 6：羊水过少的超声表现	副高：掌握 正高：掌握

超声检查时目测羊水无回声区总体上少，图像上很少出现羊水无回声区，胎儿紧贴子宫壁，胎儿肢体明显聚拢，胎动减少，最大羊水池深度<2.0cm 或 AFI<5.0cm。

发现羊水过少时，应进行详细、系统的胎儿畸形检查，尤其是胎儿泌尿系统畸形，如双肾缺如、双侧多囊肾、双侧多发性囊性发育不良肾、尿道梗阻、人体鱼序列征等。

第九节　晚期产后出血

| 知识点 1：晚期产后出血的概念 | 副高：掌握　正高：掌握 |

晚期产后出血是指分娩 24 小时后，在产褥期内发生的子宫大量出血，以产后 1~2 周发病最为常见，少数发病于产褥期末。

| 知识点 2：晚期产后出血的病因 | 副高：掌握　正高：掌握 |

晚期产后出血发生的主要原因多为胎盘残留、胎盘附着部复旧不全以及剖宫产术后伤口裂开。此外，子宫内膜炎、子宫黏膜下肌瘤感染、绒毛膜癌也可引起晚期产后出血。

| 知识点 3：晚期产后出血的临床表现 | 副高：掌握　正高：掌握 |

阴道出血可为少量或中等量，持续或间断；也可表现为急骤大量出血的同时有血凝块排出。产妇多伴有寒战、低热，且常因失血过多而发生严重贫血或失血性休克。

| 知识点 4：晚期产后出血的超声检查 | 副高：掌握　正高：掌握 |

B 超检查可了解有无胎盘残留，若为剖宫产还可了解子宫切口的愈合情况（如有无血肿、裂开等）。

第五章　胎盘脐带异常

第一节　前　置　胎　盘

知识点 1：前置胎盘的概念　　　　　　　　　副高：掌握　正高：掌握

前置胎盘是指妊娠 28 周后胎盘部分或全部位于子宫下段，甚至胎盘下缘达到或覆盖宫颈内口，其位置低于胎先露部。

知识点 2：前置胎盘的病理与临床表现　　　　　副高：掌握　正高：掌握

前置胎盘的病因未明，但已证实与孕妇年龄（>35 岁）、经产数、剖宫产史有关，其他原因还包括吸烟、酗酒、流产史、前置胎盘史等。

孕妇妊娠晚期常反复发生无痛性阴道出血。但亦有少数完全性前置胎盘患者直至妊娠足月也无阴道出血，不过一旦出血，出血量较多。胎儿可发生窘迫，甚至胎死宫内。

知识点 3：前置胎盘的超声表现　　　　　　　　副高：掌握　正高：掌握

胎盘位置较低，附着于子宫下段或覆盖子宫内口，胎先露至膀胱后壁或至骶骨岬的距离增大。

知识点 4：低置胎盘的超声表现　　　　　　　　副高：掌握　正高：掌握

胎盘最低部分附着于子宫下段，接近但未抵达宫颈内口。

知识点 5：边缘性前置胎盘的超声表现　　　　　副高：掌握　正高：掌握

多切面扫查显示胎盘下缘达子宫颈口，但未遮盖内口，子宫颈内口无胎盘组织回声。后壁边缘性前置胎盘的显示方法与后壁部分性前置胎盘相同。

知识点 6：部分性前置胎盘的超声表现　　　　　副高：掌握　正高：掌握

宫颈内口被部分胎盘组织所覆盖。部分性前置胎盘只在宫颈口扩张后诊断，所以超声难以诊断部分性前置胎盘。

知识点 7：中央性或完全性前置胎盘的超声表现 副高：掌握 正高：掌握

宫颈内口完全被胎盘组织覆盖。横切面时，宫颈上方全部为胎盘回声。

知识点 8：与胎盘边缘血窦破裂的鉴别诊断 副高：掌握 正高：掌握

临床上胎盘边缘血窦破裂可有明显的阴道出血，与前置胎盘表现相似。但超声检查宫颈内口上方无胎盘覆盖，胎盘位置可正常，胎膜下可见出血所致的不均质低回声。

知识点 9：与子宫下段局限性收缩的鉴别诊断 副高：掌握 正高：掌握

子宫下段收缩时，肌壁增厚隆起，回声增高，类似胎盘回声，可误诊为低位胎盘或前置胎盘，待子宫收缩缓解后复查可区别。

第二节 胎盘早剥

知识点 1：胎盘早剥的概念 副高：掌握 正高：掌握

胎盘早剥是在妊娠 20 周后或分娩期胎儿娩出前，胎盘部分或全部从子宫壁分离，引起局部出血或形成血肿。

知识点 2：影响胎盘早剥的因素 副高：掌握 正高：掌握

（1）血管病变：重度妊娠高血压综合征、慢性高血压及慢性肾病等全身血管病变患者，胎盘底蜕膜小动脉痉挛、硬化，引起远端毛细血管缺血坏死、破裂出血，导致宫壁与胎盘分离。

（2）机械性因素：如腹部外伤、外倒转术矫正胎位、脐带过短或脐带绕颈及宫腔内压骤减等导致胎盘早剥。

（3）子宫静脉压突然增高：当孕妇长时间处于仰卧位时，妊娠子宫压迫下腔静脉，使子宫静脉压增高，蜕膜静脉床充血，可引起部分或全部胎盘剥离。

知识点 3：胎盘早剥的类型 副高：掌握 正高：掌握

临床上分为轻、重两型：①轻型者胎盘剥离面积不超过胎盘面积的 1/3，包括胎盘边缘血窦破裂出血，以阴道出血为主要临床表现，体征不明显。②重型以隐性出血为主，胎盘剥离面积超过胎盘面积的 1/3，同时有较大的胎盘后血肿，主要症状为突发性剧烈腹痛，可无或仅有少量阴道出血，可有贫血。腹部检查：子宫压痛、硬如板状，胎位不清，胎儿严重宫内窘迫或死亡。

知识点 4：胎盘早剥的病理　　　　　　　　　　副高：掌握　正高：掌握

胎盘早剥的主要病理变化是底蜕膜出血，形成血肿，使胎盘从附着处分离。出现胎盘早剥时，有时大体标本可见层状黏附性血块，有时血块进入并破坏附近的胎盘实质，陈旧性胎盘剥离的血凝块变得坚硬、干燥、纤维化，最终呈褐色。黏附性血凝块附近的胎盘可以是暗红色、变薄或坚硬呈灰色。

知识点 5：胎盘剥离早期的超声表现　　　　　　副高：掌握　正高：掌握

正常胎盘应紧贴子宫壁。胎盘剥离时胎盘与子宫壁间见边缘粗糙、形态不规则的无回声区，其内可见散在斑点状回声，有时为条带状回声。随着时间的推移，胎盘后方呈不均质团块状高回声，该处胎盘胎儿面突向羊膜腔，CDFI 无明显血流信号。也可表现为胎盘异常增厚，呈不均匀高回声。凝血块突入羊膜腔，可形成羊膜腔内肿块，为重型胎盘早剥的声像。

知识点 6：胎盘剥离后期的超声表现　　　　　　副高：掌握　正高：掌握

胎盘剥离出血不多自行停止后，胎盘后血肿于数日后逐渐液化，内部呈无回声，与子宫壁分界清楚。血肿机化后，呈不均质高回声团，该处胎盘明显增厚，胎盘的胎儿面可向羊膜腔内膨出。

知识点 7：胎盘边缘血窦破裂的超声表现　　　　副高：掌握　正高：掌握

如果胎盘边缘与子宫壁剥离，胎盘边缘的胎膜与宫壁分离、隆起，胎膜下出血表现为不均质低回声，不形成胎盘后血肿。

知识点 8：与胎盘内血池的鉴别诊断　　　　　　副高：掌握　正高：掌握

胎盘内血池位于胎盘实质内，在胎盘切面内呈不规则形无回声区，内有云雾样回声流动。

知识点 9：与胎盘后方子宫肌瘤的鉴别诊断　　　副高：掌握　正高：掌握

胎盘后方子宫肌瘤边缘较清，形态规则，常呈圆形或类圆形，多呈不均质低回声，CDFI 可见肿块内血流信号。

知识点 10：与胎盘囊肿的鉴别诊断　　　　　　　副高：掌握　正高：掌握

胎盘囊肿位于胎盘的胎儿面或母体面，边缘清楚，圆形，壁薄，内部为无回声。

知识点 11：与胎盘血管瘤的鉴别诊断   副高：掌握   正高：掌握

胎盘血管瘤多位于绒毛膜板下胎盘实质内，可突向羊膜腔，回声较均匀，边界清，CDFI 可见较丰富的血流信号。

知识点 12：与子宫局部收缩的鉴别诊断   副高：掌握   正高：掌握

子宫局部收缩若发生在胎盘附着处，可见向胎盘突出的半圆形弱回声区，可根据子宫舒张后图像恢复正常而与血肿鉴别。

第三节　胎盘植入

知识点 1：胎盘植入的概念   副高：掌握   正高：掌握

胎盘植入是指胎盘附着异常，表现为胎盘绒毛异常植入到子宫肌层。

知识点 2：胎盘植入的病理与临床表现   副高：掌握   正高：掌握

胎盘植入大多是因为蜕膜基底层缺乏，蜕膜部分或完全由疏松结缔组织替代。因此，子宫瘢痕、黏膜下肌瘤、子宫下段、残角子宫等部位容易发生胎盘植入。合并前置胎盘可出现阴道出血。产后可出现胎盘滞留、大出血、子宫穿孔、继发感染等。

知识点 3：胎盘植入的超声表现   副高：掌握   正高：掌握

胎盘增厚，面积增大，胎盘内血池异常丰富，表现为大小不等、形态不规则的无回声区，内见流动的云雾样回声。胎盘后间隙消失或不显示，胎盘后方子宫肌层低回声带消失或明显变薄≤2.0mm（正常厚 1.0~2.0cm）。严重者胎盘附着处出现子宫局部向外生长的包块。在极少数胎盘绒毛组织侵及膀胱的病例中，经腹超声可能显示与子宫相邻的膀胱浆膜层强回声带消失，表现为一个局部外突、结节状、增厚的膀胱壁包块。CDFI 显示胎盘周围血管分布明显增多且粗而不规则。

知识点 4：胎盘植入的鉴别诊断   副高：掌握   正高：掌握

胎盘植入应与胎盘内血池鉴别，胎盘内血池表现为胎盘内有 1 个或数个低回声腔隙，内见缓慢流动的血流，结合胎盘与子宫肌层的关系综合分析可供鉴别。

第四节　胎盘绒毛血管瘤

知识点 1：胎盘绒毛血管瘤的概念   副高：掌握   正高：掌握

胎盘绒毛血管瘤是由于胎盘内绒毛血管不正常增殖而形成，是一种良性毛细血管瘤，主要由血管和结缔组织构成。

知识点2：胎盘绒毛血管瘤的病理与临床表现	副高：掌握 正高：掌握

胎盘绒毛血管瘤可发生在胎盘的各个部位，临床症状与其大小及生长部位有关，多半较小，埋于胎盘组织中，无明显的临床症状。如肿瘤较大（>5cm）或生长在脐带附近时，可压迫脐静脉，出现羊水过多。

知识点3：胎盘绒毛血管瘤的超声表现	副高：掌握 正高：掌握

胎盘绒毛血管瘤表现为边界清晰的包块，有包膜或无包膜，可以位于胎盘的母体面、胎儿面或胎盘实质内。位于胎盘胎儿面者向羊膜腔突出。由于其内部含血管和结缔组织成分的比例不同，超声表现也不尽相同。有的呈实质性低回声，可有索条状交错分隔成网状，有的表现为很多小囊腔如蜂窝状，有的呈无回声或混合回声。结缔组织成分多者回声稍强，如实性肿物样回声。肿物大者可合并羊水过多。CDFI可显示肿块内较丰富的血流信号。

知识点4：与胎盘内血池的鉴别诊断	副高：掌握 正高：掌握

胎盘内血池：胎盘内1个或数个无回声腔隙内见缓慢流动的液体，因流速低，血流信号难以显示。

知识点5：与胎盘早剥的鉴别诊断	副高：掌握 正高：掌握

当血管瘤位于胎盘母体面时，容易与胎盘早剥混淆，但胎盘早剥包块内无血流信号，可有胎心异常等。

第六章　胎儿畸形

第一节　胎儿面部畸形

知识点 1：唇腭裂的种类	副高：掌握　正高：掌握

根据唇腭裂的部位、程度可分为以下几类。

（1）单纯唇裂：可分为单侧和双侧唇裂。

（2）单纯腭裂：可分为单侧与双侧腭裂。

（3）完全唇裂伴牙槽突裂或完全腭裂：可分为单侧和双侧。

（4）正中唇腭裂：常发生在全前脑与中部面裂综合征，唇中部、原发腭缺失，裂口宽大，鼻发育异常。

（5）不规则唇裂：唇裂常不规则、形状奇怪，常在少见的部位出现。

知识点 2：唇裂程度的划分	副高：掌握　正高：掌握

唇裂的程度可分为以下 3 度。

Ⅰ度唇裂：裂隙只限于唇红部。

Ⅱ度唇裂：裂隙达上唇皮肤，但未达鼻底。

Ⅲ度唇裂：从唇红至鼻底完全裂开。

Ⅰ、Ⅱ度唇裂为不完全唇裂，Ⅲ度唇裂为完全唇裂。

知识点 3：腭裂程度的划分	副高：掌握　正高：掌握

腭裂的程度可分为以下 3 度。

Ⅰ度腭裂：悬雍垂裂或软腭裂。

Ⅱ度腭裂：全软腭裂及部分硬腭裂，裂口未达牙槽突（即无原发腭裂或牙槽突裂）。

Ⅲ度腭裂：软腭、硬腭全部裂开且达牙槽突。

Ⅰ、Ⅱ度腭裂为不完全腭裂，Ⅲ度腭裂为完全腭裂。

知识点 4：单纯唇裂的超声表现	副高：掌握　正高：掌握

在胎儿颜面部冠状切面和横切面上观察最清楚，主要表现为一侧或双侧上唇连续性中断，中断处为无回声带，可延伸达鼻孔。上牙槽突连续性好，乳牙排列整齐。

知识点 5：单侧完全唇裂合并牙槽突裂或完全腭裂的超声表现

副高：掌握　正高：掌握

除唇裂征象外，横切面示上颌骨牙槽突连续性中断，乳牙排列不整齐，呈"错位"征象。

知识点 6：双侧完全唇裂合并牙槽突裂或完全腭裂的超声表现

副高：掌握　正高：掌握

双侧上唇、牙槽突连续性中断，在鼻的下方可显示一明显向前突出的强回声块，该强回声块浅层为软组织（上唇中部及牙龈），深层为骨性结构（前颌突），称为颌骨前突。颌骨前突在正中矢状切面最明显。

知识点 7：正中唇腭裂的超声表现

副高：掌握　正高：掌握

上唇及上腭中部连续性中断，裂口宽大，鼻结构明显异常，常伴发于全前脑和中部面裂综合征。

知识点 8：不规则唇裂的超声表现

副高：掌握　正高：掌握

常表现为面部及唇严重变形，裂口形态不规则、形状怪异，裂口可发生在唇的任何部位。此外，除上述唇裂畸形外，常可检出胎儿其他部位，包括头部、躯干、肢体等部位的明显异常，如不规则脑或脑膜膨出、腹壁缺损、缺肢、缺指（趾）等，常有羊水过少。

知识点 9：与假性唇裂的鉴别诊断

副高：掌握　正高：掌握

正常口裂由于切面不标准可误认为唇裂，脐带压迫唇部、子宫壁贴近唇部、人中过深等均可造成唇裂假象，所以诊断唇裂应通过相互垂直的多个切面相互印证，才能减少假阳性结果。

知识点 10：与上颌骨肿瘤的鉴别诊断

副高：掌握　正高：掌握

双侧完全唇腭裂常有颌骨前突的表现，在鼻的下方呈明显向前突出的强回声块，应注意与来源于上颌骨的肿瘤，如畸胎瘤相鉴别。后者肿块从口腔或鼻腔内突出，唇和牙槽突连续。

知识点 11：胎儿其他颜面部畸形

副高：掌握　正高：掌握

胎儿其他颜面部异常或畸形主要有眼部异常（眼距异常、独眼）、鼻部异常（无鼻、喙鼻、单孔鼻、管状鼻、鞍鼻)、耳畸形(无耳、耳形态异常、耳位置异常)、下颌畸形(短下颌、无下颌)。

第二节 胎儿颅脑畸形

一、无脑畸形

| 知识点 1：无脑畸形的病理与临床表现 | 副高：掌握 正高：掌握 |

无脑畸形系前神经孔闭合失败所致，是神经管缺陷最严重的类型。其主要特征是颅骨穹隆缺如，伴大脑、小脑及覆盖颅骨的皮肤缺如，但面部骨、脑干、部分枕骨和中脑常存在，眼球突出，呈"蛙样"面容。

| 知识点 2：无脑畸形的超声表现 | 副高：掌握 正高：掌握 |

颅骨在妊娠 12 周后才骨化，超声在此前一般不诊断无脑畸形。妊娠 12 周后，无脑畸形的超声表现主要有颅骨强回声环缺失，仅在颅底显示部分强回声的骨化结构及脑干与中脑组织，无大脑半球，有人称之为"瘤结"；头颅形态严重异常，不能测量双顶径；面部冠状切面与双眼球横切面均可显示双眼球向前突出，呈"蛙状"面容，眼眶上方无颅盖骨；有时可显示胎手碰触、搔扒暴露在羊水中的脑组织，脑组织破碎，脱落于羊水中，使羊水变"混浊"，回声增强，大量点状回声在羊水中漂浮，似"牛奶样羊水"；50%的病例合并颈段或腰骶段脊髓脊膜膨出；妊娠后期，因吞咽反射缺乏致羊水增多。

| 知识点 3：与小头畸形的鉴别诊断 | 副高：掌握 正高：掌握 |

小头畸形的超声表现为颅骨强回声环存在，双顶径、头围等生物学测量参数明显减小，前额后缩。

| 知识点 4：与颅脑畸形的鉴别诊断 | 副高：掌握 正高：掌握 |

颅脑畸形表现为颅盖骨部分或完全缺失，脑组织存在，但结构紊乱，浸泡于羊水中。

二、脑膨出及脑膜膨出

| 知识点 5：脑膨出及脑膜膨出的病理与临床 | 副高：掌握 正高：掌握 |

脑膨出是指颅骨缺损伴有脑膜和脑组织从缺损处膨出，脑膜膨出则仅有脑膜而没有脑组织从颅骨缺损处膨出。从胎头额部起，沿颅顶中线至枕后部均可发生脑或脑膜膨出(约占85%)，其中约75%发生在枕部，少部分发生在偏中线的其他部位，如顶部偏中线区

（约占 12%）。包块可大可小，包块内容物为脑膜、脑脊液和（或）脑组织。常伴有小头、脑积水、脊柱裂，可见于羊膜带综合征、脑膨出（Meckel-Gruber 综合征）、滑脑症（Walker-Warburg 综合征）等。额部脑或脑膜膨出常伴有面部中线结构畸形，如眼距过远、鼻畸形等。

知识点 6：脑膨出及脑膜膨出的超声表现	副高：掌握　正高：掌握

颅骨强回声连续性的中断是脑或脑膜膨出的特征性表现之一。当颅骨缺损处有脑组织和脑膜膨出时，呈不均质低回声包块。当有大量脑组织膨出时，可导致小头畸形。当颅骨缺损处仅有脑膜膨出时，囊内仅含脑脊液而呈无回声区。

知识点 7：脑膨出及脑膜膨出的鉴别诊断	副高：掌握　正高：掌握

颈部脑膜膨出应与颈部水囊瘤相鉴别，而位于额部者应注意和额部、鼻部的畸胎瘤相区别。位于额部的脑或脑膜膨出，常有眼距过远、面部畸形、胼胝体发育不良等。

三、脊柱裂

知识点 8：脊柱裂的病理与临床	副高：掌握　正高：掌握

脊柱裂是后神经孔闭合失败所致，主要特征是背侧 2 个椎弓未能融合，脊膜和（或）脊髓可通过未完全闭合的脊柱疝出或向外暴露。可以发生在脊柱的任何一段，常见于腰骶部和颈部。主要类型有闭合性脊柱裂、开放性脊柱裂。

知识点 9：脊柱裂的超声表现	副高：掌握　正高：掌握

闭合性脊柱裂在产前超声检查中常难以发现，少部分病例若在闭合性脊柱裂病变处的皮下出现较大的脂肪瘤则有可能被检出。较大的开放性脊柱裂（3 个或 3 个以上脊椎受累）产前超声较易发现，较小的开放性脊柱裂因病变较小，超声常难以显示脊柱异常的直接声像。

知识点 10：开放性脊柱裂超声表现的脊柱特征	副高：掌握　正高：掌握

从胎儿背侧方向对脊柱做矢状扫查，受累脊柱位于后方的强回声线连续性中断，裂口处皮肤及深部软组织回声连续性亦中断，囊状脊柱裂可见中断处膨出一囊性包块，内有脊膜、马尾神经或脊髓组织，可伴有脊柱后凸或侧凸畸形。脊柱横切面上显示位于后方的 2 个椎弓骨化中心向后开放，呈典型的"V"或"U"字形改变。脊柱冠状切面亦可显示后方的 2 个椎弓骨化中心距离增大。

知识点 11：开放性脊柱裂超声表现的脑部特征　　副高：掌握　正高：掌握

脊柱裂常伴有一系列特征性的脑部声像异常，主要有小脑异常（小脑变小、弯曲呈"香蕉状"，小脑发育不良甚至小脑缺如）、颅后窝池消失、"柠檬头征"（横切胎头时出现前额隆起、双侧颞骨塌陷，形似柠檬）、脑室扩大等。

知识点 12：开放性脊柱裂合并的其他畸形　　副高：掌握　正高：掌握

开放性脊柱裂可合并其他畸形，包括足内翻、足外翻、膝反屈、先天性髋关节脱位、脑积水、肾畸形、羊水过多等。

知识点 13：与半椎体的鉴别诊断　　副高：掌握　正高：掌握

半椎体可伴脊柱侧凸畸形，颅后窝池存在，皮肤连续性完好，脊柱横切面和冠状切面可见椎体的一侧存在，另一侧缺如，无囊性包块膨出。

四、脑积水

知识点 14：脑积水的病理与临床　　副高：掌握　正高：掌握

胎儿脑积水是指脑脊液过多地聚集于脑室系统内，致使脑室系统扩张和压力升高。其发生率在新生儿中约为 2‰。侧脑室后角宽径>10mm 且<15mm 为轻度脑室扩张，侧脑室后角宽径>15mm 为脑积水或重度脑室扩张。第三脑室和第四脑室也可增大。如果没有合并其他脑发育异常称为孤立性脑积水。

知识点 15：脑积水的超声表现　　副高：掌握　正高：掌握

脑室系统扩张，脉络丛似"悬挂"于侧脑室内。可为一侧侧脑室扩大或两侧侧脑室扩大，也可表现为侧脑室、第三脑室、第四脑室均扩大。中脑导水管狭窄导致的脑积水，第四脑室不扩张。根据梗阻程度、扩张的脑室可推测梗阻平面。若发现胎儿脑积水，应寻找脑内可能存在的其他畸形、可能引起脑积水的脑外畸形及其他脏器可能合并的畸形。

知识点 16：与胼胝体发育不全或缺失的鉴别诊断　　副高：掌握　正高：掌握

胼胝体发育不全或缺失时，双侧侧脑室常增大，但侧脑室形态异常，呈泪滴状改变，透明隔腔消失，第三脑室上移，胼胝体不显示。

知识点 17：与全前脑的鉴别诊断　　副高：掌握　正高：掌握

全前脑表现为无大脑镰和半球裂隙、胼胝体和透明隔腔消失、丘脑融合、单一原始脑室，同时可检出颜面部严重畸形，包括独眼、喙鼻、单鼻孔、正中唇腭裂等。

| 知识点 18：与脑裂畸形的鉴别诊断 | 副高：掌握　正高：掌握 |

脑裂畸形表现为大脑裂开成为前后两部分，裂开处呈无回声，分别与侧脑室及蛛网膜下腔相通。

五、全前脑

| 知识点 19：全前脑的病理与临床 | 副高：掌握　正高：掌握 |

全前脑又称前脑无裂畸形，本病常与染色体畸形，如 13-三体、18-三体、18 号染色体短臂缺失等有关，为前脑未完全分开成左右两叶而导致的一系列脑畸形和由此而引起的一系列面部畸形，如眼距过近、独眼畸形、单鼻孔畸形、喙鼻畸形、正中唇腭裂、小口、无人中等。

| 知识点 20：全前脑的类型 | 副高：掌握　正高：掌握 |

（1）无叶全前脑：最严重，大脑半球完全融合未分开，大脑镰及半球裂隙缺失，仅为单个原始脑室，丘脑融合。

（2）半叶全前脑：为一种中间类型，介于无叶全前脑和叶状全前脑之间。大脑半球及侧脑室仅在后侧分开，前方仍相连，仍为单一侧脑室，丘脑常融合或不完全融合。

（3）叶状全前脑：大脑镰部分发育，大脑半球的前后裂隙发育尚好，丘脑和第三脑室正常，无透明隔和胼胝体，颜面多无明显异常，可有眼距过近。

| 知识点 21：无叶全前脑的超声表现 | 副高：掌握　正高：掌握 |

无叶全前脑可表现为单一原始脑室、丘脑融合、大脑半球间裂缺如、脑中线结构消失、透明隔腔与第三脑室消失、胼胝体消失、脑组织变薄及一系列面部畸形，如喙鼻、眼距过近或独眼、正中唇腭裂等。

| 知识点 22：半叶全前脑的超声表现 | 副高：掌握　正高：掌握 |

半叶全前脑主要表现为前部为单一脑室腔且明显增大，后部可分开为两个脑室，丘脑融合、枕后叶部分形成、第四脑室或颅后窝池增大，面部畸形可能较轻，眼眶及眼距可正常，扁平鼻；也可合并有严重的面部畸形，如猴头畸形、单鼻孔等。

| 知识点 23：叶状全前脑的超声表现 | 副高：掌握　正高：掌握 |

叶状全前脑由于脑内结构及面部结构异常不明显，胎儿期很难被检出。透明隔腔消失时应想到本病可能，可伴有胼胝体发育不全，冠状切面上侧脑室前角可在中线处相互连通。

知识点 24：与脑积水的鉴别诊断	副高：掌握　正高：掌握

脑积水时，脑中线存在，特别是近颅顶部横切面可较清楚显示，双侧侧脑室分开，丘脑未融合，可有第三脑室扩大。

知识点 25：与积水性无脑畸形的鉴别诊断	副高：掌握　正高：掌握

积水性无脑畸形的超声表现为颅腔内广大范围均为无回声区，几乎呈一囊性胎头，不能显示大脑半球和大脑镰，更不能显示任何大脑皮质回声，在颅腔下部近枕部可见小脑、中脑组织，呈类似小岛样的低回声结构突向囊腔内，与无叶全前脑极易混淆。但无叶全前脑可显示大脑皮质、丘脑融合，同时可检出相应的面部畸形。

六、丹迪-沃克畸形（Dandy-Walker 畸形）

知识点 26：Dandy-Walker 畸形的病理与临床	副高：掌握　正高：掌握

Dandy-Walker 畸形以小脑蚓部缺失、第四脑室和颅后窝池扩张为特征，约 1/3 的病例伴脑积水。

知识点 27：Dandy-Walker 畸形的种类	副高：掌握　正高：掌握

（1）典型 Dandy-Walker 畸形：以小脑蚓部完全缺失为特征，此型较少。

（2）Dandy-Walker 变异型：以小脑下蚓部发育不全为特征，可伴有或不伴有颅后窝池增大。

（3）单纯颅后窝池增大：小脑蚓部完整，第四脑室正常，小脑幕上结构无异常。

知识点 28：典型 Dandy-Walker 畸形的超声表现	副高：掌握　正高：掌握

典型 Dandy-Walker 畸形表现为两侧小脑半球分开，中间无联系，蚓部完全缺如，颅后窝池明显增大，第四脑室增大，两者相互连通。

知识点 29：Dandy-Walker 变异型的超声表现	副高：掌握　正高：掌握

Dandy-Walker 变异型表现为两侧小脑半球之间在颅后窝偏上方可见小脑上蚓部，声束平面略下移时可见下蚓部缺失，两侧小脑半球分开，颅后窝池增大，可伴有第四脑室扩张，两者相互连通。

知识点 30：单纯颅后窝池增大的超声表现　　　　副高：掌握　正高：掌握

单纯颅后窝池增大，超声检查仅为一增大的颅后窝池（>10mm），而小脑、小脑蚓部、第四脑室及小脑幕上结构无异常发现。

知识点 31：Dandy-Walker 畸形的鉴别诊断　　　　副高：掌握　正高：掌握

颅后窝池蛛网膜囊肿：有包膜，呈类圆形，位置可正中或偏离中线，小脑可受压移位，但蚓部发育良好。

第三节　胎儿心脏畸形

一、单心房

知识点 1：单心房的病理与临床　　　　副高：掌握　正高：掌握

单心房是一种罕见的先天性心脏病，系胚胎发育期房间隔的第 1 隔和第 2 隔均未发育所致，有 2 个心耳，但仅有 1 个共同的心房腔，房间隔的痕迹也不存在，而室间隔完整。

知识点 2：单心房的超声表现　　　　副高：掌握　正高：掌握

胸骨旁四腔心及心尖四腔心切面显示房间隔回声消失，由房间隔、室间隔、二尖瓣、三尖瓣在心脏中央形成的"十"字交叉消失，变为"T"字形。二尖瓣、三尖瓣处于同一水平。

知识点 3：单心房的鉴别诊断　　　　副高：掌握　正高：掌握

房间隔缺损：巨大房间隔缺损酷似单心房，前者在心房底部可显示房间隔回声，合并有原发孔缺损者，二尖瓣和三尖瓣附着在室间隔同一水平；后者心房内不能显示任何房间隔回声，二尖瓣和三尖瓣附着在室间隔同一水平。

二、单心室

知识点 4：单心室的概念　　　　副高：掌握　正高：掌握

单心室是指一个较大的主心腔接受来自心房的血液，可以有两组房室瓣或只有一组房室瓣，房室瓣均对向主心腔。

知识点 5：主心腔形态的类型　　　　副高：掌握　正高：掌握

（1）左心室型：主腔为形态学左心室，附属腔为形态学右心室，位于主腔的前方（可为正前、左前、右前方）。

（2）右心室型：主腔为形态学右心室，附属腔为形态学左心室，位于主腔的左后或右后方。

（3）中间型：主腔形态介于左心室与右心室之间，无附属腔。

知识点6：单心室的超声表现	副高：掌握　正高：掌握

四腔心切面上"十"字交叉失常，室间隔不显示，仅显示一个心室腔，房室瓣均与这个心室相连，心室形态多为左心室。附属腔常难以显示，如能显示，多位于主腔前方。CDFI可显示心房内血液经房室瓣流向一共同心室腔内，双房室瓣时可见两股血流束进入单一心室腔后混合，单一房室瓣时仅见一股血流束进入单一心室。常合并有大动脉异常而出现相应的超声表现。

知识点7：与心内膜垫缺损的鉴别诊断	副高：掌握　正高：掌握

心尖部可见室间隔、室间隔上部和房间隔下部缺损、共同房室瓣等是其特征，单心室可有共同房室瓣的特征，乳头肌粗大者可将其误认为室间隔。

三、心内膜垫缺损

知识点8：心内膜垫缺损的概念	副高：掌握　正高：掌握

心内膜垫缺损又称为房室间隔缺损，是一组累及房间隔、房室瓣和室间隔的复杂性先天性心脏畸形。

知识点9：完全型心内膜垫缺损的超声表现	副高：掌握　正高：掌握

胎儿四腔心切面上显示房间隔下部与室间隔上部连续性中断，仅见一组共同房室瓣在心脏中央启闭运动，由房室间隔和房室瓣在心脏中央形成的"十"字交叉图像消失，4个心腔相互交通。CDFI更直观地显示4个心腔血流交通，正常双流入道血流消失，为一粗大血流束进入两侧心室，收缩期可有明显的瓣膜反流。

知识点10：部分型心内膜垫缺损的超声表现	副高：掌握　正高：掌握

四腔心切面上房间隔下部连续性中断（即原发孔缺损）。二尖瓣和三尖瓣在室间隔的附着点在同一水平上，正常三尖瓣附着点较二尖瓣更近心尖的"错位"征象消失。有瓣膜反流时，CDFI和脉冲多普勒超声有相应的表现。

四、埃勃斯坦畸形（Ebstein 畸形）

知识点 11：埃勃斯坦畸形的病理与临床   副高：掌握   正高：掌握

埃勃斯坦畸形又称三尖瓣下移畸形，主要特点在于三尖瓣部分或全部下移至右心室，下移的瓣叶常发育不全，表现为瓣叶短小或缺如，隔叶与室间隔紧密粘连而使瓣叶游离部显著下移，或隔叶起始部虽接近瓣环，但体部与室间隔粘连而使瓣尖下移。右心室被下移的三尖瓣分成两部分，即房化右心室及功能右心室，房化右心室与原有右心房共同构成巨大的右心房，功能右心室腔则变小，常失去正常右心室收缩功能。由于三尖瓣的发育不良及下移，常伴有三尖瓣反流，加重了右心房的负荷。

知识点 12：埃勃斯坦畸形的超声表现   副高：掌握   正高：掌握

（1）四腔心切面上显示心脏明显增大，尤以右心房扩大为甚。三尖瓣回声增强、增厚，瓣膜附着点或瓣尖明显下移至右心室。轻度下移者，产前超声难以检出。

（2）CDFI 与频谱多普勒显示三尖瓣严重反流，反流血流束宽大、明亮，常达右心房底部。

（3）心胸比值明显增大，心脏增大，导致严重肺发育不良，心力衰竭时可伴心包积液。

五、法洛四联症

知识点 13：法洛四联症的主要特征   副高：掌握   正高：掌握

法洛四联症的主要特征有肺动脉口狭窄（主要为瓣下狭窄）、主动脉根部增宽且右移骑跨、室间隔缺损、右心室壁肥厚。胎儿时期右心室壁肥厚可不明显。

知识点 14：法洛四联症的超声表现   副高：掌握   正高：掌握

法洛四联症主要在左心长轴、右心室流出道与肺动脉长轴及大动脉短轴切面上观察，仅在四腔心切面上不能诊断本症，四腔心切面可显示为正常，右心室常无明显肥厚，左心室、右心室对称，大小基本相等。左心长轴切面上可显示较大的室间隔缺损、主动脉增宽且骑跨。右心室流出道与大动脉短轴切面示主肺动脉较主动脉明显缩小。CDFI 与频谱多普勒可在右心室流出道和肺动脉内检出高速血流，可显示主动脉同时接受左心室和右心室的射血。

六、大动脉转位

知识点 15：大动脉转位的类型   副高：掌握   正高：掌握

（1）完全型大动脉转位：房室连接正常，主动脉起自右心室，肺动脉起自左心室。

（2）矫正型大动脉转位：房室连接不一致，大动脉与心室亦不一致。因此，血流动力学得以完全矫正。

知识点 16：完全型大动脉转位的超声表现　　　　　副高：掌握　正高：掌握

四腔心切面上，左心室、右心室对称，房室连接一致。大动脉与心室连接不一致。主动脉起自右心室，行程长，分出头臂动脉后主干仍存在；肺动脉起自左心室，行程短，分出左肺动脉、右肺动脉后主干消失，可见动脉导管与降主动脉相连，肺动脉瓣与二尖瓣前叶相延续。大动脉根部形成的"十"字交叉排列关系消失，代之以两大动脉平行排列。主动脉常位于肺动脉的右前方。

知识点 17：矫正型大动脉转位的超声表现　　　　　副高：掌握　正高：掌握

四腔心切面上两心室对称，但房室连接不一致。位于左侧的心室为形态学右心室，心室内壁较粗糙，心尖部可见节制束，房室瓣附着点更靠近心尖，左心房与之相连。位于右侧的心室为形态学左心室，心室内壁较光滑，房室瓣附着点高于对侧，右心房与之相连。主动脉与左侧心室即形态学右心室相连，肺动脉与右侧心室即形态学左心室相连，大动脉与心室连接不一致，大动脉在心底平行排列，动脉起始部的交叉关系消失而呈平行排列，主动脉位于肺动脉的左侧。

七、右心室双出口

知识点 18：右心室双出口的病理与临床　　　　　副高：掌握　正高：掌握

右心室双出口的主要特征是两条大动脉完全或大部分起源于右心室，几乎所有病例均伴有室间隔缺损。肺动脉狭窄较常见，主动脉狭窄、主动脉缩窄、主动脉弓离断相对少见。

知识点 19：右心室双出口的超声表现　　　　　副高：掌握　正高：掌握

（1）大动脉长轴切面上显示两条大动脉呈平行排列，均与右心室相连，左心室的唯一出口为室间隔缺损。

（2）典型者主动脉瓣下及肺动脉瓣下均可见肌性圆锥组织，可出现与二尖瓣前叶的纤维连续中断。

（3）合并其他心内畸形时有相应表现。

（4）彩色多普勒血流显像可显示两条平行的彩色血流与右心室相连，分别为肺动脉与主动脉。

八、肺动脉闭锁

知识点 20：肺动脉闭锁伴室间隔完整的病理与临床　　　　　副高：掌握　正高：掌握

肺动脉闭锁伴室间隔完整的特征性改变是肺动脉瓣闭锁而室间隔完整，右心室与主肺动脉之间无交通，血液不能从右心室腔射入主肺动脉，从右心房经三尖瓣进入右心室的血液，由于室间隔连续、完整，唯一的出路是再经三尖瓣反流入右心房。伴三尖瓣狭窄时，右心室壁常肥厚，而右心室腔缩小。伴有严重的三尖瓣反流时，右心室可扩张。回流入右心房的血流则只有经过卵圆孔到左心房，再经左心室到主动脉，最后分布到全身，因此左心系统承担了整个心脏的输出负荷，左心房、左心室增大，主动脉增宽。肺动脉的灌注则来自动脉导管的倒流。

知识点 21：肺动脉闭锁伴室间隔完整的超声表现	副高：掌握 正高：掌握

四腔心切面上"十"字交叉存在，但左心室、右心室不对称，伴三尖瓣狭窄时右心室壁明显增厚而心腔缩小。伴有明显的三尖瓣反流时，右心室腔可扩张，右心房可明显增大。主动脉与肺动脉不成比例，主动脉较肺动脉宽，部分病例肺动脉极小而显示不清。本病多为肺动脉瓣闭锁，在右心室流出道及肺动脉长轴切面上，可显示肺动脉瓣呈膜状强回声带，实时超声检查显示无启闭运动。CDFI 不能检出右心室至肺动脉的血流信号，但可显示由动脉导管内反流入肺动脉的血流信号。左房室瓣与右房室瓣血流明显不对称，左侧血流束粗大，右侧则细小。如有三尖瓣反流，则可显示收缩期血流自右心室经三尖瓣反流入右心房，血流束的反流速度一般很高。

知识点 22：肺动脉闭锁伴室间隔缺损的病理与临床	副高：掌握 正高：掌握

肺动脉闭锁伴室间隔缺损的特征性改变是主肺动脉干闭锁、室间隔缺损（多为流出道缺损）、主动脉前移并骑跨。常有较大的分支直接从主动脉分出供应肺，左肺动脉和右肺动脉可存在。

知识点 23：肺动脉闭锁伴室间隔缺损的超声表现	副高：掌握 正高：掌握

四腔心切面上房室大小可表现正常，伴右心室发育不良者，可表现为右心明显缩小；可伴有三尖瓣闭锁。五腔心切面上可显示主动脉增宽、骑跨、流出道型室间隔缺损。如能显示胸骨旁左心室长轴切面，则上述表现更为清楚。右心室流出道切面不能显示出肺动脉，有时可显示出左肺动脉和右肺动脉。CDFI 可显示动脉导管内和肺动脉内的反向血流，三血管平面显示肺动脉内与主动脉内血流方向相反。

第四节 胎儿胸腔畸形

知识点 1：胸腔畸形的种类	副高：掌握 正高：掌握

胸腔畸形主要有肺发育不良、肺缺如、先天性膈疝、肺囊腺瘤畸形、隔离肺、胸腔积

液、喉-气管闭锁、一侧支气管闭锁等。

一、先天性肺囊腺瘤畸形

| 知识点 2：先天性肺囊腺瘤畸形的病理与临床 | 副高：掌握　正高：掌握 |

先天性肺囊腺瘤畸形（CCAM）是一种良性非肿瘤性质的异常肺组织。组织学上以支气管样气道异常增生、缺乏正常肺泡为特征，提示正常肺泡发育受阻。

| 知识点 3：CCAM 的类型 | 副高：掌握　正高：掌握 |

（1）Ⅰ型：大囊型，病变以多个较大的囊肿为主，囊肿大小不等，多为 2~10cm。

（2）Ⅱ型：中囊型，病变内有多个囊肿，囊肿大小不超过 2cm。

（3）Ⅲ型：小囊型，病变内有大量细小的囊肿，囊肿大小不超过 0.5cm，呈实质性改变，有大量腺瘤样结构，其内有散在、薄壁、类似支气管的结构。

| 知识点 4：CCAM 的超声表现 | 副高：掌握　正高：掌握 |

CCAM 超声分型可简单地分为大囊型和微囊型（以实性改变为主）。前者以囊性病变为主，呈囊实性混合回声，囊泡直径>5mm；后者囊泡直径<5mm，为实质性均质高回声，高分辨力超声仪器的高频探头在强回声的实性肿块内部可显示出弥漫分布的筛孔状囊性暗区。

与其他胸腔内占位性病变一样，CCAM 可对同侧和对侧肺产生明显压迫，导致正常肺组织回声极少，从而引起肺发育不良和胎儿水肿。心脏及纵隔可受压移位、偏向对侧，肿块越大，心脏及纵隔移位越明显。

| 知识点 5：与膈疝的鉴别诊断 | 副高：掌握　正高：掌握 |

膈疝：胸腔内异常回声包块是由腹内脏器组成，腹腔内不能显示胃泡，包块一般紧贴心脏，心脏、纵隔移位，肺受压而发育不良。矢状切面或冠状切面上，膈肌连续性中断。

| 知识点 6：与隔离肺的鉴别诊断 | 副高：掌握　正高：掌握 |

隔离肺一般位于左肺基底部，呈叶状或三角形、边界清晰的高回声团块，回声较均匀，CDFI 检查其供血动脉来源于主动脉。

二、隔离肺

| 知识点 7：隔离肺的病理与临床 | 副高：掌握　正高：掌握 |

隔离肺又称肺隔离症，是以血管发育异常为基础的胚胎发育缺陷。隔离肺是由胚胎的

前原肠、额外发育的气管和支气管肺芽接受体循环的血液供应而形成的无功能肺组织团块，可分为叶内型隔离肺（ILS）和叶外型隔离肺（ELS）两大类。胎儿 ILS 罕见，大多数为 ELS。

知识点 8：隔离肺的超声表现	副高：掌握　正高：掌握

绝大多数胎儿期诊断的隔离肺是 ELS，ELS 多位于左侧胸腔内，超声表现为左肺基底部叶状或三角形、边界清晰的高回声包块，包块大小不一，较大者可引起纵隔移位和胎儿水肿，少数内部偶然可以观察到囊肿（即扩张的支气管或与 CCAM 共存）。此外，ELS 还可出现在腹腔内，常表现为腹腔内高回声团块。CDFI 有助于诊断隔离肺，显示滋养血管来自胸主动脉或腹主动脉。

知识点 9：与先天性肺囊腺瘤畸形的鉴别诊断	副高：掌握　正高：掌握

大囊型 CCAM 包块内多能显示多个囊泡，微囊型与隔离肺较难区别，CDFI 检测供血动脉有助于鉴别，肺囊腺瘤畸形的血供来自肺动脉。

知识点 10：与膈疝的鉴别诊断	副高：掌握　正高：掌握

膈疝：胸腔内异常回声包块是由腹内脏器组成，回声不均匀，腹腔内不能显示胃泡，包块一般紧贴心脏，心脏、纵隔移位，肺受压而发育不良。矢状切面或冠状切面上，膈肌连续性中断。

三、先天性膈疝

知识点 11：先天性膈疝的病理与临床	副高：掌握　正高：掌握

先天性膈疝（CDH）是膈的发育缺陷导致腹腔内容物疝入胸腔，疝入胸腔的脏器常为胃、小肠、肝、脾等。疝入胸腔的腹腔内容物可压迫肺，引起肺发育不良，同时肺血管分支的内径缩小，肺小动脉肌层持续为胎儿型，故产后新生儿常出现肺动脉高压。

知识点 12：先天性膈疝的超声表现	副高：掌握　正高：掌握

腹腔内脏器通过膈肌缺损处进入胸腔，形成胸腔内包块，心脏向对侧移位。如为左侧 CDH，胃疝入胸腔较常见，表现为心脏左后方出现胃泡，与左心房相邻，而腹腔内胃泡不能显示。如果为右侧 CDH，则疝入胸腔的器官主要为肝右叶，由于肝为实质性器官，回声与肺实质回声相近，给诊断带来困难，CDFI 追踪显示肝门静脉，如果门静脉超过膈肌水平，可确定胸内实质性回声为肝，从而确立诊断。由于内脏疝入胸腔，故腹围缩小。

胸腹腔矢状及冠状切面显示正常膈肌弧形低回声带中断或消失，理论上此种征象最具有诊断价值，是诊断 CDH 的直接征象，但实际上大部分病例超声很难确诊，只有在右侧较大的膈肌缺损时，此征象才明显。

CDH 可合并羊水过多，部分胎儿可有胸腔积液、腹水、胎儿水肿及颈项透明层明显增厚。

知识点 13：与肺囊腺瘤的鉴别诊断	副高：掌握　正高：掌握

较大的肺囊腺瘤回声混杂，也可造成胎儿纵隔移位的改变，但上腹部横切面可见胃泡、脐静脉等正常结构回声，矢状切面显示膈肌连续。

知识点 14：与隔离肺的鉴别诊断	副高：掌握　正高：掌握

位于右侧较大的隔离肺和右侧膈疝鉴别：前者呈叶状或三角形、边界清晰的高回声团块，回声较均匀，CDFI 检查供血动脉来源于主动脉。

第五节　胎儿消化系统畸形

知识点 1：消化系统畸形的种类	副高：掌握　正高：掌握

消化系统畸形主要为消化道狭窄与闭锁，其他异常有重复肠（胃）、胎粪性肠梗阻、胎粪性腹膜炎、先天性巨结肠、永久性右脐静脉、肝肿瘤等。

一、消化道闭锁与狭窄

知识点 2：消化道闭锁与狭窄的发生部位	副高：掌握　正高：掌握

消化道闭锁与狭窄可发生在消化道的任何部位，如食管闭锁、十二指肠闭锁与狭窄、空肠闭锁、回肠闭锁、结肠闭锁、肛门闭锁等。

知识点 3：消化道闭锁与狭窄共同的超声特征	副高：掌握　正高：掌握

消化道闭锁与狭窄共同的超声特征有闭锁以上消化道扩张、出现逆蠕动、羊水过多。

知识点 4：食管闭锁的超声表现	副高：掌握　正高：掌握

胃泡小或胃不显示；伴有气管食管瘘者，由于有足够的羊水经过瘘管进入胃内，胃可正常充盈；闭锁以上食管可随吞咽出现扩张和缩小的交替变化，80% 的食管闭锁（伴有或不伴有气管食管瘘）胎儿在妊娠晚期均有羊水过多的表现。

知识点 5：十二指肠闭锁的超声表现　　　　　　　　副高：掌握　正高：掌握

典型超声表现为胃及十二指肠近段明显扩张，胎儿上腹部横切时可见典型的"双泡征"，位于左侧者为胃，右侧者为扩张的十二指肠近段，侧动探头时两泡在幽门管处相通。

知识点 6：空肠与回肠闭锁的超声表现　　　　　　　副高：掌握　正高：掌握

如果产前超声发现胎儿腹中部多个扩张肠管的切面，内径>7mm，实时超声下肠蠕动明显增强，并出现逆蠕动，应怀疑小肠闭锁的可能。但是闭锁的确切部位、闭锁类型与导致闭锁的原因产前超声不能显示与确定。

知识点 7：肛门闭锁的超声表现　　　　　　　　　　副高：掌握　正高：掌握

产前超声诊断肛门闭锁主要依靠结肠扩张来推断，但很多肛门闭锁不表现为结肠扩张。因此，肛门闭锁的产前超声诊断困难。有时在胎儿盆腔下部显示出"V"形或"U"形扩张的肠管。

知识点 8：与胎粪性腹膜炎的超声鉴别诊断　　　　　副高：掌握　正高：掌握

胎粪性腹膜炎可出现肠管扩张，但胎粪性腹膜炎回声混杂，可见散在分布的点状、斑状、团状强回声，可有腹水，透声差，或形成假性囊肿。

二、消化道重复畸形

知识点 9：消化道重复畸形的病理　　　　　　　　　副高：掌握　正高：掌握

消化道重复畸形是一种少见的先天畸形，从口腔至直肠的任何部位都可发生，肠重复畸形最多见。发病原因可能是多源性的，包括原肠腔化障碍、憩室样外袋增生膨出、脊索-原肠分离障碍、原肠缺血坏死等。

知识点 10：肠重复畸形的种类　　　　　　　　　　副高：掌握　正高：掌握

（1）囊肿型：囊肿呈圆形，位于小肠系膜侧，大小不等，多与肠腔不相连，少数可有交通孔。囊肿位于肠壁肌层外者，称肠外囊肿型；位于肠壁肌间及黏膜下层者，称肠内囊肿型。

（2）管状型：重复的肠管呈管状，位于主肠管侧缘，与主肠管平行走行，外观呈平行管状，短者数厘米长，长者可超过 100cm。管状重复畸形与主肠管有共壁，多在其远端有共同开口，但也有在近端开口者或两端均有开口者。近端有开口而远端无开口者，其远端重复肠腔内的潴留液过多，肠腔扩张而形成包块。

知识点 11：囊肿型肠重复畸形的超声表现　　　　副高：掌握　正高：掌握

囊肿型肠重复畸形主要表现为腹腔内圆形或椭圆形的囊性无回声区，根据其发生的肠管不同，具体部位不同。此型很难与腹腔其他囊肿鉴别。

知识点 12：管状型肠重复畸形的超声表现　　　　副高：掌握　正高：掌握

管状型肠重复畸形由于其多与主肠管相通，超声难以发现。有潴留物积聚者，超声可显示为椭圆形或长条状无回声区，其壁偶可见蠕动波。

知识点 13：食管重复畸形的超声表现　　　　副高：掌握　正高：掌握

食管重复畸形亦为囊性包块，位于后纵隔内，向前压迫气管，食管被压向一侧，重复食管可伸展到颈部或腹部，可与主食管、气管、胃及小肠相通，相通者超声难以检出。

知识点 14：胃重复畸形的超声表现　　　　副高：掌握　正高：掌握

胃重复畸形多表现为胃腔内囊性包块或胃近端的囊性包块。

知识点 15：与胎粪性腹膜炎假性囊肿的鉴别诊断　　　　副高：掌握　正高：掌握

胎粪性腹膜炎假性囊肿壁厚、形状不规则，周边回声混杂，肠管回声异常或内径增宽或粘连，腹腔内可见散在的点状、斑状、团状强回声及积液。

三、胎粪性腹膜炎

知识点 16：胎粪性腹膜炎的病理　　　　副高：掌握　正高：掌握

胎粪性腹膜炎是在胎儿期肠道穿孔，胎粪进入腹腔后引起的无菌性化学性腹膜炎。导致胎粪性腹膜炎的主要原因有肠扭转、闭锁、供血不足及胎粪性肠梗阻，此外，也可能与母体吸毒、巨细胞病毒感染有关。

知识点 17：胎粪性腹膜炎的超声表现　　　　副高：掌握　正高：掌握

产前超声的主要特征有腹腔内强回声钙化斑、肠管扩张、肠管回声增强、腹水、胎粪性假囊肿、混合性不均质包块、羊水过多，伴有膈疝者，可出现胸腔内钙化强回声及胸腔积液等。

腹腔内钙化性强回声可在 86% 的胎粪性腹膜炎病例中出现，动物实验表明，胎粪进入腹腔后至少要 8 日后超声才能检出钙化灶回声。钙化灶较大者强回声后方可伴声影，钙化灶较小者后方可无声影。

知识点 18：与腹腔内钙化的鉴别诊断　　　　　　　　　副高：掌握　正高：掌握

胎粪性腹膜炎的腹腔内钙化需与先天性感染、肝坏死及肿瘤导致的肝、脾内钙化灶相区别。前者分布于腹膜腔的广大区域内，而后者仅局限在肝、脾等部位。

知识点 19：与腹水的鉴别诊断　　　　　　　　　　　　副高：掌握　正高：掌握

单纯腹水呈无回声区，透声好，肠管无明显扩张，漂浮于腹水中，无明显异常包块回声，无腹腔内强回声钙化灶。

知识点 20：与畸胎瘤的鉴别诊断　　　　　　　　　　　副高：掌握　正高：掌握

畸胎瘤多位于下腹部，呈囊性或囊实性包块，呈类圆形、边界清，对其周边的腹腔内脏器可有压迫，包块以外腹腔内无散在点状、斑状、团状强回声。

第六节　胎儿前腹壁畸形

知识点 1：前腹壁畸形的种类　　　　　　　　　　　　　副高：掌握　正高：掌握

前腹壁畸形是产前超声检查较常见的畸形之一，从仅有肠管疝入脐带根部的小型脐膨出到大的腹壁缺损，包括腹裂、Cantrell 五联征、早期羊膜破裂序列征、膀胱外翻、泄殖腔外翻等。

一、腹裂

知识点 2：腹裂的病理　　　　　　　　　　　　　　　　副高：掌握　正高：掌握

腹裂是与腹腔脏器外翻有关的一侧前腹壁全层缺陷的先天畸形。

知识点 3：腹裂的超声表现　　　　　　　　　　　　　　副高：掌握　正高：掌握

在脐带入口右侧的前腹壁全层连续性中断，一般为 2~3cm，极少数腹壁缺损可位于脐带入口左侧的前腹壁；胃、肠等腹腔内脏器外翻至胎儿腹腔外，其表面无膜状物覆盖，肠管自由漂浮在羊水中；外翻的肠管有时可见局部节段性扩张，管壁增厚，蠕动差，肠腔内容物呈密集点状低回声，这与继发的肠畸形，如肠闭锁、肠扭转、肠梗阻有关；腹围小于孕周；常伴羊水过多，羊水内可见较多的点状低回声翻动；CDFI 可较好地区分外翻的肠管与脐带。

知识点 4：与脐膨出的鉴别诊断　　　　　　　　　　　　副高：掌握　正高：掌握

　　二者均可表现为腹壁连续性中断，但脐膨出包块表面有包膜，膨出物没有直接漂浮于羊水中，脐带插入部位异常，位于包块表面。

二、脐膨出

| 知识点 5：脐膨出的病理 | 副高：掌握　正高：掌握 |

　　脐膨出是先天性前腹壁发育不全，在正中线处脐带周围腹壁肌肉、皮肤缺损，致使腹膜及腹腔内器官一起膨出体外，膨出内容物的表面覆盖有一层很薄的膜，为羊膜和腹膜，在两层膜之间有华腾胶。

| 知识点 6：脐膨出的病理分型 | 副高：掌握　正高：掌握 |

病理上根据脐膨出及腹壁缺损的大小，将脐膨出分为巨型和小型两种。

| 知识点 7：脐膨出的超声表现 | 副高：掌握　正高：掌握 |

　　前腹壁中线处腹壁连续性中断，中断处可见一个向外膨出的包块，包块内容物根据缺损大小而不同，缺损小者包块内仅含肠管，缺损大时，除了肠管外，还有肝、脾等内容物。包块表面有一线状强回声膜覆盖，表面可有囊肿。脐带的腹壁入口明显异常，往往位于包块的表面，可以是中央顶端，也可以偏于一侧，CDFI 有助于显示脐带插入的部位。

第七节　胎儿泌尿系统畸形

一、肾积水

| 知识点 1：引起胎儿肾积水的原因 | 副高：掌握　正高：掌握 |

　　胎儿肾积水可由泌尿系统梗阻性病变和非梗阻性病变（如膀胱输尿管反流）引起。最常见的原因是肾盂输尿管连接处梗阻、膀胱输尿管反流、膀胱输尿管连接处梗阻、后尿道瓣膜以及重复肾中的梗阻。

| 知识点 2：肾积水的超声表现 | 副高：掌握　正高：掌握 |

　　肾积水的严重程度不同，超声表现有一定的差异，可仅有肾盂扩张，也可以表现为肾盂、肾盏均扩张，以及肾皮质变薄。

| 知识点 3：胎儿上尿路扩张的分级 | 副高：掌握　正高：掌握 |

美国胎儿泌尿学会建议将胎儿上尿路扩张分为5级。

0级：无肾盂扩张。

Ⅰ级：仅肾盂扩张。

Ⅱ级：肾盂扩张，肾盏可见。

Ⅲ级：肾盂、肾盏均扩张。

Ⅳ级：除有Ⅲ级表现外，扩张更严重，伴有肾皮质变薄。

二、肾不发育

知识点4：肾不发育的病理与临床	副高：掌握　正高：掌握

肾不发育又称肾缺如，由于输尿管芽不发育，不能诱导后肾原基使其分化为后肾，从而导致肾缺如。双侧肾缺如是泌尿系统最严重的畸形，双肾完全缺如常导致严重的羊水过少。由于羊水过少，胎儿受压及活动受限，进一步导致典型的多囊肾（Potter综合征）。单侧肾缺如，如果对侧肾发育正常，羊水可正常。

知识点5：双肾缺如的超声表现	副高：掌握　正高：掌握

双侧肾床区、盆腔、腹腔其他部位及胸腔内均不能显示胎儿肾图像；肾上腺相对增大，出现肾上腺"平卧"征；胎儿膀胱长时间不充盈而不显示；严重羊水过少；CDFI不能显示双侧肾动脉。

知识点6：单侧肾缺如的超声表现	副高：掌握　正高：掌握

缺如的一侧超声不能显示肾图像，可显示肾上腺"平卧"征，发育正常的肾呈代偿性增大；CDFI可显示患侧肾动脉缺如，而健侧肾动脉存在；胎儿膀胱显示良好；羊水量正常。

知识点7：与异位肾的超声鉴别诊断	副高：掌握　正高：掌握

异位肾也可表现为肾床区不能显示肾图像、肾上腺增大呈"平卧"征，但盆腔异位肾在盆腔可见肾图像，交叉异位肾在另一侧可见两个肾图像，冠状切面上容易显示。

三、多囊肾

知识点8：常染色体隐性遗传性（婴儿型）多囊肾的病理与临床	
	副高：掌握　正高：掌握

常染色体隐性遗传性多囊肾（ARPKD），又称婴儿型多囊肾，是一种常染色体隐性遗传病。切面上，在肾实质内集合管囊状扩张，呈放射状排列，类似海绵断面。本病除肾受

累外，常累及肝，表现为不同程度的门静脉周围纤维化和胆管发育不良，且肾与肝的受累程度呈典型的反比关系。

知识点 9：常染色体隐性遗传性多囊肾（ARPKD）的超声表现
副高：掌握　正高：掌握

ARPKD 产前超声的主要表现有羊水过少，双侧肾对称性、均匀性增大，妊娠晚期胎儿双肾常显著增大，可达正常肾的 3~10 倍，充满整个腹腔，双侧肾回声增强，且回声增强主要在肾髓质部分，而皮质部分则表现为低回声。

知识点 10：与成人型多囊肾的超声鉴别诊断
副高：掌握　正高：掌握

成人型多囊肾可表现为肾增大、回声增强，但肾增大较 ARPKD 轻，回声增强主要在肾皮质，而髓质仍为低回声，父母一方可检出多囊肾。

知识点 11：常染色体显性遗传性（成人型）多囊肾的病理与临床
副高：掌握　正高：掌握

常染色体显性遗传性多囊肾（ADPKD）又称成人型多囊肾，主要病理特征是肾单位的囊状扩张及肾增大。临床上多在成人期才表现出临床症状，临床开始出现症状的平均年龄一般为 40 岁，主要表现为高血压和肾衰竭。

知识点 12：常染色体显性遗传性（成人型）多囊肾的超声表现
副高：掌握　正高：掌握

ADPKD 的超声表现与 ARPKD 相似，亦表现为肾增大、回声增强。但与 ARPKD 相反的是 ADPKD 可较好地显示低回声的肾髓质，且肾髓质无明显增大。由于 ADPKD 不引起胎儿肾功能不全，因此，羊水在正常范围。而 ARPKD 则常在 24 周后出现羊水中度或严重过少。

四、多发性囊性发育不良肾（Potter II 型）

知识点 13：多发性囊性发育不良肾（Potter II 型）的病理与临床
副高：掌握　正高：掌握

多发性囊性发育不良肾（MCDK）是一种较常见的肾囊性疾病，以男性多见，常为单侧发病，对侧肾多发育正常。本病是新生儿期腹部肿物的常见原因，但临床上仅 37% 的婴儿可触及包块。

知识点 14：多发性囊性发育不良肾（PotterⅡ型）的超声表现

副高：掌握　正高：掌握

有特征性的超声表现者产前诊断较容易，表现为病变侧无正常形态的肾图像，代之为一多房性囊性包块，包块可大可小，位于脊柱的前方；其内的囊肿大小不等，形态各异，囊肿与囊肿之间互不相通，随机分布，周边较大的囊肿增大可使肾轮廓扭曲变形为葡萄串样；肾中央或囊肿之间常可见团状或小岛样的实质性组织，但肾周围无正常的肾皮质，亦不能显示正常的集合系统回声；CDFI 显示肾内肾动脉分支紊乱，主肾动脉难显示，动脉频谱为高阻型频谱。

如为双侧 MCDK，则常有羊水过少及膀胱不显示等特征。

当梗阻发生于妊娠较晚时期（10 周之后、38 周之前），MCDK 表现为非典型的肾盂积水形态。虽然病理学上的改变与上述典型者极相似，但肾盂及漏斗部不闭锁，肾盂扩张，并与周围囊肿相通，肾的形态较典型者扭曲较少，超声上较难与肾盂积水区分。

大多数病例的肾脏在肾单位完全消失之前随孕周的增加而增大，在肾单位完全消失之后，肾逐渐缩小甚至完全消失，即使尸解亦可能检不出肾、输尿管及肾动脉。

第八节　胎儿肌肉骨骼系统畸形

一、骨发育不良

知识点 1：致死性骨发育不良的种类

副高：掌握　正高：掌握

致死性骨发育不良包括致死性侏儒（TD）、软骨不发育、成骨不全（OI）Ⅱ型，罕见的还有磷酸酶过少症、短肋多指综合征、屈肢骨发育不良等。

知识点 2：致死性骨发育不良的超声表现

副高：掌握　正高：掌握

致死性骨发育不全的共同超声表现有严重短肢及肢体弯曲，四肢长骨长度小于正常孕周平均值的 4 个标准差或以下，FL/AC<0.16；窄胸，胸围小于正常孕周平均值的第 5 个百分位，心胸比值>0.6；某些特殊征象，如"听筒状"长骨、"三叶草形"头颅、骨折等。

知识点 3：致死性侏儒的超声表现

副高：掌握　正高：掌握

长骨明显缩短，TDⅠ型骨干明显弯曲，长骨干骺端粗大呈"电话听筒"状。TDⅡ型骨干弯曲较Ⅰ型为轻，无典型的"听筒状"长骨。胸腔狭窄，胸围明显缩小，心胸比值>0.6。腹部明显膨隆，正中矢状切面上胸部向腹部移行时，移行处在腹侧突然增大。头颅大，前额向前突出。TDⅡ型常有典型的"三叶草形"头颅，TDⅠ型此种征象不明显。其他特征有皮肤增厚、水肿、浆膜腔积液、胎儿在宫内的姿势和运动异常、羊水过多等。

知识点 4：软骨不发育的超声表现　　　　　　　　　副高：掌握　正高：掌握

　　四肢长骨极度短小，因骨化差而回声强度减弱，骨后方声影不明显。胸腔狭窄，腹部较膨隆，可有腹水。椎体骨化极差而呈低回声，腰骶部更明显，横切时不能显示椎体及两侧椎弓内的三角形骨化中心。头颅增大，双顶径、头围与孕周不符，不成比例。30%的胎儿可有全身水肿、浆膜腔积液、颈部水囊瘤等表现。50%的病例有羊水过多。

知识点 5：成骨发育不全Ⅱ型的超声表现　　　　　　　副高：掌握　正高：掌握

　　四肢严重短小，长骨短而粗、弯曲，且有多处骨折声像，骨折后成角、弯曲变形，骨折愈合后局部变粗、钙化差。胸部变形，横切胸腔时因肋骨骨折而导致胸部变形，肋骨可有多处骨折表现。因骨化差或不骨化，胎儿颅骨薄，回声明显低于正常，颅骨回声强度较脑中线回声低，近探头侧脑组织及侧脑室等结构可显示清晰。实时超声下探头对胎儿头部略加压，即可见到胎头变形、颅骨柔软。眼眶及面部其他各骨骨化亦差，眼眶可呈低回声。可伴有羊水过多。

知识点 6：非致死性骨发育不良的超声表现　　　　　　副高：掌握　正高：掌握

　　产前超声可以发现非致死性骨发育不良，主要超声表现有轻-中度短肢，部分短肢在中孕晚期或妊娠晚期才出现，如杂合子软骨发育不良；可有前额隆起、水平肋、窄胸等骨骼异常表现，但窄胸不是渐进性的，可伴有其他畸形，如轴后多指、小下颌、足内翻、先天性心脏病、唇（腭）裂等，常伴有羊水过多。

知识点 7：非致死性骨发育不良的鉴别诊断　　　　　　副高：掌握　正高：掌握

　　股骨长度低于第十百分位数或-2SD 以下，胎儿可以是正常的生理变异或 FGR。正常生理变异者其父母身材均不高，FGR 者可伴多普勒异常或羊水异常，这些胎儿均不伴有窄胸、前额突出、颅骨异常等骨发育不良的声像。

二、肢体缺失和截肢

知识点 8：先天性肢体缺失和截肢的分类　　　　　　　副高：掌握　正高：掌握

　　根据国际义肢和支具学会在苏格兰由 Kay 起草的先天性肢体缺失和截肢的分类、命名草案，将此类畸形分为两大类，即横形肢体缺陷（先天性截肢）和纵形肢体缺陷。横形肢体缺陷包括某一肢体完全缺失、部分缺失。纵形肢体缺陷包括近侧纵形、远侧纵形和混合纵形缺陷。

知识点 9：胎儿横形肢体缺陷（先天性截肢）的超声表现　副高：掌握　正高：掌握

胎儿某一肢体完全或部分缺失，缺失以远的肢体软组织及其内的骨骼均不显示。

知识点 10：胎儿完全截肢的超声表现　　　　　副高：掌握　正高：掌握

上肢或下肢整条肢体完全缺失，在肩关节以远的上臂、前臂、手及其内的骨骼或髋关节以远的大腿、小腿、足及其内的骨骼均缺失，产前超声只能显示 3 条肢体图像。缺失侧的肩关节或髋关节，不显示参与该关节构成的肱骨头或股骨头，断端一般较平整。

知识点 11：胎儿部分截肢的超声表现　　　　　副高：掌握　正高：掌握

在截肢平面以上的肢体可显示，截断平面以下的肢体不显示，断端可规则、整齐，也可不规则、不整齐。上臂中段截肢，超声仅显示近段上臂及其内的近段肱骨，可显示肱骨头，该肢体的远侧不显示。前臂截肢，则可显示完整的上臂，其内的肱骨亦完整，但肱骨以远的前臂、手及其内的骨骼均缺失而不能显示。手腕水平截肢，超声可显示上臂、前臂及其内的骨骼，而手腕、手及其内的骨骼均缺失而不显示。下肢部分截肢的表现与上肢一样，在截肢平面以下的肢体缺失而不显示。

知识点 12：胎儿纵形肢体缺陷的超声表现　　　　　副高：掌握　正高：掌握

（1）上臂或大腿完全或部分纵形缺陷：上臂或大腿及其内的肱骨或股骨完全或部分缺如而不显示，前臂或小腿直接与肩关节或髋关节相连。

（2）上臂与前臂或大腿与小腿完全缺如：手、足直接与躯干相连，称为完全性海豹肢畸形。也可仅表现为单侧或双侧上肢或下肢海豹肢畸形。

（3）前臂纵形缺陷：如果尺骨、桡骨完全缺如，则前臂完全缺如，手直接和上臂远端相连；若仅有桡骨或尺骨缺如，前臂软组织回声及手仍显示，前臂内仅显示一根长骨回声，桡骨缺如较尺骨缺如多见。

（4）小腿纵形缺陷：胫骨和腓骨完全缺如时，小腿完全缺如而不显示，足直接与大腿远端相连。仅有胫骨或腓骨缺如时，小腿只显示一根长骨回声，以腓骨缺如多见。

第九节　胎儿水肿综合征

知识点 1：胎儿水肿综合征的病因　　　　　副高：掌握　正高：掌握

引起胎儿水肿综合征的原因很多，如 ABO 溶血、Rh 因子不合、先天性心脏病、环境污染、药物中毒、母体糖尿病等。胎儿先天性代谢性疾病均能引起胎儿水肿。

知识点 2：胎儿水肿综合征的超声表现　　　　　副高：掌握　正高：掌握

胎儿全身呈现双轮廓，皮肤、皮下组织增厚（正常皮肤、皮下组织的厚度为0.2~0.3cm），常合并胸腔积液和腹水，水肿严重时胎儿可出现心包积液。

胎儿水肿时皮肤层显示较纤细而薄，回声减弱，呈"虚线状"，巨大儿（即肥大儿）的皮肤层回声强而较粗、厚，为真性皮肤层，呈"实线状"回声，这是胎儿水肿与巨大儿皮肤的鉴别要点。

第十节 胎儿淋巴系统发育异常

知识点1：颈部水囊状淋巴管瘤的病理与临床　　副高：掌握　正高：掌握

颈部水囊状淋巴管瘤又称颈部淋巴水囊瘤，是颈部最常见的异常。它是一种淋巴系统的发育异常，表现为厚壁囊肿，内部常有多个分隔，多位于头、颈的背侧，也可出现在颈部前方、两侧及腋下。无分隔水囊瘤常较小，多位于颈部两侧。

知识点2：颈部水囊状淋巴管瘤的超声分类　　副高：掌握　正高：掌握

对于颈部水囊状淋巴管瘤，超声可根据囊内有无分隔，将其分为有分隔水囊瘤和无分隔水囊瘤两种类型。

（1）无分隔水囊瘤：主要表现为单房囊性包块，多位于颈前部两侧，体积多较小，易漏诊。

（2）有分隔水囊瘤：典型的超声表现为多房囊性肿块，内有多个明显的分隔，有时仅可见中央单一分隔将囊分为左、右两半。囊肿一般较大，最多见于颈背部，偶可位于颈前部、腋窝及纵隔内。

第十一节 羊膜带综合征

知识点1：羊膜带综合征的概念　　副高：掌握　正高：掌握

羊膜带综合征是一种常见的后天性胎儿肢体、躯干及头面部畸形的病症。羊膜带的存在导致胎儿断肢或胎儿其他畸形，对胎儿具有潜在性的危险。

知识点2：羊膜带综合征的病理　　副高：掌握　正高：掌握

由于羊膜的缺陷，在妊娠早期胎儿部分黏附于绒毛膜下，即羊膜层外的中胚层组织形成纤维带（即羊膜带）。羊膜带捆绑或圈套胎体的某部位，引起局部淋巴水肿，损害、截断肢体，使胎儿肢体、躯干发生异常改变，偶尔也可造成颅骨畸形，常使一个或多个肢体被切断，有时仅仅是远端肢体发生畸变，产生羊膜带综合征。羊膜破裂后，胎儿皮肤与绒毛膜粘连甚至融合以致局部发育不良。

知识点3：羊膜带综合征的超声表现　　　　副高：掌握　正高：掌握

（1）超声多个切面检查时，在羊膜腔内可见一较强的带状回声，位置较固定，不随体位改变而变动。

（2）羊膜带状回声多靠近胎盘的胎儿面。

（3）实时显像检查时，有时可见胎儿的肢体由羊膜带的一侧伸向另一侧。

（4）超声检查时发现有羊膜带，加之胎儿形态有异常改变，便可诊断羊膜带综合征。

知识点4：羊膜带综合征的鉴别诊断　　　　副高：掌握　正高：掌握

（1）羊膜与绒毛膜分离：在羊膜腔内可见一线状膜样回声，随体位、羊水的流动而浮动，胎儿无异常改变，此为羊膜与绒毛膜分离。在妊娠16周前，羊膜与绒毛膜稍分开视为正常现象。妊娠16周以后，绒毛膜消失，羊膜腔逐渐扩大，两层膜合为一层，若仍有分离视为异常。

（2）子宫纵隔：超声从不同角度检查时，紧靠子宫壁处（特别是在中、晚期妊娠时），在羊膜腔外显示一条索状结构且远离胎盘，此乃子宫纵隔。

第十二节　胎儿肿瘤

知识点1：胎儿肿瘤种类　　　　副高：掌握　正高：掌握

胎儿肿瘤以畸胎瘤多见，良性为主，其中骶尾部畸胎瘤占85%～96%。除此之外，发生于其他部位的肿瘤少见，主要有先天性甲状腺肿、颈部淋巴管瘤、胸腺肿瘤、心脏横纹肌瘤、肺肿瘤及囊肿、肝血管瘤、肝囊肿、臀部脂肪瘤、纤维瘤等。

知识点2：胎儿骶尾部畸胎瘤的病理分型　　　　副高：掌握　正高：掌握

胎儿骶尾部畸胎瘤是最常见的胎儿先天性肿瘤，女孩发病率是男孩的4倍。本病为散发性，亦有遗传类型。根据肿瘤的部位以及肿瘤伸向腹腔内的程度，骶尾部畸胎瘤可分为4种类型。

（1）Ⅰ型：肿瘤瘤体主要突出于体腔外，仅小部分位于骶骨前方。

（2）Ⅱ型：肿瘤瘤体显著突出于体腔外，但亦明显向盆腔内生长、伸展。

（3）Ⅲ型：肿瘤瘤体突出于体腔外，但肿瘤的主要部分位于盆腔和腹腔内。

（4）Ⅳ型：肿瘤仅位于骶骨前方，不向体腔外突出。

知识点3：胎儿体内肿瘤的超声表现　　　　副高：掌握　正高：掌握

胎儿体内肿瘤超声下显示为胎儿胸腔、腹腔内实质性或囊性的肿物回声。

（1）胎儿多囊肺：显示肺内多个大小不等的无回声区，其中有中等回声带分隔。

（2）胎儿肺囊肿：胸腔内除搏动的心脏外，显示另一圆形或椭圆形的无回声区。

（3）肾母细胞瘤：多为单侧的实质性肿块，边界清晰，患侧肾脏受压而形态失常或显示不清。

（4）腹腔内畸胎瘤：可见腹腔内边界清楚的液实性肿物。

（5）肠系膜囊肿：腹腔内除显示胃泡外，可见另一圆形或椭圆形的无回声区，形态规则，不随肠蠕动而变化。

知识点 4：胎儿体表肿瘤的超声表现	副高：掌握 正高：掌握

胎儿体表肿瘤超声下显示为胎儿体表实质性或囊性的肿物回声。

（1）颈部淋巴瘤：可见颈部被网状无回声区包绕，囊壁菲薄，内有多个较厚的中等回声带分隔。

（2）骶尾部畸胎瘤：沿胎儿脊柱扫查，显示肿物自骶尾部向羊水内突出，并与胎儿臀部相连，随胎动而活动，但形态不变，肿物轮廓清楚，内呈囊性、混合性或实质非均质性回声。

知识点 5：胎儿体表肿瘤的鉴别诊断	副高：掌握 正高：掌握

胎儿体内或体表显示实质性或囊性肿物回声，多提示诊断。胎儿肿瘤需与下列疾病相鉴别：

（1）胎儿肺囊肿与胸腔积液的鉴别。

（2）胎儿骶尾部畸胎瘤与寄生胎的鉴别。

（3）胎儿盆腹腔囊肿与消化道闭锁的鉴别：后者虽显示盆腹腔内的局限性无回声区，但仔细观察，无回声区可随肠道蠕动而发生变化，可以鉴别。

第七章　妊娠滋养细胞疾病

第一节　葡　萄　胎

知识点1：葡萄胎的发病率　　　　　副高：掌握　正高：掌握

葡萄胎与孕妇年龄有关，年龄<15岁的孕妇发生该病的风险比25~30岁的孕妇高6倍，>45岁的孕妇发病风险更高，比25~30岁的孕妇高约300倍。部分病例还与胚胎/胎儿染色体异常（如三倍体）相关，此类多为部分性葡萄胎。

知识点2：葡萄胎的分类　　　　　副高：掌握　正高：掌握

葡萄胎分为完全性葡萄胎和部分性葡萄胎。

（1）完全性葡萄胎：滋养细胞增生和绒毛间质水肿变性，绒毛间质血管消失，形成无数大小不等的葡萄样小囊泡组织块，水泡状物占满整个宫腔，无胎儿、脐带或羊膜囊成分。

（2）部分性葡萄胎：表现为胎盘绒毛部分发生水肿、变性及局灶性滋养细胞增生活跃，可见胎儿、脐带或羊膜囊等。

知识点3：葡萄胎的临床表现　　　　　副高：掌握　正高：掌握

早期与正常妊娠相似，并无特殊症状，但经过一定时间后（多在停经2个月左右）即开始出现不规则阴道流血，与早孕先兆流产等病理妊娠不易区别，随着月份增加患者可出现严重的妊娠反应，甚至妊娠高血压综合征，反复阴道流血常使患者出现不同程度的贫血。葡萄状胎块自行排出时常发生大量出血，并伴腹痛。检查可发现子宫明显大于妊娠月份、质地柔软，子宫呈妊娠4~5个月大小时，仍听不到胎心，触不到胎体，血或尿中绒毛膜促性腺激素水平显著增高，常合并卵巢黄素囊肿。

知识点4：完全性葡萄胎的超声表现　　　　　副高：掌握　正高：掌握

子宫一般显著增大，明显大于孕周。极少数患者由于水肿、变性的绒毛组织大量排出，子宫增大可不明显，甚至子宫各径线减小，与孕周不符。在宫腔内可见弥漫分布的点状和小囊泡样回声，小囊泡的直径大小不等，一般为0.3~1.0cm，大者达2.0cm以上，呈蜂窝状。分辨力低的仪器显示不出小囊泡样或蜂窝状回声，而显示为弥漫分布的粗点状强回声或落雪状图像。子宫肌壁回声与蜂窝状回声分界清楚，肌壁完整。

完全性葡萄胎常合并卵巢黄素囊肿，发生于 25% ~ 60% 的患者，多为双侧性，位于子宫底部两旁或直肠子宫陷凹内，多数呈椭圆形的多房结构，后壁回声增强。

知识点 5：部分性葡萄胎的超声表现	副高：掌握　正高：掌握

子宫大小与孕周相符或小于孕周，宫腔内可见到存活或死亡的胎儿。与宫腔大小相比，胎盘明显增大。个别病例发生局限性胎盘水泡样变性，可见多个小圆形的无回声区，有正常的胎盘组织，正常与异常胎盘组织间分界清楚。

知识点 6：完全性葡萄胎与稽留流产的鉴别诊断	副高：掌握　正高：掌握

稽留流产（回声混杂型）宫腔内回声混杂，有团状实性回声及无回声区等，葡萄胎呈蜂窝样或落雪样改变，CDFI 有助于鉴别，稽留流产的宫内异常回声周边子宫肌层血流信号丰富，而葡萄胎血流信号不明显。结合 HCG 水平可以准确诊断。

知识点 7：部分性葡萄胎与稽留流产的鉴别诊断	副高：掌握　正高：掌握

部分稽留流产（类似水泡状胎块型）胎盘回声减低，呈蜂窝状回声，但稽留流产是整个胎盘回声发生变化，且稽留流产时胎儿结构常变形、模糊不清。

知识点 8：完全性葡萄胎与部分性葡萄胎的鉴别诊断	副高：掌握　正高：掌握

完全性葡萄胎的子宫大于停经月份，宫腔内充满蜂窝状无回声区，无羊膜腔与胎儿，多合并卵巢黄素囊肿。

部分性葡萄胎可见存活或死亡的胎儿，子宫大小与孕周相符或小于孕周。

第二节　侵蚀性葡萄胎

知识点 1：侵蚀性葡萄胎的病理	副高：掌握　正高：掌握

葡萄胎超出宫腔范围为侵蚀性葡萄胎，多发生在葡萄胎后的 6 个月内。

侵蚀性葡萄胎可见子宫肌壁内有大小不等、深浅不一的水泡状组织，宫腔内可有原发病灶，也可以没有原发病灶。侵蚀性病灶可接近浆膜层或穿破浆膜层。镜下可见侵入肌层的水泡状组织的形态和葡萄胎相似，可见绒毛结构及滋养细胞增生和分化不良。

知识点 2：侵蚀性葡萄胎的临床表现	副高：掌握　正高：掌握

侵蚀性葡萄胎与绒毛膜癌的临床表现相同，出现持续的阴道不规则出血，量多少不定，

子宫复旧不全或不均匀性增大，多伴有卵巢黄素囊肿，少数出现腹痛，可伴发转移性病灶，如肺转移、阴道转移、肝转移、脑转移等，发生转移时出现相应的临床症状。

知识点3：侵蚀性葡萄胎的超声表现	副高：掌握　正高：掌握

绒毛膜癌的声像图表现与侵蚀性葡萄胎的声像图表现相似，表现为子宫轻度或明显增大，肌层回声分布不均，有不均质回声肿块，边缘清但欠规整；CDFI 显示肿块血流丰富，频谱多普勒显示为低阻血流；肿瘤细胞可破坏血管壁，形成动静脉瘘，出现典型的高速低阻频谱；合并黄素囊肿者有相应的表现；发生宫旁转移时可出现盆腔肿块。

知识点4：与子宫肌瘤变性的鉴别诊断	副高：掌握　正高：掌握

子宫肌瘤变性患者有子宫肌瘤病史，无阴道出血及 β-HCG 增高，肿块边界清，呈类圆形，CDFI 显示血流不丰富。

知识点5：与胎盘残留的鉴别诊断	副高：掌握　正高：掌握

胎盘残留患者有近期分娩史，残留胎盘的回声较高，边界清，CDFI 显示血流不丰富。

知识点6：与子宫内膜癌的鉴别诊断	副高：掌握　正高：掌握

子宫内膜癌发生在绝经前后的妇女，超声检查宫腔内回声不均，血 β-HCG 阴性。

第三节　绒毛膜癌

知识点1：绒毛膜癌的病理	副高：掌握　正高：掌握

绒毛膜癌是恶性滋养细胞肿瘤，滋养细胞失去绒毛结构，早期经血行转移到全身。

绒毛膜癌大多数原发于子宫，肿瘤常位于子宫肌层内，也可突向宫腔或穿破浆膜。镜下特点为滋养细胞不形成绒毛或水泡状结构，成片高度增生，并广泛侵入子宫肌层并破坏血管，造成坏死。

知识点2：绒毛膜癌的临床表现	副高：掌握　正高：掌握

葡萄胎流产或流产后一年以上、足月产后（异常和正常产后）阴道持续或间歇性不规则出血。HGG 测定持续不正常，有上升趋势或由阴性又转为阳性。妇科检查：子宫增大且软，形态不规则，可触及双侧黄素囊肿等。

知识点 3：绒毛膜癌的超声表现　　　　　　　　　　　　　　　　**副高：掌握　正高：掌握**

B 超显示子宫大而不规则，呈结节状突起，可见不规则的团块及点状回声，坏死、出血时有散在的液性暗区，多为不规则，边界模糊。同时也显示有黄素囊肿的图像。

第七篇
浅表小器官超声诊断

第一章　甲状腺和甲状旁腺

第一节　解剖概要

知识点1：甲状腺的组成	副高：掌握　正高：掌握

甲状腺是成年人体内最大的内分泌腺，由左、右两侧叶和连接两侧叶的峡部组成，呈"H"形横跨于气管上段。

知识点2：甲状腺的大小	副高：掌握　正高：掌握

成年人甲状腺的质量为15~30g，侧叶长4~6cm，宽1.5~2cm，厚1~2cm，峡部长1.2~1.5cm，厚0.2cm。

知识点3：甲状腺的解剖位置	副高：掌握　正高：掌握

甲状腺前方为胸骨舌骨肌及胸骨甲状肌，外前方为胸锁乳突肌，两侧叶后方为颈长肌。两侧叶的后内侧与喉和气管、咽和食管以及喉返神经等相邻，后外侧为颈总动脉和颈内静脉。

知识点4：甲状腺表面的结构	副高：掌握　正高：掌握

甲状腺表面覆盖有两层被膜，外层称甲状腺假被膜，覆盖甲状腺的前面和两侧；内层称甲状腺真被膜，贴于腺体组织表面，并伸入腺体实质内，将腺体组织分隔为若干小叶。

知识点 5：甲状腺血供系统的构成　　　　　　副高：掌握　正高：掌握

甲状腺的血供非常丰富，主要由双侧的甲状腺上动脉、甲状腺下动脉及少数人存在的甲状腺最下动脉构成。甲状腺的静脉起自甲状腺腺体的表面和气管前面的静脉丛，分为上、中、下 3 对静脉。

知识点 6：甲状腺的功能　　　　　　　　　　副高：掌握　正高：掌握

甲状腺主要分泌甲状腺激素和降钙素，生理功能十分广泛，主要是促进人体的能量代谢和物质代谢，促进生长和发育。

知识点 7：甲状旁腺的位置　　　　　　　　　副高：掌握　正高：掌握

甲状旁腺位于甲状腺两侧叶的背面，为黄褐色的圆形小体，有薄层结缔组织被膜。

知识点 8：甲状旁腺的大小　　　　　　　　　副高：掌握　正高：掌握

成人每个腺体重 30~50mg；长 3~6mm，宽 2~4mm，厚 0.5~2mm。

知识点 9：甲状旁腺的数目和位置的变化　　　副高：掌握　正高：掌握

甲状旁腺的数目和位置变化较大。人群中约 90% 有 4 个甲状旁腺，每侧上、下各 2 个，有的人为 3 个或 5 个腺体。上一对甲状旁腺的位置比较恒定，多位于甲状腺侧叶后缘上中 1/3 交界处。下一对甲状旁腺的位置变化较大，约 60% 位于甲状腺侧叶下极的后缘（正常位置），可异位于甲状腺胸腺韧带内、纵隔和颈动脉鞘内。

知识点 10：甲状旁腺的血供系统的构成　　　　副高：掌握　正高：掌握

上一对甲状旁腺由甲状腺上动脉或甲状腺下动脉或两者的吻合支供应，下一对甲状旁腺由甲状腺下动脉发出的分支供应。甲状旁腺的静脉回流同甲状腺，分别回流至颈内静脉和头臂静脉。

知识点 11：甲状旁腺的功能　　　　　　　　　副高：掌握　正高：掌握

甲状旁腺主细胞分泌甲状旁腺素，具有升高血钙、降低血磷的作用。

知识点 12：影响甲状旁腺分泌的因素　　　　　副高：掌握　正高：掌握

甲状旁腺素的分泌主要受血钙浓度的负反馈调节，并与甲状腺 C 细胞分泌的降钙素以

及 $1, 25\text{-}(OH)_2$ 维生素 D_3 共同调节钙磷代谢，控制血浆中钙、磷水平。

第二节　超声检查技术

知识点 1：甲状腺和甲状旁腺超声检查时患者的体位　　　　副高：掌握　正高：掌握

一般取仰卧位，颈后垫一小枕使头略向后仰，充分暴露颈部。

知识点 2：甲状腺和甲状旁腺超声检查时仪器的选用　　　　副高：掌握　正高：掌握

一般使用具有高频带线阵探头（5~10MHz）的彩色多普勒超声仪对甲状腺和甲状旁腺进行探测。必要时采用扇形探头结合吞咽动作对锁骨后或胸骨后甲状腺肿或异位甲状旁腺病变进行观察。

知识点 3：甲状腺的超声检查方法　　　　　　　　　　　　副高：掌握　正高：掌握

（1）测量甲状腺大小和体积：沿侧叶纵切扫查，取最大切面测量上下径，横切扫查时取最大横切面测量横径和前后径；用同样的方法测量峡部各径。必要时，测量甲状腺体积，常用的方法为椭圆体计算法：以椭圆体公式（$V = \pi/6 \times$ 长径×宽径×厚径）计算两侧叶及峡部的体积，然后相加即为甲状腺的总体积。

（2）横切和纵切扫查：从上至下、从外向内做一系列横切和纵切扫查，观察甲状腺实质及结节的二维超声表现。结节回声水平分为极低回声（低于颈前肌）、低回声（高于颈前肌而低于甲状腺实质）、等回声（与甲状腺实质回声相当）和高回声（高于甲状腺实质回声）。判断甲状腺实质回声水平，以邻近的胸锁乳突肌回声作参照。

（3）CDFI 检查：观察腺体和结节的血流信号分布和丰富程度，测量结节内动脉血流的峰值流速和阻力指数。必要时，测量甲状腺上动脉、甲状腺下动脉的内径、峰值流速和阻力指数。

知识点 4：甲状旁腺的超声检查方法　　　　　　　　　　　副高：掌握　正高：掌握

（1）仔细扫查甲状旁腺常见异位（甲状腺内、颈动脉鞘内、食管后和胸骨上窝）。

（2）嘱受检者做吞咽动作，同时采用扇形探头（扫查方向朝向足侧）在胸骨上窝和锁骨上方进行探测。

第三节　正常超声表现

知识点 1：甲状腺的正常超声表现　　　　　　　　　　　　副高：掌握　正高：掌握

（1）正常甲状腺左、右侧叶的上下径为4~6cm，左右径为1.5~2cm；峡部前后径为0.2~0.4cm。正常甲状腺的大小存在较大的个体差异，但侧叶前后径的个体差异相对较小，若侧叶前后径>2cm，可诊断甲状腺肿大。

（2）甲状腺被膜为一薄而规整的高回声带，实质为分布均匀、细而密集的中等回声，回声水平明显高于邻近的胸锁乳突肌回声。高档彩色多普勒超声仪显示腺体内弥漫性分布的较为丰富的点状、条状血流信号。

（3）甲状腺上动脉、甲状腺下动脉的平均内径一般为2mm，为搏动性的动脉血流频谱，收缩期峰值流速为30~50cm/s。甲状腺的3对静脉为连续性的低振幅频谱。

知识点2：甲状旁腺的正常超声表现	副高：掌握　正高：掌握

由于正常甲状旁腺体积过小（平均大小为5mm×3mm×1mm），且与周围组织不能形成良好的反射界面，超声很难显示。正常甲状旁腺回声与甲状腺相近或略低，多为边界清楚的卵圆形或圆形的均匀低回声，内部一般无明显的血流信号。

第四节　甲状腺疾病的超声分类及超声鉴别诊断

知识点1：甲状腺疾病的超声分类	副高：掌握　正高：掌握

为了便于超声鉴别诊断，将甲状腺疾病大致分为两大类。

（1）甲状腺弥漫性肿大：包括毒性弥漫性甲状腺肿、单纯性甲状腺肿、亚急性甲状腺炎、桥本甲状腺炎及原发性恶性淋巴瘤。

（2）甲状腺结节：临床上甲状腺结节被描述为正常大小或弥漫性肿大的腺体内单发或多个结节，包括结节性甲状腺肿、甲状腺腺瘤、甲状腺癌、局限性炎性结节。

超声区分甲状腺弥漫性肿大与甲状腺结节具有重要的临床意义，因为前者常常是良性疾病，一般不需外科手术治疗，而后者需重视鉴别诊断，应尽可能发现并鉴别那些需外科手术治疗的结节。但是，需要积极治疗的原发性恶性淋巴瘤也常表现为弥漫性肿大。甲状腺炎无论以弥漫性肿大还是结节的形式出现，都不需要外科手术治疗。

知识点2：甲状腺疾病的超声鉴别诊断步骤	副高：掌握　正高：掌握

（1）需与甲状腺病变鉴别的疾病有甲状旁腺肿物、周围淋巴结疾病和食管肿瘤等。

（2）区分甲状腺弥漫性肿大与甲状腺结节。一般来说，超声能很好地区分甲状腺弥漫性肿大与甲状腺结节。当甲状腺结节很大而几乎占据整叶腺体或为均匀等回声结节时，有可能误诊为弥漫性肿大或遗漏结节。观察结节周边的晕环或环绕的血流信号有助于发现结节。

（3）区分哪一种疾病引起的甲状腺弥漫性肿大或甲状腺结节。

（4）鉴别颈部有无异常淋巴结以及淋巴结的良、恶性。

第五节　甲状腺囊肿

知识点1：甲状腺囊肿的病理与临床　　　　副高：掌握　正高：掌握

甲状腺囊肿很少见，多数是由甲状腺增生结节囊性变或腺瘤囊性变所致。

知识点2：甲状腺囊肿的二维超声表现　　　　副高：掌握　正高：掌握

（1）多见于颈前区中线上部（舌骨下方），能随吞咽或伸舌、缩舌运动而上下活动。

（2）通常表现为1~2cm大小的圆形或不规则形的无回声区，包膜完整，与周围界限清晰，后方回声增强。

（3）当囊肿内部液体黏稠时，可表现为类实性低回声；当囊肿合并感染时，内见大小不等的点状回声；当囊肿内残留甲状腺组织时，可探及类甲状腺实质的结构。

知识点3：甲状腺囊肿的多普勒超声表现　　　　副高：掌握　正高：掌握

一般内部无明显血流信号，合并乳头状癌时常在实性部分探及血流信号。

知识点4：甲状腺囊肿的鉴别诊断　　　　副高：掌握　正高：掌握

（1）与甲状腺腺瘤囊性变相鉴别：后者常为囊实性改变，囊肿一般较大，液化不全为其特征。

（2）与甲状腺癌液化坏死相鉴别：后者肿瘤生长快，液化坏死时声像图呈不均质的囊实性改变。

（3）与颈部甲状舌管囊肿、鳃裂囊肿相鉴别：后者甲状腺正常，囊肿位于颈正中上部或颈侧方，易于区分。

第六节　亚急性甲状腺炎

知识点1：亚急性甲状腺炎的病理与临床　　　　副高：掌握　正高：掌握

亚急性甲状腺炎是一种自限性非化脓性炎性疾病，由病毒感染所致，多见于20~50岁的女性。发病初期有上呼吸道感染的表现，之后出现受累甲状腺局部有疼痛，可放射至下颌、耳部或枕部。病程一般持续2~3个月，可自行缓解、消失。

知识点2：亚急性甲状腺炎的超声表现　　　　副高：掌握　正高：掌握

（1）甲状腺对称性肿大，探头挤压时有压痛。

（2）腺体内见边界模糊的散在性或融合性片状低回声，有散在回声点分布于甲状腺。

（3）病灶回声随病程而改变，恢复期回声增强、不均，低回声区缩小甚至消失，恢复为正常腺体回声。

（4）彩色多普勒超声显示甲状腺内血流增多，呈点状及散在分布，无特异性。

| 知识点3：亚急性甲状腺炎的鉴别诊断 | 副高：掌握　正高：掌握 |

亚急性甲状腺炎主要应与甲状腺癌和局限性桥本甲状腺炎相鉴别，见下表。

亚急性甲状腺炎、甲状腺癌与局限性桥本甲状腺炎的超声鉴别诊断要点

	甲状腺癌	局限性桥本甲状腺炎	亚急性甲状腺炎
数量	单发多见	单发多见	多发多见，分布于双侧叶
占位效应	有	无	无
内部回声	实性不均质低回声	散在条状高回声	可见正常腺体组织
钙化	微小钙化	无	无
晕环	常无	常无	无
环绕血管	<1/2 圈	常无	常无
内部血流	血供丰富，分布不规则，无正常穿行血管	血供丰富，正常穿行血管	血供随病程而变化，正常穿行血管
局部疼痛	常无	无	发病初期常有
颈部淋巴结转移	可伴有	无	无

第七节　桥本甲状腺炎

| 知识点1：桥本甲状腺炎的病理与临床 | 副高：掌握　正高：掌握 |

桥本甲状腺炎又称为慢性淋巴细胞性甲状腺炎，是一种自身免疫性疾病，好发于30~50岁的中青年女性，镜检见病变甲状腺组织中淋巴细胞和浆细胞呈弥漫性浸润。本病起病隐匿，常无特殊症状，体检触及甲状腺正常大小或中度弥漫性肿大，腺体质韧如橡皮。

| 知识点2：桥本甲状腺炎的超声表现 | 副高：掌握　正高：掌握 |

（1）甲状腺两侧叶弥漫性肿大，以前后径改变最为明显，峡部也明显增厚；病程后期

可表现为腺体萎缩。

（2）腺体声像图表现为以下类型：①弥漫回声减低型，表现为肿大腺体弥漫性回声减低，较为均匀，伴有许多条状高回声，腺体内布满搏动性的彩色血流信号，密集如一片火的海洋。②弥漫网络型，肿大腺体内见许多散在、细小的低回声而呈网络状改变，CDFI 显示血供丰富，呈弥漫性分布。③萎缩型，腺体呈弥漫性萎缩，无或轻度血流信号增加。④局限型，病变局限在某一区域。

（3）病程早期甲状腺上动脉内的血液流速明显加快，血流量增多。

第八节 毒性弥漫性甲状腺肿

知识点1：毒性弥漫性甲状腺肿的病理与临床	副高：掌握 正高：掌握

毒性弥漫性甲状腺肿又称原发性甲状腺功能亢进症、突眼性甲状腺肿或 Graves 病，是一种伴甲状腺激素分泌增多的器官特异性自身免疫病。本病多见于 20~40 岁的中青年女性，男女比例约 1:5。甲状腺的主要病理变化是实质组织的增生和肥大。其临床特征为多器官受累和高代谢状态，主要表现有心悸、怕热、多汗、食欲亢进、大便次数增多、消瘦、情绪激动等。

知识点2：毒性弥漫性甲状腺肿的超声表现	副高：掌握 正高：掌握

（1）甲状腺弥漫性、对称性肿大，被膜规整。

（2）未经治疗的初发者，腺体表现可分为两种类型：①弥漫回声减低型。双侧腺体弥漫性回声减低、较为均匀，CDFI 表现为火海征。②散在回声减低型。双侧腺体内见多个边界模糊的片状回声减低区，探头挤压后回声增强、范围缩小，CDFI 显示回声减低处血流信号尤为丰富。此型常见于年龄较大者。

（3）有的病程较长或反复发作者，腺体回声水平可与正常腺体相当，回声不均匀，部分病例因形成纤维分隔而伴有条状高回声。

（4）多数病例甲状腺上动脉、甲状腺下动脉内径增宽，血液流速明显加快，阻力减低。

知识点3：毒性弥漫性甲状腺肿的弥漫回声减低型与早期桥本甲状腺炎和单纯性甲状腺肿的鉴别诊断	副高：掌握 正高：掌握

毒性弥漫性甲状腺肿的弥漫回声减低型需与早期桥本甲状腺炎和单纯性甲状腺肿相鉴别，见下表。

弥漫回声减低型毒性弥漫性甲状腺肿、早期桥本甲状腺炎与单纯性甲状腺肿的超声鉴别要点

	毒性弥漫性甲状腺肿	早期桥本甲状腺炎	单纯性甲状腺肿
肿大特点	以侧叶长径增大为主	以侧叶前后径和峡部增大为主	以侧叶长径增大为主
腺体回声	弥漫性或散在性回声减低	弥漫性减低伴条状高回声，或网络样改变	正常水平、不均
腺体血供	火海征	火海征或中度增加	正常或轻度增加

知识点4：毒性弥漫性甲状腺肿的散在回声减低型与亚急性甲状腺炎、单纯性结节性甲状腺肿的鉴别诊断　　　　　　　　　　　　　　副高：掌握　正高：掌握

毒性弥漫性甲状腺肿的散在回声减低型需与亚急性甲状腺炎、单纯性结节性甲状腺肿相鉴别，见下表。

散在回声减低型毒性弥漫性甲状腺肿、亚急性甲状腺炎与单纯性结节性甲状腺肿的超声鉴别要点

	毒性弥漫性甲状腺肿	亚急性甲状腺炎	单纯性结节性甲状腺肿
病灶回声	类实性低回声，边界模糊	类实性低回声，边界模糊	回声水平不一，边界清晰或模糊
血供	回声减低区尤为明显	病变区无或轻度增加	病变区丰富，程度不一
病灶占位效应	无，原有血管穿行	无，原有血管穿行	有，原有血管绕行
探头挤压后的回声变化	回声减低区缩小	病变区无明显变化	实性结节无明显变化

知识点5：桥本甲状腺炎与毒性弥漫性甲状腺肿的鉴别诊断

副高：掌握　正高：掌握

桥本甲状腺炎的病程后期或病程较长者，虽也表现为双侧腺体回声弥漫性减低，但腺体萎缩、纤维化改变更明显，血流信号仅轻度或无明显增加，与毒性弥漫性甲状腺肿的声像图表现有较大差异，两者较易鉴别。

第九节　单纯性弥漫性甲状腺肿

知识点1：单纯性弥漫性甲状腺肿的病理与临床　　　　副高：掌握　正高：掌握

单纯性弥漫性甲状腺肿是单纯性甲状腺肿的早期阶段，甲状腺两侧叶呈对称性、弥漫性肿大，一般不伴有甲状腺的功能变化和全身症状。

知识点2：甲状腺过度肿大产生的症状 副高：掌握 正高：掌握

甲状腺过度肿大者可压迫周围器官和组织而产生相应的症状：

（1）压迫气管造成呼吸困难。

（2）压迫食管引起吞咽困难。

（3）压迫颈静脉、上腔静脉造成头面部及上肢水肿。

（4）压迫周围神经引起声音嘶哑或霍纳综合征。

知识点3：单纯性弥漫性甲状腺肿的超声表现 副高：掌握 正高：掌握

（1）甲状腺呈弥漫性、对称性肿大，表面平整，肿大程度常较毒性弥漫性甲状腺肿明显。

（2）病程早期腺体内部回声基本正常；病程后期除腺体实质回声普遍不均外，由于滤泡内充满胶质而高度扩张，腺体内显示弥漫分布的多发、薄壁无回声区伴囊内点状强回声。

（3）腺体内血流信号无明显增多，甲状腺上动脉内径正常或稍增宽，流速在正常范围内或轻度增高。

第十节 单纯性结节性甲状腺肿

知识点1：单纯性结节性甲状腺肿的病理与临床表现 副高：掌握 正高：掌握

单纯性结节性甲状腺肿是单纯性甲状腺肿发展至后期的表现。在甲状腺弥漫性肿大的基础上，滤泡上皮细胞反复增生和不均匀的复原，形成增生性结节，结节进一步发展，压迫结节间血管，使结节血供不足而发生变性、坏死、出血等病变。出血和坏死组织可逐渐纤维化，形成不规则瘢痕，其中可发生钙盐沉积。本病一般无明显的症状，但肿大的甲状腺可压迫周围组织（如气管和食管）而产生相应的症状。

知识点2：单纯性结节性甲状腺肿的超声表现 副高：掌握 正高：掌握

（1）甲状腺大小正常或两侧叶不对称性增大，表面不平整。

（2）腺体内见单个或多个回声不同的结节，边界清晰或模糊，可伴有弧形或颗粒状钙化。结节内血供状态不等，有的增生结节内部血流丰富，甚至呈彩球状，以退化为主（如囊性变、液化、坏死等）的结节内部无或仅有少许血流信号。

（3）结节以外的腺体回声可能表现为均匀、不均或散在的点状或条状高回声，血供无明显增多。

（4）甲状腺上动脉内径正常或稍增宽，流速在正常范围内或稍加快。

第十一节　甲状腺腺瘤

知识点1：甲状腺腺瘤的病理与临床	副高：掌握　正高：掌握

甲状腺腺瘤是起自腺上皮组织的良性肿瘤，可分为滤泡型腺瘤、乳头状腺瘤和混合型3种，多见于中青年女性。肿瘤生长缓慢，患者一般无明显的自觉症状。若肿瘤内突然出血，则肿块迅速增大，伴局部疼痛。少数病例可发生功能自主性腺瘤，出现甲状腺功能亢进症状。10%的腺瘤可以癌变。体检触及单个圆形或椭圆形肿块，质韧，表面光滑，无压痛，可随吞咽而活动。

知识点2：甲状腺腺瘤的超声表现	副高：掌握　正高：掌握

（1）腺瘤呈圆形或椭圆形，肿物长轴常与腺体的长轴平行，如位于峡部的腺瘤其长轴与矢状面垂直。

（2）肿物内部回声类似正常腺体实质回声，多数为均匀等回声，少数为低回声；较大者易合并囊性变、出血或坏死，内部有不规则无回声区、钙化灶或浓缩胶质。浓缩胶质表现为点状强回声后方伴彗星尾征，此为良性结节的特征性表现。

（3）肿物边界清楚、整齐，有高回声包膜，80%的肿瘤周边见规整的薄晕环；后壁及后方回声增强或无明显变化。

（4）CDFI：内部血供程度不等，多数腺瘤内部可见丰富的血流信号，有的形成网状或彩球状；周边常见较为完整的环绕血管。

知识点3：甲状腺腺瘤的鉴别诊断	副高：掌握　正高：掌握

甲状腺腺瘤主要应与单纯性结节性甲状腺肿和甲状腺癌相鉴别，见下表。

甲状腺癌、甲状腺腺瘤与单纯性结节性甲状腺肿的超声鉴别要点

	甲状腺癌	甲状腺腺瘤	单纯性结节性甲状腺肿
数量	单发多见	单发多见	多发多见
形态	不规则	椭圆形或圆形	规则或不规则
边界	模糊，不整齐	清晰，整齐，有高回声包膜	清晰或模糊，整齐或不整齐
内部回声	多为实性不均质低回声	均匀，多为等或高回声	回声水平不等
囊性变	少见	常见	常见
晕环	多数无晕环，少数有不规则晕环	常有规则晕环	有或无

续 表

	甲状腺癌	甲状腺腺瘤	单纯性结节性甲状腺肿
环绕血管	无或<1/2 圈	常有，>1/2 圈	有或无
钙化	微小钙化	少见，粗大	常见、弧形、颗粒状
后方回声	衰减或无变化	无变化或增强	无变化、增强或衰减
血供	癌灶血供丰富，分布不规则	实性部分血供丰富，分布尚规则	血供程度不一
颈部淋巴结转移	可伴有	无	无

第十二节 甲状腺癌

知识点 1：甲状腺癌的病理与临床　　　　　副高：掌握　正高：掌握

甲状腺癌占所有恶性肿瘤的 1%，好发年龄 40~50 岁，女性多见。通常分为乳头状癌、滤泡癌、髓样癌和未分化癌 4 种。乳头状癌占所有甲状腺癌的 75%~90%，发展缓慢，可多年无任何症状。未分化癌和少数髓样癌发展迅速。

知识点 2：甲状腺癌的超声表现　　　　　　副高：掌握　正高：掌握

（1）癌瘤的边界不整齐，界限不清，呈锯齿状，边缘不光滑；但癌瘤较小时，边缘可以光滑、整齐。

（2）癌瘤内部常呈低回声且不均质。

（3）癌瘤内可出现点状、细小、微粒状的强回声钙化点，具有特异性，但敏感性差。

（4）癌瘤较大时，可出现坏死或囊性变，局部呈无回声区，液化不全时，呈囊实性改变。

（5）彩色多普勒超声显示肿瘤内有新生血管出现，呈湍流频谱，血流丰富，有动静脉瘘现象。

第十三节 甲状旁腺增生

知识点 1：甲状旁腺增生的病理与临床　　　　副高：掌握　正高：掌握

甲状旁腺增生中约 10% 原发性甲状旁腺功能亢进是由原发性增生所致，而对于继发性增生，则于慢性肾病的患者较为常见。增生常累及多个腺体。本病可由于钙、磷代谢障碍而出现骨质疏松、脱钙及骨折。

知识点2：甲状旁腺增生的超声表现　　　　　　副高：掌握　正高：掌握

（1）显示数个甲状旁腺不同程度增大，呈双侧性，形态呈椭圆形或不规则形，无明显包膜。

（2）内部为均匀低或等回声，一般无囊性变或钙化灶，血供不如腺瘤丰富。

知识点3：甲状旁腺占位与甲状腺结节的鉴别诊断　　　　副高：掌握　正高：掌握

甲状旁腺占位应与甲状腺结节相鉴别，见下表。

甲状腺结节与甲状旁腺肿物的超声鉴别要点

	甲状腺结节	甲状旁腺肿物
部位	甲状腺内	甲状腺后方或异位于其他部位
回声水平*	多种回声	低回声
囊性变	常见	少见
钙化灶	常见	少见
晕环	常见	一般无
周边环绕血管	常有	除蒂部外，一般无
甲状旁腺功能亢进	无	有

*：与甲状腺实质回声水平比较

知识点4：甲状旁腺腺瘤与甲状旁腺增生的鉴别诊断　　副高：掌握　正高：掌握

甲状旁腺腺瘤与增生的鉴别：腺瘤常为单发，而增生常为多发；腺瘤一般直径>2cm，而增生一般直径<2cm。

第十四节　甲状旁腺腺瘤

知识点1：甲状旁腺腺瘤的病理与临床　　　　　　副高：掌握　正高：掌握

在原发性甲状旁腺功能亢进患者中，80%以上由腺瘤引起，多见于女性，以40~60岁多见。腺瘤可以单发，也可以是多发性内分泌腺瘤的一部分。本病可由于钙、磷代谢障碍而出现骨质疏松、脱钙及骨折。

知识点2：甲状旁腺腺瘤的超声表现　　　　　　副高：掌握　正高：掌握

（1）肿瘤呈椭圆形、三角形或不规则形，其长轴与身体矢状面平行。

（2）肿瘤为均匀低回声，边界光滑、整齐，可见包膜回声，少数可伴有钙化灶或囊性变。

（3）肿瘤与甲状腺之间可见双层中强回声带。

（4）肿瘤前缘常有明显的血管绕行，并可见多条动脉分支进入瘤体内，内部血供丰富，有时可显示肿瘤的蒂部。

知识点3：甲状旁腺腺瘤与甲状旁腺癌的鉴别诊断	副高：掌握 正高：掌握

肿瘤内部回声明显不均、有钙化灶、侵犯邻近解剖结构和颈部淋巴结转移癌有助于提示甲状旁腺癌。

第十五节　甲状旁腺癌

知识点1：甲状旁腺癌的病理与临床	副高：掌握 正高：掌握

甲状旁腺癌占原发性甲状旁腺功能亢进患者的2%~4%，发病率无性别差异。大多数甲状旁腺癌是功能性的，无功能性癌较少。

本病可由于钙、磷代谢障碍而出现骨质疏松、脱钙及骨折。另外，甲状旁腺癌还可以侵犯周围组织器官而引起相应的临床表现。

知识点2：甲状旁腺癌的超声表现	副高：掌握 正高：掌握

（1）肿瘤较大，形态不规则或呈分叶状。

（2）内部为不均匀低回声，可伴有囊性变或钙化灶。

（3）肿瘤可侵犯周围组织。

（4）CDFI：癌灶内部及周边血供丰富，分布不规则。

（5）可发现同侧颈部淋巴结转移癌。

第二章 乳　　腺

第一节　乳腺解剖概要与生理

一、乳腺的解剖

知识点 1：Spence 腋尾区的概念	副高：掌握　正高：掌握

乳腺是汗腺组织的一种类型，内达胸骨旁，外至腋前线，外上方呈角状伸向腋窝的腺体组织称为 Spence 腋尾区。

知识点 2：乳腺的位置与形态	副高：掌握　正高：掌握

乳腺位于前胸壁两侧，相当于第 2~6 肋骨的浅筋膜浅层与深层，内侧为胸骨缘，外侧达腋前线或至腋中线，轮廓均匀，呈圆锥形，两侧大小相似。为定位需要通过乳头中心做垂直线和水平线，再绕乳晕外做环行线，将乳房分为 5 个区，即外上象限、外下象限、内下象限、内上象限及乳晕区。

知识点 3：乳管的解剖	副高：掌握　正高：掌握

乳腺导管系统为输乳管反复分支形成的树枝状的结构。直径一般为 2.0~4.5mm，随导管分支逐渐变细，分支处直径略增大，95% 以上的分支导管与上一级导管主轴延长线的夹角<90°，随分支变细则夹角增大，甚至与上一级导管主轴线呈直角相交。

知识点 4：乳腺叶的解剖	副高：掌握　正高：掌握

乳腺系从大汗腺衍生而来的复管状腺，是乳腺组织独立的结构单位，由乳管、乳腺小叶及腺泡组成。成人的乳腺有 15~20 个乳管系统，每一系统组成一个乳腺叶，腺叶之间具有丰富的脂肪结缔组织，称为叶间结缔组织。乳管系统由乳头皮肤开口部起始向四周辐射，同时乳头区域还有 2~3 个皮脂腺。每个小叶有输乳管，管径为 2~3mm，输乳管以乳头为中心呈放射状排列，在乳头的基底部呈壶腹样膨大，直径为 5~6mm，称为输乳窦。输乳窦在乳头尖端处再行变细，最后以点状开口于乳头；继乳窦之后为较窄的短管，而后为膨大的乳管壶腹，其后为大乳管，再分支为中小乳管，最后为末端乳管而与腺泡相通。每个乳腺含有 15~20 个呈轮辐状排列的腺叶、腺小叶及 10~100 个腺泡；腺叶之间、腺叶与腺泡之

间均有结缔组织间隔。腺叶间上连皮肤与浅筋膜浅层、下连浅筋膜深层的纤维束称为 Cooper 韧带，亦称为乳腺悬韧带，使乳腺保持一定的活动度。各腺小叶内与腺泡相通的乳管向乳头方向汇集形成腺叶乳管，直径逐渐增大形成壶腹，再分成 6~8 个开口于乳头表面；大乳管形成壶腹的膨大处。乳管内衬有上皮细胞，其基底层（生发层）明显增生时，可形成不同的病变，如囊性增生病和导管癌等。

二、乳腺血管分布

知识点 5：分布于乳腺的动脉	副高：掌握	正高：掌握

分布于乳腺的动脉主要包括胸肩峰动脉、胸外侧动脉、乳腺动脉、胸廓内动脉、肋间动脉穿支等。

知识点 6：胸肩峰动脉的解剖	副高：掌握	正高：掌握

胸肩峰动脉多起自腋动脉，走行于胸小肌后方；少部分走行于胸小肌上缘，穿胸锁筋膜或胸小肌后即分出数支肌支行于胸大肌与胸小肌之间，除支配胸大肌和胸小肌外，还分出乳腺支供应乳腺深面组织。

知识点 7：胸外侧动脉的解剖	副高：掌握	正高：掌握

胸外侧动脉位于胸小肌深面、胸肩峰动脉起点下方，起自腋动脉，向外下紧贴胸壁前锯肌表面，沿胸小肌下缘向下，止于胸小肌的胸壁起点附近后侧，供应胸小肌、前锯肌等胸壁肌肉和皮肤以及乳腺外侧部分。

知识点 8：乳腺动脉的解剖	副高：掌握	正高：掌握

乳腺动脉起自肩胛下动脉起点上方、胸外侧动脉起点的下方，由腋动脉发出，向内下前方进入乳腺的外上方，支配该区域的乳腺。

知识点 9：胸廓内动脉、肋间动脉穿支的解剖	副高：掌握	正高：掌握

胸廓内动脉起源于锁骨下动脉，行于肋软骨后方、壁层胸膜前，一般距胸骨缘 1~1.5cm。其中在第 1~4 肋间有穿支穿肋间肌、胸大肌后支配内侧部分乳腺组织。肋间动脉的穿支在第 2~4 肋间较明显，其穿出点位于胸廓内动脉穿出点的外侧 2~3cm，支配乳腺胸肌及乳腺。乳腺内侧的血供主要来源于胸廓内动脉和肋间动脉穿支。

知识点 10：乳腺静脉回流的解剖	副高：掌握	正高：掌握

　　乳腺的静脉回流为乳腺癌血行转移最重要的途径。在乳腺皮下浅筋膜浅层存在着丰富
的乳腺静脉网，分为横向和纵向两种。横向的静脉网汇合向内形成胸廓内静脉穿支，穿胸
大肌、胸小肌、肋间肌注入胸廓内静脉，后者与同名动脉伴行。乳腺的纵向浅静脉向上与
颈根部的浅静脉相交通，可注入颈前静脉。

知识点 11：腋静脉分支的构成	副高：掌握　正高：掌握

　　腋静脉的分支包括胸肩峰静脉、胸外侧静脉、乳腺静脉、肩胛下静脉等，与同名动脉
相伴行，引流乳腺上、外侧的静脉血。与肋间动脉穿支伴行的为同名静脉，引流乳腺深部
的血液回流，向内注入肋间静脉，进而注入奇静脉或半奇静脉，后二者与椎静脉相交通。

三、乳腺的淋巴结和淋巴引流

知识点 12：乳腺淋巴系的组成	副高：掌握　正高：掌握

　　乳腺的淋巴系由皮肤和乳腺小叶间的浅、深两层淋巴管网和淋巴管丛所组成。浅层向
乳头、乳晕下集中，而后再经毛细淋巴管注入深层淋巴管网。在胸前壁和外侧壁呈扇形分
布，集中走向腋窝，并注入腋淋巴结。

知识点 13：乳腺内部的淋巴回流	副高：掌握　正高：掌握

　　乳腺表面皮肤的淋巴引流类似机体其他部位的皮肤，由浅层和深层淋巴管网组成。浅
层的毛细淋巴管网位于真皮下层，无瓣膜；乳腺组织内淋巴构成深层淋巴管网，含瓣膜，
与浅层相比较为疏松且管径较粗，在乳头和乳晕下方形成相对致密的网状结构，称为乳晕
下淋巴管丛。乳腺内的淋巴管起源于小叶周围，与各级导管相伴行，与乳腺的各级导管结
构不同的是淋巴管之间相互吻合成网状，并汇集成集合淋巴管，乳腺实质内的淋巴管网与
乳晕下淋巴管丛相交通，集合淋巴管可能伴随深静脉汇入相应的淋巴结。

知识点 14：乳腺外部的淋巴回流	副高：掌握　正高：掌握

　　乳腺外的淋巴引流区在生理状态下主要包括两部分，即腋淋巴结区和乳内淋巴结区，
一般认为约 75% 的乳腺淋巴液流向腋淋巴结区，而约 25% 的乳腺淋巴液流向乳内淋巴结区。

知识点 15：外侧群淋巴结的位置	副高：掌握　正高：掌握

外侧群淋巴结是沿腋静脉内侧排列的腋淋巴结，又称腋静脉淋巴结。

知识点 16：前群淋巴结的位置	副高：掌握　正高：掌握

前群淋巴结位于前锯肌表面、胸小肌下缘，沿胸外侧动脉和胸外侧静脉分布，又称胸肌淋巴结。

知识点 17：后群淋巴结的位置　　　　　副高：掌握　正高：掌握

后群淋巴结位于肩胛下动脉、肩胛下静脉及胸背神经周围，又称为肩胛下淋巴结。

知识点 18：中央群淋巴结的位置　　　　　副高：掌握　正高：掌握

中央群淋巴结位于腋窝中央的脂肪组织内，是临床体检最易发现的淋巴结群，当上肢内收放松时，可以触及该群淋巴结，本组是腋淋巴结中最大、数目最多的。

知识点 19：尖群淋巴结的位置　　　　　副高：掌握　正高：掌握

尖群淋巴结位于锁骨下肌下内方、胸小肌上缘及内侧、胸锁筋膜深面、Haslted 韧带外侧，沿腋静脉排列，其所处的位置是腋窝的顶端，因其又位于锁骨下，故又称锁骨下淋巴结。

知识点 20：胸肌间淋巴结的位置　　　　　副高：掌握　正高：掌握

胸肌间淋巴结位于胸大肌和胸小肌之间的血管周围的脂肪内，沿胸肩峰血管肌支分布，又称为 Rotter 淋巴结。

四、乳腺的发育

知识点 21：女性乳房的发育过程　　　　　副高：掌握　正高：掌握

按照女性乳房的发育过程，可以分几个阶段：胚胎期、幼儿期、青春期、生育年龄期（成年期）、妊娠期、哺乳期和老年期。不同时期乳房的形态不同，这种变化是延续的、有规律的，主要受内分泌激素的调节影响。

第二节　超声检查技术

知识点 1：乳腺超声设备的要求　　　　　副高：掌握　正高：掌握

乳腺位于胸前壁皮下，距离表皮较浅，超声检查时不需要超声过高的穿透能力，故可以使用频率相对较高的超声波，从而提高图像的空间分辨力。相对而言乳腺结构随时间变化不大，因此，不需要时间分辨力过高。

知识点 2：乳腺超声探头频率的要求　　　　　副高：掌握　正高：掌握

对于超声探头频率的要求，应该是在保证所需穿透深度的前提下，尽可能使用高频率。目前临床常用的探头频率范围为 5~17MHz，宽频探头使得近区使用更加高的频率，远区应用相对低的频率，从而保证近区图像的分辨力和远区图像的穿透力，探头宽度一般为 38~50mm。

知识点 3：乳腺超声检查时的深度要求　　　　　副高：掌握　正高：掌握

最深以显示胸大肌筋膜为准。

知识点 4：乳腺超声检查时的增益和 TGC 条件　　　副高：掌握　正高：掌握

通过增益和 TGC 调节，图像明暗适中，结构层次显示清晰。

知识点 5：乳腺超声检查时对患者体位的要求　　　副高：掌握　正高：掌握

取仰卧位或者对侧斜卧位（如果乳腺过大、倒向同侧，则身体向对侧倾斜），检查侧手臂尽量上抬外展抱头，充分暴露乳腺及同侧腋下。

知识点 6：乳腺探头扫查的方法　　　　　　　　副高：掌握　正高：掌握

以乳头为中心，进行 360°的钟表指针样旋转或探头自上而下、自左而右在乳腺表面的矩形范围内移动扫查全部乳腺。扫查区域应当存在重叠，并且包括乳晕和腋下。

知识点 7：采用彩色超声和多普勒超声检查的要求　　副高：掌握　正高：掌握

当发现病灶或可疑区域时，可以启动彩色超声观察相应区域的血流信号存在情况，彩色超声检查时应选择合适的彩色超声频率、增益和敏感性，以便于显示低速血流信号。

知识点 8：乳腺超声检查的诊断目的　　　　　　副高：掌握　正高：掌握

（1）可扪及的乳房肿块。
（2）放射学（钼靶）发现为致密的乳房者。
（3）乳腺 X 线图像上不能确定病变是否存在者。
（4）有乳腺 X 线检查禁忌时（如妊娠、哺乳和<30 岁）的可疑病变。

知识点 9：乳腺超声检查介入治疗的目的　　　　　副高：掌握　正高：掌握

（1）超声引导下囊肿穿刺和抽吸。
（2）实质性肿块的细针抽吸和活检手术。
（3）术前或者术中进行乳腺癌的定位引导切除。
（4）前哨淋巴结活检和瘤旁注射。

知识点 10：乳腺超声检查术后随访的目的　　副高：掌握　正高：掌握

（1）乳房切除术或者肿块切除术后肿胀的术后诊断和随访。
（2）乳房切除术后胸壁上结节性质的评判。
（3）术后血肿和积液的诊断、治疗及随访。
（4）假体随访（例如渗漏）。

第三节　正常超声表现

知识点 1：正常乳腺声像图中皮肤的表现　　副高：掌握　正高：掌握

皮肤呈带状强回声，厚度 2~3mm，边缘光滑、整齐。

知识点 2：正常乳腺声像图中浅筋膜和皮下脂肪的表现　　副高：掌握　正高：掌握

浅筋膜呈线状高回声，脂肪组织呈低回声，有条索状高回声分隔，境界欠清。

知识点 3：正常乳腺声像图中乳腺腺体的表现　　副高：掌握　正高：掌握

腺体薄厚不一、因人而异，通常厚度为 1~1.5cm，在老年人可萎缩至 3mm，腺体呈中高回声，间夹杂有低回声，排列较整齐。腺体与皮肤间有三角形的中强回声韧带，称为库柏韧带（Cooper 韧带），其后方回声可衰减；深筋膜：筋膜呈线状高回声，光滑、整齐，筋膜间脂肪呈低回声；胸肌及肋骨：胸肌为棱形的均质低回声区，肋骨为弧形强回声，其后方衰减为声影。

知识点 4：正常乳腺声像图中乳腺后方组织的表现　　副高：掌握　正高：掌握

乳腺后方组织主要包括胸前壁肌肉和筋膜，超声图像上表现为肌肉的低回声和筋膜的高回声；体型瘦小者可以显示肋骨回声，尤其肋骨的横断面上呈前方的弧形强回声、中间的弱回声伴后方声影；肋骨回声往往表现为规律排列，平行于肋骨扫查时呈长条状，从而可以和乳腺或前胸部占位区别。

第四节 乳 腺 炎

| 知识点1：乳腺炎的病因 | 副高：掌握 正高：掌握 |

乳腺炎多因乳头皲裂、乳汁淤积、中性粒细胞的渗出所致，好发于哺乳期。最常见的病原体为葡萄球菌和链球菌。

| 知识点2：乳腺炎的临床表现 | 副高：掌握 正高：掌握 |

急性乳腺炎主要表现为乳腺的红、肿、热、痛。慢性炎症致增厚的皮肤类似橘子皮，乳腺组织活动度减小，通常伴腋下淋巴结肿大，如果形成脓肿，可扪及占位性病变。

| 知识点3：乳腺炎的超声声像图表现 | 副高：掌握 正高：掌握 |

声像图上表现为皮肤和皮下组织增厚、水肿，乳腺组织回声紊乱，后方可伴声影，但多没有占位性回声；一旦脓肿形成，超声检查时可发现边界不清、形态欠规则的占位，如表现为无回声，需与乳腺囊肿鉴别；如表现为低回声，易和恶性肿瘤混淆。

| 知识点4：BI-RADS分级 | 副高：掌握 正高：掌握 |

（1）评估是不完全的内容

0级：需要其他影像学检查进一步评估。

一种情况是超声检查乳腺内有明显的病灶，而其超声特征又不足以作出评价；另一种情况是临床有阳性体征，超声检查无异常发现。

（2）评估是完全的——最后分级

1级：阴性。临床上无阳性体征，超声影像未见异常。

2级：良性病灶。基本上可以排除恶性病变。

3级：可能良性病灶。建议复查（3~6个月）及行其他检查进一步评估。

4级：可疑的恶性病灶。建议活检。

5级：高度可能恶性。应积极采取适当的诊断及处理。

6级：已经活检证实为恶性。此级用于在活检已证实为恶性、但还未进行治疗的影像评价或监测手术前和新辅助化疗前后的影像改变。

第五节 乳腺增生病

| 知识点1：乳腺增生病的病理 | 副高：掌握 正高：掌握 |

乳腺增生病又称乳腺纤维囊性增生病或乳腺小叶增生、乳腺增生症、乳腺结构不良。病理上表现为乳腺纤维组织及上皮增生，同时伴囊肿形成的一种乳腺结构紊乱的疾病，故也可称为纤维囊性乳腺病。1829 年首先由 Astley Cooper 描述，特征为腺上皮首先增生，逐渐出现纤维组织增生、纤维囊性增生和纤维腺瘤形成等一系列组织形态方面的病理改变。

知识点 2：乳腺增生病的主要病因	副高：掌握 正高：掌握

（1）雌激素、孕激素和催乳素等激素水平相对或绝对减少，造成体内激素内环境的失衡，最终引起乳腺结构的紊乱。

（2）口服避孕药可能会诱发纤维囊性增生病。

（3）黄嘌呤及其他结构相似的药物、吸烟均有可能加重病情。

知识点 3：乳腺增生病的临床表现	副高：掌握 正高：掌握

根据临床表现可将乳腺增生病分为 4 个不同阶段。

（1）增生前期（乳痛症）：以青春发育期或青年女性多见，表现为经前有明显的乳房肿胀、疼痛，有时疼痛可延及肩背部，局部常有疼痛及震动性疼痛。经后乳房疼痛及肿胀逐渐自行缓解，并有松弛感。

（2）小叶增生：为乳腺增生中最常见的临床阶段，多见于 20~30 岁的青年女性。主要表现为经前期乳房胀痛、不适，痛剧时可延及肩背部与腋下。乳房局部常可扪及大小不等的结节或片状组织增厚。经后结节缩小，组织柔软，但结节很难完全消退。

（3）纤维腺瘤或乳头状瘤病：表现为整个乳腺常均匀增厚，可扪及边界清晰的小结节或纤维腺瘤，活动度好，无压痛，月经后不消失。

（4）纤维囊性增生病或硬化性乳腺病：多发生于 30 岁以上的女性。表现为乳房坚实、增厚，表面光滑或呈结节状，无压痛。经前、经后无症状与体征的改变，囊肿形成后则表现为乳房内有散在的、多发、大小不等的结节。

知识点 4：乳腺增生病的超声表现	副高：掌握 正高：掌握

双侧乳房形态对称，组织增厚，内部为不均匀低回声结节，分布紊乱，边界不清，形态不规则，有囊肿存在时则为无回声，后方回声增强。

第六节 乳腺纤维腺瘤

知识点 1：乳腺纤维腺瘤的病因	副高：掌握 正高：掌握

乳腺纤维腺瘤是最常见的良性肿瘤之一，发病率仅次于乳腺囊性增生病，与雌激素的过度刺激有关，以 20~25 岁性功能旺盛期的女性多见。妊娠和哺乳期或绝经前期，由于雌

激素大量分泌，可使肿瘤迅速生长。

| 知识点 2：乳腺纤维腺瘤的临床表现 | 副高：掌握　正高：掌握 |

乳腺纤维腺瘤好发于外上象限，且多数为单发，少数为多发性的，以无痛性孤立肿块为特征。肿块呈圆形或椭圆形，直径多在 1~5cm，偶有巨型纤维腺瘤，直径可超过 10cm。月经周期对肿瘤大小无影响，亦无异常乳头溢液。触诊肿块表面光滑、边界清楚、质地坚韧、与皮肤和周围组织无粘连，极易被推动，腋窝淋巴结不肿大。

| 知识点 3：乳腺纤维腺瘤的二维超声表现 | 副高：掌握　正高：掌握 |

（1）多为低回声，病灶内回声均匀。
（2）形态规整，多为椭圆形。
（3）边界清晰，多有完整包膜。
（4）部分包膜回声较强，可有典型的侧方声影。
（5）病灶后方的腺体回声多数正常，少数回声增强。
（6）与皮肤及周围组织没有粘连。
（7）探头加压时，可有一定的压缩（前后径减小）。
（8）病灶内一般无钙化。

第七节　乳腺囊肿

| 知识点 1：乳腺囊肿的病因及临床表现 | 副高：掌握　正高：掌握 |

乳腺囊肿多指乳腺单纯性囊肿。病因多由于哺乳期乳腺导管阻塞，乳汁淤积，继之导管扩张。开始导管内为黏稠的乳汁，经过较长的时间后，乳汁中固体成分被吸收，留下清亮的液体，即形成囊肿。囊肿壁为一层扁平上皮，壁薄，内为均质液体。

| 知识点 2：乳腺囊肿的超声表现 | 副高：掌握　正高：掌握 |

（1）边界清楚、整齐、光滑，呈圆形或椭圆形，单发多见。亦可见于双侧乳腺，呈多发性。
（2）内部为均质的无回声区。
（3）囊肿后壁回声增强，呈蝌蚪尾征，同时囊肿的两侧呈暗区，称侧方声影征。

| 知识点 3：乳腺囊肿的鉴别诊断 | 副高：掌握　正高：掌握 |

（1）乳腺癌：后方呈实性衰减暗区，边界不整，呈锯齿状，病程短，肿物生长快。彩

色多普勒超声见丰富的血流信号。

（2）乳头状囊腺瘤或导管瘤：后者为导管扩张，内有实性肿物，呈囊实性占位。彩色多普勒超声见周边及实性部分有血流信号，可以鉴别。

第八节　乳管内乳头状瘤

知识点 1：乳管内乳头状瘤的病理与临床　　　　副高：掌握　正高：掌握

好发于 40~50 岁女性，约 75% 的病例发生在大乳管近乳头的膨大部分。瘤体较小，带蒂并有许多绒毛，血管丰富且壁薄、质脆，极易出血。

最常见的症状为乳头溢液或血性溢液，通常为白色或鲜红色，由于病灶较小临床触诊不易扪及肿块。如在乳晕区内扪及质软、可被推动的肿块，轻按可从乳头排出血性溢液，则多可诊断。一般无其他症状（如疼痛），偶可因肿瘤阻塞乳管而出现疼痛，一旦积血排出，疼痛可消失并可反复。

知识点 2：乳管内乳头状瘤的超声表现　　　　副高：掌握　正高：掌握

（1）早期病灶较小时超声图像常无改变或仅表现为乳腺组织增生改变，乳管内有液体聚集时可发现乳管扩张，一般内径在 2mm 左右，但一旦液体排出，超声多不能发现乳管扩张。

（2）如果发现乳管扩张，超声应仔细检查扩张的乳管壁是否光滑，当有乳头状瘤存在时，可以发现扩张的乳管内低回声或等回声乳头状突出，与乳管壁相连，内部回声较为均匀，血流往往难以显示。

（3）病灶较多时，常规超声检查可以在乳头附近发现低或等回声结节状结构，边界清晰，形态规则，内部回声尚均匀，后方无声影，CDFI 可以在内部发现点状血流信号，可同时伴导管扩张，从而形成囊实性混合结构。探头挤压时可见乳头内液体溢出。

第九节　乳　腺　癌

知识点 1：乳腺癌的病因　　　　副高：掌握　正高：掌握

乳腺癌的病因尚不能完全明了。多数学者认为，绝经前后雌激素是刺激发生乳腺癌的明显因素。也有些学者认为，未婚、未育或未哺乳的妇女乳腺癌发病率较高。有乳腺癌家族史的妇女其乳腺癌发病率高于无家族史者 15 倍之多，提示遗传因素在发病中的重要作用。其他致病因素可能有进食高脂饮食和肥胖、胸部多次接受 X 线透视或摄影照射、乳房良性疾病等。

知识点 2：乳腺癌的病理分类　　　　　　　　副高：掌握　正高：掌握

乳腺癌按肿瘤细胞的分化程度可分为低分化和高分化两类，也可以根据肿瘤的细胞成分分为多种类型。根据组织发生和形态结构可将其分为导管癌、小叶癌和特殊型癌 3 大类型。

知识点 3：导管癌的特点　　　　　　　　　　副高：掌握　正高：掌握

导管癌较多见，来源于乳腺导管系统，特别是末梢导管，包括非浸润性导管内癌及浸润性导管癌。

知识点 4：小叶癌的特点　　　　　　　　　　副高：掌握　正高：掌握

小叶癌较少见，又称腺泡内癌，来源尚未完全确定，有人认为系起源于肌上皮细胞，也有人认为发生于小叶内导管，包括非浸润性的小叶原位癌及浸润性小叶癌。

知识点 5：特殊型癌的特点　　　　　　　　　副高：掌握　正高：掌握

特殊型癌少见，为具有特殊形态结构的一类乳腺癌，如黏液癌、大汗腺样癌、腺样囊性癌、鳞状细胞癌及炎性癌等。

知识点 6：低分化癌的特点　　　　　　　　　副高：掌握　正高：掌握

低分化癌的特点是细胞分化程度低，恶性程度高，包括硬癌、髓样癌、炎性癌和黏液癌。

知识点 7：高分化乳腺癌的特点　　　　　　　副高：掌握　正高：掌握

高分化乳腺癌的特点是肿瘤细胞分化程度高，恶性程度较低。具体包括腺癌、导管癌、乳头状癌（亦称乳头状腺癌）、湿疹样癌（亦称 Paget 乳头病）、小叶癌。

知识点 8：乳腺叶状肿瘤的分类与临床表现　　副高：掌握　正高：掌握

1981 年 WHO 乳腺肿瘤分类中已推荐叶状肿瘤的命名，将其分为良性、恶性和交界性 3 种类型。本病一般为单发、生长较慢、无触痛、与皮肤和胸大肌无粘连，病灶大小不等，有短期内迅速增大的临床特点。

知识点 9：乳腺叶状肿瘤的病理　　　　　　　副高：掌握　正高：掌握

乳腺叶状肿瘤是双相分化的肿瘤，组织学特征为裂隙状分布的双层上皮细胞被过度生长的间质成分围绕，形成典型的叶状、无包膜结构。多数乳腺叶状肿瘤肿块边界清楚，超声显示有强回声包膜，是由邻近受压的乳腺间质构成，而非真包膜。

知识点 10：乳腺叶状肿瘤的生长方式	副高：掌握　正高：掌握

良性呈膨胀性生长，交界性可有点、灶性浸润，恶性多表现为较大范围的浸润，中间可出现片灶性坏死区。良性和恶性乳腺叶状肿瘤均可发生局部复发和转移。

知识点 11：乳腺癌的转移途径	副高：掌握　正高：掌握

（1）直接浸润：直接侵入皮肤、胸肌筋膜、胸肌等周围组织。
（2）淋巴转移：为乳腺癌的主要转移途径。
（3）血液转移：癌细胞经血液向远处转移者多发生在晚期。

知识点 12：乳腺癌淋巴转移的主要途径	副高：掌握　正高：掌握

（1）癌细胞经胸大肌外侧缘淋巴管侵入同侧腋窝淋巴结，然后累及锁骨下淋巴结以至锁骨上淋巴结；转移至锁骨上淋巴结的癌细胞，又可经胸导管（左）或右侧淋巴导管进入静脉血流导致远处转移。
（2）癌细胞向内侧达胸骨旁淋巴结，继而达到锁骨上淋巴结，之后可经同样的途径血行转移。

知识点 13：乳腺癌的临床表现	副高：掌握　正高：掌握

不同的病理类型其临床表现出现的早晚和表现可以不同。临床上较为多见的、较早的表现是患侧乳房出现单发的、无痛性并呈进行性生长的肿块。肿块位于外上象限最多见（占 45%~50%），其次是乳头、乳晕区（为 15%~20%）和内上象限（占 12%~15%）。触诊时肿块质地较硬，表面不光滑，边界不清楚，活动度差。如果患者无自觉症状，患者在无意中（如洗澡、更衣）发现占位常为就诊的因素；少数患者可有不同程度的触痛或刺痛和乳头溢液。肿块的生长速度较快时，受累的周围组织可出现乳房外形的改变。如癌组织累及连接腺体与皮肤的 Cooper 韧带，使之收缩并失去弹性，可导致肿瘤表面皮肤凹陷；邻近乳头的癌肿因侵及乳管使之收缩，可将乳头牵向癌肿方向；乳头深部的肿瘤可因侵入乳管而使乳头内陷。癌肿较大者可使整个乳房组织收缩，肿块明显凸出。癌肿继续增长，表面皮肤可因皮内和皮下淋巴管被癌细胞堵塞而出现局部淋巴水肿，由于皮肤在毛囊处与皮下组织连接紧密，淋巴水肿部位可见毛囊处出现很多点状凹陷，形成所谓"橘皮样"改变。

知识点 14：乳腺癌淋巴转移的临床表现　　　副高：掌握　正高：掌握

乳腺癌的淋巴转移多为同侧腋窝淋巴结肿大，最初转移淋巴结为散在、无痛、质硬、可活动的，数目较少；随着病程的发展，肿大的淋巴结数目增多，互相粘连成团，与皮肤或腋窝深部组织粘连而固定。如果腋窝主要淋巴管被癌细胞栓塞，可出现患侧上肢淋巴水肿。胸骨旁淋巴结位置较深，通常需要在手术中探查时才能确定有无转移。晚期，锁骨上淋巴结亦肿大、变硬。少数患者可出现对侧腋窝淋巴结转移。

知识点 15：炎性乳腺癌的临床表现　　　副高：掌握　正高：掌握

炎性乳腺癌发展迅速，病程凶险，可在短期内迅速侵及整个乳房。临床特征是患侧乳房明显增大，皮肤充血、发红、发热，犹如急性炎症。触诊扪及整个乳房肿大、发硬，无明显局限性肿块。癌细胞转移早且范围广，对侧乳房亦常被侵及。预后极差，患者常在发病后数月内死亡。

知识点 16：乳腺癌的超声表现　　　副高：掌握　正高：掌握

（1）形状为圆形、椭圆形、分叶状或不规则。

（2）纵横比<2∶1 或接近于 1。

（3）边界不清晰。

（4）边缘不光整，表现为小叶、成角或毛刺状。

（5）内部回声可表现为低回声、等回声或不均匀回声，占位较大时内部可出现坏死、液化或导管扩张，积液时可出现无回声，也可见点状高回声或钙化强回声。

（6）后方回声多表现为不变、衰减或混合性变化。

（7）晚期由于癌细胞浸润和周围组织破坏，皮肤等也可出现相应改变，如皮肤及皮下脂肪组织层水肿增厚、凹陷、结构扭曲。

（8）病灶引起周围正常解剖层次结构的扭曲或连续性中断，包括病灶处皮肤、浅筋膜层等。

（9）彩色及能量多普勒超声显示恶性病灶内部及周边的血流可以明显增多，且走向杂乱无序，部分病灶有由周边穿入的特征性血流。

知识点 17：乳腺癌的鉴别诊断　　　副高：掌握　正高：掌握

三维成像、造影增强对比成像和弹性超声作为超声新技术已在乳腺疾病的良、恶性鉴别中发挥其相应的价值，见下表。

乳腺良、恶性肿瘤的超声特征比较

超声特征	乳腺良性肿瘤	乳腺恶性肿瘤
形态	椭圆形、圆形	圆形、不规则形
边缘	光整	分叶状、毛刺状、成角
边界	清晰或欠清晰	欠清晰或不清晰
回声	低回声或等回声	等回声、高回声或混合回声
钙化	无	细小钙化
纵横比	>2	<2
彩色超声	点状血流信号或无血流信号	条状或网状血流信号
RI	<0.7	>0.7
后方改变	增强	无变化或衰减
周围组织	受压或无变化	受压、水肿、扭曲

第三章 涎 腺

第一节 解 剖 概 要

知识点1：涎腺的解剖　　　　　　　　　　　　　副高：掌握　正高：掌握

涎腺属于外分泌腺，主要包括腮腺、颌下腺及舌下腺 3 对大腺体，这些腺体左右对称，均有导管与口腔相连，它们所分泌的唾液，经导管排入口腔。腮腺为涎腺中最大的腺体。

知识点2：腮腺的解剖　　　　　　　　　　　　　副高：掌握　正高：掌握

腮腺位于外耳道前下方、咬肌后缘、下颌后窝内。其形状为不规则楔形，分为深叶和浅叶，浅叶是肿瘤的好发区域。腮腺前上缘向前延伸形成副腮腺，长 1.5~1.8cm，宽 1.0~1.2cm。腮腺导管始于腺泡腔，经闰管、小叶内导管、叶间导管至主导管。主导管从腮腺浅叶前缘发出，并穿过颊肌而开口于口腔颊黏膜，其外径约 3mm，长 5~6cm。主导管开口的体表投影位于耳屏至鼻翼根部连线的中点上。

知识点3：颌下腺的解剖　　　　　　　　　　　　副高：掌握　正高：掌握

颌下腺位于下颌下三角内，呈椭圆形，大小如鸽蛋。颌下腺导管外径约 3mm，长约 5cm，从颌下腺内侧面发出，开口于舌系带外侧方、舌下肉阜。颌下腺导管开口口径较大，走行弯曲。

知识点4：舌下腺的解剖　　　　　　　　　　　　副高：掌握　正高：掌握

舌下腺位于口底舌下襞下方，形态如杏仁。舌下腺有 5~15 条小导管，从腺体上缘发出，并开口于舌下皱襞上。

第二节 超声检查技术

知识点1：涎腺超声检查时患者的体位　　　　　　副高：掌握　正高：掌握

患者取仰卧位，检查腮腺时，头部偏向对侧。检查颌下腺、舌下腺时，头部后仰，充分暴露下颌区。

知识点 2：涎腺超声检查时对仪器的选用　　　副高：掌握　正高：掌握

腮腺、颌下腺位置浅表，检查时多选用线阵探头，频率 7.0～14.0MHz。舌下腺位置较深，特别是对肥胖患者检查时，应选用低频弧形探头，频率 3.0～5.0MHz。检查明显肿大的腺体，应加用低频率探头。

知识点 3：涎腺的超声检查方法　　　副高：掌握　正高：掌握

直接接触皮肤扫查，对腮腺、颌下腺进行纵切、横切及多方位扫查。检查舌下腺时，声束朝向口底，尽可能多切面扫查。

第三节　正常超声表现

知识点 1：涎腺的正常二维超声表现　　　副高：掌握　正高：掌握

腮腺纵切或横切时，其形态近似倒三角形。以下颌骨表面延长线为标志，把腮腺分为深叶、浅叶，浅叶边缘清晰，深叶后缘不容易完整显示。颌下腺纵切呈椭圆形，边界清晰。舌下腺形态可呈椭圆形，两侧舌下腺相连时，其形态近似马蹄形，舌下腺边界不容易完整显示。

涎腺实质为均匀高回声，略高于甲状腺的回声。涎腺的导管不易显示。副腮腺沿腺体前缘向前延伸，实质回声与腮腺一致。在腮腺周缘的淋巴结呈椭圆形或圆形低回声。

知识点 2：涎腺的正常彩色与频谱多普勒表现　　　副高：掌握　正高：掌握

涎腺实质内的血流信号大多为稀疏点状分布，少数显示为条状分布。动脉血流频谱呈高阻型。

第四节　涎腺炎症

知识点 1：涎腺炎症的病理与临床　　　副高：掌握　正高：掌握

涎腺炎症的病因主要包括细菌性、病毒性及特异性感染，根据其病程可分为急性炎症、慢性炎症及复发性炎症。炎症多见于腮腺，其次为颌下腺，舌下腺很少见。

知识点 2：急性腮腺炎的病理与临床　　　副高：掌握　正高：掌握

急性腮腺炎以流行性腮腺炎多见，单侧或双侧发病，流行病学、血液检查能够帮助鉴别。急性化脓性炎症少见，多发生于成年人，年老体弱者易于发病，主要发生于腮腺及颌下腺，以单侧为主。炎症急性发作时，局部疼痛、皮肤红肿，饮食时症状加剧，口腔内导管开口充血、肿胀，严重者可见脓液排出。

| 知识点3：慢性腮腺炎的病理与临床 | 副高：掌握　正高：掌握 |

慢性腮腺炎分为阻塞性和复发性。

（1）慢性阻塞性腮腺炎：由腮腺导管结石、外伤或异物的梗阻而引起的。临床表现为梗阻侧腮腺反复发生肿痛，进餐时症状尤为明显，挤压腺体时导管口分泌物为黏稠性唾液或稀脓液。

（2）慢性复发性腮腺炎：以5岁以下儿童多见，既往有流行性腮腺炎病史。临床表现为局部肿胀、疼痛反复发作，年龄越小，发作次数越频繁，挤压腺体时，口腔内导管口分泌物异常。

慢性腮腺炎的病理表现为腺体正常结构不清，腺泡不同程度变性、萎缩，腺体内小导管节段性狭窄或扩张，管周及间质有炎症细胞浸润。

| 知识点4：急性炎症的超声表现 | 副高：掌握　正高：掌握 |

细菌性炎症以单侧多见，涎腺腺体中度至重度肿大，包膜不清晰，腺体实质回声不均匀，血供丰富。当腺体实质出现含有点状回声漂浮的液性区时，提示脓肿形成。脓肿单发多见，边界不规则，脓腔后方见回声增强效应，腔内无血流信号显示。

| 知识点5：慢性炎症的超声表现 | 副高：掌握　正高：掌握 |

涎腺腺体无明显肿大，表面不光滑，腺体实质回声呈弥漫性增粗、不均匀，或表现为局灶性不均匀区，边界不清晰，腺体内血流信号轻度至中度增多。慢性阻塞性炎症，可见腺导管扩张或结石的回声。

第五节　涎腺囊肿

| 知识点1：涎腺囊肿的好发位置 | 副高：掌握　正高：掌握 |

涎腺囊肿好发于舌下腺，腮腺、颌下腺少见。

| 知识点2：涎腺囊肿的类型 | 副高：掌握　正高：掌握 |

（1）潴留性黏液囊肿：囊壁有导管上皮衬里，腺导管发育异常、阻塞或狭窄使局部导管扩张而形成囊肿，囊内潴留黏液。

（2）外渗性黏液囊肿：亦称假性囊肿，囊壁的主要成分是纤维结缔组织或肉芽组织。

腺导管破裂、黏液外漏入组织间隙而形成此类囊肿。

（3）淋巴上皮囊肿：囊壁内有丰富的淋巴组织，其组织发生来源尚不明确。

知识点3：涎腺囊肿的临床表现	副高：掌握 正高：掌握

局部无痛性肿块，质软，境界清楚。囊肿伴发感染时，肿块有明显的触痛。舌下腺囊肿多发生于青少年，可自行破溃，也易复发。

知识点4：涎腺囊肿的超声表现	副高：掌握 正高：掌握

（1）涎腺囊肿形态多呈圆形，少数呈哑铃形，如舌下腺外渗性黏液囊肿，其两端分别位于舌下区和颌下区。

（2）囊壁薄而清晰，边界清楚，囊壁及后方伴有回声增强效应。

（3）囊内呈无回声或含有稀疏的细点状回声。

（4）伴发感染时，囊壁增厚，囊内见密集的细点状或絮状回声。

知识点5：涎腺囊肿的鉴别诊断	副高：掌握 正高：掌握

腮腺囊肿要注意与第一鳃裂囊肿区别，后者可伴有鳃裂瘘；舌下腺囊肿要注意与口底皮样囊肿区别，后者位于口底；涎腺囊肿含有密集的细点状回声时，要注意与实性肿瘤区别。

第六节　涎腺多形性腺瘤

知识点1：涎腺多形性腺瘤的病理和临床	副高：掌握 正高：掌握

涎腺多形性腺瘤又称混合瘤，是涎腺良性肿瘤中最常见的类型，好发于腮腺，其次为颌下腺，在舌下腺中罕见。混合瘤形态多呈圆形，大的瘤体也可呈分叶状，瘤体边界清晰，为纤维组织包绕。大多数的瘤体呈实性，由腺样上皮和间充质组织构成，有的瘤体呈囊性变，也可含有软骨样组织。

临床主要表现为局部无痛性、缓慢生长的肿块，多为单发。大约5%的混合瘤可发展为恶性混合瘤。

知识点2：涎腺多形性腺瘤的超声表现	副高：掌握 正高：掌握

（1）大多数混合瘤的形态呈圆形或椭圆形，有的瘤体呈分叶状。

（2）瘤体边界清晰，瘤体后方组织可出现回声增强。

（3）瘤内回声多样，可呈均质或不均质低回声，有的瘤内出现液性区或钙化灶。

（4）CDFI：大多数混合瘤内部、尤其体积大的瘤体内常显示较丰富的血流信号，PW检测多为低阻动脉血流频谱。

知识点3：涎腺多形性腺瘤的鉴别诊断	副高：掌握　正高：掌握

涎腺多形性腺瘤要注意与乳头状淋巴囊腺瘤、恶性混合瘤相鉴别。恶性混合瘤边界不清楚，瘤内回声不均匀，伴有钙化点，瘤内动脉血流频谱为高速高阻型。

第七节　乳头状淋巴囊腺瘤

知识点1：乳头状淋巴囊腺瘤的病理和临床	副高：掌握　正高：掌握

乳头状淋巴囊腺瘤，又称 Warthin 瘤，以中老年男性多见，好发于腮腺，也可同时见于多个涎腺中。乳头状淋巴囊腺瘤起源于涎腺内上皮和淋巴组织，可呈多发性，瘤体形态呈圆形或椭圆形，有包膜。瘤体内呈囊实性，含有大小不等的囊腔，内含黏液样液体，囊壁有乳头状结构。

临床表现：肿块多发生于腮腺后下极，为无痛性生长，病程缓慢，肿块质软，无压痛。

知识点2：乳头状淋巴囊腺瘤的超声表现	副高：掌握　正高：掌握

（1）Warthin 瘤瘤体的形态多呈圆形或椭圆形，少数呈分叶状。
（2）瘤体边界清晰，瘤体后方可伴有回声增强效应。
（3）瘤体内部多呈低回声，也可见到液性区，呈分隔多灶性。
（4）肿瘤可呈多发性，分布于单个腺体或多个腺体。
（5）CDFI：实性瘤体内可见到较丰富的血流信号，以囊性为主的瘤体血供不丰富。

知识点3：乳头状淋巴囊腺瘤的鉴别诊断	副高：掌握　正高：掌握

乳头状淋巴囊腺瘤要注意与多形性腺瘤相鉴别，乳头状淋巴囊腺瘤的特点是瘤体呈多发性、囊实性、多个涎腺分布。

第八节　鳃裂囊肿

知识点1：鳃裂囊肿的病理与临床	副高：掌握　正高：掌握

鳃裂囊肿为胚胎发育过程中鳃弓和鳃裂未能正常融合或闭锁不全，可来源于第一、第二、第三、第四鳃裂，临床上最常见的是第二鳃裂来源的囊肿。鳃裂囊肿常无症状，当肿块发生感染时，出现疼痛。

知识点2：鳃裂囊肿的超声表现　　　　　　　　　　副高：掌握　正高：掌握

颈侧区上部病变表现为圆形、椭圆形的囊性肿块，边界清晰，壁薄厚不一，后方回声增强。

第九节　涎腺恶性肿瘤

知识点1：涎腺恶性肿瘤的病理和临床　　　　　　　副高：掌握　正高：掌握

在涎腺恶性肿瘤中，黏液表皮样癌的发病率居首位，好发于腮腺；腺样囊性癌也较多见，但好发于颌下腺。黏液表皮样癌多无包膜，瘤内含有大小不等的囊腔，根据不同的病理改变，可分为低度、中度和高度恶性。腺样囊性癌呈实性，常有出血灶。

临床表现：肿块生长缓慢，病程后期肿块质硬、触痛、界限不清。

知识点2：涎腺恶性肿瘤的超声表现　　　　　　　　副高：掌握　正高：掌握

（1）涎腺恶性肿瘤以单发为主，形态多不规则，边缘不清晰。

（2）黏液表皮样癌以不均匀低回声多见，内可含有液性区，呈囊实性，后方可出现回声增强。

（3）腺样囊性癌内部为不均匀低回声，后方常伴声衰减。

（4）瘤体内可见到丰富的血流信号，PW检测多为高速动脉血流频谱。

（5）可伴有同侧颈内静脉上段周围淋巴结肿瘤转移征象。

知识点3：涎腺恶性肿瘤的鉴别诊断　　　　　　　　副高：掌握　正高：掌握

涎腺恶性肿瘤根据其肿块的形态、边界、回声、血供及淋巴结是否肿大，可与良性肿瘤进行鉴别，但低度恶性肿瘤容易与良性肿瘤混淆。

第四章 眼 部

第一节 解剖概要

| 知识点 1：眼的构成 | 副高：掌握 正高：掌握 |

眼为人体的视觉器官，分为眼球、视路和眼附属器 3 部分。眼球分为眼球壁和眼内容两个部分。眼球壁包括 3 层膜：外层为纤维膜，中层为色素膜，内层为视网膜。眼内容物包括房水、晶状体和玻璃体。

一、眼球壁

| 知识点 2：眼球壁纤维膜的构成 | 副高：掌握 正高：掌握 |

角膜和巩膜组成眼球外膜，主要由纤维结缔组织构成，故总称为纤维膜。

| 知识点 3：眼球壁色素膜的概念 | 副高：掌握 正高：掌握 |

色素膜又称葡萄膜，是位于巩膜和视网膜之间富含色素的血管性结构，分为虹膜、睫状体和脉络膜 3 部分。

| 知识点 4：虹膜的概念 | 副高：掌握 正高：掌握 |

虹膜为色素膜的最前部，为一圆盘状膜，由睫状体前部伸展到晶状体前面，中央有一圆孔称为瞳孔。

| 知识点 5：睫状体的位置 | 副高：掌握 正高：掌握 |

睫状体位于视网膜与锯齿缘之间，前与虹膜根部相连，向后移行于脉络膜，切面为三角形，顶端向后指向锯齿缘，基底指向虹膜，环绕晶状体赤道部。

| 知识点 6：脉络膜的位置 | 副高：掌握 正高：掌握 |

脉络膜由视网膜锯齿缘开始，直到视神经孔，覆盖眼球后部，厚度约 0.25mm，为色素丰富的血管性结构。

知识点 7：视网膜的解剖	副高：掌握　正高：掌握

视网膜的前界为锯齿缘，后界为视乳头周围，外为脉络膜，内为玻璃体。后极部可见一直径 1.5mm、边界清晰的淡红色圆盘状结构，称为视盘（视乳头），为视网膜神经纤维汇集穿过巩膜筛板的部位。在视盘颞侧 3mm 处可见直径约 2mm 的浅漏斗状小凹陷，称为黄斑，其中有一小凹为黄斑中心凹，为视网膜视觉最敏锐的部位。

二、眼内容

知识点 8：晶状体的解剖	副高：掌握　正高：掌握

晶状体由晶状体囊和纤维组成，形似双凸镜的透明体，借晶状体悬韧带与睫状体相连，固定在虹膜后、玻璃体前，富有弹性。晶状体直径 9~10mm，厚度 4~5mm，前后两面相接处为晶状体赤道部。

知识点 9：玻璃体的解剖	副高：掌握　正高：掌握

玻璃体为充满眼球后 4/5 空腔内的透明无色胶体，其 99% 为水分，充满在晶状体后，玻璃体内没有血管和神经，在其外层有少量游走细胞。

知识点 10：玻璃体组织的构成	副高：掌握　正高：掌握

玻璃体组织由玻璃体界膜、玻璃体皮质、中央玻璃体、中央管及玻璃体细胞构成。

知识点 11：房水的主要功能	副高：掌握　正高：掌握

房水是眼内透明的液体，充满眼前房和后房。房水由睫状突无色素上皮细胞分泌产生，主要功能是维持眼内压，营养角膜、晶状体和玻璃体，保护眼结构的完整性和光学透明性。

三、眼部血管解剖

知识点 12：眼动脉在眶内的走行	副高：掌握　正高：掌握

眼动脉（OA）是颈内动脉的第 1 分支。它通过视神经管与视神经相伴行进入眼眶。其在眶内的行程可以分为 3 部分。第 1 部分在眶外下方向前走行到视神经，然后在眶中部穿越视神经到其鼻上方（第 2 部分）；约 85% 的病例，眼动脉在视神经的上方越过；其余在视神经的下方越过。在视神经鼻侧（第 3 部分）眼动脉分出其末支。

知识点 13：视网膜中央动脉的解剖	副高：掌握　正高：掌握

视网膜中央动脉（CRA）由眼动脉的第 2 部分分出，于球后约 12mm 处进入视神经，

然后在视神经实质中向前走行直到眼球为止。在视神经内，视网膜中央动脉和视网膜中央静脉相伴行。

| 知识点 14：睫状后长动脉和睫状后短动脉的解剖 | 副高：掌握　正高：掌握 |

睫状后长动脉和睫状后短动脉包括 6~8 条短动脉和 2 条长动脉，均在视神经附近从球后进入眼内，为脉络膜（睫状后短动脉）以及虹膜和睫状体（睫状后长动脉）提供血供。

| 知识点 15：眼静脉的构成 | 副高：掌握　正高：掌握 |

眼静脉（OV）共 2 支，即眼上静脉（SOV）和眼下静脉。其中，眼上静脉是引流眼球及其附属器的主要血管，直接向后引流至海绵窦。眼下静脉在进入海绵窦之前，发出分支汇入眼上静脉，另一支汇入翼状丛。部分血液也向前经内眦静脉入面静脉引流。

| 知识点 16：涡静脉的解剖 | 副高：掌握　正高：掌握 |

涡静脉（VV）为引流脉络膜、睫状体和虹膜的主要血管。脉络膜后部的静脉向前集合，赤道前的脉络膜静脉则向后集合，在赤道部附近形成 4~5 支涡静脉。

| 知识点 17：视网膜中央静脉的解剖 | 副高：掌握　正高：掌握 |

视网膜中央静脉（CRV）走行在视神经内，与视网膜中央动脉走行完全相同，经眼上静脉或直接回流到海绵窦。

第二节　超声检查技术

| 知识点 1：眼部超声检查前患者的准备工作 | 副高：掌握　正高：掌握 |

检查前与患者密切交流，消除其紧张、恐惧心理，使其配合医生的检查，如平稳呼吸、减少瞬目等。通过询问病史、阅读病历了解患者的基本病情。

| 知识点 2：眼部超声检查时患者的体位 | 副高：掌握　正高：掌握 |

一般为仰卧位检查，特殊情况下可以采用坐位检查。

| 知识点 3：眼部超声检查时对仪器的选用 | 副高：掌握　正高：掌握 |

一般使用高频线阵探头、仪器内置的小器官条件即可，但需降低发射功率、尽量缩短多普勒检查的时间。

| 知识点4：眼部二维超声检查的方法 | 副高：掌握　正高：掌握 |

首先将仪器的增益调整至最高，以免将细小的病变遗漏，一般扫查顺序如下。

（1）横切扫描：将探头置于6点角膜巩膜缘，得到上方眼球后极部的图像，向下（穹隆部）移动探头，依次得到眼球后极部、赤道部、周边部的图像。应用相同的方法分别对眼球的下方、鼻侧、颞侧进行检查。

（2）纵切扫描：如果应用横切扫描有异常发现，或者有不能详尽观察的盲区，可以进行纵切扫描。旋转探头90°（与横切扫描相垂直），同样自角膜巩膜缘向穹隆部移动探头，观察病变的情况。

（3）轴位扫描：将探头置于眼球中央，得到自角膜顶点至视神经的眼球图像为轴位图，可以明确病变与视神经、黄斑之间的关系。

| 知识点5：眼部眶内血管的彩色多普勒成像的检查方法 | 副高：掌握　正高：掌握 |

做眼球的轴位切面，在视神经的两侧找寻类似英文字母"S"形的粗大血管，即眼动脉。视神经的低回声区内可以发现红蓝相间的血流信号，即视网膜中央动脉和视网膜中央静脉。在视神经的两侧可以发现单一颜色的条带状血流信号，为睫状后短动脉。

第三节　正常超声表现

| 知识点1：眼结构的正常超声表现 | 副高：掌握　正高：掌握 |

（1）眼球呈类圆形，有回声区和无回声区相间组成。

（2）角膜呈弧形带状回声，如果探头对角膜加压可见角膜形态发生改变，即角膜顶点的回声局限变平。

（3）前房为半球形无回声区。

（4）虹膜为中等强度条状回声，20MHz超声可获得清晰的虹膜图像，瞳孔侧略粗。虹膜前后为眼房水的无回声间隙。超声可测量虹膜的横径及其前后径，测量值与解剖数据大致相等。

（5）晶状体的全部均可清晰显示，呈类椭圆形中强回声。

（6）玻璃体表现为无回声区，与眼球壁回声之间界限清晰。

（7）眼球壁回声为类圆形带状强回声，与玻璃体回声形成明显的对比，受到仪器分辨力的影响，正常情况下超声诊断仪无法将眼球壁的3层结构明确分辨。

（8）眼眶主要由中强点状回声组成，呈类英文字母"W"形，视神经表现为带状无回声区，前与视盘回声相连，向后延伸至颅内，但一般的超声诊断仪仅能显示60mm左右的眶内结构。

（9）眼球的上、下、鼻侧、颞侧各有一条肌肉，二维超声表现为带状回声，边缘回声较中央明显增强，与周边的眶脂肪组织可以清晰分辨。

（10）泪腺位于眼球的颞侧上方，呈类三角形，内为中低回声，边界清晰，无压缩性。

知识点 2：眼眶内血管的正常超声表现　　　　　　副高：掌握　正高：掌握

（1）眼动脉为颈内动脉的主要分支，自视神经孔进入眶内，呈英文字母"S"形，与视神经相伴自视神经孔走行到眼前部。

（2）眼动脉在走行的过程中分出视网膜中央动脉和睫状动脉。

（3）视网膜中央动脉至球后 15mm 眼眶内的血管根据其解剖及走行 CDFI 检查一般只对眼动脉、视网膜中央动脉和睫状后短动脉进行观察和定量测量。

（4）所有的眼局部动脉血管的频谱与颈内动脉类似，均为三峰双切迹状。

第四节　晶状体脱位

知识点 1：晶状体脱位的概念　　　　　　　　　　副高：掌握　正高：掌握

晶状体位于虹膜和玻璃体之间，通过晶状体悬韧带将其与睫状体相连，从而达到固定位置的目的。因眼外伤所致的晶状体悬韧带部分或全部离断将直接导致晶状体位置的异常，即脱位。

知识点 2：晶状体脱位的分类　　　　　　　　　　副高：掌握　正高：掌握

晶状体脱位可分为晶状体不全脱位和晶状体完全脱位。

（1）晶状体不全脱位：晶状体不全脱位可由超声生物显微镜（UBM）检查探查到，一般通过测量眼球各方向的晶状体赤道至睫状突的距离进行判断。如眼球各方向晶状体赤道至睫状突的距离均相等则无晶状体脱位；如各个方向的距离不等，则有晶状体不全脱位。一般晶状体向晶状体睫状突距离缩短的一方移位。

（2）晶状体完全脱位：是指晶状体完全脱离正常的解剖位置到玻璃体内。

知识点 3：晶状体完全脱位的超声表现　　　　　　副高：掌握　正高：掌握

晶状体完全脱位 B 超检查表现为玻璃体内椭圆形光环，边界清晰，内为无回声区。脱离时间较短的晶状体在玻璃体内可轻度移动，晶状体光环回声较弱。脱离时间较长的晶状体，晶状体光环回声增强，可见明确的声影，且一般固定于眼球壁的某一方向，不随眼球的运动而运动。

第五节　视网膜脱离

知识点 1：视网膜脱离的概念　　　　　　　　　　副高：掌握　正高：掌握

视网膜脱离是指视网膜色素上皮层与视网膜神经上皮层之间的分离，而非视网膜与脉络膜之间的分离。视网膜脱离可分为不完全性视网膜脱离及完全性视网膜脱离。

知识点 2：视网膜脱离的病理与临床	副高：掌握 正高：掌握

视网膜源于胚胎的原始视杯，视杯的神经外胚叶的外层发育成视网膜的色素上皮，神经外胚叶的内层高度分化、增厚形成视网膜神经上皮，二者之间存在一个潜在的间隙。

临床检查：视网膜脱离初发时有"飞蚊症"或眼前漂浮物，某一方向有闪光感、眼前阴影遮挡且与脱离的视网膜区域相对应。视网膜脱离累及黄斑区时可表现为显著的视力减退，眼内压多偏低。眼底检查可见脱离的视网膜变为蓝灰色，不透明，视网膜隆起呈波浪状，其上有暗红色的视网膜血管。

知识点 3：视网膜脱离的二维超声表现	副高：掌握 正高：掌握

局限性视网膜脱离表现为与视盘回声相连的带状强回声。完全性视网膜脱离则表现为玻璃体内类似英文字母"V"形的条带状回声，"V"形带状回声的尖端与视盘回声相连，两端分别与周边部眼球壁回声相连。脱离的视网膜回声表面光滑，与眼球壁回声的弧度基本一致。运动试验一般为阳性，且视网膜的运动方向一般与眼球壁回声相垂直，为以脱离的视网膜为中心的垂直轻微摆动。

知识点 4：视网膜脱离的多普勒超声表现	副高：掌握 正高：掌握

脱离的视网膜上有点状、条带状血流信号，且与视网膜中央动脉的血流信号相延续。频谱为与视网膜中央动、静脉血流频谱完全相同的动、静脉伴行的血流频谱。

知识点 5：视网膜脱离的鉴别诊断	副高：掌握 正高：掌握

与视网膜脱离相鉴别的常见疾病有玻璃体积血、玻璃体后脱离、脉络膜脱离等，主要以病变的形态、回声强度、病变与眼球的固着关系、运动情况、后运动情况以及病变内部的血流情况进行鉴别，见下表。

眼内膜状回声的鉴别诊断

病种	形状	固着点	运动	后运动	血流情况
视网膜脱离	带状，规则，光滑，凹面向前呈"V"形	一端与视盘相连，一端与周边眼球壁相连	(+)	(−)	与视网膜中央动、静脉相延续，频谱特征亦为动静脉伴行型

续 表

病种	形状	固着点	运动	后运动	血流情况
脉络膜脱离	带状，规则，光滑，多个，凹面向玻璃体	一般在眼赤道部之前，不与视盘回声相连	(+/-)	(-)	血流信号丰富，血流频谱为低速动脉型血流
玻璃体后脱离	连续，带状，光滑，弧形	不确定，可与眼球的任意部分相固着	(+)	(+)	病变上无血流信号
玻璃体积血	不规则，均匀点状	一般不与眼球壁回声相连	(+)	(+)	病变上无血流信号

第六节　脉络膜脱离

知识点 1：脉络膜脱离的原因　　　　　　　副高：掌握　正高：掌握

由于脉络膜血管内皮细胞结合疏松，仅靠少量结缔组织和单层内皮细胞的窦腔连接，在外界因素的作用下，血管外压力突然下降导致血浆大量渗出，积聚于脉络膜上腔而发生脉络膜脱离。

知识点 2：脉络膜脱离的病理与临床　　　　副高：掌握　正高：掌握

脉络膜脱离多见于外伤性眼病或眼内手术后，也可见于巩膜炎、葡萄膜炎等炎症疾病和眼局部循环障碍性疾病。一般患者的视力减退不显著，眼底检查在周边部可发现灰褐色或棕黑色环形隆起，边缘清晰，表面的视网膜正常无脱离。脱离的脉络膜受涡静脉的影响可以被分割为大小、形态各不相同的多个局限性球形隆起。严重的脉络膜脱离可以越过涡静脉向眼球后极部发展，甚至到达视神经的周围。

知识点 3：脉络膜脱离的二维超声表现　　　副高：掌握　正高：掌握

轴位切面上可以探及至少 2 个条带状回声，一般在眼球的周边部，与眼球赤道附近的眼球壁回声相连，带状回声的凸面相对，其下为无回声区。类冠状切面上可以探及多个弧形带状回声，有多个点与眼球壁回声相连，形态类似"花瓣"状，即花瓣征阳性。横切面上脱离的脉络膜呈双带状回声，但可能不与眼球壁回声相连。

知识点 4：脉络膜脱离的多普勒超声表现　　　副高：掌握　正高：掌握

脱离的脉络膜上有较丰富的血流信号，呈低速动脉型血流频谱，与睫状后短动脉的血流频谱特征相同。

第七节 玻璃体混浊

知识点 1：玻璃体混浊的病因	副高：掌握 正高：掌握

导致玻璃体混浊的原因很多，如玻璃体出血、玻璃体炎性渗出等。

（1）玻璃体出血：外伤或手术、视网膜血管病变、全身性疾病（如糖尿病）及眼内肿瘤均可引起不同程度的玻璃体出血。

（2）玻璃体炎性渗出物：玻璃体周围血管组织以及眼内肿瘤坏死的炎性物质渗透至玻璃体内，轻者仅有散在的白细胞游走于玻璃体内，重者可出现玻璃体积脓。炎症可由细菌、真菌、病毒及寄生虫引发。炎症晚期，邻近组织向玻璃体内增生，形成增殖膜，增殖膜收缩可使玻璃体收缩、视网膜脱离、脉络膜脱离，最后导致眼球萎缩。

知识点 2：玻璃体混浊的临床表现	副高：掌握 正高：掌握

（1）玻璃体出血：临床表现为突然发作眼前黑影飘动，视力明显减退。出血量少时可吸收，无后遗症；出血量较多时难吸收。积血超过 6 个月可引起白内障、视网膜萎缩、视网膜脱离。

（2）玻璃体炎性渗出物：临床表现为眼前黑影飘动，视力减退程度根据原发性疾病及玻璃体混浊的程度而不同。

知识点 3：玻璃体混浊的二维超声表现	副高：掌握 正高：掌握

（1）玻璃体出血：玻璃体少量出血，可见弱点状回声散在分布于玻璃体内；出血量多时，点状、块状、膜状回声充满玻璃体内。形成机化条后，呈点状、块状、膜状强回声。

（2）玻璃体炎性渗出物：发生玻璃体脓肿时，玻璃体内见中强回声，无明显边界，一般不与眼底光带相连。当并发视网膜脱离时，可有视网膜脱离的超声征象。

知识点 4：玻璃体混浊的多普勒超声表现	副高：掌握 正高：掌握

（1）玻璃体出血：彩色多普勒检查表现为机化条内无血流。

（2）玻璃体炎性渗出物：彩色多普勒检查表现为玻璃体脓肿内无血流。

第五章 浅表淋巴结

第一节 解剖概要

| 知识点1：浅表淋巴结的解剖 | 副高：掌握　正高：掌握 |

正常人浅表淋巴结主要分布在头颈、腋窝和腹股沟，数目有 300~400 个。淋巴结形态呈豆形，淋巴门位于凹陷的一侧，内有输出淋巴管、动静脉和神经穿过，隆凸的一侧接纳数条输入淋巴管。淋巴结可分为皮质区和髓质区，皮质区位于被膜下，内有淋巴小结、弥散淋巴组织和皮窦。髓质区位于中央及门部，内有髓索和髓窦。

正常淋巴结质地柔软，表面光滑，无压痛，可滑动，大多数浅表淋巴结不易触及。淋巴结收集引流区域的淋巴液，经输入淋巴管流入皮窦、髓窦，再汇入输出淋巴管。

第二节 超声检查技术

| 知识点1：浅表淋巴结超声检查时患者的体位 | 副高：掌握　正高：掌握 |

患者取仰卧位或其他体位，充分暴露受检部位。

| 知识点2：浅表淋巴结超声检查时对仪器的选用 | 副高：掌握　正高：掌握 |

使用彩色多普勒超声诊断仪，选择>7MHz 频率的线阵探头。将仪器调至仪器内预设的小器官或浅表器官条件，适当调节频率、增益、聚焦等，清晰显示淋巴结结构。适当调节彩色多普勒频率、血流速度标尺、取样框、灵敏度、壁滤波等，以利于观察淋巴结内血流信号分布。必要时，进行频谱多普勒检测。

| 知识点3：浅表淋巴结超声检查的方法 | 副高：掌握　正高：掌握 |

可根据疾病的发生部位检查相关的浅表淋巴结。对于口腔、咽部等部位的疾病，应重点扫查颏下、颌下及颈上深淋巴结；对于甲状腺疾病，应重点扫查颈中、颈下深及气管周围淋巴结；对于胸腔或腹腔疾病，应重点扫查右侧或左侧锁骨上窝淋巴结；对于乳房疾病，应重点扫查腋窝、锁骨上窝、锁骨下窝及胸骨旁淋巴结。

检查时，可沿着淋巴结长轴和短轴分别进行纵断面和横断面扫查。观察淋巴结的排列、形态、大小、边界、内部结构及血流分布特征等，必要时检测淋巴结血流动力学的变化。

第三节　正常超声表现

知识点 1：浅表淋巴结的正常二维超声表现　　　副高：掌握　正高：掌握

浅表淋巴结形态：纵切呈扁椭圆形或长条形，横切呈椭圆形，表面光滑，包膜呈线状高回声。髓质位于中央，呈条带状高回声。皮质位于髓质周围，呈均匀低回声。大多数淋巴结门位于淋巴结凹陷的一侧，与髓质及包膜相延续。少数淋巴结门位于淋巴结的一端。

知识点 2：浅表淋巴结的正常多普勒超声表现　　　副高：掌握　正高：掌握

淋巴结内血流信号呈稀疏点状或条状分布，部分淋巴结门部及髓质内可见到树枝状的血流信号。频谱多普勒检测显示动脉血流为低速低阻型或低速高阻型。

知识点 3：浅表淋巴结的测量方法及正常参考值　　　副高：掌握　正高：掌握

取纵切淋巴结最大切面，测量其上下径（长径）和前后径（厚径）。正常淋巴结上下径可超过 3.0cm，前后径大多<5mm，两者之比>2。

第四节　淋巴结反应性增生

知识点 1：淋巴结反应性增生的病理　　　副高：掌握　正高：掌握

浅表组织器官的免疫性疾病或受细菌、病毒等感染可导致相应区域的淋巴结发生免疫反应性增生。病理表现为淋巴结内淋巴细胞、巨噬细胞大量增生，淋巴滤泡增大，而皮质和髓质结构无明显改变。

知识点 2：淋巴结反应性增生的临床表现　　　副高：掌握　正高：掌握

大多数为局部淋巴结肿大，无明显压痛，局部皮肤外观无改变。肿大的淋巴结可随相应疾病痊愈而复原。

知识点 3：淋巴结反应性增生的超声表现　　　副高：掌握　正高：掌握

（1）淋巴结肿大，呈多发性，包膜完整，形态多呈椭圆形，长径与厚径之比>2。

（2）皮质增厚较明显，呈均匀低回声，髓质形态回声多无改变，两者分界清楚。

（3）淋巴结内血供轻度增多，少数为明显增多，呈树枝状分布于门部、髓质或可分布于整个淋巴结。血流速度加快，动脉阻力指数正常或偏低。

知识点 4：淋巴结反应性增生的鉴别诊断　　　　副高：掌握　正高：掌握

淋巴结反应性增生要与淋巴结结核、恶性淋巴结肿大相鉴别，淋巴结皮质均匀增厚和树枝状血供分布是淋巴结反应性增生的鉴别要点。

第五节　淋　巴　结　炎

知识点 1：淋巴结炎的病理　　　　副高：掌握　正高：掌握

淋巴结炎是由细菌、病毒及真菌等感染引起的。病理表现为淋巴结充血、水肿，中性粒细胞、单核细胞及浆细胞浸润，淋巴细胞、巨噬细胞增生，严重者形成脓肿和坏死。

知识点 2：淋巴结炎的临床表现　　　　副高：掌握　正高：掌握

急性淋巴结炎表现为淋巴结肿大，局部红肿、疼痛，有的周边皮肤可见到淋巴管炎所致的"红线"，感染严重者可伴有发热及白细胞增多等。慢性淋巴结炎患者有淋巴结反复肿胀史，淋巴结质地中等，可活动，有轻微压痛，局部皮肤无明显炎症表现。

知识点 3：急性淋巴结炎的超声表现　　　　副高：掌握　正高：掌握

（1）淋巴结体积明显增大，形态呈椭圆形或圆形，长径与厚径之比>2。包膜清楚，淋巴结之间无融合。

（2）皮质和髓质增厚，皮质呈低回声，髓质呈高回声。

（3）淋巴结内血供明显增多，沿门部、髓质、皮质呈放射状分布。多普勒检测显示动脉血流收缩期峰值流速加快，频谱为高速低阻型。

（4）脓肿形成，出现不规则液性区，髓质显示不清，脓肿区则无血流信号显示。

知识点 4：慢性淋巴结炎的超声表现　　　　副高：掌握　正高：掌握

（1）淋巴结体积轻度增大，形态多呈椭圆形，长径与厚径之比>2，包膜清楚。

（2）皮质增厚，髓质也可增厚，两者之间分界清楚，皮质呈均匀低回声。

（3）淋巴结内血供不丰富，大多分布于门部、髓质。

知识点 5：淋巴结炎的鉴别诊断　　　　副高：掌握　正高：掌握

急性淋巴结炎主要与淋巴结结核相鉴别，慢性淋巴结炎应与淋巴结反应性增生相鉴别，可根据病史及其他检查资料进行鉴别。

第六节　淋巴结结核

知识点1：淋巴结结核的病理	副高：掌握　正高：掌握

　　浅表淋巴结结核主要见于颈部淋巴结，大多数的颈部淋巴结结核是继发于扁桃体、呼吸道的结核。主要病理改变为淋巴结内肉芽肿、干酪样坏死、寒性脓肿及纤维化。脓肿也可破溃，形成窦道。

知识点2：淋巴结结核的临床表现	副高：掌握　正高：掌握

　　颈部一侧或双侧多个淋巴结肿大，大小不等，早期可无症状，晚期皮肤色素沉着，淋巴结相互融合成团，并与皮肤粘连，并可出现低热、盗汗、消瘦等全身中毒症状等。

知识点3：淋巴结结核的超声表现	副高：掌握　正高：掌握

　　（1）多个淋巴结肿大，形态多呈椭圆形，长径与厚径之比<2。包膜完整，也可不清楚，或融合成串珠状。

　　（2）皮质回声不均匀，以低回声为主，髓质偏心、变形或显示不清，或可见斑片状强回声灶。

　　（3）脓肿形成，表现为不规则液性区，含有细点状或絮状回声且可漂动。

　　（4）脓肿破溃，淋巴结与周围组织融合，后者可见到不规则液性区。

　　（5）急性期淋巴结内血流信号增多，分布杂乱。干酪样坏死、脓肿区则无血流信号显示。

知识点4：淋巴结结核的鉴别诊断	副高：掌握　正高：掌握

　　淋巴结结核要注意与转移癌、淋巴瘤等鉴别，环绕皮质边缘的血流分布特点及其他临床相关资料有助于鉴别。

第七节　淋巴结转移癌

知识点1：淋巴结转移癌的病理	副高：掌握　正高：掌握

　　原发癌经淋巴系统转移，首先转移至其相应区域的淋巴结。病理过程为癌细胞先种植于淋巴结内的皮窦，而后浸润整个淋巴结，甚至穿透被膜，侵犯周围组织，大量走行杂乱的新生血管形成。

知识点 2：淋巴结转移癌的临床表现	副高：掌握　正高：掌握

淋巴结呈进行性、无痛性快速肿大。触诊质硬、固定或融合成不规则形。

知识点 3：淋巴结转移癌的超声表现	副高：掌握　正高：掌握

（1）淋巴结肿大，多发，形态呈椭圆形、圆形或融合成团。皮质弥漫性增厚或局限性增厚、隆起，髓质偏心、变形或消失。

（2）淋巴结内回声因原发癌类型不同而异，呈不均匀低回声或有钙化或液化。甲状腺乳头状癌内的砂砾体也可见于转移淋巴结内，呈簇状分布的点状强回声。

（3）淋巴结内血供丰富，血管走行扭曲、分布杂乱。由于癌细胞浸润模式不同，血流分布形式可呈边缘（局部）型、中央型和混合型。血流速度明显加快，动脉血流频谱为高速高阻型。

知识点 4：淋巴结转移癌的鉴别诊断	副高：掌握　正高：掌握

淋巴结转移癌时，结内回声可呈混合回声、强回声、无回声等，血管走向杂乱；恶性淋巴瘤时，淋巴结皮质明显增厚，呈低回声，血管分支分布杂乱；淋巴结反应性增生或淋巴结炎时，皮质呈均匀低回声，皮质与髓质分界清楚，血管走向清晰。

第八节　恶性淋巴瘤

知识点 1：恶性淋巴瘤的病理	副高：掌握　正高：掌握

恶性淋巴瘤分为霍奇金淋巴瘤和非霍奇金淋巴瘤，霍奇金淋巴瘤主要发生于淋巴结，非霍奇金淋巴瘤发生于淋巴结或结外淋巴组织。病理改变主要表现为肿瘤细胞替代了淋巴结皮质和髓质的正常结构，霍奇金淋巴瘤的肿瘤细胞为多形性及特征性的里-施细胞（Reed-Sternberg 细胞），非霍奇金淋巴瘤的肿瘤细胞为单一形态。

知识点 2：恶性淋巴瘤的临床表现	副高：掌握　正高：掌握

浅表淋巴结肿大，病程缓慢。早期淋巴结质地较软、可活动、无触痛。晚期淋巴结分布广泛，质硬、固定、融合或伴有发热、消瘦等全身症状。

知识点 3：恶性淋巴瘤的超声表现	副高：掌握　正高：掌握

（1）淋巴结肿大，大小不等，形态呈椭圆形、圆形，长径与厚径之比<2，边界清晰或不清晰或相互融合。

（2）皮质明显增厚，呈均匀或不均匀低回声，髓质受压变形或显示不清或消失，使整个淋巴结呈低回声，甚至为无回声。

（3）淋巴结内血供轻度或明显增多，血管分布杂乱，血流速度明显加快，动脉阻力指数正常或偏高。

（4）放疗、化疗后的淋巴瘤的大小、形态、内部回声及血供可发生相应的改变。

第六章　阴　　囊

第一节　解 剖 概 要

知识点 1：阴囊的构成　　　　　　　　　　　副高：掌握　正高：掌握

阴囊由中隔分为对称的左右两侧，分别容纳睾丸、附睾和末段精索。阴囊壁的结构由皮肤、内膜、精索外筋膜、提睾肌、精索内筋膜和睾丸鞘膜壁层组成。

知识点 2：睾丸的解剖　　　　　　　　　　　副高：掌握　正高：掌握

睾丸呈卵圆形，除附着于阴囊壁的睾丸上端后部和后缘外，其余部分由鞘膜脏层所包裹，光滑而游离。睾丸鞘膜腔由鞘膜脏层和鞘膜壁层围成，内有少量液体。睾丸被膜由鞘膜脏层、白膜和血管膜构成。白膜在睾丸后缘向睾丸实质内凹陷，形成条索状睾丸纵隔，直细精管汇入睾丸纵隔形成睾丸网。

知识点 3：附睾的构成　　　　　　　　　　　副高：掌握　正高：掌握

附睾分为头部、体部和尾部，分别附着于睾丸的上端、后外侧缘和下端。附睾头部主要由输出小管组成，体部和尾部由附睾管盘曲而成，输出小管连接睾丸网和附睾管。

知识点 4：精索的构成　　　　　　　　　　　副高：掌握　正高：掌握

精索内含有输精管、动脉及蔓状静脉丛等，精索鞘膜包裹其表面。

知识点 5：睾丸和附睾附件的位置　　　　　　副高：掌握　正高：掌握

睾丸和附睾的附件分别附着于睾丸上极和附睾头，大多数附件为带蒂、卵圆形。

知识点 6：供应睾丸及附睾血液的主要来源　　副高：掌握　正高：掌握

供应睾丸及附睾的血液主要来自睾丸动脉和输精管动脉。睾丸动脉由腹主动脉发出，经腹股沟在睾丸上方分为睾丸支和附睾支，大多数睾丸支在睾丸血管膜内延为包膜动脉，包膜动脉向睾丸实质分出向心动脉，分布于大部分睾丸实质。少数睾丸支经睾丸纵隔，延为穿隔动脉，后者穿过睾丸实质至对侧血管膜内形成包膜动脉。附睾支分布于附睾头。输精管动脉由膀胱下动脉发出，分布于睾丸下极和附睾体尾部。

知识点 7：蔓状静脉丛与精索外静脉之间的关系　　　　　副高：掌握　正高：掌握

蔓状静脉丛收纳睾丸和附睾的血液，围绕睾丸动脉周围上行，在阴囊根部汇合成数条精索内静脉。穿越腹股沟后，左侧精索内静脉汇入左肾静脉，右侧精索内静脉汇入下腔静脉。精索外静脉主要收纳提睾肌及其周围组织的血液，沿蔓状静脉丛后方上行，汇入髂外静脉。蔓状静脉丛与精索外静脉之间存在交通支。

第二节　超声检查技术

知识点 1：阴囊超声检查前患者的准备　　　　　　　　　副高：掌握　正高：掌握

患者一般无特殊准备，适当充盈膀胱以利于盆腔内隐睾的寻找，应在能够保护患者隐私的环境中完成检查。阳痿患者检查前，备好罂粟碱等扩血管药物。

知识点 2：阴囊超声检查时患者的体位　　　　　　　　　副高：掌握　正高：掌握

患者受检时，常用仰卧位，充分暴露外阴部。对于精索静脉曲张、疝应加站立位检查。

知识点 3：阴囊超声检查时对仪器的选用　　　　　　　　副高：掌握　正高：掌握

使用彩色多普勒超声诊断仪，将仪器调至小器官或阴囊条件，选用 7~14MHz 频率的线阵探头。检查明显肿大的阴囊时，应使用 3.5~5MHz 频率的凸阵探头。

适当调节频率、增益、聚焦点及时间增益补偿，清晰显示阴囊的结构。适当调节彩色多普勒频率、速度、增益、取样框、聚焦及壁滤波，以利于观察阴囊的血流分布。多普勒血流量程调节在低速范围，多普勒取样线与被测血管之间的夹角应<60°。

知识点 4：阴囊超声检查的方法　　　　　　　　　　　　副高：掌握　正高：掌握

用灰阶超声完整地观察阴囊壁、睾丸、附睾、附件、鞘膜腔及精索的形态和回声，要进行多切面和双侧对照扫查，以避免遗漏小病灶，必要时测量睾丸、附睾的大小。利用彩色多普勒超声观察睾丸、附睾动脉的分布及静脉的血流方向。采用 Valsalva 动作，以利于精索静脉曲张或隐睾的诊断。脉冲多普勒检测各血管的血流动力学参数。

第三节　正常超声表现

| 知识点1：睾丸的正常二维超声表现 | 副高：掌握　正高：掌握 |

睾丸纵切呈卵圆形，横切呈近圆形。睾丸表面光滑，实质呈中等回声、分布均匀。睾丸纵隔位于睾丸的后外侧缘，呈高回声，纵切面呈条索状，横切面呈近圆形。

| 知识点2：附睾的正常二维超声表现 | 副高：掌握　正高：掌握 |

附睾附着于睾丸的后外侧缘，纵切面头部、尾部膨大，体部狭小。横切面呈扁圆形或圆形。头部回声与睾丸相似，体部、尾部回声略低于睾丸。

| 知识点3：精索的正常二维超声表现 | 副高：掌握　正高：掌握 |

精索纵切面呈条索状，上段走向较平直、下段弯曲，横切面呈圆形。精索呈不均匀高回声，内可见数条管状结构。

| 知识点4：附件的正常二维超声表现 | 副高：掌握　正高：掌握 |

大多数睾丸、附睾附件的形态呈卵圆形、带蒂，少数呈其他形状。附件内部大多数呈均匀、中等回声，少数呈无回声。成年人的附件容易显示。

| 知识点5：阴囊壁、阴囊中隔的正常二维超声表现 | 副高：掌握　正高：掌握 |

阴囊壁、阴囊中隔呈中等回声，正常成年人的睾丸鞘膜腔内可存在少量液体。

| 知识点6：阴囊的正常彩色多普勒与频谱多普勒超声表现 | 副高：掌握　正高：掌握 |

睾丸动脉位于精索内，上段走向较平直、下段弯曲，血流信号明亮。包膜动脉环绕于包膜下，以两侧边缘容易显示。穿隔动脉穿越睾丸实质，走行平直。向心动脉呈点状或条状血流信号，分布于睾丸实质内。附睾内动脉血流信号多呈点状分布。在平静呼吸状态下，精索内静脉、蔓状静脉丛的血流不易显示，深吸气时可见血液回流。睾丸动脉及其分支的血流频谱均为低速、低阻型。

第四节　睾丸炎、附睾炎

| 知识点1：睾丸炎、附睾炎的病理与临床 | 副高：掌握　正高：掌握 |

急性睾丸炎多继发于流行性腮腺炎或并发于急性附睾炎，单纯性急性睾丸炎罕见。急性附睾炎较多见，主要是由前列腺的细菌通过输精管逆行感染所致。附睾局部肿大，多见于附睾尾部。附睾也可弥漫性肿大或伴有睾丸弥漫性肿大。睾丸炎、附睾组织水肿、充血，严重者可形成脓肿。临床表现为阴囊急性肿大、发红、疼痛，以一侧多见，少数患者伴有高热、寒战等症状。继发于流行性腮腺炎的急性睾丸炎，有流行性腮腺炎的病史，后期可出现睾丸萎缩。

知识点2：睾丸炎、附睾炎的二维超声表现　　　　　副高：掌握　正高：掌握

急性睾丸炎多表现为一侧睾丸弥漫性肿大，回声不均匀，继发于流行性腮腺炎的睾丸炎可发生于双侧睾丸。急性附睾炎附睾尾部肿大，多呈不均匀低回声，炎症也可局限于附睾头部或弥漫于整个附睾。脓肿形成时，炎症区内出现含细点状回声的液性区，边界不清晰。

急性附睾炎多伴发精索炎症，表现为精索增粗、回声不均匀增强，患侧阴囊壁明显增厚、回声不均匀，睾丸鞘膜腔少量积液或含有细点状、细条状回声。

知识点3：睾丸炎、附睾炎的彩色多普勒与频谱多普勒超声表现
　　　　　　　　　　　　　　　　　　　　　　　　　副高：掌握　正高：掌握

睾丸或附睾血供明显增多，附睾炎血流信号分布不均匀，睾丸炎血流信号呈扇形分布。睾丸动脉及其分支的血流速度加快，频谱呈高速低阻型。

知识点4：急性附睾炎、急性睾丸炎的鉴别诊断　　　副高：掌握　正高：掌握

急性附睾炎应注意与附睾结核相鉴别，后者有结核病史，附睾胀痛反复发作。急性睾丸炎应注意与睾丸扭转后松解相鉴别。睾丸急性炎性时，疼痛越明显，睾丸内血供越丰富。睾丸扭转松解时，疼痛明显减轻，而睾丸内血供增多。

第五节　睾丸结核、附睾结核

知识点1：睾丸结核、附睾结核的病理与临床　　　　副高：掌握　正高：掌握

大多数的睾丸结核、附睾结核继发于泌尿系结核，结核病灶多位于附睾尾部，也可局限于附睾头部或弥散于整个附睾。重症者结核病灶甚至蔓延至精索、睾丸、阴囊壁。结核性肉芽肿、干酪样坏死、脓肿及纤维化、钙化等是其主要的病理改变。临床上，以附睾痛性肿块为常见表现，肿块边界不清晰，并有反复发作史。症状发作时，疼痛加剧，肿块增大，可伴有阴囊壁红肿。重症者睾丸、附睾触诊不清，阴囊壁触及结节或皮肤破溃。

知识点 2：附睾结核的超声表现	副高：掌握　正高：掌握

附睾结核多表现为附睾尾部肿大、形态不规则，病灶多呈不均匀低回声，无明显的边界。病灶也可局限于附睾头部或弥散于整个附睾。

知识点 3：睾丸结核的超声表现	副高：掌握　正高：掌握

睾丸结核并发于附睾结核，睾丸体积正常或增大，病灶以低回声多见，呈单发块状或散在结节分布。有附睾结核浸润者，睾丸局部包膜不完整。

知识点 4：阴囊壁结核的超声表现	副高：掌握　正高：掌握

阴囊壁结核时，阴囊壁局部增厚，回声不均匀或呈低回声结节或可见到液性区，常伴有鞘膜腔积脓。

知识点 5：阴囊壁结核急性期病灶的超声表现	副高：掌握　正高：掌握

急性期病灶以不均匀低回声为主，血供较丰富，脓肿形成时，病灶内含有液性区，内见飘浮的细点状回声。

知识点 6：阴囊壁结核慢性期病灶的超声表现	副高：掌握　正高：掌握

慢性期病灶多呈中等至高回声，分布不均匀，有少量血流信号显示，也可见到斑点状钙化。

第六节　睾丸肿瘤、附睾肿瘤

知识点 1：睾丸恶性肿瘤的病理	副高：掌握　正高：掌握

睾丸恶性肿瘤可分为原发性肿瘤和继发性肿瘤。大多数的睾丸肿瘤为原发性恶性肿瘤，其中以精原细胞瘤最为常见，多发生于 30~50 岁，占 35%~71%。胚胎癌和畸胎瘤（癌）好发于青少年，卵黄囊瘤多见于婴幼儿。原发性睾丸恶性肿瘤以淋巴结转移为主，包括腹股沟及腹膜后淋巴结的转移。继发性睾丸恶性肿瘤主要见于白血病睾丸浸润，其他脏器原发癌睾丸转移罕见。

知识点 2：睾丸恶性肿瘤的临床表现	副高：掌握　正高：掌握

睾丸肿瘤较小时患者无任何症状和体征，仅在阴囊超声检查时被发现。肿瘤较大时，睾丸沉重、肿大，质地变硬。当肿瘤出血、坏死时，可伴发阴囊疼痛。白血病睾丸浸润表

现为阴囊红肿、胀痛。卵黄囊瘤、畸胎癌及 60%胚胎癌的患者血清 α-FP 升高；绒毛膜癌和 50%胚胎癌的患者血清人绒毛膜促性腺激素（HCG）阳性，10%精原细胞瘤的 HCG 阳性。

知识点 3：睾丸恶性肿瘤的超声表现	副高：掌握 正高：掌握

（1）原发性睾丸恶性肿瘤以单发为主，肿瘤较大时可占据大部分睾丸，睾丸肿大。继发性睾丸恶性肿瘤多为双侧性，睾丸不同程度地肿大，实质内出现散在斑片状回声或多发低回声小结节，境界清楚或不清楚。肿瘤侵及包膜时，睾丸包膜回声不完整。

（2）精原细胞瘤呈实质性团块，以不均匀低回声多见，境界清楚。畸胎瘤（癌）呈多房性囊性团块，囊腔内含有细点状回声及团状强回声等，境界清楚。胚胎癌、卵黄囊瘤以实性为主，回声不均匀，可含有少量液性区，境界清楚或不清楚。

（3）大多数恶性肿瘤血供丰富，血管分布紊乱，血流速度加快。畸胎瘤（癌）血供不丰富，血流信号主要分布于分隔内。

知识点 4：睾丸良性肿瘤的病理与临床	副高：掌握 正高：掌握

睾丸良性肿瘤临床不多见，主要有表皮样囊肿、间质性肿瘤等，一般无症状，临床检查不易发现。肿瘤较大时，睾丸肿大，质地变硬。

知识点 5：睾丸良性肿瘤的超声表现	副高：掌握 正高：掌握

（1）表皮样囊肿：以单发为主，呈圆形或椭圆形，境界清楚，内部回声不均匀，呈类实性改变。表皮样囊肿典型声像图表现为厚壁，内部呈"洋葱"样改变。瘤内无血流信号显示。

（2）间质性肿瘤：圆形或椭圆形，内部多呈高回声，分布较均匀，边界清楚。瘤内可有少量血流信号显示。

知识点 6：附睾肿瘤的病理	副高：掌握 正高：掌握

附睾肿瘤临床甚为少见，多数为单发，以附睾尾部居多。附睾肿瘤大约 80%为良性肿瘤，以腺样瘤居多，其次为平滑肌瘤及囊腺瘤；20%为恶性肿瘤，主要为肉瘤和癌。

知识点 7：附睾肿瘤的临床表现	副高：掌握 正高：掌握

附睾局部硬结，无压痛或轻微压痛。良性肿瘤生长缓慢，无明显疼痛。恶性肿瘤生长迅速。

知识点 8：附睾肿瘤的超声表现	副高：掌握 正高：掌握

（1）良性肿瘤：形态呈圆形或椭圆形，边界清楚，有的可显示完整的包膜。瘤体以实性为主，回声分布均匀，呈低至高回声，血供不丰富，囊腺瘤瘤体呈多房囊性，分隔见少量血流信号。

（2）恶性肿瘤：其形态多表现为不规则，边界不清楚，回声不均匀，内部血供较丰富。

（3）附睾尾部肿瘤：可伴有附睾头体部附睾管扩张。

知识点9：睾丸良性与恶性肿瘤的鉴别诊断	副高：掌握　正高：掌握

肿瘤的边界、回声、血流分布以及病史、α-FP、β-HCG 检测等有助于鉴别。

知识点10：睾丸肿瘤与睾丸结核、局灶性炎症或坏死的鉴别诊断	副高：掌握　正高：掌握

睾丸肿瘤要注意与睾丸结核、局灶性炎症或坏死相鉴别。原发性肿瘤形态呈球形，多偶然发现；结核、局灶性炎症或坏死时，病灶形态不规则，一般无明显的球形感，具有相应的症状与体征。

第七节　睾丸囊肿、附睾囊肿

知识点1：睾丸囊肿、附睾囊肿的病理和临床	副高：掌握　正高：掌握

睾丸囊肿可分为白膜囊肿、单纯性囊肿和睾丸网囊肿。单纯性囊肿主要因曲细精管、直细精管等局部阻塞、扩张而形成的。睾丸网囊肿主要因睾丸网局部扩张而形成的。白膜囊肿发生于睾丸白膜内，并可向表面凸起，容易触及，无触痛。附睾囊肿由输出小管、附睾管局部阻塞、扩张而形成，以附睾头囊肿多见，体积大的囊肿（>1cm）容易触及，质地软，无触痛。精液囊肿囊内含有大量精子。

知识点2：睾丸囊肿、附睾囊肿的超声表现	副高：掌握　正高：掌握

（1）睾丸囊肿：单发多见，位于实质内、纵隔内或包膜内，呈圆形或椭圆形，囊壁薄，边界清晰，囊肿内透声好，大的囊肿后方回声增强。

（2）附睾囊肿：单发或多发，多见于附睾头内，呈圆形或椭圆形，边界清晰，囊壁薄，囊肿内透声好。

（3）精液囊肿：多见于附睾头内或附睾头旁，囊内可见大量细点状回声漂浮或沉积。

知识点3：睾丸囊肿、附睾囊肿的鉴别诊断	副高：掌握　正高：掌握

睾丸囊肿、附睾囊肿应注意与结核、肿瘤、脓肿、静脉曲张及动脉瘤等相鉴别。病史、

临床表现及彩色多普勒超声检查能够帮助鉴别。

第八节　睾　丸　扭　转

知识点1：睾丸扭转的病理和临床	副高：掌握　正高：掌握

睾丸扭转的主要原因是"钟摆"式睾丸。当睾丸附着异常，睾丸完全被鞘膜包绕时，则形成"钟摆"式睾丸，阴囊过度收缩、碰撞或剧烈运动都可使睾丸发生扭转。扭转时，精索内血管受压、血流受阻，睾丸淤血、缺氧，以致缺血、坏死。当扭转>360°、扭转时间超过24小时，睾丸发生完全坏死。睾丸扭转可分为完全扭转和不完全扭转，后者多见。少数不完全扭转可自行松解。

睾丸扭转发病急骤，表现为患侧阴囊剧痛，随后皮肤发红、肿胀，触痛明显。扭转后期（慢性扭转），症状消退，而睾丸体积缩小。扭转自行松解时，疼痛可明显减轻，但也容易再发作。

知识点2：睾丸扭转的二维超声表现	副高：掌握　正高：掌握

（1）睾丸完全扭转，睾丸体积轻度增大，实质回声不均匀。

（2）睾丸不完全扭转早期，睾丸淤血肿大，实质回声不均匀。晚期，睾丸缺血坏死，实质内出现小片状低回声区或放射状低回声。

（3）精索末段扭曲、增粗，呈"线团"征，并可嵌入"睾丸门"而形成"镶嵌"征。

（4）附睾肿大，回声不均匀。阴囊壁增厚，回声不均匀。睾丸鞘膜腔少量积液。

知识点3：睾丸扭转的彩色多普勒与频谱多普勒超声表现	副高：掌握　正高：掌握

（1）睾丸完全扭转，睾丸及扭曲的精索内血流信号消失。

（2）睾丸不完全扭转早期，睾丸内血流信号明显减少，睾丸内动脉的血流阻力指数增高。晚期睾丸内无血流信号显示。

第九节　精索静脉曲张

知识点1：精索静脉曲张的病理	副高：掌握　正高：掌握

精索静脉曲张其主要病因是精索内静脉瓣缺如或关闭不全，使肾静脉血液通过精索内静脉反流而致蔓状静脉丛扩张、迂曲，多见于青壮年。曲张的静脉血液淤滞，睾丸微循环障碍，使睾丸、附睾的生精功能下降，严重者导致不育。

知识点 2：精索静脉曲张的临床表现	副高：掌握　正高：掌握

轻度精索静脉曲张无任何症状和体征，重度精索静脉曲张有阴囊胀痛，长时间站立或行走时尤为明显。

知识点 3：精索静脉曲张的二维超声表现	副高：掌握　正高：掌握

蔓状静脉丛扩张，内径超过 2.0mm。明显曲张者，静脉走向盘曲、杂乱，可见缓慢流动的血液或伴精索外静脉的扩张。

知识点 4：精索静脉曲张的彩色多普勒超声表现	副高：掌握　正高：掌握

Valsalva 试验时，扩张的蔓状静脉丛内出现反向血流，脉冲多普勒检测，反流时间超过 1 秒。Valsalva 试验时，如伴有精索外静脉回流增多，提示蔓状静脉丛与精索外静脉之间交通支开放。

知识点 5：精索静脉反流的彩色多普勒分级	副高：掌握　正高：掌握

Ⅰ级，仅在 Valsalva 试验时，蔓状静脉丛出现反流且持续时间≥1 秒；Ⅱ级，深呼吸时蔓状静脉丛出现反流，Valsalva 试验时反流加重；Ⅲ级，平静呼吸时蔓状静脉丛即可出现反流，深呼吸及 Valsalva 试验时反流加重。

知识点 6：精索静脉曲张的鉴别诊断	副高：掌握　正高：掌握

在判断精索静脉是否曲张时，要注意识别蔓状静脉丛、精索外静脉及阴囊后壁静脉，后两者的血液分别回流至髂外静脉和阴部内静脉，即使曲张也不易出现反流。

第十节　鞘膜积液

知识点 1：鞘膜积液的病理与临床	副高：掌握　正高：掌握

当睾丸下降时，局部腹膜形成鞘状突并伴随睾丸通过腹股沟管进入阴囊。包绕精索的鞘状突为精索鞘膜，在睾丸进入阴囊后则闭锁，闭锁不良者可产生精索鞘膜积液。精索鞘膜积液临床表现为腹股沟或阴囊根部无痛性包块，触及呈囊性感。包绕睾丸的鞘状突形成睾丸鞘膜壁层和脏层。睾丸和附睾炎症、阴囊静脉回流障碍、淋巴管阻塞以及低蛋白血症等均可导致睾丸鞘膜积液。睾丸鞘膜积液临床表现为阴囊无痛性肿大，大量积液时睾丸、附睾触诊不清。未闭锁的精索鞘膜与腹腔和（或）睾丸鞘膜腔相通，则形成交通性鞘膜积液，临床表现为站立位腹股沟或阴囊包块增大而平卧后缩小。

知识点2：鞘膜积液的超声表现　　　　　　　　　　　　　副高：掌握　正高：掌握

（1）精索鞘膜积液：积液包绕精索，多呈长椭圆形液性包块，境界清楚。

（2）睾丸鞘膜积液：少量积液时，液体聚集于睾丸上、下极周围；大量积液时，液体可环绕睾丸（后缘除外）。

（3）交通性鞘膜积液：精索或睾丸鞘膜腔内聚集的液体量，在平卧位或挤压时可明显减少，也可合并斜疝。

（4）混合型鞘膜积液：精索下段周围及睾丸鞘膜腔内有较多的积液。

（5）伴有炎症、出血时，鞘膜腔积液内出现细点状、带状及絮状物回声。

知识点3：鞘膜积液的鉴别诊断　　　　　　　　　　　　　副高：掌握　正高：掌握

睾丸鞘膜积液、精索鞘膜积液要注意与睾丸囊肿、精索囊肿相鉴别，积液环绕睾丸、精索，而囊肿位于睾丸、精索的一侧。

第七章 肌肉骨骼系统

第一节 肌 肉

一、解剖概要

| 知识点1：肌肉的解剖 | 副高：掌握 正高：掌握 |

运动系统由骨骼肌支配，其大小和薄厚悬殊。大者甚至延展超过2个关节，最长的肌肉可超过50cm，而小者仅数毫米。每块肌肉至少由一个肌腹、2个肌腱组成，肌腹通过肌腱和纤维（Sharpey纤维）骨性连接附着于骨骼上。但也可能有多个肌腹，肌腹之间由纤维间隔分开，如腹直肌；或有多个肌腱而仅有2个肌腹，如肱二头肌、肱三头肌和股四头肌。

梭形肌肌纤维沿纵轴平行排列，最适合进行大幅度运动。半羽肌的肌束斜行排在腱的一侧，形如半个鸟羽。肌束排在腱的两侧称羽肌。多个半羽肌或羽肌组成多羽肌，这样的结构更适合于短距收缩及负重。不同的肌肉结构声像图容易显示。

| 知识点2：肌纤维的解剖 | 副高：掌握 正高：掌握 |

肌纤维（即肌细胞）是肌腹最基本的单位，该细胞呈细长的圆柱形，因整条肌肉结构和功能的不同而长度各异。

每条肌纤维由肌内膜包绕，肌内膜内有毛细血管和神经构成的广泛联络。许多肌纤维成束状被肌束膜包绕，肌束膜（即纤维脂肪性分隔）由结缔组织、血管、神经和脂肪构成。初级肌束组成次级肌束，三级肌束、四级肌束形成肌肉，后者由致密结缔组织构成的肌外膜包绕。单一肌肉和肌肉群又被筋膜层（即肌间隔）分隔。

| 知识点3：骨骼肌的组成纤维 | 副高：掌握 正高：掌握 |

骨骼肌由2种不同的纤维组成。

（1）Ⅰ型纤维：也称慢收缩纤维，收缩速度慢，但是抗疲劳性很强，主要存在于姿势性肌肉。

（2）Ⅱ型纤维：也称快收缩纤维，收缩速度快，但是易于疲劳，主要见于四肢。

二、超声检查技术

| 知识点4：肌肉超声检查前患者的准备 | 副高：掌握 正高：掌握 |

检查前患者无特殊准备，需充分暴露相关检查部位。

知识点5：肌肉超声检查时患者的体位　　　　　　　副高：掌握　正高：掌握

检查侧肢体自然放松，进行对比扫查时，双侧肢体应该处于相同的姿势。

知识点6：肌肉超声检查时对仪器的选用　　　　　　副高：掌握　正高：掌握

肌肉检查最常选用7~10MHz线阵探头，体胖者可能需要5MHz的探头以增加穿透力。此外，对肌肉检查时，具备双幅显示功能的仪器更便于双侧对比。宽景成像技术使超声扫查可以显示延伸跨越多个关节的肌肉，获得长达60cm的大幅高分辨力声像图，使不在同一解剖断面的肌肉、肌腱结构（如斜向走行的缝匠肌）和神经血管束得以连续而完整地显示。这种技术的另一个优点是可以准确测量长度，测量误差<2%。

知识点7：肌肉超声检查的方法　　　　　　　　　　副高：掌握　正高：掌握

采用探头直接接触法，在某些特殊情况下，检查肌肉可能需要加用水囊，使表浅组织置于探头的最佳聚焦区，以利于显示。当皮肤表面不规则时，利用水囊还可以使图像的显示更加容易，并可利用水囊调整声束与感兴趣区之间的夹角。

局部肌肉疼痛时，超声检查的重点应放在疼痛区，探头轻压指定的区域进行详细检查，有人将这种技术称为"超声触诊"。注意加压的强度要尽可能一致。当加压使得这些成分更加紧密时，整个肌肉的回声都会增强，不应误认为异常。检查开始时探头不要施压，进行全面扫查后再逐级加压并配合肌肉等长收缩。松弛状态下的声像图，小的肌肉撕裂可能被掩盖，但在等长收缩时会清楚地显示出来。在进行超声触诊时，首先探头在肌肉长轴方向上开始动态检查，确定异常部位后，分别获取松弛状态和等长收缩状态下的图像。然后探头旋转90°，在横断面上重复上述过程。

单侧静态扫查不能全面评价肌肉状态。静态、主动运动或被动运动状态下进行双侧对比检查，有时对发现病变异常重要，可以更好地观察肌肉、肌腱及韧带有无撕裂并判断撕裂的程度和范围，明确是否与周围组织发生粘连，了解肌腱有无滑脱等。

三、正常超声表现

知识点8：肌肉的正常超声表现　　　　　　　　　　副高：掌握　正高：掌握

肌肉的整体回声低于肌腱和皮下组织，其中肌束表现为低回声，肌束外周包绕的肌束膜、肌外膜、肌间隔及薄层纤维脂肪组织，均呈较强的线状或条状高回声。纵断面上二者互相平行，排列自然、有序，呈羽状、带状或梭形，轻度倾斜于肢体长轴。横断面上，每条肌肉略呈圆形、梭形或不规则形，肌束呈低回声，肌束间可见网状、带状及点状强回声分隔。肌肉中较大的血管呈管状无回声，彩色多普勒血流显像（CDFI）和能量多普勒成像

（PDI）可显示彩色血流信号。

　　肌肉收缩时，肌束直径增加，长度缩短，回声强度常减弱。相反，放松或探头加压会导致单位体积内的声界面增多，肌肉回声增高。肌肉发达的运动员肌束肥大，也表现为回声减低，可作为评价运动员锻炼水平的指标。

四、肌肉撕裂

知识点 9：肌肉撕裂的病理与临床	副高：掌握　正高：掌握

　　大部分由牵拉所致，肌肉突然的强有力收缩可以产生内部应力，从而导致牵拉伤。

　　牵拉损伤导致肌肉撕裂的部位多为肌肉-肌腱连接处，该部位为肌肉-肌腱单位中最薄弱的部分。另外一个常见的部位是肌-筋膜连接部（肌纤维与肌束膜或筋膜之间的连接），故在半羽肌的边缘或羽状肌及环羽肌的中心可以见到，导致肌肉在筋膜下回缩。

知识点 10：肌肉撕裂的分级	副高：掌握　正高：掌握

　　根据严重程度，肌肉撕裂可以分为 4 级，见下表。

肌肉撕裂的分级

0 级	肌纤维可逆性损伤，不伴结缔组织的损伤
Ⅰ 级	受累肌肉的体积<5%，横断面直径 1~2cm，小血肿（<1cm）
Ⅱ 级	部分撕裂，累及肌肉体积或横断面直径的 5%~50%，中等血肿（<3cm）
Ⅲ 级	整个肌肉的完全撕裂、回缩，大血肿（>3cm）

知识点 11：0 级肌肉撕裂的超声表现	副高：掌握　正高：掌握

　　肌纤维损伤可逆，不累及结缔组织，伤后数小时即可恢复正常功能。超声检查无阳性发现。

知识点 12：Ⅰ级肌肉撕裂的超声表现	副高：掌握　正高：掌握

　　肌肉整体牵拉伤仍在其弹性极限内。超声检查表现为肌腹内不规则的低回声区，外形类似"火焰状"，邻近肌肉-肌腱连接部，局部正常肌肉结构消失。病变范围可以很长，但横断面直径很小。有时微小病变很难与伪像区分，必须多断面扫查。

知识点 13：Ⅱ级肌肉撕裂的超声表现	副高：掌握　正高：掌握

　　声像图可以清晰地显示肌肉失去连续性，伴有纤维脂肪隔中断。断裂处常填充血肿，呈低回声区，肌肉断端碎片可延伸至血肿内，探头轻微加压可以看到肌肉碎片自由地漂浮，

被称作"铃舌征"。肌肉内的低回声血肿、强回声厚壁、"铃舌征"是肌肉裂伤的超声"三联征"，这种特征性表现是超声诊断肌肉撕裂的佐证。血肿周围的肉芽组织增生和肌纤维再生形成厚壁，回声增强。损伤的肌肉只有在肌纤维鞘没有断裂的情况下才有可能再生；否则就会被肉芽瘢痕填充，超声表现为线样、结节样或星形的强回声区。肌肉缺损区越大，瘢痕就会越大。

知识点 14：Ⅲ级肌肉撕裂的超声表现 副高：掌握 正高：掌握

肌肉完全性断裂，一般体检也可以发现。超声检查显示肌肉连续性完全中断，边缘呈波浪状，远端肌肉回缩、聚成一团，可类似软组织肿块。血肿填充于肌肉断端回缩形成的空腔内。断裂肌肉的筋膜可以完整，超声可以见到血肿沿筋膜间隙蔓延。

知识点 15：肌肉撕裂并伴血肿的超声表现 副高：掌握 正高：掌握

直接外伤可造成富含血管的纤维脂肪隔挫伤，超声图像上表现为分隔显著增厚。广泛的肌间出血导致回声普遍性增强。发生肌外膜血管断裂时，可出现肌间较大的血肿。在声像图上，肌间血肿的特征性表现为肌肉筋膜层间的无回声或低回声带。在肌肉完全断裂的病例中，血肿可蔓延超出肌肉筋膜的范围，较大的血肿可呈肿块样改变。

知识点 16：肌内血肿的超声表现 副高：掌握 正高：掌握

急性期表现为高回声，几小时后可能表现为均匀的低回声。当细胞成分及纤维蛋白析出后，则形成液-液平面。几天后血肿液化变为均一的无回声。此时抽吸出的液体表现为"机油"样的外观，具有特征性。

知识点 17：骨筋膜室综合征的概念 副高：掌握 正高：掌握

骨筋膜室综合征指由骨、骨间膜、肌间隔和深筋膜形成的骨筋膜室内肌肉和神经因急性缺血而产生的一系列症候群，最多见于前臂掌侧和小腿。

知识点 18：引起骨筋膜室综合征的原因 副高：掌握 正高：掌握

常为剧烈运动、创伤、外压等因素使骨筋膜室容积减小而导致骨筋膜室内压力增高。全身性低血压、肌肉萎缩或筋膜纤维化挛缩导致肌肉缺血、水肿，会引起相同的效应。骨筋膜室综合征室内压力增高引起毛细血管血流灌注受损时，肢体动脉主干仍然是开放的。

知识点 19：急性骨筋膜室综合征的症状 副高：掌握 正高：掌握

急性骨筋膜室综合征由创伤、骨折或肌肉过度负荷引起。患者多在数小时内出现肢体疼痛和压迫症状，被动拉伸时明显加重，最常见于小腿的前方、后方和侧方肌间隔室。如果延误治疗会造成肌肉和神经功能的永久性受损，所以必须尽早做出诊断。

知识点 20：骨筋膜室综合征的超声声像图表现　　　　　副高：掌握　正高：掌握

骨筋膜室综合征的声像图表现为患侧肌肉体积增大，包绕肌肉的筋膜呈弓形凸出并显著移位。位于纤维脂肪隔旁的肌纤维因血供相对丰富而损伤最轻，回声可正常，其余的肌纤维回声增强。与化脓性肌炎不同，肌肉内的纤维脂肪隔仍然为强回声。双侧对比检查，可估计患侧肌肉的肿胀程度。当肌肉由缺血向坏死进展时，超声表现为正常肌肉结构消失，肌内出现无回声区，表明骨筋膜室综合征发展到了晚期。随着无回声区的不断扩展，内部会出现一些高回声物质，可能为广泛的横纹肌溶解所致。此时，临床症状更加严重，表现出神经麻痹、下垂足及福克曼挛缩（Volkmann 挛缩）等。

知识点 21：超声检查骨筋膜室综合征的优点　　　　　副高：掌握　正高：掌握

超声检查不仅成为直接压力测量的一个很好的替代方法，而且还可排除其他需要与骨筋膜室综合征进行鉴别的疾病，如损伤后血肿、脓肿、深静脉血栓及腘窝囊肿破裂等。

知识点 22：肌肉撕裂的鉴别诊断　　　　　副高：掌握　正高：掌握

肌肉撕裂时多有明确的病史，超声诊断一般不难。需要注意，超声检查发现肌肉撕裂的同时，应注意撕裂是否继发于肌肉内肿物。

第二节　肌　　腱

一、解剖概要

知识点 1：肌腱的解剖　　　　　副高：掌握　正高：掌握

肌腱在肌腹的两端，由结缔组织包绕胶原纤维构成。构成肌腱的胶原纤维大多平行排列，走行方向与所承受的牵引力一致。许多胶原纤维组成粗大的纤维束，有的彼此拧绕，增强牢固性。肌腱的每一纤维束周围，由少量疏松的结缔组织包裹，即腱内膜。较多的纤维束再被同样疏松的结缔组织即腱束膜包绕。包绕整个肌腱外的致密结缔组织构成腱外膜。肌腱的血管、淋巴管和神经都沿着腱膜穿行分布。

为了减轻肌腱运动时与骨面的摩擦，肌腱周围一般有辅助结构包绕，如滑囊、腱周组织以及腱鞘。腱鞘最为普遍，为包绕在肌腱周围的鞘管，主要位于活动度较大的腕、指和踝附近。腱鞘帮助肌腱固定于某一位置并减少摩擦。腱鞘分外面的纤维层和内面的滑膜层，纤维层由深筋膜增厚形成，与骨共同构成骨性纤维性管道。滑膜层由滑膜构成双层套管，内含少量滑液，内层贴附于肌腱表面，为脏层；外层贴于纤维层内面，为壁层。脏层、壁层之间有少量滑液保证肌腱的滑动。

某些肌腱内尚包含小的骨块，称作籽骨，全身最大的籽骨是髌骨，手掌和足底的肌腱中也常含有小的籽骨。籽骨能使肌腱灵活地滑动于骨面，减少摩擦，还可改变肌的拉力方向。

二、超声检查方法

知识点2：肌腱超声检查时患者的体位	副高：掌握　正高：掌握

肌腱走行区域的肢体自然放松，关节位置多置于使肌腱轻度紧张的状态。其中肩关节、肘关节及踝关节周围的肌腱检查对体位要求较高。

知识点3：肩关节周围肌腱超声检查的体位要求	副高：掌握　正高：掌握

检查者先面向患者，从肩关节前面和内侧面开始，通过旋转座椅再依次检查外侧面和后面。

（1）肱二头肌长头肌肌腱：肘关节屈曲90°，手掌面向上，前臂置于同侧大腿，上肢轻微内旋。

（2）肩胛下肌肌腱：肘关节屈曲90°，肘部紧贴侧胸壁，肩关节外旋位，并做前臂旋后动作。

（3）冈上肌肌腱：患者上肢置于身后，屈肘，肘尖尽量指向人体后正中线，手掌贴于腰部，该体位更易于显示肌腱-肌肉连接处。

（4）冈下肌肌腱和小圆肌肌腱：受检者手放在对侧肩上。检查者坐于后方或侧方。

知识点4：肘关节周围肌腱超声检查的体位要求	副高：掌握　正高：掌握

（1）肘关节内侧的屈肌总腱：超声检查时患者身体应斜靠向检查侧，前臂尽量外旋，肘部伸展或稍屈曲放于检查台上。将超声探头的头端放在肱骨远端的内上髁处，行冠状扫查可见位于浅表位置的屈肌总腱起始部，为外形光滑的鸟嘴样结构，左右对称（两侧厚度之差不超过2mm），内部呈均匀高回声，有明显的纤维状结构。其附着处的内上髁骨表面通常较光滑。

（2）肘关节外侧可观察的伸肌总腱：检查肘外侧部时，患者需保持拇指向上，双掌合拢，两肘伸展或者屈位姿势。将超声探头的头端置于外上髁，沿长轴冠状切面扫查可见位于浅表位置的伸肌总腱，加压有助于获得清晰的图像，其声像图特点与屈肌总腱相似。深方的桡侧副韧带虽然也可显示，但因与其表层的伸肌腱同为纤维条状结构，两者不易在声像图上区分开。伸肌总腱附着处也可利用短轴切面进行扫查，同时，应注意进行两侧对比观察以了解是否对称。

知识点 5：腕关节周围肌腱超声检查的体位要求　　　副高：掌握　正高：掌握

腕关节周围肌腱主要分腕关节掌侧面与背侧面 2 个位置进行扫查。

掌侧面为腕管结构，腕骨形成腕管的底及侧壁，屈肌支持带（腕横韧带）构成腕管顶部。屈肌支持带近端尺侧附着于豌豆骨，桡侧附着于舟状骨；支持带的远端尺侧附着于钩骨，桡侧附着于大多角骨，横断面声像图易于显示，为略呈弧形的薄层强回声带。腕管内有拇长屈肌肌腱，2~4 指指浅屈肌肌腱、指深屈肌肌腱和正中神经通过。拇长屈肌肌腱被桡侧滑囊包裹，其他肌腱被尺侧滑囊包裹。主动或被动屈伸手指时，可见肌腱的实时滑动。腱周的腱鞘呈薄层低回声，厚 1~2mm。

正中神经在腕管内位置最表浅，紧贴于屈肌支持带深方。正中神经的声像图特征与肌腱相似，但总体回声较低，内部的低回声代表神经束，强回声代表神经束膜。与屈肌肌腱相比，正中神经向远端走行逐渐变细并发出分支，向近端扫查可见神经逐渐走行于指浅屈肌和指深屈肌之间，形态无明显变化，而肌腱则移行为肌腹。当手指进行屈伸活动时，肌腱的滑动幅度明显大于正中神经。

背侧面由伸肌支持带发出分隔，形成 6 个骨纤维管，供不同的伸肌肌腱通过。以桡骨下端的背侧结节（Lister 结节）为超声解剖学标志，背侧结节浅方为拇长伸肌肌腱，其内侧向尺骨端依次为示指伸肌肌腱、指伸肌肌腱、小指伸肌肌腱（通常位于尺桡关节浅方）、尺侧腕伸肌肌腱，自背侧结节向桡侧依次有桡侧腕短伸肌肌腱、桡侧腕长伸肌肌腱、拇短伸肌肌腱和拇长展肌肌腱。

知识点 6：髋关节周围肌腱超声检查的体位要求　　　副高：掌握　正高：掌握

髋关节周围肌腱中最主要的肌腱为髂腰肌肌腱。患者取仰卧位，下肢自然平伸。探头与股骨颈长轴平行进行矢状、连续、平行扫查，可依次清晰显示髋关节囊、股骨及髂腰肌肌腱长轴切面；横断面扫查可观察髂腰肌肌腱、关节囊以及股血管的相互位置关系。髂腰肌肌腱远端附着于股骨小转子，髋关节和膝关节轻度屈曲、外展、外旋即"蛙腿"位利于显示。

知识点 7：膝关节周围肌腱超声检查的体位要求　　　副高：掌握　正高：掌握

膝关节周围肌腱较多，按照分布的位置不同，依次按关节各面逐一检查。主要扫查的肌腱及体位见下表。

膝关节不同扫查区域的观察结构

	患者体位	膝关节位置	观察肌腱的名称
前区	仰卧位	屈曲 15°~20°（腘窝下垫枕）	股四头肌肌腱、髌腱、髌支持带
内侧区	仰卧位，向患膝轻度倾斜	下肢外旋，髋关节及膝关节轻度屈曲	鹅足腱及滑囊

续　表

	患者体位	膝关节位置	观察肌腱的名称
外侧区	患膝对侧侧卧位	膝关节侧方垫枕	腘肌肌腱、股二头肌联合腱
后区	俯卧位	伸直（双足垂于床沿）	半膜肌-腓肠肌内侧头肌腱

知识点 8：肌腱超声检查时对仪器的选用　　　　副高：掌握　正高：掌握

肌腱位置多表浅，因此，超声检查时采用的频率一般高于检查肌肉时所用的频率。手部的肌腱可以采用 7~15MHz 甚至更高频率的线阵探头。

知识点 9：肌腱超声检查的方法　　　　副高：掌握　正高：掌握

对于肌腱需采用动态观察、双侧对比等方法。除此之外，由于肌腱的胶原纤维为超声声束的镜面反射体，故只有在与声束成 90°夹角时才会产生最大反射。如果二者间角度不是90°，则不论在长轴或短轴图像上，声束均不会被恰当地反射，肌腱会表现为低回声甚至无回声，此现象称为各向异性效应。各向异性现象的消除办法是使用线阵探头，并且在扫查时通过不断摆正和调整探头，使其与肌腱纤维总是保持垂直。如果通过此方法能够探测到正常的肌腱结构，则表明此肌腱正常；如果应用此方法后，肌腱回声仍呈局限性或弥漫性减低，则表明有病理改变。

有些肌腱较为宽大，仅进行长轴切面扫查容易漏诊，因此，要结合短轴切面相互观察。

三、正常超声表现

知识点 10：肌腱的正常超声表现　　　　副高：掌握　正高：掌握

其声像图特征在长轴切面表现为强弱回声交替分布的平行线状结构，在短轴切面呈网状结构。一般探头频率越高，肌腱的线状结构越清晰。正常肌腱的特点是径线均匀一致且左右两侧对称，轮廓光滑，无局部增粗或变细，无断裂或缺口，无或有极少量腱周积液。有腱鞘包绕的肌腱，声像图表现为肌腱周围的低回声带，有时可见腱鞘内少量液体，一般不超过 2mm。无腱鞘包裹的肌腱多由腱旁组织包绕或腱周滑囊来减少肌腱运动中的摩擦，腱旁组织为肌腱周围的脂肪，表现为强回声围绕肌腱并勾勒出肌腱轮廓。而腱周滑囊正常情况下多显示不清，如含有少量液体，深度不超过 2mm。

知识点 11：正常成人主要肌腱厚度　　　　副高：掌握　正高：掌握

正常成人主要肌腱厚度测值见下表。

正常成人肌腱厚度

肌腱名称	肌腱厚度（mm）
髌腱	3~6
跟腱	4~6
肱二头肌长头腱	4~6
跖腱膜	2~3
指伸肌肌腱	1~1.5

四、肌腱炎与腱鞘炎

知识点 12：肌腱炎的病理与临床　　　　　　　　副高：掌握　正高：掌握

肌腱炎是由急性创伤或过度劳损所致。肌腱内钙化常见于慢性肌腱炎。肌腱炎的组织病理学表现为肌腱组织退行性改变。运动劳损引起的肌腱病多累及肌腱附着处，主要症状表现为肘关节外侧疼痛，开始表现为某一动作时出现，随病程进展，症状逐渐加重，变为持续性，甚至影响睡眠，体检局部出现明显压痛。

知识点 13：肌腱增厚性病变的常见病因　　　　　副高：掌握　正高：掌握

需要注意的是除局部因素外，某些全身性疾病也可能造成肌腱肿胀、增厚，见下表，其声像图表现与肌腱炎相似，故超声诊断需密切结合临床。

肌腱增厚性病变的常见病因

肌腱炎（末端病）	痛风（主要累及跟腱）
手术后（多为跟腱）	高胆固醇血症（主要累及跟腱）
撕裂后的愈合（部分或全部撕裂）	进行性系统性硬化病
类风湿或血清阴性的关节炎（常累及胫后肌肌腱）	肿瘤（非常罕见）

知识点 14：肌腱增厚性病变的常见病因与病理　　　副高：掌握　正高：掌握

腱鞘炎的病因包括创伤、感染性、炎性、代谢性或机械性因素。典型的炎性病变发生于类风湿和血清阴性的关节炎患者。机械性的原因多为过度劳损、骨性侵蚀、相邻硬物或腱鞘内的关节游离体摩擦。腱鞘炎的主要病理变化是腱鞘内积液、腱鞘增厚。早期肌腱除表面粗糙外，外形大致正常。慢性期，肌腱在腱鞘狭窄部变细，两端水肿呈梭形。腱鞘炎（或腱周炎）为腱鞘的炎症表现，也是常见的肌腱异常。急性腱鞘炎常与肌腱炎同时发生，其病因见下表。

腱鞘炎/腱周炎的常见病因

常见病因	举　　例
创伤后	—
感染性	—
炎症	类风湿、血清阴性的关节炎
代谢性	痛风
机械性	继发于过度劳损、骨性侵蚀、相邻硬物的摩擦或腱鞘内游离体的摩擦

知识点 15：肌腱炎与腱鞘炎的临床表现　　　　　　　副高：掌握　　正高：掌握

　　肌腱炎及腱鞘炎患者临床多表现为局部压痛，相应肌腱主动运动时因疼痛而停止，但被动运动仍可完成。慢性患者可表现为主动及被动运动均受限。

知识点 16：肌腱炎的超声表现　　　　　　　　　　　副高：掌握　　正高：掌握

　　肌腱炎主要表现为肌腱肿大、增厚，回声减低，局部结构不清晰。病变绝大多数为局限性，弥漫性全腱炎少见。腱体内邻近滑囊、腱周的部位及腱鞘内可见无回声积液。有时腱纤维鞘（膜）和腱周脂肪组织增厚，回声增强。肌腱附着处骨面不光滑，可见骨赘形成，腱体内亦可见钙化强回声。急性肌腱炎，CDFI 显示病灶区血流信号明显增多。

知识点 17：腱鞘炎的超声表现　　　　　　　　　　　副高：掌握　　正高：掌握

　　腱鞘炎声像图表现为腱鞘积液，壁增厚，回声减低，肌腱在鞘内滑动可受限。单纯性急性腱鞘炎时，肌腱表面多光滑、完整。慢性腱鞘炎多表现为腱鞘增厚，回声不均匀，积液少见。动态试验肌腱在腱鞘内滑动受限或消失。

知识点 18：腱鞘炎与腱鞘积液的鉴别诊断　　　　　　副高：掌握　　正高：掌握

　　腱鞘炎时，腱鞘增厚，回声可极低，甚至类似无回声，需要与腱鞘积液鉴别。腱鞘增厚时，探头加压其形态改变不大，而腱鞘积液多可被推挤。CDFI 检查可显示增厚腱鞘上的血流信号，而腱鞘积液则无血流信号显示。

五、肌腱撕裂

知识点 19：肌腱撕裂的病理与临床　　　　　　　　　副高：掌握　　正高：掌握

　　青年人多为急性运动损伤，与肌肉撕裂机制相似，由牵拉伤所致。患者有明确的肌肉突然收缩病史，多数患者主诉撕裂瞬间听到"喀"声或感觉患肢局部被踢打。老年人多由肌腱炎引起。肌腱撕裂常发生于肱二头肌长头肌腱、胫后肌肌腱、髌腱、肩袖、跟腱及股四头肌肌腱等。根据撕裂的程度不同，可分为完全撕裂和部分撕裂。完全撕裂由于断端肌腹回缩，可类似肿物。

知识点 20：下肢常见的肌腱撕裂类型及部位　　　　　　　　　　　副高：掌握　　正高：掌握

下肢常见的肌腱撕裂类型及部位，见下表。

肌腱撕裂的类型及部位

下肢肌腱	撕裂的类型及部位
胫后肌肌腱	横向撕裂，内踝下方
腓肠肌肌腱	纵向撕裂，腓骨下方
跟腱	斜向或横向撕裂，跟骨附着点上方 2~6cm 处

知识点 21：肌腱撕裂的超声表现　　　　　　　　　　　　　　　副高：掌握　　正高：掌握

肌腱的完全撕裂表现为肌腱连续性中断。中断处在急性期由血肿填充，病史较长的患者为瘢痕或肉芽组织填充。断裂两端回缩常见于完全撕裂，实时扫查时可见相关肌肉收缩和舒张时肌腱不能进行正常的滑动。肌腱的部分撕裂表现为肌腱纤维的部分中断并延至肌腱表面。需要指出，无论何种撕裂，诊断均应在两个相互垂直的超声切面上得到证实，以避免假阳性。

知识点 22：肌腱撕裂的鉴别诊断　　　　　　　　　　　　　　　副高：掌握　　正高：掌握

肌腱撕裂的超声诊断关键在于判断完全撕裂与部分撕裂。除声像图判断肌腱连续性外，还应结合主动及被动运动进行鉴别。完全撕裂时，主动及被动运动时，超声显示撕裂处肌腱断端不能同步运动，甚至呈相向运动。而部分撕裂时，肌腱的运动仍可同向传导。

第三节　韧　　带

一、解剖概要

知识点 1：韧带的解剖　　　　　　　　　　　　　　　　　　　副高：掌握　　正高：掌握

韧带由致密的结缔组织构成，分布在关节周围，加强骨与骨间的连接并限制关节运动。按照韧带与关节囊间的关系可分为囊韧带、囊内韧带和囊外韧带。囊韧带为关节囊纤维层局部增厚的部分，囊内韧带与囊外韧带分别位于关节囊的内、外侧。

二、超声检查技术

知识点 2：韧带超声检查前患者的准备	副高：掌握 正高：掌握

检查前患者无特殊准备，需充分暴露相关检查部位。

知识点 3：韧带超声检查时患者的体位	副高：掌握 正高：掌握

韧带的位置较肌肉及肌腱深在，走行方向多变，对扫查体位及手法要求较高，各关节周围韧带的扫查体位需结合解剖位置具体设定。

知识点 4：肩关节周围韧带超声检查时的体位要求	副高：掌握 正高：掌握

肩关节周围韧带主要扫查喙肩韧带，患者取坐位，上臂自然下垂。探头一端置于喙突表面，一端置于肩峰之上，即可显示两者间的喙肩韧带。

知识点 5：肘关节周围韧带超声检查时的体位要求	副高：掌握 正高：掌握

肘关节周围韧带主要观察肘关节内侧的尺侧副韧带。受检者坐在检查者对侧，身体向检查侧倾斜，手旋后（掌面向前），前臂用力外翻（该动作可由检查者协助使受检者被动外翻）置于检查床上，肘关节保持伸直或轻微屈曲。

知识点 6：腕关节周围韧带超声检查时的体位要求	副高：掌握 正高：掌握

腕关节周围韧带主要观察腕关节背侧的腕骨间韧带。手掌平放于检查台上，掌心向下。以桡骨背侧结节为标志，探头横切逐渐向远端移动并结合其他切面扫查，可以较容易地确定各个腕骨的位置和形状，随后即可辨认连接腕骨间的各个韧带。

知识点 7：膝关节周围韧带超声检查时的体位要求	副高：掌握 正高：掌握

膝关节周围韧带：主要是膝关节内侧副韧带和外侧副韧带。检查内侧副韧带时患者取仰卧位，轻度屈膝。髋关节及膝关节轻度外旋或取侧卧位检查。而检查外侧副韧带时则需要髋关节及膝关节轻度内旋或取侧卧位检查。

知识点 8：踝关节周围韧带超声检查时的体位要求	副高：掌握 正高：掌握

首先患者取坐位，屈膝，足底平置于检查床上，根据韧带位置依次进行体位的摆放。①距腓前韧带：踝关节轻度内旋、内收，使胫腓前韧带处于紧张位以利于显示。②内侧三角韧带：踝关节背屈，探头一端指向内踝下缘，另一端分别指向足舟骨、距骨和跟骨，可

分别观察胫距韧带、胫跟韧带和胫舟骨韧带的长轴声像图。③跟腓韧带：踝关节内旋、内收。探头上端置于外踝骨下缘（尖部），下端轻度后斜，指向跟骨。

知识点 9：韧带超声检查时对仪器的选用	副高：掌握　正高：掌握

根据检查部位和结构，常规使用 10MHz 的线阵探头，有时也会使用 10MHz 以上的探头。

知识点 10：韧带超声检查的方法	副高：掌握　正高：掌握

超声扫查的关键是明确解剖标志，因为韧带两端均附着于骨表面，扫查某条韧带时，首先寻找和明确其相应的骨性结构，再根据韧带的解剖走行方向，调整探头的扫查角度。需要指出，韧带的各向异性伪像也很明显。

三、正常超声表现

知识点 11：韧带的正常超声表现	副高：掌握　正高：掌握

韧带的正常声像图表现与肌腱类似，长轴切面呈层状强回声，根据位置不同，薄厚变化很大。如内踝处的胫距韧带呈肥厚的三角形，而肘关节内侧副韧带前束则较薄。

四、膝关节内侧副韧带撕裂

知识点 12：膝关节内侧副韧带撕裂的病理与临床	副高：掌握　正高：掌握

剧烈运动时，在膝水平发生的对抗性动作（如足球运动的阻截性动作）常造成内侧副韧带撕裂，在膝关节韧带损伤中占第 2 位，仅次于前交叉韧带损伤。临床上常见的损伤动作为膝关节屈曲，小腿突然外展、外旋或大腿突然内收、内旋。撕裂的部位多在韧带股骨附着处。受伤后通常表现为膝部内侧突然剧痛，但很快减轻，随即逐渐加重。体检膝关节内侧局部触痛。

内侧副韧带撕裂可分为不完全撕裂和完全撕裂。陈旧性内侧副韧带撕裂可出现内侧副韧带钙化，钙化出现在内侧副韧带附着的股骨内侧髁处，多在损伤后 2 个月出现。患者表现为上楼梯时膝内侧疼痛。

知识点 13：膝关节内侧副韧带撕裂的超声表现	副高：掌握　正高：掌握

长轴切面呈条索样的双层高回声结构，中间夹以薄层低回声带，该低回声代表韧带深浅层之间的滑囊。

内侧副韧带撕裂超声表现为韧带肿胀，回声不均匀。不完全撕裂主要累及板股韧带，声像图表现为形态不规则，回声减低，由于出血可出现不规则的无回声。当超声表现不典型时，应注意与健侧比较观察。合并股骨内侧髁撕脱骨折时，肿胀的韧带内可见骨质碎片，呈强回声伴声影。完全撕裂时，韧带连续性中断。断端裂口处可见无回声积液或血肿。陈旧性内侧副韧带撕裂主要表现为韧带近端股骨附着处的韧带内出现大小不等的不规则钙化强回声伴声影。

知识点 14：膝关节内侧副韧带撕裂的鉴别诊断　　　　副高：掌握　　正高：掌握

内侧副韧带撕裂局部出现明显积液时，近端应与收肌腱滑囊炎，远端应与鹅足腱滑囊炎鉴别。超声可同时判断有无合并膝关节积液，但对于伴发的交叉韧带损伤，诊断敏感性差，需进一步行 MRI 明确。

第四节　骨、软骨及关节

一、解剖概要

知识点 1：骨、软骨及关节的解剖　　　　　　　　副高：掌握　　正高：掌握

骨主要由骨组织构成，具有一定的形态和结构，外被骨膜，内容骨髓。全身的骨借关节相连，构成骨骼。关节也称骨连结，分纤维连结、软骨连结和滑膜关节 3 种形式。纤维连结和软骨连结的两骨之间分别借结缔组织和软骨相连，无腔隙，具有一定的弹性和坚固性，但活动度小。

知识点 2：滑膜关节的解剖　　　　　　　　　　　副高：掌握　　正高：掌握

滑膜关节一般称关节，基本结构包括骨关节面、关节腔和关节囊。构成关节的两个关节面彼此形态一般相适合，表面覆盖薄层关节软骨。关节软骨为透明软骨，其形状与骨关节面一致。

知识点 3：关节囊的解剖　　　　　　　　　　　　副高：掌握　　正高：掌握

关节囊附着在关节面的周缘及附近的骨面。外层为纤维囊，厚而坚韧，由致密结缔组织构成。某些部位增厚形成韧带。内层为滑膜，薄而松软，由疏松结缔组织和滑膜细胞构成。滑膜有丰富的血管网，可分泌滑液，润滑关节，减少摩擦并营养关节软骨。

知识点 4：关节腔的解剖　　　　　　　　　　　　副高：掌握　　正高：掌握

关节腔为关节软骨和关节囊滑膜共同围成的密闭腔隙，内含少量滑液，正常状态下为负压，以帮助稳定关节。

| 知识点 5：关节唇、关节盘及关节半月板的解剖 | 副高：掌握　正高：掌握 |

某些关节在关节凹面周缘可附着由纤维软骨构成的软骨环，形成关节唇，以增大和加深关节窝。在一些关节面之间还夹有纤维软骨板，即关节盘。关节盘的周缘附着在关节囊上，将关节腔分为两部分。膝关节的关节盘呈半月形，称关节半月板。

二、超声检查技术

| 知识点 6：骨、软骨及关节超声检查时患者的体位 | 副高：掌握　正高：掌握 |

根据不同关节扫查的需要和便于操作的目的，而取不同的体位，必要时采用不同角度的屈曲、内收、外展、抬高或内外旋（翻）位等。伸直位便于纵向扫查。

| 知识点 7：骨、软骨及关节超声检查时对仪器的选用 | 副高：掌握　正高：掌握 |

首选 5～13.0MHz 高频线阵探头，对于深部软组织、骨及关节（如髋关节）以及关节屈侧声窗受限时可选用 3.0～5.0MHz 凸阵探头。

| 知识点 8：骨、软骨及关节超声检查的方法 | 副高：掌握　正高：掌握 |

采用直接接触法扫查。对骨性突起及边缘隆起明显的关节，探头与皮肤间可多敷耦合剂凝胶或水囊。

关节的检查应围绕关节由内、外、前、后各方面，纵横有序地进行多方位分段扫查。

三、正常超声表现

| 知识点 9：骨、软骨及关节的正常超声表现 | 副高：掌握　正高：掌握 |

各关节形态不同，但有共同的声像图表现。关节面表面被覆的透明软骨为均匀薄层低回声，完整、连续、厚度一致，其厚度在成年人指关节为 0.4～1.4mm，膝关节、髋关节为 2mm 左右。关节面骨皮质为光滑的强回声。关节间隙或隐窝可含少量关节液，呈无回声，关节囊壁为条带样高回声，其内滑膜层甚薄，不易被超声显示。关节隐窝的脂肪组织及关节内脂肪垫为高回声。关节周围均有各自的肌腱、韧带和肌肉包裹。

在成人仅可见浅表的骨皮质回声，内部骨髓结构与正常骨膜不能显示。正常骨皮质连续性良好、平直、光滑，呈致密的强回声带且其后伴声影。骨的骺端膨大，皮质较薄。透明软骨、软骨性骨骺及骺板显示为低回声，骨化或钙化时可见内部强回声结构，纤维软骨呈中等回声或高回声。

婴幼儿骨组织未发育成熟，骨化不完全，有时可显示部分骨髓。不同年龄的小儿其关节的骺软骨厚度不同，其骨化中心为高回声。

四、关节积液与滑膜增生

| 知识点10：关节积液与滑膜增生的病理 | 副高：掌握　正高：掌握 |

各种原因引起的关节炎症病变均可引起关节腔内液体量增加，其基本病理变化主要累及2个方面：①关节滑膜的渗透性改变。②关节内的代谢紊乱。

| 知识点11：关节炎症的分类 | 副高：掌握　正高：掌握 |

按照关节积液生化检查的结果，可以将关节炎症分为4类：①非炎症性，包括创伤性和出血性。②结晶性，如尿酸结晶沉积后的刺激。③炎性，如类风湿关节炎。④感染性，如化脓性关节炎。

| 知识点12：关节积液与滑膜增生的临床表现 | 副高：掌握　正高：掌握 |

近端指间关节和掌指关节积液是类风湿关节炎的典型表现。出现关节积液和滑膜增生时，患者多表现为受累关节肿胀、活动受限以及伴随活动的疼痛。根据病因不同，可出现多个关节积液及其他全身症状。

| 知识点13：关节积液与滑膜增生的超声表现 | 副高：掌握　正高：掌握 |

关节积液的共同声像图表现为关节腔内液性无回声区增加，当积液量较少时，液体多聚集在关节隐窝。由于病因不同，关节积液内可能含有点状或絮状中等回声。在液体的衬托下，关节滑膜可见增厚、形态各异，甚至漂浮在液体内呈水草样或结节样。CDFI显示增厚的滑膜上可见血流信号。

| 知识点14：肘关节积液的超声检查方法和表现 | 副高：掌握　正高：掌握 |

肘关节由前部或后部探查积液，将肘关节保持在45°屈曲位可使积液由滑膜囊的前部间隙移至鹰嘴隐窝，利于积液的观察。关节积液的超声表现主要为：①在骨表面和关节囊之间超过2mm的无回声液性暗区。②前脂肪垫移位（肘伸展位最易观察）。③后脂肪垫移位（肘屈曲位最易观察）。④积液衬出脂肪垫的形态。⑤在关节陷窝内出现有回声物，代表滑膜炎或碎片。

| 知识点15：髋关节积液的超声检查方法和表现 | 副高：掌握　正高：掌握 |

髋关节积液首先出现在关节前隐窝，即关节囊股骨颈附着处。关节积液时，髋关节前面长轴切面显示关节囊与股骨颈间的距离增宽，在成人尚无一致的标准，一般认为>8mm

或双侧对比超过 2mm 有意义。

知识点 16：膝关节积液的超声检查方法和表现	副高：掌握 正高：掌握

膝关节积液多首先出现在髌上囊内，髌上囊在股四头肌肌腱远端的深方与股骨之间，其远段位于髌上脂肪垫与股骨周围脂肪垫之间。常用的检查途径是膝关节屈曲 30°~40°，自关节前方扫查髌上囊。正常髌上囊呈薄层低回声，于两个高回声脂肪垫之间最易显示，正常人可见少量积液，液深<2mm。在关节腔积液时可见髌上囊积液与关节腔相通。超声检查髌上囊时应避免过度加压，防止少量积液被挤压而造成假阴性。

知识点 17：踝关节积液的超声检查方法和表现	副高：掌握 正高：掌握

踝关节积液主要扫查踝关节前隐窝，患者采取仰卧位或坐位，足底平放在检查台上。探头观察胫骨与距骨间的关节隐窝形态，注意不要将距骨顶部呈低回声的正常软骨误认为关节积液，而前隐窝处有 1~3mm 的积液也属正常。

知识点 18：关节积液与滑膜增生的鉴别诊断	副高：掌握 正高：掌握

超声检查关节积液的敏感性很高，对于少量积液应注意双侧对比才可能明确。关节囊积液可能的病因包括反应性、损伤性、炎性、感染及出血等。积液可以是单纯性的、混合性的或血性的。液性暗区内的高回声可能是由于出血、感染、痛风或关节内游离体。多普勒超声有时可显示关节囊的血流信号增多，但这一表现亦无特异性。鉴别滑膜增生和积液并不困难，因积液是无回声且很容易被压瘪，而滑膜增生是实性的低回声结构，它不能完全从关节隐窝处被挤压移开。如果怀疑积液伴有感染，抽吸积液并行实验室检查仍然是明确诊断的唯一方法。如果超声未发现关节囊积液，则提示感染的可能性小。关节抽液时应在超声引导下进行，以避免损伤周围软组织。

五、关节软骨损伤

知识点 19：关节软骨损伤的病理与临床	副高：掌握 正高：掌握

除急性创伤性病变外，关节软骨损伤都继发于关节炎症及退行性变。类风湿疾病最常见的受累关节依次为手、腕、膝等，临床上以女性为多，可以表现为多关节疼痛及肿胀。早期可以出现低热、乏力等全身非特异性症状。

人体应力不均发生的退行性骨关节病最早累及关节软骨，临床主要症状为关节疼痛、关节活动障碍。

知识点 20：手腕部类风湿关节炎的超声表现	副高：掌握 正高：掌握

手腕处受声窗限制，超声不易显示腕关节间的关节软骨以及指间关节软骨，但无论从掌侧或背侧均可清晰显示掌指关节处的透明软骨。从背侧扫查时，手指向掌侧轻度屈曲（15°~20°）更有利于关节软骨的显示。掌指关节软骨的平均厚度为 0.8mm（0.4~1.4mm）。

知识点 21：膝关节髁间软骨的超声表现	副高：掌握　正高：掌握

超声扫查膝关节的髁间软骨时需嘱患者最大限度屈曲膝关节，探头置于髌骨上缘，切面呈冠状面方向，正常髁间软骨呈均匀一致的低至无回声结构，厚度均匀一致。

知识点 22：关节软骨破坏时的超声表现	副高：掌握　正高：掌握

关节软骨破坏时超声表现为软骨表面不规则、变薄，软骨内骨形成。严重者软骨回声消失。

知识点 23：关节软骨损伤的鉴别诊断	副高：掌握　正高：掌握

对于能够显示的关节软骨，声像图可清晰显示软骨结构的缺失。关节软骨的回声可极低，类似无回声，不要误诊为关节积液。

六、关节周围囊肿与滑囊炎

知识点 24：滑膜囊肿及腱鞘囊肿的病理	副高：掌握　正高：掌握

滑膜囊肿及腱鞘囊肿是手、腕、膝、踝部最常见的肿物，常贴附于肌腱、肌肉或关节囊旁。一般认为滑膜囊肿源于关节囊、腱鞘、滑囊等结构，而腱鞘囊肿源于软组织的退行性变。

知识点 25：滑膜囊肿及腱鞘囊肿的临床表现	副高：掌握　正高：掌握

滑膜囊肿及腱鞘囊肿好发于腕关节背侧、掌侧及手指关节的掌侧、膝关节周围、踝关节前面，邻近肌腱和关节。囊肿大小差异很大，体积过小者临床触诊不清，称为“隐匿型腱鞘囊肿”，仅靠超声检出。一般临床表现为局部硬而韧的肿物，病程可数月甚至数年，肿物体积变化不大，按压后可有轻度不适。囊肿如位于神经附近，可引起神经压迫、刺激症状。

知识点 26：滑囊炎的病理与临床表现	副高：掌握　正高：掌握

在关节附近，肌腱周围的滑囊受外伤、反复摩擦、类风湿等系统性疾病累及时，滑囊内液体聚集。滑膜增生形成滑囊炎。有些滑囊与关节腔相通，关节腔内的炎症及积液也可

波及滑囊，临床上多表现为局部软组织肿胀，出现红、肿、热、痛等炎症症状。慢性及反复摩擦引起者，症状可不典型而仅表现为局部肿物。

知识点 27：腱鞘囊肿的超声表现　　　　　副高：掌握　正高：掌握

腱鞘囊肿的声像图表现与囊肿的发生时间和位置有关。新近形成的囊肿表现为囊壁光滑的无回声，内部无分隔或分隔纤细。陈旧囊肿内部回声增多，可见粗大的分隔。部分腱鞘囊肿可类似实性肿物回声。腱鞘囊肿质韧，探头加压仅部分被压缩，而滑囊积液和腱鞘积液则容易挤压变形。怀疑腕背部隐匿型腱鞘囊肿时，手腕过屈位有利于超声显示。

知识点 28：腘窝囊肿的超声表现　　　　　副高：掌握　正高：掌握

无论腘窝囊肿的外形、位置及内容物如何，囊肿总有一颈部自腓肠肌内侧头与半膜肌之间突出，这是超声诊断的关键。体积较大的腘窝囊肿可发生破裂，超声表现为囊肿失去圆钝饱满的外形，破裂处局部凹陷，探头追踪扫查常可见液体外渗至腓肠肌与比目鱼肌之间。

知识点 29：滑囊炎的超声表现　　　　　副高：掌握　正高：掌握

急性期超声表现为滑囊扩张，囊内充满积液，CDFI 显示囊壁上血流信号丰富。慢性滑囊炎时滑囊内液体减少，滑囊壁增厚，超声表现类似实性肿物。

髌前滑囊炎超声显示为髌骨与皮下组织之间扁平的低至无回声区。髌下浅囊位于胫骨近端与皮下组织之间，发生炎症时声像图显示为局部积液，边界欠清晰。正常髌下深囊内可有少量液体，只有液体量较多、局部出现临床症状时才考虑存在滑囊炎。

超声检查时探头加压引起疼痛是诊断滑囊炎的一个阳性体征，但注意不要过度加压，以免液体被挤开而造成假阴性。

知识点 30：关节周围囊性病变与腱鞘囊肿及滑囊炎的鉴别诊断
副高：掌握　正高：掌握

关节周围囊性病变或含液性病变的超声显示简单易行，但是明确诊断的关键是判别病变的解剖位置与形态。腱鞘囊肿形态多饱满，位于关节附近。滑囊炎则位于特定的位置，如肌腱附近。

第五节　软组织肿物

一、解剖概要

知识点 1：软组织的解剖　　　　　副高：掌握　正高：掌握

软组织指体内非上皮性的、骨外组织结构的总称，但不包括各器官的支持组织和造血/淋巴组织，包含了纤维组织、脂肪组织、骨骼肌、血管和淋巴管以及外周神经系统。软组织多源于中胚层，只有外周神经是由神经外胚层发育而成。

二、超声检查技术

知识点 2：软组织肿物超声检查前患者的准备	副高：掌握　正高：掌握

软组织肿物超声检查前无需特殊准备，检查时充分暴露检查部位，可先触诊获得肿物位置和深度的初步印象，以便更准确地选择适当的探头频率和扫查条件。

知识点 3：软组织肿物超声检查时患者的体位	副高：掌握　正高：掌握

检查处肢体自然放松，平置于检查床上。

知识点 4：软组织肿物超声检查时对仪器的选用	副高：掌握　正高：掌握

软组织肿物位置表浅，一般使用高频或宽频线阵探头，频率至少为 7.5MHz。有时肿物过于表浅，探头频率应选用 14MHz 或更高，甚至涂布过量耦合剂或垫衬导声垫来增加近场距离，使浅表肿物位于声束聚集区。某些情况下，肿物位置较深或体积较大，为明确肿物边界及范围，可选用 5MHz 凸阵探头。

知识点 5：软组织肿物的超声检查方法	副高：掌握　正高：掌握

软组织肿物的超声检查除要求多切面观察病变结构外，更要重点强调对比扫查和动态扫查。对比扫查即肿物与肿物周围正常区域比较、患侧与健侧比较；动态扫查包括探头加压观察肿物的可压缩性、改变肢体位置观察肿物的形态变化以及肢体运动过程中肿物与周围结构有无粘连。

软组织肿物的超声检查中应特别注意判断病变的局部解剖层次关系。此外，进行浅表软组织肿物内血流信号检测时，探头应尽量减少压迫，保持探头刚好和体表接触。

三、正常超声表现

知识点 6：软组织的正常超声表现	副高：掌握　正高：掌握

软组织涵盖范围广泛，自皮肤深方与骨之间均为软组织结构。人体皮肤由表皮及真皮组成。20MHz 以上的超高频探头可以分辨表皮与真皮。但目前临床应用的高频探头尚不能分辨二者，声像图表现为均匀一致的高回声。

知识点 7：皮下组织的正常超声表现	副高：掌握　正高：掌握

皮下组织的声像图表现为较均匀的低回声，内部可见网状分布的线样强回声，代表结缔组织分隔。分隔走行大部分与皮肤平行或略倾斜。轻置探头，被压瘪的皮下浅静脉能够被显示，呈位于分隔内的椭圆形或长条形无回声结构。当探头频率足够高（>12MHz）的情况下，仔细分辨可见浅静脉旁的细小皮下神经断面结构，呈筛网状表现。正常情况下，结缔组织分隔内的淋巴管不能被显示。

知识点 8：外周神经的正常超声表现	副高：掌握　正高：掌握

外周神经的纵断面声像图表现为多发的相互平行的低回声束，其内可见不连续的强回声分隔；横断面表现为多发小圆形低回声束，周边被强回声线包绕形成网状结构。

四、常见软组织肿物的超声诊断

知识点 9：软组织肿物的病理与临床	副高：掌握　正高：掌握

软组织占位性病变包括肿瘤和瘤样病变，所含病种繁多。患者多因扪及肿物前来就诊，病史可长可短。有些肿物可合并疼痛、肌肉萎缩、关节活动障碍等表现。

知识点 10：皮脂腺囊肿的病理	副高：掌握　正高：掌握

皮脂腺囊肿非真性肿瘤，为皮脂腺排泄受阻形成的潴留性囊性病变，好发于皮脂腺分布密集的部位。根据病程的长短，囊肿大小可由数毫米至数厘米。部分患者有挤压排出豆渣样物的病史。

知识点 11：皮脂腺囊肿的超声声像图表现	副高：掌握　正高：掌握

表现为边界清晰的圆形或椭圆形病变，多数有完整的包膜伴侧边声影，内部为较均匀的点状低回声，后方回声增强。高频超声显示皮脂腺囊肿的位置有 3 种类型：病变完全位于皮肤层；病变主体位于皮肤层，部分凸向皮下脂肪层；病变主体位于脂肪层内，但有一蒂样结构与皮肤相连。探头勿加压，仔细扫查，多数皮脂腺囊肿浅层可见一纤细低回声延续至皮肤表面，代表毛根区。CDFI 显示皮脂腺囊肿内无血流信号，除非合并感染。

知识点 12：表皮样囊肿的病理	副高：掌握　正高：掌握

一般认为是由明显或不明显的外伤导致表皮进入皮下生长而形成的囊肿。多见于易受外伤或摩擦的部位，如臀部、肘部、胫前、注射部位。囊肿壁由表皮组成，囊内为角化鳞屑。

知识点 13：表皮样囊肿的超声声像图表现	副高：掌握　正高：掌握

表现为边界清晰的圆形或椭圆形低回声病变，边界清晰。由于表皮不断生长、角化，典型者内部呈"洋葱皮"样特征或见环形钙化。体积较大者可合并破裂及感染，探头加压内部可见流动征象。合并感染时，周边组织水肿增厚、回声增强并可见血流信号。

知识点 14：钙化上皮瘤的病理	副高：掌握　正高：掌握

钙化上皮瘤又称毛母质瘤，约 40% 发生于头颈部，生长缓慢，一般无自觉症状，少数有压痛感。本病可发生于任何年龄，以青少年最为多见，是 20 岁以下青少年最常见的皮肤实性肿瘤。钙化性上皮瘤目前多认为来源于毛乳头，钙化是继发性改变，因而瘤体起源于真皮层。

知识点 15：钙化上皮瘤的超声声像图表现	副高：掌握　正高：掌握

表现为边界清晰的圆形或椭圆形肿物，常见于面部、颈部及上肢。瘤体生长缓慢，多数直径<3cm。瘤体主要位于皮肤层内，内部回声欠均匀，以低回声为主。约 85% 的病变内可见钙化灶，为本病典型的声像图特征。CDFI 显示部分肿物内可见丰富的血流信号。

知识点 16：脂肪瘤的病理	副高：掌握　正高：掌握

脂肪瘤是最常见的软组织肿瘤，浅表脂肪瘤占全部软组织肿瘤的 16%~50%。脂肪瘤通常位于皮下脂肪层内，但也可位置深在，源于深筋膜、肌间隙以及肌肉内部，深在的脂肪瘤体积较大。浅表脂肪瘤质地软，易于推动，直径很少超过 5cm，最好发于上背部、颈部、肩部、腹壁和四肢远端，大多数无任何症状。

知识点 17：脂肪瘤的超声声像图表现	副高：掌握　正高：掌握

表现为脂肪层内实性结节，质地软，可压缩。大部分脂肪瘤边界清晰，外形呈圆形或椭圆形。典型的脂肪瘤为等回声或稍高回声，内部可见多发的条索样强回声，长短不一，这些条索的长轴与皮肤平行。瘤体内结缔组织、脂肪、水等成分的构成不同以及一些脂肪瘤的变异类型，如血管脂肪瘤、成脂肪细胞瘤的存在，导致脂肪瘤的回声多变。

知识点 18：肌肉内脂肪瘤的超声声像图表现	副高：掌握　正高：掌握

深部脂肪瘤可以位于肌肉内或肌间隙，较皮下脂肪瘤少见。肌肉内脂肪瘤常见于四肢较大的肌肉内，如股四头肌。按生长情况可以分为边界清晰和浸润生长两类。边界清晰的肌肉内脂肪瘤，脂肪组织挤压肌纤维生长。浸润生长的肌肉内脂肪瘤，脂肪组织沿肌纤维分布。

知识点 19：脂肪肉瘤的病理与临床表现　　　　副高：掌握　　正高：掌握

脂肪肉瘤在所有软组织肉瘤中居第 2 位，好发于 50~70 岁年龄段男性。临床通常表现为无痛性肿块，病程较长，肿块可非常巨大，晚期出现压迫症状。病理类型可分为高分化型、黏液型、圆形细胞型、多形细胞型和去分化型。除四肢肌肉和肌间隙外，尚见于腹膜后。

知识点 20：脂肪肉瘤的超声声像图表现　　　　副高：掌握　　正高：掌握

瘤体巨大，呈椭圆形或分叶状，内部回声很难与脂肪瘤区别。一旦 CDFI 显示病变内血流信号，则应考虑脂肪肉瘤的可能。黏液型脂肪肉瘤由于瘤体内混合有较多的黏液组织，多呈较均匀的低回声，后方回声增强；多形细胞型、圆形细胞型以及去分化型脂肪肉瘤易侵犯邻近骨和发生转移，瘤体内脂肪成分很少，没有特异性的声像图表现。

知识点 21：血管瘤的病理　　　　副高：掌握　　正高：掌握

血管瘤分为真正的肿瘤（即血管瘤）和血管畸形两大类。血管瘤存在内皮细胞增殖，是儿童常见的肿瘤，存在增生期、稳定期和消退期。大部分血管瘤随年龄增长而最终自行消退，常见于面颈部皮肤及皮下组织。血管畸形属于先天性的脉管系统发育异常，无内皮细胞的增殖，按组成成分可分为毛细血管型、静脉型和动静脉型，各型有所重叠和交叉。血管畸形随患者年龄增长而成比例增大，青春期、妊娠、外伤时体积可迅速增大。

知识点 22：静脉型血管畸形的病理　　　　副高：掌握　　正高：掌握

静脉型血管畸形，习惯上称为海绵状血管瘤，是最常见的血管畸形，病变主要由充满血液的血窦和薄壁静脉构成。在四肢、躯干均可发生，自皮肤至皮下脂肪层、肌肉层，甚至骨、关节都可累及。海绵状血管瘤质地柔软，可压缩。病变肢体下垂后肿瘤体积可增大，即体位试验阳性。

知识点 23：静脉型血管畸形的主要声像图诊断要点　　　　副高：掌握　　正高：掌握

静脉型血管畸形的主要声像图诊断要点：边界不清晰的混合回声区，内部可见多发网格样或不规则的低至无回声区，部分可见到静脉石强回声伴声影。探头加压后比较，肿瘤体积明显压缩。病变处下垂时受重力作用，瘤体体积增大。由于瘤体内血流速度缓慢，彩色多普勒超声常不能显示病变内的血流信号。当探头反复加压时，瘤体内的无回声区内可见液体流动产生的彩色血流信号。

知识点 24：神经纤维瘤及神经鞘瘤的病理　　　　副高：掌握　　正高：掌握

神经纤维瘤及神经鞘瘤是来源于外周神经鞘膜及间质细胞的肿瘤，多为单发结节，生长缓慢，早期常无明显症状，当瘤体增大压迫神经时，则可出现受累神经供应区的感觉异常或疼痛，并向该神经的末梢区放射。

知识点 25：神经纤维瘤及神经鞘瘤的超声声像图特点　　　　副高：掌握　正高：掌握

两者共同的典型声像图特点为椭圆形肿物、边界清晰光滑、内部为低回声（部分伴有囊性变）、后方回声增强、CDFI 显示内部可见血流信号，但这些表现并不具有特征性，只有在肿物一端或两端发现与神经相连时，方能与其他软组织肿瘤相鉴别。

知识点 26：原发肌肉肿瘤的种类　　　　副高：掌握　正高：掌握

肌肉层的肿瘤少见，原发肌肉的肿瘤包括横纹肌瘤和横纹肌肉瘤，其中横纹肌肉瘤多见。

知识点 27：肌肉内黏液瘤的病理　　　　副高：掌握　正高：掌握

肌肉内黏液瘤是一种缓慢生长的良性病变，瘤体内含有大量黏液和成纤维细胞。40~70岁的女性较为多见，主要累及四肢较大的肌肉，如大腿和上臂。

知识点 28：肌肉内黏液瘤的超声声像图表现　　　　副高：掌握　正高：掌握

肌肉内黏液瘤的声像图表现为肌肉内边界清晰的低回声肿物，后方回声增强，内部可见裂隙样或囊状无回声区，代表瘤体内的黏液成分。肌肉内黏液瘤的特征性超声表现为"脂肪帽"，即瘤体上、下两极处由于少量脂肪包绕显示为三角形的强回声。此征也见于神经源性肿瘤，通过发现肿物与神经相连可与本病鉴别。

知识点 29：韧带样纤维瘤的病理与临床表现　　　　副高：掌握　正高：掌握

韧带样纤维瘤来源于深部结缔组织，主要是肌肉内结缔组织及其被覆的筋膜或腱膜的成纤维细胞性肿瘤，瘤体内除成纤维细胞外，还有致密的胶原纤维。肿瘤呈侵袭性生长、易复发，但无转移。韧带样纤维瘤虽然在形态上表现为良性，但呈低度恶性的特点，故又称非转移性纤维肉瘤。此外还有学者称其为肌肉腱鞘瘤样增生、腹壁外纤维瘤病。

本病少见，呈散发性，部分有家族性聚集，病因不明，可发生于任何年龄段，但 20~40 岁为高发，发生部位以肩颈部、胸背部、骨盆及大腿多见，但是可发生于任何部位。病变常局限于肌肉内或与筋膜相连，边缘浸润肌肉组织，有时侵入骨皮质引起骨侵蚀样改变，似骨韧带样纤维瘤，10%~15% 的患者可表现为全身多发病变。临床主要表现为深在、缓慢生长的无痛性肿块，质硬，界限不清，大小不等，多为 5~10cm，大者超过 20cm。部分患者因肿瘤广泛侵犯周围重要的血管、神经、韧带等组织而出现不同程度的周围神经症状。

知识点 30：韧带样纤维瘤的超声声像图表现　　副高：掌握　正高：掌握

声像图表现为较大的团块状或分叶状低回声肿块，沿深筋膜长轴方向分布并包绕肌纤维，肿块边界可清晰，也可模糊不清。内部回声多均匀，致密胶原纤维成分可表现为纤维层状结构伴后方声衰减。若包绕肌腱，内部可出现高回声团；若侵袭骨膜，可出现骨膜增厚、骨皮质不光滑。CDFI 检查多数肿瘤内仅可见稀疏点状血流信号。

知识点 31：腹壁韧带样纤维瘤主要发生的位置　　副高：掌握　正高：掌握

腹壁韧带样纤维瘤主要发生于腹直肌和腹外斜肌，与口服避孕药、妊娠、腹部手术及外伤明显相关。

知识点 32：弹力纤维瘤的病理与临床　　副高：掌握　正高：掌握

弹力纤维瘤是增生性瘤样病变，多因反复创伤或摩擦造成弹力组织增生、退变所致。弹力纤维瘤生长速度缓慢。

本病好发于 50 岁以上的中老年人，女性多于男性，常位于肩胛下角，多为单发。最典型的发病部位是背部肩胛下角区的前方，第 6~8 肋水平，在前锯肌、背阔肌和菱形肌的深层，与胸壁紧密粘连。此外尺骨鹰嘴沟下方也是较多发的部位。

知识点 33：弹力纤维瘤的超声声像图表现　　副高：掌握　正高：掌握

声像图表现为边界不清、无包膜的肿块，内部有条索状的高回声和低回声，为瘤体内的纤维组织和脂肪组织。CDFI 检查多无明显的血流信号。

知识点 34：腱鞘巨细胞瘤的病理与临床表现　　副高：掌握　正高：掌握

腱鞘巨细胞瘤与色素沉着绒毛结节性滑膜炎为同类病变，病因尚不清楚。目前认为与炎症、局部创伤有关。多数学者认为本病是由局部肿瘤增生或反应性滑膜炎引起。腱鞘巨细胞瘤好发于 30~50 岁，通常累及手部，特别是第 1~3 指屈肌腱鞘。临床表现为生长缓慢的无痛性肿物。

知识点 35：腱鞘巨细胞瘤的超声声像图表现　　副高：掌握　正高：掌握

腱鞘巨细胞瘤的声像图表现为边界清晰的低回声肿物，主要位置特点是紧邻肌腱。较大的肿物可压迫局部指骨形成皮质破坏。通常病灶内可见少量血流信号。

知识点 36：血管球瘤的病理与临床表现　　　　　　副高：掌握　正高：掌握

血管球瘤源于皮肤中的血管球组织，可发生在全身各处，最好发于手指甲床下。主要表现为刺痛或烧灼样痛，局部按压或寒冷刺激可诱发。

知识点 37：血管球瘤的超声表现　　　　　　　　　副高：掌握　正高：掌握

血管球瘤的超声表现为甲床下低回声结节，局部指骨皮质可被侵蚀破坏。CDFI 显示结节内血流信号丰富。

知识点 38：骨软骨瘤的超声声像图表现　　　　　　副高：掌握　正高：掌握

骨软骨瘤好发于长骨骨端，瘤体逆向关节面生长，表面覆盖软骨帽。声像图表现为肌肉层深方的强回声肿物伴声影，强回声表面光滑，动态扫查可见瘤体颈部与邻近骨皮质相延续。强回声长轴方向逆向骨关节面，表面可见低回声的软骨回声。

第八篇

周围血管超声诊断

第一章 颈部血管

第一节 解剖概要

知识点 1：颈总动脉的解剖　　　　　　　　　　　　　　　副高：掌握　正高：掌握

颈总动脉分支为颈内动脉和颈外动脉。两侧的颈总动脉起始方式不同。右侧绝大多数起源于头臂干-无名动脉，左侧多数直接发自主动脉弓。双侧颈总动脉走行于胸锁乳突肌内缘，在甲状软骨水平上缘或第 4 颈椎椎体水平，分出颈内动脉和颈外动脉。

知识点 2：颈内动脉的解剖　　　　　　　　　　　　　　　副高：掌握　正高：掌握

颈内动脉自颈总动脉分出，近段管径相对增宽，称为颈内动脉球部（颈动脉窦），远段经颈动脉管到达颅内。入颅后颈内动脉沿蝶鞍外侧通过海绵窦上行，在颅底部走行弯曲，分为岩骨段（C_5 段）、海绵窦段（C_4 段）、膝段（C_3 段）、床突上段（C_2 段）和终末段（C_1 段）。

知识点 3：颈外动脉的解剖　　　　　　　　　　　　　　　副高：掌握　正高：掌握

颈外动脉自颈总动脉分出，位于颈内动脉的前内侧，在颈动脉三角内上行，达下颌颈高度分为颞浅动脉和上颌动脉 2 支终支。颈外动脉的重要分支有甲状腺上动脉、舌动脉、面动脉、咽升动脉、耳后动脉、枕动脉、上颌动脉及颞浅动脉。

知识点 4：椎动脉的解剖 副高：掌握 正高：掌握

双侧椎动脉分别发自于左右侧锁骨下动脉。椎动脉从锁骨下动脉分出至入颅之前，按其解剖结构走行分为颈段（V_1段）、椎间隙段（V_2段）、枕段（V_3段）。椎动脉入颅后为颅内段（V_4段）。

知识点 5：锁骨下动脉的解剖 副高：掌握 正高：掌握

正常右侧锁骨下动脉自无名动脉分出，左侧锁骨下动脉直接起源于主动脉弓。双侧锁骨下动脉同样可能存在生理性起源异常。双侧锁骨下动脉是后循环动脉系统重要的血供来源。

知识点 6：无名动脉的解剖 副高：掌握 正高：掌握

无名动脉直接发自主动脉弓，在胸锁关节水平分出右侧锁骨下动脉和颈总动脉。无名动脉同样存在生理性不发育的情况，即右侧锁骨下动脉、颈总动脉直接起源于主动脉弓。

第二节 超声检查技术

知识点 1：颈动脉超声常规检测的内容 副高：掌握 正高：掌握

颈动脉超声常规检测的内容包括双侧颈总动脉、颈内动脉、颈外动脉、椎动脉和锁骨下动脉、无名动脉。

知识点 2：颈动脉超声常规测量参数 副高：掌握 正高：掌握

颈动脉超声常规测量参数包括动脉血管内径（颈总动脉、颈内动脉、椎动脉）、内膜-中层厚度（IMT）和血流动力学参数，包括收缩期峰值流速（PSV）、舒张期末流速（EDV）、血管搏动指数（PI）及血管阻力指数（RI）、血流加速时间、血流量测值等。

知识点 3：颈动脉超声检查前患者的准备 副高：掌握 正高：掌握

（1）着装：受检者应穿着较低衣领的服装，特别是冬季接受颈动脉多普勒超声检查者。

（2）病史：超声检查前应询问病史（包括与颈动脉病变和发病时间相关的危险因素，如高血压、糖尿病、冠心病、高脂血症、吸烟与戒烟时间、短暂性脑缺血发作与卒中发病史及接受心脑血管病药物、介入、手术等治疗史），并向受检者简单介绍超声检查步骤，以获得检查过程中受检者的配合。

（3）体检：包括双上肢血压及心率的测量、颈部血管杂音的听诊、观察局部有无手术治疗后瘢痕等。

（4）体位：患者取平卧位，枕头高低以患者头部舒适为主（尤其老年患者），检测一侧颈部动脉时患者头略偏向对侧，避免过伸造成肌肉紧张而影响检测结果。

知识点 4：颈动脉超声检查时对仪器的选用	副高：掌握　正高：掌握

颈动脉超声检查所用的超声仪应配备高频线阵探头，频率范围 5~12MHz。对于肥胖、颈部较短、椎动脉或锁骨下动脉检查困难者，可采用 2~5MHz 凸阵探头。

知识点 5：颈动脉超声检查的方法	副高：掌握　正高：掌握

（1）采用二维超声显示颈动脉走行、动脉管腔透声情况、血管壁结构、内膜中层厚度及血管内径的测量。

（2）采用彩色多普勒、能量多普勒成像观察血流充盈状态、血流方向、血流速度分布。

（3）采用频谱多普勒分析血流频谱、测量血流速度。检测时血流束与多普勒取样角度应<60°。

第三节　正常超声表现

知识点 1：颈总动脉的正常二维超声表现	副高：掌握　正高：掌握

（1）通过前后位、内外侧位、后前位检测观察血管壁结构及腔内回声。

（2）正常颈总动脉的管壁包括内膜层，为一细线样连续光滑的等回声带；中膜平滑肌层，为低回声暗带；外膜层，为清晰而明亮的强回声带，由疏松结缔组织构成。

（3）颈总动脉管径及 IMT 的测量在颈总动脉分叉水平下方 1~1.5cm 范围，取内膜均匀、无斑块病变的部位测量。

知识点 2：颈总动脉正常彩色多普勒超声表现	副高：掌握　正高：掌握

（1）正常颈总动脉的彩色多普勒血流成像受到心动周期的变化及血细胞与血管壁之间黏滞性的影响。

（2）从血管周边至管腔中心呈现由弱到强或由低速到高速或由暗到明亮的色彩变化，符合层流血流动力学特征。

（3）常规检查中应注意不同的彩色多普勒成像及取样角度对血流成像的敏感性和图像质量的影响。

知识点 3：颈总动脉的正常脉冲多普勒超声表现	副高：掌握　正高：掌握

正常颈总动脉的多普勒频谱为窄带型，收缩期频窗清晰，舒张期流速较低，收缩期与舒张期血流信号同方向，血管阻力介于颈内动脉与颈外动脉之间。

| 知识点 4：颈内动脉的正常二维超声的表现 | 副高：掌握　正高：掌握 |

正常颈内动脉自颈总动脉分出后出现局限性管径相对增宽。球部以远的颈内动脉管腔大小相对均匀一致。颈内动脉与颈外动脉及颈总动脉远端在同一断面可显示出典型的"Y"字形结构。常规颈内动脉管径及 IMT 的测量部位应在颈总动脉分支水平上方 1~1.5cm。

| 知识点 5：颈内动脉的正常彩色多普勒超声表现 | 副高：掌握　正高：掌握 |

在正常颈内动脉近段球部，彩色血流成像显示为低速涡流、红蓝相间的血流信号。在球部以远的颈内动脉管腔内径相对减小，局部血流恢复层流状态，CDFI 成像再次出现中心亮带的血流特征。

| 知识点 6：颈内动脉的正常脉冲多普勒超声表现 | 副高：掌握　正高：掌握 |

正常颈内动脉收缩期与舒张期血流速度具有对称性 [PSV/EDV = (2~2.4):1]、低阻力性的特征（阻力低于颈总动脉）。

| 知识点 7：颈外动脉的正常彩色多普勒超声表现 | 副高：掌握　正高：掌握 |

彩色血流成像可见多条动脉分支结构，血流充盈与颈总动脉、颈内动脉相同，具有中心亮带的血流特征。

| 知识点 8：颈外动脉的正常脉冲多普勒超声表现 | 副高：掌握　正高：掌握 |

正常颈外动脉血管阻力高于颈总动脉，血流频谱为高阻力型。当颈内动脉闭塞后，颈外动脉管径相对增宽，血流速度增快，血流阻力相对减低，呈颈内动脉化特征。

| 知识点 9：颈外动脉与颈内动脉的基本鉴别特征 | 副高：掌握　正高：掌握 |

颈内动脉与颈外动脉的鉴别

鉴别要点	颈内动脉	颈外动脉
解剖特征	无分支	多个分支
检测位置	后外侧，探头朝向脊柱	前内侧，探头朝向颜面部

续　表

鉴别要点	颈内动脉	颈外动脉
频谱形态	低阻力型	高阻力型
颞浅动脉敲击试验	无变化	传导性、震颤性血流频谱

知识点 10：椎动脉的正常二维超声表现　　　　副高：掌握　　正高：掌握

正常椎动脉的二维超声显示为节段性的血管腔结构（椎动脉行于横突孔）。当出现椎动脉绕行 1 个或多个椎体前方上行时，可以观察到长段无椎体遮挡的椎动脉管腔。

知识点 11：椎动脉的正常彩色多普勒超声表现　　　　副高：掌握　　正高：掌握

血流成像显示节段性血流充盈具有中心亮带的血流分布特征。当存在双侧管径生理性不对称时，管径纤细的一侧可以无典型的中心亮带征，呈现为低速、单一色彩的血流。

知识点 12：椎动脉的正常脉冲多普勒超声表现　　　　副高：掌握　　正高：掌握

椎动脉血流频谱为低阻力型，与颈内动脉相似。当出现生理性管径不对称时，管径纤细的一侧椎动脉多普勒血流频谱表现为高阻力型。

知识点 13：锁骨下动脉的正常二维超声表现　　　　副高：掌握　　正高：掌握

右侧锁骨下动脉与颈总动脉均由无名动脉分出，形成典型的"Y"字形结构特征。锁骨下动脉位于颈总动脉后外方。左侧锁骨下动脉直接起源于主动脉弓，位置深，二维结构显示较为困难，通常以凸阵探头扫查容易显示开口处及血管腔结构。

知识点 14：锁骨下动脉的正常彩色多普勒超声表现　　　　副高：掌握　　正高：掌握

双侧锁骨下动脉是外周血管，其彩色多普勒血流成像不同于颈总动脉及颈内动脉，CDFI 显示为中心亮带相间低速反向的蓝色血流信号（负向血流）。

知识点 15：锁骨下动脉的正常脉冲多普勒超声表现　　　　副高：掌握　　正高：掌握

血流频谱显示为三相波或四相波特征。

知识点 16：无名动脉的正常二维超声表现　　　　副高：掌握　　正高：掌握

无名动脉管径较颈总动脉、锁骨下动脉相对粗大，近端自主动脉弓分出，远端为颈总动脉、锁骨下动脉分支形成的"Y"字形。正常情况下于锁骨上窝平行于锁骨切面扫查可显示无名动脉纵向断面的血管腔。

知识点 17：无名动脉的正常彩色多普勒超声表现	副高：掌握 正高：掌握

彩色血流成像显示管腔内血流充盈呈层流状态，中心亮带存在。应注意自主动脉弓开口处血流成像，防止病变遗漏。

知识点 18：无名动脉的正常脉冲多普勒超声表现	副高：掌握 正高：掌握

多普勒血流频谱与颈总动脉基本一致，为相对高阻力性血流频谱特征。

第四节　颈动脉粥样硬化病变

知识点 1：颈动脉粥样硬化病变的病理与临床	副高：掌握 正高：掌握

颈动脉粥样硬化病变是受累动脉壁从内膜开始的脂质沉着和坏死组织的积聚，形成粥样斑块。每当有血栓形成或出血，病变逐渐波及动脉中层，伴以纤维组织增生和钙化，造成血管壁和管腔损害。

知识点 2：颈动脉粥样硬化斑块的形态学分类	副高：掌握 正高：掌握

将斑块分为规则型（表面纤维帽完整）、不规则型（纤维帽不完整）和溃疡性斑块（纤维帽破裂不完整，形成"火山口征"）。

知识点 3：颈动脉粥样硬化狭窄或闭塞病变程度的分类	副高：掌握 正高：掌握

颈动脉粥样硬化狭窄或闭塞病变程度分为 4 级。Ⅰ级：0~49%（轻度）；Ⅱ级：50%~69%（中度）；Ⅲ级 70%~99%（重度）；Ⅳ级：血管闭塞。

知识点 4：颈动脉粥样硬化病变的二维超声表现	副高：掌握 正高：掌握

颈动脉内膜层与中层平滑肌融合，呈局限性或弥漫性增厚。通常 IMT≥1.0mm 界定为颈动脉内膜中层增厚。在 IMT 增厚的基础上出现动脉硬化斑块。斑块的基本结构包括斑块表面的纤维帽、核心部、基底部和上、下肩部。

知识点 5：颈动脉粥样硬化斑块的声波特性分类	副高：掌握 正高：掌握

将颈动脉粥样硬化斑块分为均质性（斑块内部回声均匀一致，表现为均匀的高、中、

低回声）和不均质性回声斑块（斑块内部高、中、低回声混合）。不均质回声斑块的定义是斑块内部有 20%以上面积的回声不一致。

知识点 6：颈动脉狭窄或闭塞的评估　　　　　副高：掌握　正高：掌握

二维超声对于血管狭窄率的计算可依据长轴（纵断面）管径测量和短轴（横断面）面积测量。狭窄率=(1-狭窄处最小管腔截面积/原始管腔截面积)×100%。

管径测量一般根据数字减影血管造影（DSA）评估颈动脉狭窄，可采用以下几种标准方法：北美症状性颈动脉内膜剥脱术标准（NASCET）、欧洲颈动脉外科标准（ECST）、颈总动脉（CC）和颈动脉指数测量法（CSI）。这 4 种管径测量的检测评价具有一定的差异性。对于颈动脉狭窄率的评估，不能单纯依据血管管径或面积测量确定，应充分结合血流动力学参数，才能获得与 DSA 结果较高的符合率。

知识点 7：颈动脉粥样硬化病变的彩色多普勒超声表现　　副高：掌握　正高：掌握

对于颈动脉粥样硬化病变，彩色血流成像检查可以表现为：①血流充盈不全（不规则或溃疡性斑块表面）。②狭窄段血流充盈呈细线样，狭窄以远段血管扩张，呈五彩镶嵌样涡流、湍流血流信号。③当血管闭塞时血流信号消失。

知识点 8：颈动脉粥样硬化病变的多普勒频谱表现　　副高：掌握　正高：掌握

狭窄段血流频谱增宽，血流速度增快。狭窄近段和远段流速正常或减低。

知识点 9：与大动脉炎性血管狭窄或闭塞的鉴别诊断　　副高：掌握　正高：掌握

大动脉炎性血管狭窄或闭塞病变的基本病理是非特异性炎性病变造成颈总动脉结构损害，但颈内动脉和颈外动脉很少受到炎性病变的损害。超声表现为颈总动脉血管壁均匀性、向心性增厚，管腔狭窄、血栓形成、血管闭塞等。颈内动脉和颈外动脉管壁结构基本正常。

知识点 10：与颈动脉栓塞的鉴别诊断　　　　　副高：掌握　正高：掌握

颈动脉栓塞见于心房颤动等心源性病变，是由于血栓脱落而造成颈动脉闭塞。超声显示病变局部血管壁内膜显示清晰，血管腔内充填低回声或不均匀回声，无典型动脉硬化斑块形成的特征。

知识点 11：与颈内动脉肌纤维发育不良的鉴别诊断　　副高：掌握　正高：掌握

颈内动脉肌纤维发育不良表现为一侧颈内动脉全程纤细呈串珠样，血流充盈不全，多普勒频谱通常表现为高阻力型，无节段性血流速度增快的特征。

第五节　多发性大动脉炎

知识点1：多发性大动脉炎的概念	副高：掌握　正高：掌握

多发性大动脉炎是一种原因不明的动脉多发性、慢性进行性、非特异性炎症，主要累及主动脉及其主要分支，导致管腔节段性狭窄以致闭塞，并可继发血栓形成，最常见于30岁以下女性，病变累及含弹性纤维的大动脉和中动脉。头臂干型受累动脉为无名动脉、左锁骨下动脉和左颈总动脉。

知识点2：多发性大动脉炎的超声表现	副高：掌握　正高：掌握

病变部位动脉管壁呈节段性或弥漫性向心性全层增厚，血管内膜仍清晰可见，年龄较大者可合并钙化斑块。彩色多普勒成像显示血流信号变细，或无血流。频谱形态异常，狭窄处为高速单向血流，闭塞处无血流。

第六节　锁骨下动脉盗血综合征

知识点1：锁骨下动脉盗血综合征的概念	副高：掌握　正高：掌握

锁骨下动脉盗血综合征是指在锁骨下动脉或头臂干上，椎动脉起始处的近心段，有部分或完全的闭塞性损害，由于虹吸作用（盗血），患侧椎动脉中的血流逆行，进入患侧锁骨下动脉的远心段，导致椎-基底动脉缺血性发作和患侧上肢缺血的症候。

知识点2：锁骨下动脉盗血综合征的病因	副高：掌握　正高：掌握

动脉粥样硬化是常见的闭塞性病因，极少数属于先天性，罕见于胸外伤、无脉症、巨细胞动脉炎、栓塞或瘤栓。

知识点3：锁骨下动脉盗血综合征的临床表现	副高：掌握　正高：掌握

本病可出现椎-基底动脉供血不足的神经症状及上肢缺血性症状。颈动脉供血不足的症状是罕见的，仅见于头臂干或双侧锁骨下动脉狭窄的患者。

知识点4：锁骨下动脉盗血综合征的超声表现	副高：掌握　正高：掌握

（1）经颅多普勒超声：检测颈部血管及血流，可见椎动脉反向血流信号，疑诊者应行

患侧束臂试验。

（2）彩色多普勒超声：可见锁骨下动脉起始部狭窄或闭塞，狭窄处可见血流紊乱、流速增高，狭窄远端动脉则呈低阻改变；椎动脉血流反向，束臂试验可增加阳性检出率。

第七节　椎动脉狭窄性疾病

| 知识点 1：椎动脉开口处狭窄的彩色血流声像图表现 | 副高：掌握　正高：掌握 |

椎动脉从锁骨下动脉分支处内径即明显减小，彩色血流声像图表现为五彩混叠的血流显像。

| 知识点 2：椎动脉开口处狭窄的多普勒频谱表现 | 副高：掌握　正高：掌握 |

多普勒频谱检测，在狭窄段测得异常升高的血流速度，狭窄远段（椎间隙段或枕段）流速下降伴低阻力型血流动力学改变。

| 知识点 3：椎间隙段狭窄的病理 | 副高：掌握　正高：掌握 |

椎间隙段节段性血管内径缩窄则伴节段性血流速度异常，而血流动力学的判断方法与开口处狭窄相同。

第二章 四 肢 动 脉

第一节 解 剖 概 要

一、上肢主要动脉

知识点1：上肢动脉主干的构成	副高：掌握 正高：掌握

上肢动脉的主干包括锁骨下动脉、腋动脉、肱动脉、桡动脉和尺动脉。

知识点2：锁骨下动脉的解剖	副高：掌握 正高：掌握

左锁骨下动脉从主动脉弓发出，右锁骨下动脉发自头臂干。锁骨下动脉最重要的分支是椎动脉，甲状颈干和肋颈干也是锁骨下动脉的分支，在超声检查时应避免二者与椎动脉相混淆。

知识点3：腋动脉的解剖	副高：掌握 正高：掌握

锁骨下动脉穿过锁骨和第一肋之间的间隙后成为腋动脉。

知识点4：肱动脉的解剖	副高：掌握 正高：掌握

腋动脉在越过大圆肌外下缘后成为肱动脉。肱动脉的主要分支为肱深动脉，肱动脉闭塞时，肱深动脉成为重要的侧支循环动脉。

知识点5：桡动脉和尺动脉的解剖	副高：掌握 正高：掌握

肱动脉在肘部分为桡动脉和尺动脉。桡动脉走行于前臂的外侧，至腕部与掌深弓相连接；尺动脉则走行于前臂的内侧，至腕部与掌浅弓相连接。骨间动脉是尺动脉的重要分支，桡动脉和尺动脉闭塞时，骨间动脉可成为侧支循环的重要供血动脉。

知识点6：上肢动脉的不同解剖变异	副高：掌握 正高：掌握

上肢动脉可出现不同的解剖变异，包括：①左锁骨下动脉与左颈总动脉共干并发自主

动脉弓。②肱动脉高位分叉。③桡动脉发自腋动脉。④尺动脉发自腋动脉。

二、下肢主要动脉

知识点7：下肢动脉主干的构成	副高：掌握　正高：掌握

下肢动脉的主干包括股总动脉、股深动脉、股浅动脉、腘动脉、胫前动脉、足背动脉、胫腓干、胫后动脉和腓动脉。

知识点8：股总动脉的解剖	副高：掌握　正高：掌握

股总动脉在腹股沟韧带水平续于髂外动脉。股总动脉在腹股沟分叉形成股深动脉和股浅动脉。

（1）股深动脉：位于股浅动脉的外侧、深部，其分支供应大腿肌肉。股深动脉的分支与盆腔动脉及腘动脉均有交通，是髂股动脉闭塞后的重要侧支循环动脉。

（2）股浅动脉：走行于大腿内侧，进入腘窝成为腘动脉。股浅动脉在大腿段无重要分支。

知识点9：腘动脉的解剖	副高：掌握　正高：掌握

腘动脉经膝关节后方下行，并发出膝上内动脉、膝上外动脉、膝下内动脉和膝下外动脉。当股浅动脉及腘动脉闭塞时，膝动脉成为重要的侧支循环动脉。

知识点10：胫前动脉、足背动脉的解剖	副高：掌握　正高：掌握

胫前动脉在膝下从腘动脉分出，向前外侧穿过骨间膜后，沿小腿前外侧下行至足背，成为足背动脉。足背动脉走行于踇长伸肌腱和趾长伸肌腱之间，位置较浅，可触及其搏动。

知识点11：胫腓干、胫后动脉和腓动脉的解剖	副高：掌握　正高：掌握

腘动脉分出胫前动脉后成为胫腓干。后者分叉为胫后动脉和腓动脉。胫后动脉沿小腿浅、深屈肌之间下行，经内踝后方转入足底，并分成足底内侧动脉和足底外侧动脉。腓动脉沿腓骨的内侧下行，至外踝上方浅出，分布于外踝和跟骨的外侧面。

知识点12：下肢动脉的不同解剖变异	副高：掌握　正高：掌握

下肢动脉可出现不同的解剖变异，包括：①股总动脉高位分叉。②股深动脉上段走行于股浅动脉的内后方。③胫前动脉在膝关节或膝关节以上水平从腘动脉发出。④腓动脉发自胫前动脉。

第二节　超声检查技术

知识点1：四肢动脉超声检查前的环境准备　　　　副高：掌握　正高：掌握

检查室要保证足够温暖。检查床要足够宽，以使患者的四肢和躯干能够舒适放松。

知识点2：四肢动脉超声检查前的患者准备　　　　副高：掌握　正高：掌握

患者要处于安静、平和的状态。

（1）上肢检查体位：一般采用平卧位，受检肢体外展、外旋，掌心向上。当受检者疑患胸廓出口综合征时，可采用坐位。

（2）下肢检查体位：一般采用平卧位，受检肢体略外展、外旋，膝关节略为弯曲。采用这一体位可以扫描股总动脉、股浅动脉、腘动脉、胫前动脉的起始部、胫后动脉及腓动脉。从小腿前外侧扫描胫前动脉或从小腿后外侧扫描腓动脉时，则需让受检肢体伸直，必要时略为内旋。

知识点3：上肢动脉超声检查时对仪器的选用　　　　副高：掌握　正高：掌握

上肢动脉通常采用5~10MHz线阵探头。从锁骨上窝扫描锁骨下动脉的近端时，可采用5~7MHz凸阵探头。

知识点4：下肢动脉超声检查时对仪器的选用　　　　副高：掌握　正高：掌握

下肢动脉通常采用5~7MHz线阵探头。股浅动脉的远段和胫腓干的部位较深，必要时可用3~5MHz凸阵探头。胫前动脉的远段和足背动脉则较为浅表，可采用7~10MHz线阵探头。

知识点5：四肢动脉超声检查的内容　　　　副高：掌握　正高：掌握

（1）采用灰阶超声显示动脉，观察动脉内壁和管腔结构，测量动脉内径，识别解剖变异。

（2）观察动脉彩色多普勒成像表现，包括血流方向、流速分布以及流速增高引起的彩色混叠。

（3）对受检动脉分段进行脉冲多普勒采样，并对所记录的多普勒频谱进行分析。

知识点6：上肢动脉的检查步骤　　　　副高：掌握　正高：掌握

（1）锁骨下动脉：超声检查从锁骨上窝开始，首先显示位于锁骨下静脉上方的锁骨下动脉。右侧锁骨下动脉一般能显示其起始段，左侧锁骨下动脉通常难以显示其起始段。位于锁骨后方的锁骨下动脉段通常显露较差。从锁骨上方扫描锁骨下动脉时，可能出现以胸膜为界面的镜面伪像。锁骨下动脉远心段可从锁骨下方显示。

（2）腋动脉和肱动脉：腋动脉可从肩部前方或经腋窝扫描。当动脉病变处于锁骨下动脉与腋动脉交界部，可以通过测量并记录动脉病变部位与体表解剖标志（如肘窝皮肤皱褶）的距离来协助病变的定位。肱动脉上段可从上臂内侧显示。肱动脉远心段可从肘窝及前臂上段的前方显示。

（3）桡动脉和尺动脉：桡动脉和尺动脉可从前臂前方显示。在前臂上段，尺动脉的位置通常较桡动脉为深。桡动脉和尺动脉在手腕部甚为浅表，较易显示。必要时可从腕部开始显露桡动脉、尺动脉，然后逆向扫描至其起始部。

| 知识点7：下肢动脉的检查步骤 | 副高：掌握　正高：掌握 |

（1）股总动脉：超声检查从腹股沟部开始，首先采用横切扫描显示位于股总静脉外侧的股总动脉，然后逐渐下移超声探头直至显示股总动脉分叉。旋转超声探头显示股总动脉的纵切面，并显示股浅动脉和股深动脉的上段。

（2）股深动脉：股深动脉分支较多，一般可以追踪到大腿中部。

（3）股浅动脉：股浅动脉的超声扫描可经大腿内侧，股浅动脉的近段较为浅表，一般较易显示。股浅动脉的远段检查时应适当调节超声仪的设置，必要时改用频率较低的超声探头，使该段动脉显示良好。此外可从膝后显示腘动脉后，向上逆向扫描股浅动脉的远段以保证股浅动脉的全程显示。

（4）腘动脉：检查腘动脉时应保证受检肢体膝关节放松。注意其口径变化，并观察动脉管腔内是否有附壁血栓。腘动脉的近段与股浅动脉的远段相连，也可从大腿内侧显示。

（5）胫前动脉：经腘窝扫描时，胫前动脉位于腘动脉的下方，与腘动脉几乎垂直。经膝后扫描一般只能显示短段胫前动脉，为 1~2cm。在小腿上部经前外侧扫描可显示该段动脉朝向超声探头略呈弧形。胫前动脉的远段位于小腿前方，甚为浅表，必要时可改用10MHz 超声探头检查。

（6）胫腓干、胫后动脉和腓动脉：胫腓干可从小腿上部的后方或内侧扫描。胫后动脉和腓动脉从小腿内侧检测时，前者的位置较后者为浅。腓动脉除了可从小腿内侧显示以外，也可从小腿后外侧显示。有时还可从小腿前外侧显示，此时腓动脉位于胫前动脉的深部。胫后动脉和腓动脉的远心段较为浅表，一般较其上段更加容易显示，必要时可从这些动脉的远端开始扫描，逐渐向上直至腘动脉。

第三节　正常超声表现

| 知识点1：四肢动脉的正常灰阶超声表现 | 副高：掌握　正高：掌握 |

（1）正常肢体动脉管腔清晰，无局限性狭窄或扩张。

（2）管壁规则，无斑块或血栓形成。

（3）在灰阶超声图像上，动脉壁的内膜和中层结构分别表现为偏强回声和低回声的均质条带，可见于内径较大且较为浅表的动脉。

知识点2：四肢动脉的正常彩色多普勒超声表现	副高：掌握　正高：掌握

（1）正常肢体动脉的腔内可见充盈良好的色彩，通常为红色和蓝色。

（2）直行的动脉段内血流呈层流，表现为动脉管腔的中央流速较快，色彩较为浅亮；管腔的边缘流速较慢，色彩较深暗。

（3）正常肢体动脉的彩色血流具有搏动性，彩色多普勒成像可显示为与心动周期内动脉流速变化相一致的周期性红蓝相间的色彩变化。红、蓝两色分别代表收缩期的前进血流和舒张期的短暂反流。

知识点3：四肢动脉的正常脉冲多普勒超声表现	副高：掌握　正高：掌握

（1）肢体动脉在静息状态下的典型脉冲多普勒频谱为三相型，即收缩期的高速上升波、舒张早期的短暂反流波和舒张晚期的低流速上升波。

（2）老年或心脏输出功能较差的患者，脉冲多普勒频谱可呈双相型，甚至单相型。

（3）当肢体运动、感染或温度升高而出现血管扩张时，外周阻力下降，舒张早期的反向血流消失，在收缩期和舒张期均为正向血流。

（4）正常动脉内无湍流，脉冲多普勒频谱波形呈现清晰的频窗。肢体动脉的血流速度从近端到远端逐渐下降。当正常动脉呈弧形时，动脉腔内流速分布出现变化，表现为近动脉外侧壁，即弧形较大一侧的管腔内流速较快，而在近动脉内侧壁，即弧形较小一侧的管腔内流速较慢。

第四节　四肢动脉硬化闭塞症

知识点1：四肢动脉硬化闭塞症的病理与临床	副高：掌握　正高：掌握

四肢动脉硬化闭塞症好发于动脉的分叉部，早期动脉内膜血脂沉积，进而内膜增生及动脉粥样硬化斑块形成并发生钙化，动脉中层变性以及继发血栓形成可导致动脉管腔狭窄以致闭塞，从而引起相应的肢体缺血。临床表现为肢体发冷、麻木、间歇性跛行、静息痛以致肢端溃疡或坏疽。

知识点2：四肢动脉硬化闭塞症的灰阶超声表现	副高：掌握　正高：掌握

动脉硬化闭塞症的灰阶超声表现包括动脉内膜和中层增厚、管壁钙化、斑块形成，并可伴有附壁血栓。斑块因其成分不同而有不同的超声表现：

（1）钙化斑块具有较强的超声反射界面而呈强回声。

（2）动脉内壁或斑块表面的附壁血栓因超声反射较弱而呈低回声。

（3）新鲜血栓在灰阶超声上与血液的回声甚为接近，单独应用灰阶超声成像较难分辨附壁血栓与腔内血液的界面。

（4）混合型斑块内存在低回声区域往往提示斑块内出血。

（5）动脉壁严重钙化时可因超声反射而产生声影，影响其深部组织结构的显示。

知识点3：四肢动脉硬化闭塞症的彩色多普勒超声表现　　副高：掌握　正高：掌握

（1）当四肢动脉狭窄时，彩色血流形态不规则，存在充盈缺损，与对侧或正常动脉比较，血流变细，流速增快或呈射流，三相血流消失。

（2）狭窄开口处出现湍流，即五彩样血流。

（3）如果动脉闭塞，病变段则无血流信号。

知识点4：四肢动脉硬化闭塞症的脉冲多普勒超声表现　　副高：掌握　正高：掌握

动脉狭窄和闭塞的超声诊断标准更注重病变处收缩期峰值流速与其近侧正常动脉段内收缩期峰值流速的比值，见下表。

动脉狭窄和闭塞的超声诊断标准

动脉狭窄的程度*	收缩期峰值流速升高率**	病变处多普勒频谱	近侧及远侧多普勒频谱
正常	—	三相波，无频带增宽	正常
1%~19%	<30%	三相波，轻微频带增宽	正常
20%~49%	30%~100%	三相波，反向血流成分可能减少，频带增宽更为明显，有频窗充填	正常
50%~99%	>100%	单相波，无反向波，全心动周期均为正向血流，明显频带增宽	远侧为单相频谱，且收缩期流速减低
闭塞	—	所显示动脉段无血流信号	紧邻阻塞处的近心段可闻及"撞击音"。远心段为单相频谱且收缩期流速减低

*：动脉狭窄的程度是指直径狭窄率；

**：病变处与相邻近侧正常动脉段相比。

知识点5：下肢动脉硬化闭塞症与血栓闭塞性脉管炎的鉴别诊断

**　　　　　　　　　　　　　　　　　　　副高：掌握　正高：掌握**

血栓闭塞性脉管炎多见于青壮年男性；动脉病变主要累及肢体中、小动静脉；病变多呈节段性，病变之间血管相对正常；发病早期可出现复发游走性血栓性静脉炎。下肢动脉硬化闭塞症则常见于50岁以上的男性，患者常有糖尿病、高血压、高脂血症病史；病变主要累及大、中动脉（糖尿病患者可发生在小动脉）；病变呈弥漫性。

知识点6：下肢动脉硬化闭塞症与急性下肢动脉栓塞的鉴别诊断

副高：掌握 正高：掌握

急性下肢动脉栓塞起病急骤，患肢突然出现疼痛、苍白、厥冷、麻木、运动障碍及动脉搏动消失；多见于心脏病患者，特别是心房颤动患者；发病前可无间歇性跛行等下肢慢性缺血症状。根据上述特点可与下肢动脉硬化闭塞症鉴别。

知识点7：下肢动脉硬化闭塞症与多发性大动脉炎的鉴别诊断

副高：掌握 正高：掌握

多发性大动脉炎多见于年轻女性，动脉病变主要累及主动脉及其分支的起始部，疾病活动期有发热和血沉增快等现象。如果病变累及主-髂动脉，临床上可出现下肢缺血的症状。根据上述特点可与下肢动脉硬化闭塞症鉴别。

知识点8：上肢动脉硬化闭塞症与胸廓出口综合征的鉴别诊断

副高：掌握 正高：掌握

胸廓出口综合征为锁骨下动脉、锁骨下静脉及臂丛神经在胸廓出口处受压而出现的相应临床症状和体征，锁骨下动脉受压时可出现患肢发凉、麻木、无力，桡动脉搏动减弱甚至消失，发病通常与患肢的体位有关，据此可与上肢动脉硬化闭塞症鉴别。

知识点9：上肢动脉硬化闭塞症与雷诺综合征的鉴别诊断 副高：掌握 正高：掌握

雷诺综合征多见于女性，临床上表现为肢体远端（通常为手指）阵发性苍白-发绀-潮红，发病与寒冷刺激或精神紧张而引起的肢体远端动脉痉挛有关，据此可与上肢动脉硬化闭塞症相鉴别。

知识点10：上肢动脉硬化闭塞症与多发性大动脉炎的鉴别诊断

副高：掌握 正高：掌握

多发性大动脉炎多见于年轻女性，主要侵犯主动脉及其分支的起始部，很少累及髂动脉和股动脉，临床上可出现上肢缺血的症状。但上肢动脉硬化闭塞症老年人多见，累及大、中动脉中层和内膜，多处管壁可见钙化斑块。

第五节　血栓闭塞性脉管炎

知识点1：血栓闭塞性脉管炎的病理与临床 副高：掌握 正高：掌握

血栓闭塞性脉管炎发生于膝、肘关节远端，是外周中、小型动脉的节段性、非化脓性、全层炎症性疾病。血栓闭塞性脉管炎的主要病理改变是非化脓性全层血管炎症、增厚。病变早期有动脉内膜增厚，伴管腔内血栓形成；晚期动、静脉周围显著纤维化，伴侧支循环形成。

知识点 2：血栓闭塞性脉管炎的临床表现	副高：掌握　正高：掌握

血栓闭塞性脉管炎早期症状较轻，可仅表现为肢体特别是足趾发凉、怕冷、麻木和感觉异常等。随着病情的发展，出现间歇性跛行。晚期动脉缺血严重时，患肢可出现静息痛，甚至出现指端或足趾的溃疡甚至坏疽。

知识点 3：血栓闭塞性脉管炎的灰阶超声表现	副高：掌握　正高：掌握

病变动脉段内径不均匀性变细甚至闭塞，内膜面粗糙不平呈"虫蚀"状，管壁不均匀增厚，可见正常动脉段与病变段交替；病变近心端和远心端的正常动脉段内中膜无相应改变；病变段无动脉粥样斑块形成，一般无钙化。

知识点 4：血栓闭塞性脉管炎的彩色多普勒超声表现	副高：掌握　正高：掌握

病变动脉段彩色血流图像变细、边缘不平整，血流间断性变细、稀疏。如完全闭塞则无彩色血流显示。

知识点 5：血栓闭塞性脉管炎的脉冲多普勒超声表现	副高：掌握　正高：掌握

血栓闭塞性脉管炎脉冲多普勒频谱变化较大。如果病变较轻，仅有内膜或管腔的轻度改变，频谱形态可接近正常的三相波。但多数情况下，脉冲多普勒频谱呈单相波，流速增高或减低，病变以远正常动脉内的脉冲多普勒频谱呈高度狭窄远段的"小慢波"。在闭塞病变段探测不到脉冲多普勒频谱。

知识点 6：与结节性动脉周围炎的鉴别诊断	副高：掌握　正高：掌握

结节性动脉周围炎主要累及中、小动脉，肢体可出现类似血栓闭塞性脉管炎的缺血症状。其特点是病变广泛，常侵犯肾、心等内脏，皮下有沿动脉排列的结节，常有乏力、发热和红细胞沉降率增快。血液检查呈高球蛋白血症（α 和 α_2）。确诊需做活组织检查。

第三章 四肢静脉

第一节 解剖概要

一、上肢主要静脉

知识点1：上肢静脉的分类　　　　　　　　　　　副高：掌握　正高：掌握

上肢静脉可分为深静脉和浅静脉两类，深浅静脉之间常通过穿静脉相互交通。

（1）深静脉：多走行于深筋膜的深面并与同名动脉相伴而行。包括桡静脉、尺静脉、肱静脉、腋静脉和锁骨下静脉。

（2）浅静脉：走行于皮下组织内，不与动脉伴行。包括头静脉、贵要静脉和肘正中静脉。

知识点2：上肢深静脉的解剖　　　　　　　　　　副高：掌握　正高：掌握

桡静脉、尺静脉分别伴行于桡动脉、尺动脉的两侧，向上延伸成为肱静脉。肱静脉伴行于肱动脉的两侧，在近端汇合成一总干向上到腋窝，并与头静脉、贵要静脉汇合成为腋静脉。腋静脉在第一肋的外侧缘延续为锁骨下静脉。锁骨下静脉进入胸腔出口，向近端走行在第一肋上缘、前斜角肌的前方，与锁骨下动脉以前斜角肌相隔。

知识点3：上肢浅静脉的解剖　　　　　　　　　　副高：掌握　正高：掌握

头静脉起于手背静脉网的桡侧，沿前臂桡侧向上行；贵要静脉起于手背静脉网的尺侧，逐渐转至前臂掌侧面；二者在肘窝处通过肘正中静脉相交通。然后头静脉沿肱二头肌外侧间沟上行，经三角胸大肌间沟穿过深筋膜，注入腋静脉或锁骨下静脉；贵要静脉沿肱二头肌内侧间沟上行，至臂中点的稍下方穿深筋膜，并伴随肱动脉的内侧上行至大圆肌的下缘高度，与肱静脉汇合后形成腋静脉。

二、下肢主要静脉

知识点4：下肢静脉的分类　　　　　　　　　　　副高：掌握　正高：掌握

下肢静脉分为深静脉与浅静脉，其交通是通过穿静脉实现的。

（1）深静脉：与同名动脉相伴，而浅静脉则无伴行动脉。包括小腿的胫前静脉、胫后静脉、腓静脉、胫腓静脉干；腘窝处的腘静脉；大腿的股浅静脉、股深静脉和股总静脉。

（2）浅静脉：包括大隐静脉和小隐静脉。

知识点5：下肢深静脉的解剖　　　　　　　　副高：掌握　正高：掌握

胫后静脉伴随胫后动脉走行于小腿后部，腓静脉与腓动脉伴行，两者在腘窝汇合成胫腓静脉干。胫前静脉伴随胫前动脉上行于小腿前外侧，在胫骨近端的后方穿骨间膜从内侧向中部汇入胫腓静脉干，后者向上延续为腘静脉。腘静脉在腘窝内位于胫神经和腘动脉之间、腘动脉的正后方，向上行至大收肌腱裂孔处续于股静脉。股静脉由股浅静脉、股深静脉和股总静脉构成。股浅静脉为腘静脉的延续，位于股动脉的后外侧，为大腿主要的回流静脉，由于表面没有肌肉组织，因此位置表浅；股深静脉由伴随穿动脉的相应静脉属支汇合而成，位于股深动脉前方。在腹股沟韧带下方7~8cm处与股浅静脉汇合成股总静脉；股总静脉上行至股三角的尖处位于股动脉的后方，在股三角内上行至腹股沟韧带逐渐转至动脉的内侧。

知识点6：下肢浅静脉的解剖　　　　　　　　副高：掌握　正高：掌握

大隐静脉为全身最长的浅静脉，起于内侧足背静脉网，经内踝前方沿小腿内侧和大腿内侧上行，逐渐行向前上，在大腿根部的前方，于耻骨结节下外方3~4cm处穿隐静脉裂孔向深部汇入股静脉。大隐静脉在注入股总静脉之前还接收旋髂浅静脉、腹壁浅静脉、阴部外浅静脉、股内侧浅静脉和股外侧浅静脉5条属支。大隐静脉有10~20对静脉瓣，末端有一对较为固定的瓣膜。小隐静脉起于外侧足背静脉网，经外踝后方沿小腿后面上行，经腓肠肌两头之间达腘窝并在此注入腘静脉。

知识点7：下肢穿静脉的分类　　　　　　　　副高：掌握　正高：掌握

穿静脉多位于大腿远心段和小腿。穿静脉穿过深、浅静脉之间的肌层，分为两类：①直接连接在深、浅静脉之间并沟通两者的一组静脉。②通过肌肉内静脉连接深、浅静脉。

知识点8：下肢穿静脉的功能　　　　　　　　副高：掌握　正高：掌握

正常情况下，穿静脉的功能是将浅静脉系统的血流向深静脉引流，穿静脉瓣膜功能不全将导致静脉血液从深静脉向浅静脉逆流，引起踝部肿胀、浅静脉曲张、皮肤色素沉着、增厚和慢性静脉溃疡等临床症状。

第二节　超声检查技术

知识点1：上肢静脉超声检查时患者的体位　　　　副高：掌握　正高：掌握

上肢静脉超声检查时一般采用平卧位，受检肢体外展、外旋，掌心向上。

知识点2：下肢静脉超声检查时患者的体位	副高：掌握 正高：掌握

下肢静脉超声检查时一般采用平卧位，受检肢体略外展、外旋，膝关节略为弯曲。从小腿前外侧扫查胫前静脉或从小腿后外侧扫查腓静脉时，则需让受检肢体伸直，必要时略为内旋。卧位检查如有困难，可站立位检查，适合于大部分或完全再通的血栓形成后综合征患者内膜和残存小血栓的观察。

知识点3：上肢静脉超声检查时对仪器的选用	副高：掌握 正高：掌握

锁骨下静脉和腋静脉一般可使用5MHz的凸阵探头；上肢其他静脉比较表浅，可使用7.5MHz或10MHz的线阵探头。

知识点4：下肢静脉超声检查时对仪器的选用	副高：掌握 正高：掌握

下肢静脉一般使用5~7MHz的线阵探头。有时，对于肢体粗大者位置深在的静脉（如股浅静脉远心段）需使用3.5MHz的凸阵探头。相反，浅表静脉可使用10MHz以上的线阵探头。

知识点5：四肢静脉超声检查的内容	副高：掌握 正高：掌握

每条（段）静脉的观察内容大致相同，包括：①观察静脉变异、内膜、管腔内回声情况。②进行压迫试验，观察静脉腔被压瘪的程度，进而判定管腔内有无静脉血栓。③观察静脉管腔内是否有自发性血流信号以及血流信号的充盈情况。④检查瓣膜功能。

知识点6：上肢静脉检查步骤	副高：掌握 正高：掌握

（1）上肢深静脉：可采用锁骨上、下径路或胸骨上窝径路进行探测。腋静脉可从胸前扫查并在胸前肌肉后方显示，也可将探头置于腋窝高处，从腋部扫查来显示。肱静脉可通过从肱二头肌内侧寻找肱动脉，然后在其两侧进行追踪观察。一般来说，上肢深静脉检查至肘部即可，若临床怀疑前臂静脉血栓，则需进一步检查前臂静脉。

（2）上肢浅静脉：先在三角肌旁找到头静脉与锁骨下静脉或腋静脉的连接处，然后沿肱二头肌外侧追踪观察头静脉；检查贵要静脉需要先在上臂找到贵要静脉与肱静脉或腋静脉的连接处，然后沿肱二头肌内侧追踪观察；上述静脉也可由肱骨下端向上检查。

知识点7：下肢静脉检查步骤	副高：掌握 正高：掌握

（1）下肢深静脉：①股浅静脉可采用前侧或后侧径路来充分显示此段静脉；收肌管内段应纵切采用彩色多普勒血流成像观察管腔内的血流信号，必要时使用3.5~5MHz的凸阵探头。②检查腘静脉时患者可取仰卧位、膝关节弯曲或取俯卧位，在检查侧踝部垫一小枕，使膝关节轻度屈曲，将探头置于股浅静脉远心段，使收肌管裂孔处的股静脉、腘静脉获得清晰显示，一直追踪观察至胫前静脉汇入处。③胫后静脉探查常用小腿前内侧径路，患者取仰卧位，膝关节稍弯曲，小腿外展，探头置于小腿前内侧，声束指向后方或后外方，沿胫骨外侧与肌肉之间的间隙向上追踪观察。④腓静脉探查可采用与探测胫后静脉相同的小腿前内侧径路，在胫后静脉后方显示腓静脉。⑤胫前静脉探查常采用仰卧位小腿前外侧径路，探头先置于内外踝连线的中点附近，显示胫前静脉远心端，然后沿小腿前外方向上追踪观察。⑥腓肠肌静脉和比目鱼肌静脉也最好进行常规检查，特别是当患者小腿局部疼痛和（或）触痛而深静脉系统正常时，探测这些静脉是否有血栓很重要。

（2）下肢浅静脉：全程检查大隐静脉，沿小腿内侧上行，经过膝关节内侧，再沿大腿内侧上行，并逐渐转向前方，最后于耻骨结节下外方3~4cm处汇入股总静脉。

知识点8：四肢静脉超声探查的注意事项　　　　　　　副高：掌握　正高：掌握

（1）在超声检查时，常以伴随的同名动脉作为静脉寻找和鉴别的标志。

（2）检查浅静脉及部分位置表浅的深静脉时以探头轻触皮肤为宜。探头压力过大会影响静脉的显示。

（3）评价静脉血栓时可在灰阶图像上横切扫查，应用间断按压法或持续按压法，观察静脉腔被压瘪的程度。

（4）小腿静脉检查采用横切按压和纵切彩色多普勒相结合的方法。

（5）小腿静脉内的血流通常不是自发性的，需要通过不断地按压足部或检查处远端小腿来显示血流。

第三节　正常超声表现

知识点1：正常四肢静脉的灰阶超声声像图特征　　　　副高：掌握　正高：掌握

正常四肢静脉具有以下4个灰阶声像图特征：①静脉壁非常薄，甚至在灰阶超声上都难以显示。②内膜平整光滑。③超声图像上管腔内的血流呈无回声，高分辨力超声仪可显示流动的红细胞呈弱回声。④可压缩性，探头加压可使管腔消失，此特征在鉴别静脉血栓时具有重要意义。部分病例在管腔内可见瓣膜，经常见于锁骨下静脉、股总静脉及大隐静脉。

知识点2：四肢静脉的正常彩色多普勒超声表现　　　　副高：掌握　正高：掌握

①正常四肢静脉内显示单一方向的回心血流信号，充盈于整个管腔。②挤压远端肢体

静脉时，管腔内血流信号增强。③而当挤压远端肢体放松后或 Valsalva 动作（Valsalva 动作：深吸气后紧闭声门，再用力做呼气动作）时血流信号立即中断或短暂反流后中断。有一些正常小静脉（桡静脉、尺静脉、胫静脉、腓静脉）可无自发性血流，人工挤压远端肢体时，管腔内可呈现血流信号。④加压后静脉管腔消失，血流信号亦随之消失。

知识点 3：正常四肢静脉重要的脉冲多普勒成像特征	副高：掌握　正高：掌握

（1）自发性：当受检者肢体处于休息或活动状态时，大、中静脉内存在血流信号，小静脉内可缺乏自发性血流。

（2）呼吸期相性：吸气时胸膜腔内压降低，右心房压随之降低，上肢静脉压与右心房压的压力阶差增大，上肢静脉血液回流增加、血流速度加快；呼气时则相反。下肢静脉血流的期相性变化正好与上肢静脉相反，吸气时，膈肌下降，腹内压增高，下腔静脉受压，下肢外周静脉与腹部静脉之间的压力阶差降低，造成下肢血液回流减少和血流速度减慢；呼气时则相反。当静脉血流缺乏期相性，变为连续性血流时，预示着检查部位近端（有时可为远端）严重的阻塞。

（3）Valsalva 反应：正常 Valsalva 反应是指深吸气后憋气，四肢大静脉或中等大小的静脉内径明显增宽，血流信号减少、短暂消失甚至出现短暂反流。严重的静脉阻塞才引起异常的 Valsalva 反应。

（4）挤压远端肢体血流信号增强：人工挤压检查处远端肢体后，正常四肢静脉呈现短暂的血流信号增强或多普勒频移加快，这种反应可以证实检查部位与被压迫处之间的静脉段是开放的；如果挤压检查处远端肢体后，血流信号没有增强，则说明在检查部位以远的静脉存在阻塞；血流信号延迟或出现微弱的增强，提示远端静脉不完全阻塞或周围有侧支循环。

（5）单向回心血流：因静脉瓣膜防止血液反流，故正常下肢静脉血液仅回流至心脏。当先天或后天因素造成瓣膜功能不全时，静脉血液的反流时间会明显延长，据此可判断瓣膜功能不全。

第四节　四肢深静脉血栓

知识点 1：四肢深静脉血栓的病因和病理	副高：掌握　正高：掌握

四肢深静脉血栓以下肢多见，长期肢体制动或偏瘫、全身麻醉、感染以及先天解剖变异等可引起静脉血流迟缓；化学药物、机械性或感染性损伤可导致内膜损伤，启动外源性凝血途径；大型手术、严重脱水、严重感染、晚期肿瘤和先天遗传性疾病等使血液处于高凝状态，上述条件均可导致血栓形成。

知识点 2：下肢深静脉血栓的临床表现	副高：掌握　正高：掌握

（1）血栓水平以下的肢体持续肿胀，站立时加重，呈凹陷性水肿。

（2）疼痛和压痛，皮温升高。

（3）浅静脉曲张。

（4）"股青肿"是下肢静脉血栓中最为严重的一种情况，当整个下肢静脉系统回流严重受阻时，组织张力极度增高，致使下肢动脉痉挛，肢体缺血甚至坏死。

（5）血栓脱落可造成肺栓塞。

知识点 3：四肢深静脉血栓的灰阶超声表现　　　　副高：掌握　　正高：掌握

（1）急性血栓：血栓形成后数小时到数天之内表现为无回声，1 周后逐渐变为低回声，低于周围肌肉组织，边界平整。血栓处静脉管径通常明显扩张，显著大于相邻动脉，管腔不能被压瘪。血栓可自由飘动或随肢体挤压而飘动，这是急性血栓的诊断依据，而且是非常危险的征象，因为它预示了肺栓塞的可能。血栓处静脉壁明显增厚，为低回声，这是由于血栓导致相邻静脉壁的炎症反应。侧支循环形成，可位于血栓的附近或较远部位，一般较正常静脉细且多数走行迂曲或交错排列。

（2）亚急性血栓：血栓形成 2 周至 6 个月，血栓的回声较急性阶段逐渐增强，血栓变小且固定，静脉扩张程度减轻，甚至恢复至正常大小。血栓处静脉管腔不能完全被压瘪。血栓黏附于静脉壁，不再自由浮动。

知识点 4：四肢深静脉血栓的彩色多普勒超声表现　　　　副高：掌握　　正高：掌握

血栓段静脉内完全无血流信号或探及少量血流信号。血栓再通，静脉腔内血流信号逐渐增多，但这并不一定预示着静脉恢复正常。

知识点 5：四肢深静脉血栓的脉冲多普勒超声表现　　　　副高：掌握　　正高：掌握

当血栓使静脉完全闭塞时，血栓远端静脉频谱变为连续性，失去期相性，Valsalva 反应减弱甚至消失，但血栓致管腔部分阻塞或阻塞后形成丰富的侧支循环时，可能不发生这些改变。

知识点 6：四肢深静脉血栓与外压性静脉狭窄的鉴别诊断　　　　副高：掌握　　正高：掌握

手术后、肿瘤压迫、左髂总静脉受压综合征及胸廓出口综合征等因素均可导致静脉回流障碍而引起肢体肿胀，且受阻处的远心段静脉血流频谱有类似改变，采用超声观察梗阻处静脉及其周围结构是正确鉴别的关键。

知识点 7：四肢深静脉血栓与静脉血流缓慢的鉴别诊断　　　　副高：掌握　　正高：掌握

当静脉管腔内血液流动缓慢或使用较高频率的探头时，血液可表现为云雾状似血栓样回声，采用压迫试验可很好地鉴别。

第五节 下肢静脉瓣膜功能不全

知识点 1：下肢静脉瓣膜功能不全的种类	副高：掌握 正高：掌握

下肢静脉瓣膜功能不全包括下肢浅静脉、深静脉和穿静脉的瓣膜功能不全，依据他们单独发生或继发于静脉血栓而分为原发性与继发性两类。

知识点 2：原发性下肢静脉瓣膜功能不全的发生机制	副高：掌握 正高：掌握

原发性下肢静脉瓣膜功能不全的发生机制：①瓣膜先天发育异常或缺如。②应力性撑扯和损害。③瓣膜的弹性纤维组织变性。④瓣膜相对关闭不全。

知识点 3：下肢深静脉瓣膜功能不全的临床表现	副高：掌握 正高：掌握

早期表现为酸胀不适和疼痛。当小腿深静脉（或合并穿静脉）瓣膜功能不全时，久站或远行之后，出现小腿踝关节部位肿胀。病程后期，足踝内侧至小腿下部皮肤颜色发生改变，呈棕褐色以至明显的紫癜、色素沉着，继而局部营养不良，乃至破溃不愈。还可以同时并发下肢浅静脉瓣膜功能不全。

知识点 4：下肢浅静脉瓣膜功能不全的临床表现	副高：掌握 正高：掌握

下肢浅静脉瓣膜功能不全的患者可出现进行性加重的下肢浅静脉扩张、隆起和迂曲，以小腿内侧最为明显，有时可并发血栓性静脉炎和急性淋巴管炎。其他表现与下肢深静脉瓣膜功能不全相似。

知识点 5：下肢浅静脉瓣膜功能不全的灰阶超声表现	副高：掌握 正高：掌握

下肢浅静脉瓣膜功能不全表现为病变处浅静脉扩张、走行迂曲，有的患者病变处浅静脉可发现血栓；部分可合并穿静脉瓣膜功能不全，表现为连接于深、浅静脉之间迂曲扩张的管状结构，内径比正常的穿静脉要宽得多。对于继发性浅静脉瓣膜功能不全，可同时观察到同侧下肢深静脉的血栓性病变和（或）瓣膜功能不全。

知识点 6：下肢深静脉瓣膜功能不全的灰阶超声表现	副高：掌握 正高：掌握

下肢深静脉瓣膜功能不全常表现为静脉管腔增宽，管壁内膜平整、不增厚，管腔内无

实性回声,探头加压后管腔能被压闭。有的患者超声能够显示较大的静脉或浅表静脉的瓣膜,可观察到瓣膜关闭不全或瓣膜不对称、瓣膜增厚,甚至缺如。

知识点 7:下肢静脉瓣膜功能不全的彩色多普勒超声表现　　副高:掌握　正高:掌握

静脉管腔内血流充盈满意,回心血流与正常静脉无明显不同或回心血流量增加。Valsalva 动作或挤压小腿放松后,可见病变段静脉瓣膜处显示线样或束状反向血流信号,其持续时间的长短与瓣膜功能不全的程度相关。

知识点 8:原发性与继发性下肢浅静脉瓣膜功能不全的鉴别诊断
**　　　　　　　　　　　　　　　　　　　　　　副高:掌握　正高:掌握**

前者深静脉并不受累,因此,超声能够显示从髂静脉到小腿深静脉血流正常;后者深静脉系统受累,超声可显示深静脉的慢性阻塞和(或)瓣膜功能不全。

知识点 9:下肢浅静脉瓣膜功能不全与先天性动静脉瘘的鉴别诊断
**　　　　　　　　　　　　　　　　　　　　　　副高:掌握　正高:掌握**

先天性动静脉瘘也可出现明显的浅静脉曲张,需与本病鉴别。先天性动静脉瘘局部可触及震颤并闻及连续性血管杂音,局部皮温升高,远端肢体可有发凉等缺血表现。彩色多普勒成像表现具有特征性,病变部位呈蜂窝样改变,可见散在分布的色彩明亮的五彩镶嵌样血流信号,扩张静脉内探及动脉样血流频谱,供血动脉增宽且其血流频谱为高速低阻型。

知识点 10:下肢浅静脉瓣膜功能不全与下肢血管瘤的鉴别诊断
**　　　　　　　　　　　　　　　　　　　　　　副高:掌握　正高:掌握**

下肢血管瘤多为先天性,发病年龄较小。超声显示软组织内有一明确的混合性肿块,多数边界清晰,内部有粗细不等、走行迂曲的管道结构,挤压远端肢体后这些管道结构内充满静脉血流信号。而下肢浅静脉瓣膜功能不全则为中老年发病,病变范围以浅静脉属支分布的区域为主,如小腿后内侧的大隐静脉形成区域,不能探及有明确界线的肿块。

知识点 11:原发性下肢深静脉瓣膜功能不全与正常下肢深静脉的鉴别诊断
**　　　　　　　　　　　　　　　　　　　　　　副高:掌握　正高:掌握**

在许多无下肢深静脉瓣膜功能不全症状的受试者中,经常可发现挤压远端肢体放松后或 Valsalva 动作时有短暂反流,但股静脉的反流时间一般在 1 秒以内,膝关节以下静脉的反流时间一般在 0.5 秒以内。而有明显症状的原发性下肢深静脉瓣膜功能不全的受试者中,一般反流时间>1 秒。

知识点12：原发性与继发性下肢深静脉瓣膜功能不全的鉴别诊断
　　　　　　　　　　　　　　　　　　副高：掌握　正高：掌握

由于两者的病因不同，治疗方法也不尽相同，对其鉴别具有重要的临床意义。若发现静脉腔内有明显的血栓或患者有血栓史，一般认为这种患者发生瓣膜功能不全是继发性的。但是，深静脉血栓后血流完全或绝大部分再通后所致的瓣膜功能不全与原发性的鉴别却存在一定的困难，然而只要仔细检查，还是可以辨别的。

知识点13：下肢深静脉瓣膜功能不全与下肢动静脉瘘的鉴别诊断
　　　　　　　　　　　　　　　　　　副高：掌握　正高：掌握

如动静脉瘘累及深静脉，则由于高速动脉血流冲击静脉，可导致深静脉瓣膜功能不全。依据动静脉瘘的特征性彩色多普勒成像表现，结合临床症状和体征，能较好地确诊本病。

第六节　四肢动静脉瘘

知识点1：动静脉瘘的概念　　　　　　　　　副高：掌握　正高：掌握

动静脉瘘是指动脉和静脉之间存在的异常通道，有先天性和后天性两种。

知识点2：先天性动静脉瘘的病理与临床　　　副高：掌握　正高：掌握

先天性动静脉瘘是胚胎原基在演变过程中，动脉、静脉之间形成的异常交通所致。动静脉瘘可以发生于人体任何部位，最常见于下肢，特别是踝部。在上肢，瘘管常起源于尺动脉的分支、手掌动脉和手指动脉。

知识点3：先天性动静脉瘘的临床表现　　　　副高：掌握　正高：掌握

婴幼儿期常无症状，到学龄期或青春发育期逐渐出现临床症状，包括患肢增长、增粗，以及皮温升高、静脉曲张、血管瘤等症状。病变处可触及震颤和闻及血管杂音。病变广泛、瘘口较大及病程较长者，可出现心悸，甚至心力衰竭，但多数患者心功能正常。

知识点4：先天性动静脉瘘的超声表现　　　　副高：掌握　正高：掌握

（1）灰阶超声：受累部位可见许多散在的管状和圆形无回声区，呈蜂窝样改变。
（2）彩色多普勒超声：无回声区内充满血流信号，并可见散在分布明亮的五彩镶嵌的血流信号。
（3）脉冲多普勒超声：病变部位动脉血流频谱为高速低阻型。仔细观察病变处可探及许多扩张的静脉，有的内部显示动脉样血流频谱。在病变近心端参与瘘血供的动脉常增宽，走行弯曲，甚至呈瘤样扩张，血流频谱为高速低阻型。

知识点 5：后天性动静脉瘘的病理 　　　　　　　　副高：掌握　正高：掌握

动静脉瘘使动脉和静脉之间的血流出现短路，对局部、周围循环和全身循环造成不同程度的影响。后天性动静脉瘘的主要病因有外伤、医源性血管损伤、动脉瘤、动脉粥样硬化、感染和恶性肿瘤。

知识点 6：后天性动静脉瘘的临床表现 　　　　　　副高：掌握　正高：掌握

急性动静脉瘘的临床表现为损伤局部有血肿，绝大多数有震颤和杂音，部分病例伴有远端肢体缺血的症状。慢性期的表现有静脉功能不全、局部组织营养障碍、患侧皮温升高、杂音和震颤，严重者可发生心力衰竭。

知识点 7：后天性动静脉瘘的灰阶超声表现 　　　　副高：掌握　正高：掌握

动静脉瘘较大者，瘘的近心端动脉内径增宽或呈瘤样扩张，而瘘的远心端动脉变细；动静脉瘘较小者，瘘的近心端、远心端动脉内径无明显变化。有的患者引流静脉呈瘤样扩张，有时引流静脉内可探及血栓，呈低或中强回声。供血动脉与引流静脉之间有一无回声管道结构（导管型）或裂孔（裂孔型），有时瘘道呈瘤样扩张。

知识点 8：后天性动静脉瘘的彩色多普勒超声表现 　　副高：掌握　正高：掌握

显示血流持续从动脉流向静脉，并可根据瘘口处血流束的宽度大致测量瘘的大小。高速血流的冲击造成瘘口或瘘道周围组织振动产生五彩镶嵌的彩色信号；同时造成引流静脉扩张、有搏动性、血流紊乱，压迫瘘近心端的供血动脉，引流静脉内动脉样血流流速降低。

知识点 9：后天性动静脉瘘的脉冲多普勒超声表现 　　副高：掌握　正高：掌握

动脉血流通过瘘口直接分流到静脉内，导致引流静脉管腔内探及动脉样血流频谱（静脉血流动脉化），这是后天性动静脉瘘的特征性表现之一。瘘口或瘘道处血流为高速低阻型动脉样频谱，频谱明显增宽；瘘的近心端供血动脉血流阻力降低，流速常增快；远心端动脉血流方向正常，频谱形态呈三相波或二相波，少数患者血流方向逆转。Valsalva 动作时，与瘘口相连的静脉内高速血流信号消失证明分流量较小，而与瘘口相连的静脉内仍存在持续的高速血流信号则证明分流量较大。

知识点 10：四肢动静脉瘘与血栓性深静脉炎的鉴别诊断　　副高：掌握　正高：掌握

　　由于动静脉瘘患者肢体肿胀和静脉曲张，有时需与血栓性深静脉炎鉴别。血栓性深静脉炎患者一般肢体静脉曲张程度比较轻，局部没有震颤和杂音，动脉与静脉之间无异常通道，静脉内无动脉样血流信号，邻近动脉也无高速低阻血流。应用彩色多普勒超声，两者很容易鉴别。

第九篇
腹部血管超声诊断

第一章 腹部动脉

第一节 解剖概要

| 知识点 1：腹主动脉的解剖及体表位置 | 副高：掌握 正高：掌握 |

腹主动脉在第 12 胸椎椎体下线水平，经膈的主动脉裂孔（所穿裂孔在第 12 胸椎前方）续于胸主动脉。腹主动脉的起始部位于脊柱的中线，在下行的过程中，逐渐移至脊柱的左前方，下方平第 4 腰椎下缘处分为左、右髂总动脉。

腹主动脉在腹前壁的体表投影是从颈静脉切迹至耻骨联合上缘连线的中点以上 2.5cm 处开始，向下至脐左下 2cm 处画一条宽 2cm 的带状区。

| 知识点 2：腹腔干的解剖及体表位置 | 副高：掌握 正高：掌握 |

腹腔干是一短干，长 1.2~2.5cm，内径为 0.8~0.9cm。此动脉在膈肌主动脉裂孔下方，从腹主动脉前壁左侧或正中发出，可位于第 12 胸椎下缘和第 1 腰椎之间，以第 1 腰椎平面居多。腹腔干的分支有胃左动脉、肝总动脉和脾动脉，起始部向前走行形成"人"字形。

| 知识点 3：肠系膜动脉的解剖及体表位置 | 副高：掌握 正高：掌握 |

肠系膜上动脉为腹主动脉第 2 支不成对的脏支，大多在腹腔干起始处稍下方起于腹主动脉的前壁。肠系膜上动脉在脾静脉和胰腺后方下行，其右侧有肠系膜上静脉伴行，经胰腺钩突腹侧、十二指肠第 3 部与胰颈后缘之间穿出，越过十二指肠第 3 部的前面进入小肠系膜根部，在肠系膜内发出相应分支营养全部小肠、升结肠和横结肠。其分支胰十二指肠

下动脉与胃十二指肠动脉吻合交通。

肠系膜下动脉为腹主动脉的第 3 支不成对的脏支，一般在十二指肠第 3 部下缘处，由腹主动脉前壁发出，发出部位距腹主动脉下端分叉部 3~4cm，沿腹膜后方朝左下方走行，起初位于腹主动脉前方，达其左侧并越过左侧腰大肌和左髂总动脉前方，沿左侧输尿管内侧向下进入小骨盆并以直肠上动脉作为终末支。肠系膜下动脉的分支自上而下有左结肠动脉、乙状结肠动脉和直肠上动脉，主要供应横结肠左半侧至直肠上段之间的肠管。

知识点 4：肾动脉的解剖及体表位置	副高：掌握 正高：掌握

肾动脉一般呈直角起自腹主动脉的两侧，但儿童及婴儿的肾动脉呈锐角发出。肾动脉位于肠系膜上动脉开口下方约 1.5cm 处，多数起于第 1 腰椎中部至第 2 腰椎中部平面范围内，个别人起点可高出或低于上述平面半个椎体。在肾脏发育过程中，由最初骶骨水平逐渐向头侧移动。如肾脏未上升至正常位置，原来供应它的近尾侧的肾动脉可持续存在，发展成为一位置较低的肾动脉。低位肾脏的动脉也可发自髂总动脉或髂内动脉。一般来说，若肾脏发育正常，其动脉起点同其位置高低的关系不大。右肾动脉起点多稍高于左肾动脉。

第二节　超声检查技术

知识点 1：腹主动脉的检查方法	副高：掌握 正高：掌握

（1）患者禁食 8 小时以上，必要时可进行清洁灌肠。

（2）常规取仰卧位，必要时取侧卧位。

（3）选用扇扫探头或线阵式探头，在气体干扰的情况下选用扇扫探头效果比较好。对于成年人，选择 2.5~3.5MHz 为宜；而对于儿童或体形较瘦的成年人，可采用 5MHz 探头。

（4）常规沿腹正中线偏左 1~2cm 处，首先选择横切面确定腹主动脉的位置，扫查时可从上至下，也可从下往上；然后过渡到纵切面以便进行多普勒检查。

（5）血流与声束夹角应小于 60°，取样容积大小是管径的 1/3~1/2，壁滤波为 100~200Hz。

（6）肠积气明显时，可适当加压一段时间排除气体干扰之后再行检查；或饮水后，通过胃作透声窗以改善腹主动脉上段的图像质量；也可通过左季肋部冠状切面显示腹主动脉中下段，以减少肠气的影响。

知识点 2：腹腔干的检查方法	副高：掌握 正高：掌握

（1）在检查之前，受检者需禁食 8~12 小时，目的是减少肠气干扰。

（2）在超声检查时，腹腔干恰位于肝尾状叶下方、肠系膜上动脉和胰腺的上方。通常，腹腔干与腹主动脉垂直或与腹主动脉形成向头侧的夹角，腹腔干的分支呈"T"征（"海鸥征"），左侧"翅膀"是脾动脉，右侧"翅膀"是肝总动脉。由于肠系膜上动脉近侧段没有分支，所以这个"T"字结构能够鉴别出腹腔干和肠系膜上动脉。

知识点 3：肠系膜上动脉的检查方法　　　　　　　　　副高：掌握　正高：掌握

（1）在检查之前，受检者需禁食 8～12 小时，目的是减少肠气干扰。

（2）检查该动脉一般应先采取横切从上向下扫查，横切时腹主动脉位于脊椎中线偏左，呈圆形无回声区，肠系膜上动脉起始部距腹腔干的根部约 1.25cm 处，于腹主动脉前壁可见肠系膜上动脉分出，再向下横切在腹主动脉前方可见肠系膜上动脉的圆形无回声区，二者之间有左肾静脉通过，该切面常用于左肾静脉受压综合征及肾动脉狭窄的检查。

（3）在肠系膜上动脉横切面基础上，转动探头向右下方即可追踪扫查肠系膜上动脉的纵切面图像。瘦者肠系膜下动脉能清晰显示，肥胖、腹胀及大量腹水的患者部分腹主动脉可显示不满意，探头加压可消除部分肠道气体的干扰，也有助于对它的观察。

知识点 4：肠系膜下动脉的检查方法　　　　　　　　　副高：掌握　正高：掌握

（1）在检查之前，受检者需禁食 8～12 小时，目的是减少肠气干扰。

（2）检查该动脉一般应先采取横切从左、右髂总动脉分叉处向上方扫查，横切时腹主动脉位于脊椎中线偏左，呈横椭圆形无回声区，在左、右髂总动脉分叉处向上方约 3.4cm 处，可见向左侧走行的肠系膜下动脉从腹主动脉分出。然后转动探头向左下方即可追踪扫查肠系膜下动脉。

（3）瘦者肠系膜下动脉能清晰显示，肥胖、腹胀及大量腹水的患者部分腹主动脉可显示不满意，探头加压可消除部分肠道气体的干扰，也有助于对它的观察。

知识点 5：肾动脉的检查方法　　　　　　　　　　　　副高：掌握　正高：掌握

（1）在检查之前，受检者需禁食 8～12 小时，必要时可进行清洁灌肠。

（2）选用扇扫探头或线阵式探头，在气体干扰的情况下选用扇扫探头效果比较好。

（3）腹正中横切扫查：患者取仰卧位，先纵切显示肠系膜上动脉起始部，然后转为横切，再逐渐向下滑行探头，约在肠系膜上动脉开口下方 1.2cm 处、腹主动脉的侧壁找到双肾动脉的开口。

（4）侧腰部冠状切面扫查：常应用此切面探测肾动脉及肾内各级动脉分支。将探头置于腰部的腋前线、腋中线或腋后线肋间或第 12 浮肋下方，取冠状切面扫查，充分利用肾脏作透声窗来显示肾动脉。

（5）前腹肋间或肋缘下横切扫查：右肾动脉的探测较容易。在深吸气后屏气时，经右前腹肋间或肋缘下横切扫查，可充分利用肝脏作透声窗来显示右肾动脉。

（6）副肾动脉的探测：探测时应注意在肾上极、下极内侧寻找有无入肾动脉，若有，则一般是副肾动脉或肾脏的侧支血管。

第三节 正常超声表现

知识点 1：腹主动脉的二维超声表现	副高：掌握 正高：掌握

腹主动脉在长轴切面二维超声图像上呈 1 条带状的无回声区；短轴切面二维超声图像上，为一圆形无回声区。动脉壁呈现与心动周期一致的搏动，较瘦的患者可清晰显示腹主动脉壁呈 3 层结构。腹主动脉管壁的 3 层结构：内膜为中等回声，外膜为强回声，内膜与外膜之间的中膜为低回声或无回声。

知识点 2：腹主动脉的彩色多普勒超声表现	副高：掌握 正高：掌握

正常腹主动脉及髂动脉血流为流向足侧、单一色的层流，在动脉分支处或分叉处可有轻度紊乱的彩色血流信号。血管腔内充满随着心动周期一闪一闪的彩色血流信号。当将彩色血流速度标尺选定较低时，在每一心动周期内呈现"红-蓝-红"的快速转变。心脏收缩时的红色血流出现混叠，当将彩色血流速度标尺选定使心脏收缩的血流呈单一红色时，也应为单一色彩的血流信号。

知识点 3：腹主动脉的频谱多普勒超声表现	副高：掌握 正高：掌握

在一陡直的收缩期血流后，接着是舒张早期反向血流，再有一个舒张期正向血流，称为三相血流频谱，频带较窄，收缩期下面有一个无血流信号的"窗"。髂动脉血流频谱形态与下肢动脉频谱类似，呈典型的三相波型。

知识点 4：腹腔干和肠系膜上动脉的二维超声表现	副高：掌握 正高：掌握

腹腔干有一个特殊的超声征象——"T"征（"海鸥征"），左侧"翅膀"是脾动脉，右侧"翅膀"是肝总动脉。由于肠系膜上动脉近侧段没有分支，所以这个"T"字结构能将腹腔干和肠系膜上动脉区分开。

知识点 5：腹腔干和肠系膜上动脉的彩色多普勒超声表现	副高：掌握 正高：掌握

正常腹腔干和肠系膜上动脉血流为层流，充盈于整个管腔。腹腔干和肠系膜上动脉血流呈单一色彩。

知识点 6：腹腔干和肠系膜上动脉的频谱多普勒超声表现	副高：掌握 正高：掌握

禁食时腹腔干血流为低阻的二相波型，具有较高的舒张期血流。肝动脉、脾动脉多普

勒血流频谱形态与腹腔干类似，进食后流速仅轻微升高。正常肠系膜上动脉禁食时血液循环阻力较高，为三相波型，为收缩期的前向波峰、舒张早期的反向波和舒张晚期的低速前向血流所形成。进食后，肠系膜上动脉内径增宽，流速明显升高，以舒张期显著，反向血流可消失。

知识点 7：肾动脉的二维超声表现	副高：掌握 正高：掌握

瘦者肾动脉显示清晰，动脉壁为 2 条平行的中强光带，其间为无回声。过度肥胖、肠气干扰明显等影响因素可使肾动脉壁显示模糊，甚至难以辨认。

知识点 8：肾动脉的彩色多普勒超声表现	副高：掌握 正高：掌握

肾动脉清晰显示者，彩色血流可均匀充盈于管腔内。性能好的仪器可以清晰显示和辨认肾内各级动脉。彩色多普勒超声能显示与腹主动脉的连接处及进入肾门之前发出的初级分支。彩色多普勒超声可清晰显示各级肾血流。如果声束朝向肾门，肾血流从肾门至肾皮质呈"树枝"状分布，血流由粗变细，同时可显示伴行的静脉。

知识点 9：肾动脉的频谱多普勒超声表现	副高：掌握 正高：掌握

正常肾动脉及其分支的血流频谱呈低阻型，收缩早期频谱上升陡直，而后缓慢下降，在收缩早期常有一切迹称为早期切迹，整个舒张期均有较多的血流信号。频窗可以消失。从肾动脉主干到肾内各级动脉分支，流速是递减的。

第四节　腹主动脉瘤

知识点 1：腹主动脉瘤的形态学分型	副高：掌握 正高：掌握

（1）囊状动脉瘤：受累血管段管壁呈球状扩张，常并发血栓形成。

（2）梭形动脉瘤：血管壁呈均匀扩张，而又朝一端逐渐均匀缩小，直至达到原来的血管直径，较少发生附壁血栓。

（3）圆柱状动脉瘤：开始血管突然呈滚筒状扩张，同样又突然过渡为正常血管，可发生附壁血栓。

（4）舟状动脉瘤：血管壁呈一侧性扩张，而对侧血管壁则无变化，常见于夹层动脉瘤时。

（5）蜿蜒状动脉瘤：相近的血管段相继呈不对称性扩张，因此，受累血管呈蜿蜒状膨隆。

知识点2：腹主动脉瘤的临床表现　　　　　　　　　　副高：掌握　正高：掌握

（1）腹部出现搏动性肿块：位于脐周及左中上腹部，可伴有震颤及血管杂音。

（2）疼痛：腹部轻度不适或腹痛，当瘤体侵蚀椎体或压迫脊神经根时，出现腰背疼痛。若瘤体破裂则会出现突然剧烈疼痛。

（3）动脉栓塞：肠系膜动脉栓塞、下肢动脉栓塞、肢体缺血性坏死等。

（4）动脉瘤破裂：临床三联征包括：①突发腹痛或背痛。②低血压。③腹部搏动性肿块。仅有1/2的患者出现完整的三联征。

知识点3：真性动脉瘤的二维超声表现　　　　　　　　副高：掌握　正高：掌握

真性动脉瘤者管壁连续性好，只是管壁的局部呈梭形或球形向外膨出，其两端均与动脉相通；还可呈多发性及局限性扩张或膨大，管壁连续性尚好。当动脉某段一侧管壁受损，该侧呈局限性囊状扩张，横径增宽明显，前后径增大可不明显。前后径测值大于3cm、小于3.5cm者，可怀疑该病，大于3.5cm者可确诊。

其中一类为无回声型，表现为无回声区或暗区内有细若点状的回声，在实时显示时有流动感。另一类为混合性回声型，显示扩张段血管壁增厚，管腔内壁一侧或两侧见低或中强回声区，向管腔内突起，可导致局部狭窄。

知识点4：真性动脉瘤的彩色多普勒超声表现　　　　　副高：掌握　正高：掌握

真性动脉瘤者仅表现为瘤体内血流缓慢，还可见漩流。腹主动脉内径增宽后，其内出现明显涡流或漩流，血流在瘤体内呈红蓝各半或红蓝相间的血流信号。彩色多普勒超声可于扩张的动脉内探及紊乱的血流，紊乱程度与动脉扩张的大小呈正相关。

知识点5：真性动脉瘤的频谱多普勒超声表现　　　　　副高：掌握　正高：掌握

由于其内出现明显涡流或漩流，血流在瘤体内呈红蓝各半的血流信号，为明显的正负双向血流信号，但在一个取样容积中仅能显示一个方向的血流信号，有时在正常段取样与扩张段腹主动脉腔内取样，多普勒血流频谱形态有明显不同，扩张段腹主动脉腔内取样多普勒血流频谱出现明显的舒张期负向血流，真性动脉瘤瘤体内可检测到低速双向的血流频谱。

知识点6：假性动脉瘤的二维超声表现　　　　　　　　副高：掌握　正高：掌握

假性动脉瘤动脉管壁全层破裂、连续性中断，在周围软组织内出血局限形成血肿，其瘤壁由周围组织构成，无动脉壁的结构，边界较清，有破裂口与之相通。腔内多有血栓回声。

知识点7：假性动脉瘤的彩色多普勒超声表现　　　　副高：掌握　正高：掌握

瘤体内彩色血流充盈的情况受瘤体与病变动脉间压力大小的影响。收缩期时，瘤体与病变动脉间压力增大，血流为红蓝镶嵌的涡流。舒张期，两者间压力差减小，远离瘤颈的周边部位可以无血流显示。瘤体内血栓形成时，可见彩色血流充盈缺损，血流走行迂曲、不规则，可见在瘤体的周边或血栓再通的位置有血流信号显示。

知识点8：假性动脉瘤的频谱多普勒超声表现　　　　副高：掌握　正高：掌握

瘤体内频谱呈涡流样改变，为双相，频谱边缘不规整，频带增宽，血流速度高低不等。典型病例，收缩期可在瘤颈内测得由病变动脉进入瘤体内的高速湍流样频谱，以及舒张期由瘤体回流入病变动脉内的反向低速血流频谱。

知识点9：真性动脉瘤与夹层动脉瘤的鉴别诊断　　　　副高：掌握　正高：掌握

多数腹主动脉的夹层动脉瘤是由胸主动脉病变向下延伸所致。在血管腔内可见内膜撕裂的条带样回声，并将血管分成真腔、假腔，分离的内膜随心脏舒缩而有规律地摆动。

第五节　肾动脉狭窄或闭塞

知识点1：肾动脉狭窄的病因　　　　副高：掌握　正高：掌握

（1）大动脉炎：最常见，本病主要侵犯主动脉及其大的分支，造成血管狭窄或闭塞，少见扩张。本病的炎症改变累及动脉全层，以中膜最重。

（2）动脉粥样硬化：病变常见于肾动脉起始部，偶尔累及肾动脉远端及其分支，由腹主动脉硬化病变延伸而来。

（3）纤维肌增生：除损害肾动脉外，髂动脉、肠系膜动脉和头臂动脉也可发生损害。

（4）神经纤维瘤病：少见，可致肾动脉狭窄。

（5）先天性肾动脉发育不良：累及肾动脉主干或分支。

（6）肾动脉周围病变的压迫：如转移瘤、嗜铬细胞瘤等均可造成肾动脉狭窄，引起高血压。

（7）其他疾病：如肾动脉瘤、肾静脉瘘、肾动脉栓塞等疾病，因影响肾血流，也可引起高血压。

知识点2：肾动脉狭窄或闭塞的临床表现　　　　副高：掌握　正高：掌握

（1）病程短，高血压发展迅速，有时呈恶性高血压症状，无高血压家族史，一般控制高血压的药物无效。

（2）常伴有头痛、头晕、胸闷、恶心及视力减退。

（3）腰痛为常见的伴随症状，部分患者有血尿或（和）蛋白尿。

（4）患侧脊肋角处压痛。

（5）多数患者于上腹部、肾区或背部可出现血管杂音，有时颈部也可闻及血管杂音，表明头臂动脉受累。

| 知识点3：肾动脉狭窄或闭塞的二维超声表现 | 副高：掌握　正高：掌握 |

（1）直接征象：肾动脉狭窄为本病的直接征象，患侧肾动脉内径明显变细。

（2）间接征象：患侧肾体积缩小，表现为患侧肾长径与宽径均明显减小，长径<9cm，宽径往往小于4.0cm，与健侧肾相比长径相差大于1.5cm，但患侧肾内回声仍然正常，皮髓质界限及肾轮廓清晰。健侧肾体积可表现为代偿性增大。

| 知识点4：肾动脉狭窄或闭塞的彩色多普勒超声表现 | 副高：掌握　正高：掌握 |

肾动脉狭窄处血流变细、亮度增加，于狭窄后扩张的血管腔内出现紊乱的血流，呈多彩涡流。但先天性肾动脉发育不全和畸形累及肾动脉主干或分支时，受累肾动脉全段纤细，表现为肾动脉全段血流变细、彩色血流暗淡，常伴有患侧肾内血流信号明显减少或几乎无血流信号，健侧肾出现代偿性肾内小动脉彩色血流显示丰富的改变。

| 知识点5：肾动脉狭窄或闭塞的频谱多普勒超声表现 | 副高：掌握　正高：掌握 |

肾动脉狭窄导致狭窄处血液流速加快、阻力增加。若肾动脉全段变细，血流速度反而减慢。狭窄处峰值流速对本病的诊断正确率应较高。

第六节　肠系膜上动脉压迫综合征

| 知识点1：肠系膜上动脉压迫综合征的病理 | 副高：掌握　正高：掌握 |

肠系膜上动脉压迫综合征又称 Wilke 综合征及十二指肠淤滞症等。肠系膜上动脉正常时在第1腰椎平面从腹主动脉分出后，进入肠系膜根部向下斜行。在第3腰椎平面，十二指肠的下水平部介于腹主动脉和肠系膜上动脉之间。这两支动脉的夹角一般大于45°，肠系膜上动脉与十二指肠上缘也有一段距离，不致形成压迫。若肠系膜上动脉开口过低、小肠系膜与后腹壁固定过紧，或腹壁松弛、内脏下垂，使夹角变小，对十二指肠产生压迫性狭窄，则导致慢性十二指肠壅积，导致其近端扩张、淤滞而产生的一种临床综合征。

| 知识点2：肠系膜上动脉压迫综合征的临床表现 | 副高：掌握　正高：掌握 |

临床表现可分为急性梗阻和慢性梗阻两种类型：

（1）急性梗阻：多无胃肠道前驱症状，常继发于躯干牵引或位于过度伸展的支架之后，主要表现为急性胃扩张征象。

（2）慢性梗阻：是临床上最常见的类型。本病较少见，多发于瘦长体型的中青年女性，发病常在 30 岁以后。主要症状为呕吐，多在餐后出现，呕吐物含胆汁和所进食物。症状呈间歇性反复发作。缓解期，症状可因体位的改变而减轻，一般左侧卧位可减轻，这是本病的特征。

知识点 3：肠系膜上动脉压迫综合征的超声表现　　　　　副高：掌握　正高：掌握

在腹主动脉和肠系膜上动脉的纵切图像长轴切面上，左肾静脉的下方为十二指肠下水平部的横切面图像，确定十二指肠下水平部的部位后，旋转探头 90° 可显示十二指肠下水平部的纵切面图像，饮水前可有十二指肠下水平部近端肠腔内少量积液、肠黏膜及蠕动。嘱患者饮水后十二指肠下水平部近端扩张明显，并有反复的强烈逆蠕动。患者取俯卧位或左侧卧位时，发现十二指肠潴留消失。

第七节　肠系膜上动脉瘤

知识点 1：肠系膜上动脉瘤的概念及病因　　　　　副高：掌握　正高：掌握

肠系膜动脉瘤是指肠系膜上动脉、肠系膜下动脉及其分支扩张形成的动脉瘤，肠系膜上动脉瘤多见，发病率约占内脏动脉瘤的 5.5%，男女发病率相等。根据病变部位不同分为肠系膜上动脉瘤、肠系膜下动脉瘤和分支动脉瘤。

肠系膜上动脉瘤的病因：①先天性。②动脉粥样硬化。③真菌性。④外伤性等。

知识点 2：肠系膜上动脉瘤的二维超声表现　　　　　副高：掌握　正高：掌握

（1）在动脉瘤段，动脉外径瘤样增宽或呈卵圆形及囊袋状局部向外突出的无回声暗区。

（2）管腔内见一条状强回声，将管腔分隔成"双腔"，即真腔和假腔，并随心动周期而摆动。

知识点 3：肠系膜上动脉瘤的彩色多普勒超声表现　　　　　副高：掌握　正高：掌握

（1）显示病灶内血流呈涡流或红蓝各半的涡流。

（2）夹层动脉瘤中间由条状强回声分为真腔内与假腔内两部分血流。

知识点 4：肠系膜上动脉瘤的频谱多普勒超声表现　　　　　副高：掌握　正高：掌握

根据在瘤体内取样容积设置的不同部位，可以表现为正向或负向动脉血流频谱图像。

若是涡流则呈现不规则动脉血流频谱图像。夹层动脉瘤的真腔内可引出流速较低的动脉血流频谱，假腔内血流频谱则常呈不规则波形，频谱时相多不规则。

第八节　肠系膜上动脉和腹腔动脉闭塞性疾病

知识点 1：肠系膜上动脉和腹腔动脉闭塞性疾病的病理与临床
　　　　　　　　　　　　　　　　　　　　　　　　副高：掌握　正高：掌握

　　肠系膜上动脉和腹腔动脉狭窄或闭塞，根据肠系膜上动脉的发病情况，可分为急性和慢性肠系膜上动脉栓塞，从病因方面可分为急性栓塞性供血障碍和血栓形成性供血障碍。急性肠系膜血管闭塞性疾病的发病原因主要是各类栓子堵塞肠系膜上动脉。左心室或左心房内有血栓形成、心肌梗死、细菌性或非细菌性心内膜炎、主动脉粥样硬化或动脉瘤、人工心脏瓣膜等附壁血栓脱落，可顺血流进入肠系膜上动脉，发生急性闭塞。

　　多数患者发病急骤，突然发生腹部持续性剧烈绞痛，伴有频繁呕吐。初起时腹软，压痛不明显，肠鸣音存在，与腹痛程度不相称。后期出现腹胀、脉搏快而无力、口唇发绀、指端青紫、皮肤湿凉等周围循环衰竭征象。

知识点 2：肠系膜上动脉和腹腔动脉闭塞性疾病的二维超声表现
　　　　　　　　　　　　　　　　　　　　　　　　副高：掌握　正高：掌握

　　在肠系膜上动脉及腹腔动脉能够清晰显示时，不同病因所致的肠系膜上动脉及腹腔动脉狭窄或闭塞，可发现动脉相应的改变，如管壁增厚、强回声斑块、血栓或外来肿物压迫等。

知识点 3：肠系膜上动脉和腹腔动脉闭塞性疾病的彩色多普勒超声表现
　　　　　　　　　　　　　　　　　　　　　　　　副高：掌握　正高：掌握

　　显示肠系膜上动脉和腹腔动脉狭窄处血流变细，有高速"五色镶嵌"血流，或色彩明亮出现混叠。在其下游呈杂色血流信号。闭塞者，闭塞段管腔内无血流信号。如果动脉腔内没有探及到血流信号，则提示该动脉可能闭塞。需要检查另一条内径相似且深度一致的血管加以比较。

知识点 4：肠系膜上动脉和腹腔动脉闭塞性疾病的频谱多普勒超声表现
　　　　　　　　　　　　　　　　　　　　　　　　副高：掌握　正高：掌握

　　狭窄发生在起始部，狭窄处收缩期血流速度明显加快，频窗充填，舒张期反向血流消失。如果在下游同时存在狭窄或形成血栓时，在肠系膜上动脉或腹腔动脉起始部的局限性狭窄处血流速度不会加快，反而出现高阻力低速血流频谱。

第二章 腹部静脉

第一节 解剖概要

| 知识点 1：下腔静脉解剖 | 副高：掌握 正高：掌握 |

下腔静脉在第 4、5 腰椎平面，由左、右髂总静脉汇合而成。沿脊柱右前侧及腹主动脉右侧上行，到肾门平面，收集左、右肾静脉血，再向上进入肝脏腔静脉沟内，收集肝静脉血后，穿过膈的腔静脉孔，进入胸腔，稍向前上穿入心包，注入右心房。

下腔静脉内无瓣膜，仅在右心房内、下腔静脉入口处的前缘，有一半月形的下腔静脉瓣。下腔静脉收集下肢、盆腔及腹腔内脏器、骨盆壁及腹壁的静脉血。

下腔静脉分为 3 段：双侧肾静脉开口以下为下段；肾静脉开口以上至肝静脉开口以下为中段；肝静脉开口以上至右心房为上段。

| 知识点 2：门静脉解剖和体表位置 | 副高：掌握 正高：掌握 |

门静脉主干常在第 1 腰椎位置，门静脉系统包括所有引流胃肠道、脾、胰和胆囊等的静脉，通常由肠系膜上静脉和脾静脉汇合成门静脉主干。

门静脉系统与腔静脉系统之间，在正常情况下有交通支存在，门静脉高压时，门静脉血流可经上述侧支循环途径回流至心脏，并由此可出现门静脉高压的有关临床症状与体征。

| 知识点 3：肝静脉解剖和体表位置 | 副高：掌握 正高：掌握 |

由肝动脉和门静脉进入肝脏的血液，在肝脏血窦内相互混合，供给肝细胞氧气和营养。之后，全部静脉血经肝小叶中央静脉、小叶下静脉和收集静脉汇合成肝静脉，回流入下腔静脉。

肝静脉及其分支在肝内独立走行于肝叶或肝段之间。肝静脉无静脉瓣，一般可分为上、下两组，以上组为主，包括肝右静脉、肝中静脉和肝左静脉。

| 知识点 4：肾静脉解剖 | 副高：掌握 正高：掌握 |

肾静脉由肾窦发出的 4~6 条静脉干汇合而成，走行于肾动脉的前方，向内注入下腔静脉，出口处有瓣膜。由于左肾位置较高，因而左肾静脉汇入下腔静脉的平面要高于右肾静脉。

肾静脉除收集肾脏血液，还有分支收集其他器官的血液。肾静脉具有丰富的侧支通路：①包膜下静脉-输尿管静脉-髂内静脉。②包膜下静脉-膈静脉-腰静脉。③右侧的睾丸静脉。④肾静脉-腰静脉。⑤脾肾静脉吻合。

知识点 5：肾上腺静脉解剖　　　　　　　　　　　副高：掌握　正高：掌握

肾上腺的静脉仅有一条。右侧肾上腺静脉平均长度为 1cm，外径约为 0.3cm，自肾上腺门穿出后横行直接注入下腔静脉。左侧肾上腺静脉平均长度为 2cm，外径约为 0.4cm，自肾上腺门穿出后向下内走行，经胰体的后方汇入左肾静脉。少数右肾上腺静脉可汇入右膈下静脉、右肾静脉或副肝右静脉。

知识点 6：睾丸静脉解剖　　　　　　　　　　　　副高：掌握　正高：掌握

睾丸静脉起于睾丸并与附睾的静脉形成蔓状静脉丛，参与精索的构成，穿经腹股沟管后进入腹腔，沿腰大肌前面上行。右侧在第 2 腰椎高度以锐角注入下腔静脉，左侧以直角注入左肾静脉。

第二节　超声检查技术

知识点 1：下腔静脉检查方法　　　　　　　　　　副高：掌握　正高：掌握

（1）患者禁食 4~8 小时，取仰卧位或左侧卧位。

（2）选用扇扫探头或线阵式探头，频率为 2.5~5.0MHz。

（3）首先进行前腹横扫以确定下腔静脉的位置，然后改为纵扫，开始将探头置于剑突下腹正中线偏右约 2cm 处，自上往下追踪观察下腔静脉。

（4）为避免伪像，检查时必须纵扫和横扫相结合。

知识点 2：肝静脉检查方法　　　　　　　　　　　副高：掌握　正高：掌握

（1）准备工作：患者禁食 4~8 小时，取仰卧位或左侧卧位。选用扇扫探头或线阵式探头。

（2）剑突下横断扫查：患者取仰卧位，探头置于剑突下，主要显示肝左静脉、肝中静脉及它们之间的交通支，有时可显示肝右静脉。

（3）剑突下纵断扫查：患者取仰卧位，探头置于剑突下，主要显示肝左静脉和肝中静脉。

（4）右肋缘下斜断扫查：患者取仰卧位，探头置于右肋缘下，主要显示肝右静脉和肝中静脉。

知识点3：门静脉检查方法 　　　　　　　　　　副高：掌握　正高：掌握

（1）患者禁食4小时以上，最好是8~12小时。有条件应进行排肠气处理。患者取仰卧位或左侧卧位。

（2）门静脉主干的探测应用右季肋部斜行扫查，显示肝外段门静脉主干长轴，其前方可见肝外胆管长轴图像，后方可见下腔静脉长轴图像，在肝门处，门静脉分成左、右支。

（3）若仰卧位检查困难，可让患者取左侧卧位，用肝脏作为透声窗。在这种体位下，从肝门部开始扫查，然后向下扫查至脾静脉的连接部。

知识点4：脾静脉检查方法 　　　　　　　　　　副高：掌握　正高：掌握

确定脾静脉最简单的方法是首先在上腹部横切以确定胰腺的位置。在胰腺后方显示脾静脉长轴图像及与肠系膜上静脉汇合部，在其上方可见伴行的脾动脉，然后沿着该段脾静脉向脾门处追踪扫查，来显示脾静脉的全程。在左侧肋间斜切时，可用脾脏作为透声窗，此径路可以清晰显示脾门部脾静脉分支及脾静脉主干近端，从这样的方位检查，脾静脉血流是背离探头的。

知识点5：肠系膜上静脉检查方法 　　　　　　　　副高：掌握　正高：掌握

患者取仰卧位，于上腹部纵切扫查或沿门静脉主干长轴向下追踪，以显示肠系膜上静脉长轴图像及与脾静脉的汇合部。寻找到肠系膜上静脉的结构后，在其左侧可见伴行的肠系膜上动脉。在肠系膜上静脉附近常能发现部分胰头。可以借助频谱多普勒超声鉴别肠系膜上静脉与肠系膜上动脉。

知识点6：肾静脉检查方法 　　　　　　　　　　副高：掌握　正高：掌握

腹正中横切检查肾静脉时，往往先采用此切面。患者取仰卧位，先在剑突下横切显示腹主动脉短轴图像，然后探头向下滑行，直到显示肠系膜上动脉起始部，约在肠系膜上动脉开口下1.2cm处，于肠系膜上动脉后方和腹主动脉前方可显示左肾静脉。肠系膜上动脉后方和腹主动脉的前方偏右侧为右肾静脉，这些解剖关系有助于寻找和辨认肾静脉。

第三节　正常超声表现

知识点1：下腔静脉的二维超声表现 　　　　　　　副高：掌握　正高：掌握

纵切扫查时，下腔静脉呈现为一条宽窄不均的管状结构，近右心房处可见一明显的生理性狭窄。横切扫查时，下腔静脉呈椭圆形，吸气时下腔静脉肝段的前后径变窄，呼气时前后径增宽。有时可见双下腔静脉变异，分别位于腹主动脉的两侧。

知识点 2：下腔静脉的彩色多普勒超声表现　　　　　　　副高：掌握　正高：掌握

二维超声图像清晰者，下腔静脉管腔内可见彩色血流信号充盈良好，肠气干扰和肥胖等影响因素可使静脉管腔内彩色血流显示不满意。

知识点 3：下腔静脉的频谱多普勒超声表现　　　　　　　副高：掌握　正高：掌握

下腔静脉及其他近心段静脉的多普勒频谱受房室舒缩影响明显，也会受到呼吸的影响。房室舒缩使下腔静脉的血流频谱呈三相波型或呈多相型，在每一心动周期依次由 S 波、V 波、D 波和 a 波组成。S 波和 D 波为前向波，S 波波峰常大于 D 波波峰；V 波、a 波为反向波，约一半的正常人出现 V 波，且 V 波波峰小于 a 波波峰。

呼吸可使下腔静脉及其属支如肝静脉、肾静脉和髂静脉的血流速度呈周期性改变。其振幅受呼吸影响，吸气时增高，呼气时减低，最大流速 <150cm/s。部分受检者的脉冲多普勒超声表现可呈单相血流频谱。

知识点 4：肝静脉的二维超声表现　　　　　　　　　　　副高：掌握　正高：掌握

肝静脉管壁较薄，在二维超声图像上不易显示管壁回声，而以肝脏实质回声作为其边缘，但对较粗大的肝静脉，尤其是接近下腔静脉窝的肝右静脉常常可见到中等回声的线状静脉壁。由于 3 支肝静脉位置常不在同一平面，因此很难在同一超声切面图像上显示完整的 3 支主干，但通过第二肝门的斜切面，可以显示 1 支较长和 2 支较短的肝静脉流入下腔静脉的图像。

知识点 5：肝静脉的彩色多普勒超声表现　　　　　　　　副高：掌握　正高：掌握

肝静脉为离肝血流，且流速较低。如果背离探头的血流用蓝色表示，那么肝静脉则表现为蓝色血流信号。

知识点 6：肝静脉的频谱多普勒超声表现　　　　　　　　副高：掌握　正高：掌握

肝静脉频谱多普勒图像与右心房压力、胸腹腔压力和肝实质情况等有密切关系，因此，正常 3 支肝静脉的血流频谱类似下腔静脉，多数为三相型，少数为四相型和五相型。当肝静脉出现平坦波形的异常现象时，应注意检查下腔静脉是否梗阻或受压。

知识点 7：门静脉的二维超声表现　　　　　　　　　　　副高：掌握　正高：掌握

可显示肝左、右叶内各 3~4 支主要分支。正常门静脉显示为 2 条平行的强回声线，管腔为无回声，其内径由肝门至肝周边部分支逐渐变细。门静脉主干显示率为 97%，其内径为 0.7~1.3cm。门静脉分支在肝内呈"树枝"状分布。

知识点 8：门静脉的彩色多普勒超声表现	副高：掌握　正高：掌握

门静脉主干血管腔内充满彩色血流信号，一般在肋间斜切扫查时彩色血流信号呈红色。应用彩色多普勒超声可显示肝内小的门静脉分支及其血流方向，彩色血流的颜色与检测部位有关。

知识点 9：门静脉的频谱多普勒超声表现	副高：掌握　正高：掌握

门静脉的脉冲多普勒检查特点是连续性低速带状频谱，其血流速度受心动周期的影响较小，收缩早期流速略高，舒张中期最高，门静脉的血流频谱受呼吸影响，为较小的无搏动性、单相、低速连续波频谱。

第四节　下腔静脉综合征

知识点 1：下腔静脉综合征的病理	副高：掌握　正高：掌握

下腔静脉综合征是由下腔静脉本身或腔静脉邻近器官的病变导致肾静脉平面远端的下腔静脉梗阻，出现双侧下肢静脉回流障碍及一系列下肢静脉淤血的临床症状。

知识点 2：下腔静脉综合征的临床表现	副高：掌握　正高：掌握

下腔静脉综合征的临床表现为双侧下肢沉重及肿胀，行走、运动或长时间站立后加重，平卧休息或抬高下肢时减轻；浅静脉曲张，曲张范围除见于双侧下肢外，还可累及外生殖器、肛门周围，并可向上延伸至耻骨上、下腹壁甚至胸壁。临床症状的严重程度与侧支静脉的开放程度有关。如果有良好的侧支静脉则症状轻；相反，则症状明显。如果下腔静脉梗阻引起肾静脉血液回流障碍，则可出现腰痛、血尿、蛋白尿及肾体积增大，进一步出现全身水肿、血胆固醇水平增高等类似肾病综合征的临床表现。

知识点 3：下腔静脉综合征的二维超声表现	副高：掌握　正高：掌握

于肾平面远端的下腔静脉内见实性低或中等回声，可以附着于管壁的一侧或呈环形附着，管腔部分性或完全被实性回声充填。若为癌栓所致，癌栓可以顺血流方向或逆血流方向延伸。经过超声追踪扫查可发现引起本病的原发恶性病灶（如肾癌等），并能探及下腔静脉属支（如肾静脉和髂静脉）的癌栓。下腔静脉移位或有局部压迹，管腔狭窄，但静脉壁回声正常，狭窄远心段下腔静脉扩张。

若为血栓所致，早期血栓为低回声，充满管腔，且血栓段下腔静脉扩张；慢性血栓为中强回声，边界不规则，静脉壁毛糙。不论是急性还是慢性血栓，均可同时探及髂总静脉、髂外静脉或下肢静脉的原发血栓病灶。

若为先天性发育异常所致，下腔静脉腔内可显示薄膜状、条索状或斜面回声（隔膜），两端与管壁相连，中央部有时可见连续性中断。

知识点 4：下腔静脉综合征的彩色多普勒超声表现　　　副高：掌握　　正高：掌握

部分梗阻的下腔静脉血流充盈缺损，如果是下腔静脉外压性变窄则血流变细，流速增高，可出现"镶嵌"样血流。如果下腔静脉完全性梗阻，血流信号则消失。

由于下腔静脉阻塞的主要原因为髂静脉或下肢深静脉血栓形成向近端蔓延扩展，有时可显示双侧下肢深静脉血栓形成的征象：两侧髂静脉闭塞则无彩色血流显示，于阻塞处近端下腔静脉出现彩色血流中断改变。

若由肿瘤外压所致，在下腔静脉周围有实质性低回声肿块，一般情况下可见腹主动脉的彩色血流，下腔静脉无血流信号或彩色血流变细、变扁。

知识点 5：下腔静脉综合征的频谱多普勒超声表现　　　副高：掌握　　正高：掌握

如果管腔为部分梗阻，在病变段能获得连续性频谱，几乎不受呼吸周期的影响，在呼气或做 Valsalva 试验后，血流速度的变化减弱或消失。狭窄较局限时，则在该处出现持续高速湍流频谱；而弥漫性狭窄时，血流速度并不增高。完全性梗阻时，病变处无血流信号。狭窄或闭塞远心段静脉流速减慢。一般情况下，下腔静脉阻塞常引起双侧股静脉血流速度减慢，呈连续性低速血流频谱。

附录一 高级卫生专业技术资格考试大纲
（超声医学专业——正高级）

一、专业知识

（一）本专业知识

1. 熟练掌握超声医学技术专业的基础理论，如超声物理学原理、超声诊断学基础等，并熟悉系统解剖学、生理学、病理学、病理生理学、组织胚胎学等相关知识。

2. 熟悉超声成像原理及超声诊断仪器的结构、类型、工作原理及调节使用。

3. 掌握本专业的操作常规及规章制度，了解与本专业有关的法律法规。

（二）相关专业知识

了解与本专业密切相关学科的理论与临床知识，包括放射学、核医学、内科学、外科学、妇产科学、儿科学、眼科学、耳鼻喉科学等多个临床相关专业的知识。

二、学科新进展

了解超声医学专业国内外各种新技术及新进展，并了解各种超声新技术的临床应用，如三维超声成像、超声造影、多普勒组织成像、高能聚焦超声、腔内超声、介入超声等多项新技术。

三、专业实践能力

1. 掌握各系统超声检查方法的规范化操作及各种超声技术的临床应用。

2. 掌握下述各病种的超声诊断与鉴别诊断。

附：常见病种

（一）心血管超声诊断

1. 二尖瓣狭窄

2. 二尖瓣关闭不全

3. 主动脉狭窄

4. 主动脉瓣上狭窄

5. 主动脉瓣下狭窄

6. 扩张型心肌病

7. 肥厚型心肌病

8. 限制型心肌病

9. 心包积液

10. 缩窄性心包炎

11. 主动脉夹层

12. 真性主动脉瘤

13. 假性主动脉瘤

14. 冠心病（心肌梗死）

15. 房间隔缺损

16. 室间隔缺损

17. 动脉导管未闭

18. 心内膜垫缺损

19. 主动脉窦瘤破裂

20. 冠状动脉瘘

21. 主动脉二瓣化畸形

22. 先天性主动脉瓣狭窄

23. 主动脉-肺动脉间隔缺损

24. 法洛三联症

25. 法洛四联症

26. 共同动脉干

27. 左侧三房心

28. 完全性肺静脉畸形引流

29. 肺动脉瓣狭窄

30. 三尖瓣闭锁

31. 三尖瓣下移畸形

32. 右心室双出口

33. 双腔右心室

34. 肺动脉闭锁合并室间隔缺损

35. 大动脉转位

36. 单心室

37. 主动脉弓离断

38. 心内膜弹力纤维增生症

39. 高血压性心脏病

40. 肺动脉栓塞

41. 肺动脉高压

42. 心功能评价

（二）胸、腹部超声诊断

1. 胸腔积液、胸膜肥厚和胸膜粘连

2. 腹水

3. 原发性肝癌

4. 转移性肝癌

5. 肝内胆管细胞癌

6. 肝血管瘤

7. 肝囊肿、多囊肝、肝脓肿、肝血肿

8. 肝包虫病

9. 肝局灶性结节增生、炎性假瘤

10. 肝硬化

11. 门静脉高压症

12. 脂肪肝

13. 布-加综合征

14. 胆囊炎（急性、慢性）

15. 胆道急症（胆囊穿孔、胆道蛔虫病）

16. 胆囊结石

17. 胆囊息肉

18. 胆囊腺肌增生症

19. 胆囊癌

20. 胆管癌

21. 胆囊胆固醇沉着症

22. 先天性胆管囊性扩张

23. 胰腺癌

24. 壶腹周围癌

25. 胰腺囊腺瘤和囊腺癌

26. 胰腺炎（急性、慢性）

27. 胰腺内分泌肿瘤

28. 胰腺囊肿（真性、假性）

29. 游走脾

30. 脾囊肿

31. 脾破裂

32. 脾大和副脾

33. 脾淋巴瘤

34. 脾转移瘤

35. 脾血管瘤

36. 脾梗死

37. 肾先天变异和发育异常

38. 肾和输尿管结石

39. 肾积水

40. 肾囊肿（单发、多发）、多囊肾

41. 肾肿瘤（肾癌、肾盂癌、肾母细胞瘤、肾脏错构瘤）

42. 输尿管肿瘤

43. 膀胱结石、异物和出血

44. 膀胱肿瘤

45. 嗜铬细胞瘤

46. 肾上腺肿瘤（常见囊性和实性肿瘤）

47. 胃肠肿瘤

48. 胃肠急腹症（急性化脓性阑尾炎、肠套叠、肠梗阻、消化道穿孔）

49. 腹膜腔常见肿瘤（囊性、实性鉴别）

50. 腹膜后肿瘤（定位诊断、常见囊性和实性肿瘤）

（三）妇产科超声诊断

1. 不全流产

2. 异位妊娠

3. 多胎妊娠

4. 死胎

5. 胎儿宫内发育迟缓

6. 巨大胎儿

7. 子宫颈功能不全

8. 晚期产后出血

9. 胎儿面部畸形

10. 胎儿中枢神经系统发育异常

11. 胎儿心脏常见畸形

12. 胎儿胸部发育异常

13. 胎儿腹腔脏器发育异常

14. 胎儿腹壁发育异常

15. 胎儿泌尿系统发育异常

16. 胎儿骨骼系统发育异常

17. 胎儿水肿综合征

18. 胎儿淋巴系统发育异常

19. 羊膜带综合征

20. 胎儿肿瘤

21. 双胎输血综合征

22. 前置胎盘

23. 胎盘早剥

24. 胎盘植入

25. 胎盘血管瘤

26. 胎盘囊肿

27. 羊水过多

28. 羊水过少

29. 先天性米勒管发育异常

30. 子宫腺肌症

31. 子宫肌瘤

32. 子宫肉瘤

33. 恶性滋养细胞疾病

34. 葡萄胎

35. 子宫内膜息肉

36. 子宫内膜增生过长

37. 子宫内膜癌

38. 人工流产和药物流产后组织物残留

39. 子宫穿孔

40. 宫颈肌瘤

41. 子宫颈癌

42. 卵巢囊肿

43. 卵巢过度刺激综合征

44. 卵巢巧克力囊肿

45. 卵巢囊腺瘤

46. 卵巢畸胎瘤

47. 卵巢实性良性肿瘤

48. 卵巢恶性肿瘤

49. 急、慢性盆腔炎症

50. 盆腔淤血综合征

51. 盆腔动静脉畸形

（四）浅表小器官超声诊断

1. 单纯性甲状腺肿

2. 结节性甲状腺肿

3. 甲状腺囊肿

4. 甲状腺腺瘤

5. 甲状腺癌

6. 甲状腺功能亢进

7. 亚急性甲状腺炎

8. 桥本甲状腺炎

9. 甲状旁腺瘤

10. 甲状旁腺癌

11. 甲状旁腺增生症

12. 乳腺炎症、脓肿

13. 乳腺增生性疾病

14. 乳腺纤维腺瘤

15. 乳腺囊肿

16. 乳管内乳头状瘤（癌）

17. 乳腺癌（硬癌、髓样癌、炎性乳癌等）

18. 乳腺肉瘤

19. 腮腺囊肿

20. 腮腺混合瘤

21. 腮腺淋巴瘤

22. 鳃裂囊肿

23. 涎腺炎症

24. 涎腺肿瘤

25. 晶状体脱位

26. 晶状体混浊

27. 视网膜脱离

28. 脉络膜脱离

29. 玻璃体混浊

30. 皮肤软组织肿块（脂肪瘤、血管瘤、纤维瘤等）

31. 全身淋巴结肿大

32. 前列腺增生

33. 前列腺癌

34. 精索静脉曲张

35. 睾丸肿瘤

36. 睾丸扭转

37. 睾丸、附睾炎症

38. 附睾囊肿

39. 附睾结核

40. 睾丸鞘膜积液

41. 腘窝囊肿

42. 腱鞘囊肿

43. 关节腔积液

（五）周围血管超声诊断

1. 下肢静脉瓣膜功能不全

2. 下肢深静脉血栓形成

3. 下肢动脉粥样硬化

4. 血栓闭塞性脉管炎

5. 肢体动脉闭塞或栓塞症

6. 多发性大动脉炎

7. 颈动脉粥样硬化

8. 锁骨下动脉盗血综合征

9. 椎动脉狭窄性疾病

10. 颈静脉扩张

11. 肢体血管动静脉瘘

（六）腹部血管超声诊断

1. 腹主动脉瘤（真性、假性及夹层动脉瘤）

2. 肾动脉狭窄

3. 肠系膜上动脉病变

4. 下腔静脉病变（血栓、瘤栓等）

附录二 高级卫生专业技术资格考试大纲
（超声医学专业——副高级）

一、专业知识

（一）本专业知识

1. 熟练掌握超声医学技术专业的基础理论，如超声物理学原理、超声诊断学基础等，并熟悉系统解剖学、生理学、病理学、病理生理学、组织胚胎学等相关知识。

2. 熟悉超声成像原理及超声诊断仪器的结构、类型、工作原理及调节使用。

3. 掌握本专业的操作常规及规章制度，了解与本专业有关的法律法规。

（二）相关专业知识

了解与本专业密切相关学科的理论与临床知识，包括放射学、核医学、内科学、外科学、妇产科学、儿科学、眼科学、耳鼻喉科学等多个临床相关专业的知识。

二、学科新进展

了解超声医学专业国内外各种新技术及新进展，并了解各种超声新技术的临床应用，如三维超声成像、超声造影、多普勒组织成像、高能聚焦超声、腔内超声、介入超声等多项新技术。

三、专业实践能力

1. 掌握各系统超声检查方法的规范化操作及各种超声技术的临床应用。

2. 掌握下述各病种的超声诊断与鉴别诊断。

附：常见病种

（一）心血管超声诊断

1. 二尖瓣狭窄
2. 二尖瓣关闭不全
3. 主动脉狭窄
4. 主动脉瓣上狭窄
5. 主动脉瓣下狭窄
6. 扩张型心肌病
7. 肥厚型心肌病
8. 限制型心肌病
9. 心包积液
10. 缩窄性心包炎
11. 主动脉夹层
12. 真性主动脉瘤
13. 假性主动脉瘤
14. 冠心病（心肌梗死）
15. 房间隔缺损
16. 室间隔缺损
17. 动脉导管未闭
18. 心内膜垫缺损
19. 主动脉窦瘤破裂
20. 冠状动脉瘘
21. 主动脉二瓣化畸形
22. 先天性主动脉瓣狭窄
23. 主动脉-肺动脉间隔缺损
24. 法洛三联症
25. 法洛四联症

26. 共同动脉干

27. 左侧三房心

28. 完全性肺静脉畸形引流

29. 肺动脉瓣狭窄

30. 三尖瓣闭锁

31. 三尖瓣下移畸形

32. 右心室双出口

33. 双腔右心室

34. 肺动脉闭锁合并室间隔缺损

35. 大动脉转位

36. 单心室

37. 主动脉弓离断

38. 心内膜弹力纤维增生症

39. 高血压性心脏病

40. 肺动脉栓塞

41. 肺动脉高压

42. 心功能评价

（二）胸、腹部超声诊断

1. 胸腔积液、胸膜肥厚和胸膜粘连

2. 腹水

3. 原发性肝癌

4. 转移性肝癌

5. 肝内胆管细胞癌

6. 肝血管瘤

7. 肝囊肿、多囊肝、肝脓肿、肝血肿

8. 肝包虫病

9. 肝局灶性结节增生、炎性假瘤

10. 肝硬化

11. 门静脉高压症

12. 脂肪肝

13. 布-加综合征

14. 胆囊炎（急性、慢性）

15. 胆道急症（胆囊穿孔、胆道蛔虫病）

16. 胆囊结石

17. 胆囊息肉

18. 胆囊腺肌增生症

19. 胆囊癌

20. 胆管癌

21. 胆囊胆固醇沉着症

22. 先天性胆管囊性扩张

23. 胰腺癌

24. 壶腹周围癌

25. 胰腺囊腺瘤和囊腺癌

26. 胰腺炎（急性、慢性）

27. 胰腺内分泌肿瘤

28. 胰腺囊肿（真性、假性）

29. 游走脾

30. 脾囊肿

31. 脾破裂

32. 脾大和副脾

33. 脾淋巴瘤

34. 脾转移瘤

35. 脾血管瘤

36. 脾梗死

37. 肾先天变异和发育异常

38. 肾和输尿管结石

39. 肾积水

40. 肾囊肿（单发、多发）、多囊肾

41. 肾肿瘤（肾癌、肾盂癌、肾母细胞瘤、肾脏错构瘤）

42. 输尿管肿瘤

43. 膀胱结石、异物和出血

44. 膀胱肿瘤

45. 嗜铬细胞瘤

46. 肾上腺肿瘤（常见囊性和实性肿瘤）

47. 胃肠肿瘤

48. 胃肠急腹症（急性化脓性阑尾炎、肠套叠、肠梗阻、消化道穿孔）

49. 腹膜腔常见肿瘤（囊性、实性鉴别）

50. 腹膜后肿瘤（定位诊断、常见囊性和实性肿瘤）

（三）妇产科超声诊断

1. 不全流产

2. 异位妊娠

3. 多胎妊娠

4. 死胎

5. 胎儿宫内发育迟缓

6. 巨大胎儿

7. 子宫颈功能不全

8. 晚期产后出血

9. 胎儿面部畸形

10. 胎儿中枢神经系统发育异常

11. 胎儿心脏常见畸形

12. 胎儿胸部发育异常

13. 胎儿腹腔脏器发育异常

14. 胎儿腹壁发育异常

15. 胎儿泌尿系统发育异常

16. 胎儿骨骼系统发育异常

17. 胎儿水肿综合征

18. 胎儿淋巴系统发育异常

19. 羊膜带综合征

20. 胎儿肿瘤

21. 双胎输血综合征

22. 前置胎盘

23. 胎盘早剥

24. 胎盘植入

25. 胎盘血管瘤

26. 胎盘囊肿

27. 羊水过多

28. 羊水过少

29. 先天性米勒管发育异常

30. 子宫腺肌症

31. 子宫肌瘤

32. 子宫肉瘤

33. 恶性滋养细胞疾病

34. 葡萄胎

35. 子宫内膜息肉

36. 子宫内膜增生过长

37. 子宫内膜癌

38. 人工流产和药物流产后组织物残留

39. 子宫穿孔

40. 宫颈肌瘤

41. 子宫颈癌

42. 卵巢囊肿

43. 卵巢过度刺激综合征

44. 卵巢巧克力囊肿

45. 卵巢囊腺瘤

46. 卵巢畸胎瘤

47. 卵巢实性良性肿瘤

48. 卵巢恶性肿瘤

49. 急、慢性盆腔炎症

50. 盆腔淤血综合征

51. 盆腔动静脉畸形

（四）浅表小器官超声诊断

1. 单纯性甲状腺肿

2. 结节性甲状腺肿

3. 甲状腺囊肿

4. 甲状腺腺瘤

5. 甲状腺癌

6. 甲状腺功能亢进

7. 亚急性甲状腺炎

8. 桥本甲状腺炎

9. 甲状旁腺瘤

10. 甲状旁腺癌

11. 甲状旁腺增生症

12. 乳腺炎症、脓肿

13. 乳腺增生性疾病

14. 乳腺纤维腺瘤

15. 乳腺囊肿

16. 乳管内乳头状瘤（癌）

17. 乳腺癌（硬癌、髓样癌、炎性乳癌等）

18. 乳腺肉瘤

19. 腮腺囊肿

20. 腮腺混合瘤

21. 腮腺淋巴瘤

22. 腮裂囊肿

23. 涎腺炎症

24. 涎腺肿瘤

25. 晶状体脱位

26. 晶状体混浊

27. 视网膜脱离

28. 脉络膜脱离

29. 玻璃体混浊

30. 皮肤软组织肿块（脂肪瘤、血管瘤、纤维瘤等）

31. 全身淋巴结肿大

32. 前列腺肥大

33. 前列腺癌

34. 精索静脉曲张

35. 睾丸肿瘤

36. 睾丸扭转

37. 睾丸、附睾炎症

38. 附睾囊肿

39. 附睾结核

40. 睾丸鞘膜积液

41. 腘窝囊肿

42. 腱鞘囊肿

43. 关节腔积液

（五）周围血管超声诊断

1. 下肢静脉瓣膜功能不全

2. 下肢深静脉血栓形成

3. 下肢动脉粥样硬化

4. 血栓闭塞性脉管炎

5. 肢体动脉闭塞或栓塞症

6. 多发性大动脉炎

7. 颈动脉粥样硬化

8. 锁骨下动脉盗血综合征

9. 椎动脉狭窄性疾病

10. 颈静脉扩张

11. 肢体血管动静脉瘘

（六）腹部血管超声诊断

1. 腹主动脉瘤（真性、假性及夹层动脉瘤）

2. 肾动脉狭窄

3. 肠系膜上动脉病变

4. 下腔静脉病变（血栓、瘤栓等）

附录三　全国高级卫生专业技术资格考试介绍

为进一步深化卫生专业技术职称改革工作，不断完善卫生专业技术职务聘任制，根据中共中央组织部、人事部、卫生部《关于深化卫生事业单位人事制度改革的实施意见》（人发〔2000〕31号）文件精神和国家有关职称改革的规定，人事部下发《加强卫生专业技术职务评聘工作的通知》（人发〔2000〕114号），高级专业技术资格采取考试和评审结合的办法取得。

一、考试形式和题型

全部采用人机对话形式，考试时间为2个小时（卫生管理知识单独加试时间为1时）。考试题型为单选题、多选题和案例分析题3种，试卷总分为100分。

二、考试总分数及分数线

总分数450~500分，没有合格分数线，排名前60%为合格。其中的40%为优秀。

三、考试效用

评审卫生高级专业技术资格的考试，是申报评审卫生高级专业技术资格的必经程序，作为评审卫生高级专业技术资格的重要参考依据之一，考试成绩当年有效。

四、人机对话考试题型说明

副高：单选题、多选题和案例分析题3种题型。

正高：多选题和案例分析题2种题型。

以实际考试题型为准。

五、考试报名条件

（一）正高申报条件

1. 取得大学本科以上学历后，受聘副高职务5年以上。

2. 大学普通班毕业以后，受聘副高职务7年以上。

（二）副高申报条件

1. 获得博士学位后，受聘中级技术职务2年以上。

2. 取得大学本科以上学历后，受聘中级职务5年以上。

3. 大学普通班毕业后，受聘中级职务5年以上。

4. 大学专科毕业后，取得本科以上学历（专业一致或接近专业），受聘中级职务7年以上。

5. 大专毕业，受聘中级职务5年以上。

6. 中专毕业，受聘中级职务7年以上。

7. 护理专业中专毕业，从事临床护理工作25年以上，取得护理专业的专科以上学历，受聘中级职务5年以上，可申报副主任护师任职资格。